GERMANISCHES
NATIONAL
MUSEUM

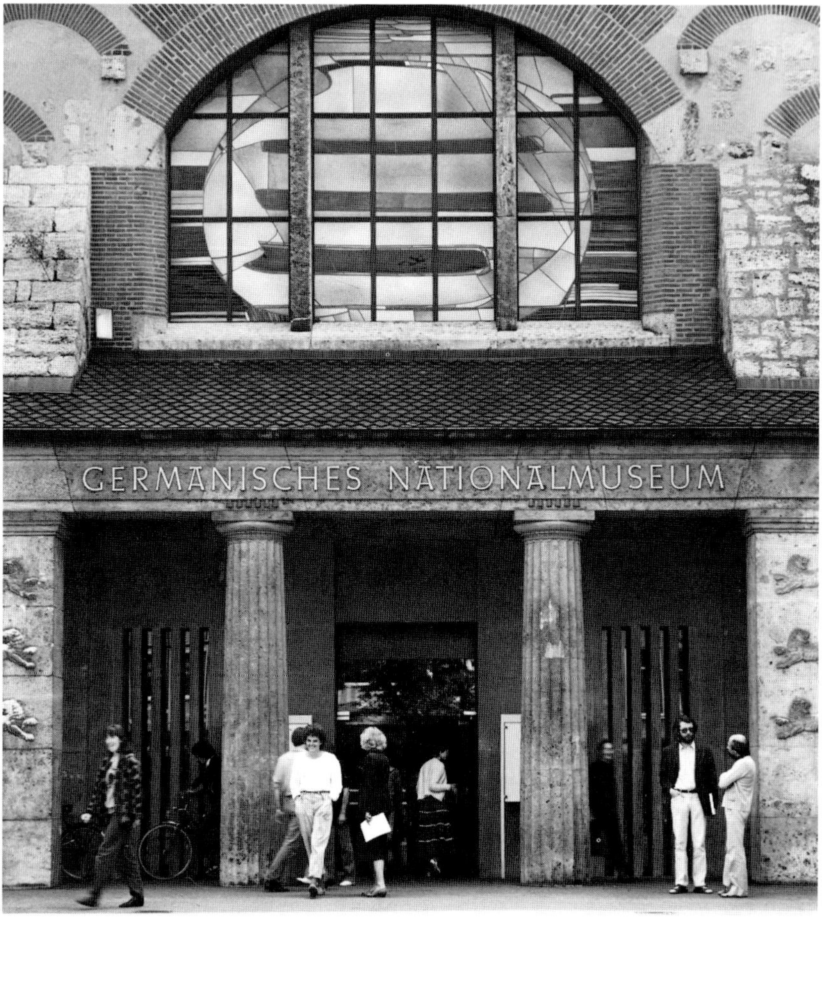
GERMANISCHES NATIONALMUSEUM

Germanisches Nationalmuseum

Führer durch die Sammlungen

Prestel-Verlag München

Herausgeber:
Germanisches Nationalmuseum

Redaktion: Peter Strieder, Leonie von Wilckens

Redaktion der überarbeiteten Auflagen:
Susanne Thesing
Hermann Maué

Verfasser der Texte:

Ba	Jörn Bahns	Ms	Wolfgang Mössner
Be	Barbara Bendel	P	Klaus Pechstein
Br	Günther Bräutigam	Pe	Claus Pese
D	Bernward Deneke	Ps	Ursula Peters
F	Carl Ludwig Fuchs	Pü	Wolfgang Pülhorn
G	Silvia Glaser	R	Elisabeth Rücker
H	Barbara Hellwig	US	Ulrich Schneider
Ka	Rainer Kahsnitz	Sta	Heinz Stafski
Ke	Anna Maria Kesting	Str	Peter Strieder
UK-R	Ursula Kubach-Reutter	STh	Susanne Thesing
Ma	Hermann Maué	V	Ludwig Veit
vdM	John Henry van der Meer	vW	Leonie von Wilckens
Md	Ursula Mende	Wi	Johannes Willers
Me	Wilfried Menghin	Z-S	Jutta Zander-Seidel

Photos: Jürgen Musolf
(Germanisches Nationalmuseum)

Öffnungszeiten:
Schausammlungen
Dienstag bis Sonntag 10.00-17.00 Uhr
Mittwoch 10.00-21.00 Uhr
(ab 17.00 Uhr Teile der Sammlungen turnusmäßig geöffnet)
Geschlossen: Montag
1. Januar, Faschingsdienstag, Karfreitag, Ostermontag, 1. Mai, Pfingstmontag, 3. Oktober, 24., 25. und 31. Dezember

Bibliothek
Dienstag 9.00-17.00 Uhr
Mittwoch und Donnerstag
9.00-20.00 Uhr
Freitag 9.00-16.00 Uhr

Graphische Sammlung, Münzkabinett, Archiv und Glockenarchiv
Dienstag bis Freitag 9.00-16.00 Uhr

Lithographien:
Brend'amour, Simhart & Co., München
und Wittemann + Küppers, Frankfurt a.M.
Druck und Bindung:
Passavia Druckerei GmbH Passau

ISBN 3-7913-1418-1

1. Auflage 1977
2. durchgesehene Auflage 1980
3. überarbeitete Auflage 1985
4. überarbeitete Auflage 1994

Inhalt

Haupteingang ● **Museum und Sonderausstellungen**

Zugang zu **Kartäuserbau**
- (A) Kunstpädagogisches Zentrum
- (B) Ausstellungshalle I
- (C) Ausstellungshalle II
- (D) Aufseß-Saal (Vortragssaal)

Mönchshäuser (1) Hausrat des Mittelalters

Großer Kreuzgang (2) Skulptur des Mittelalters

(3) Glasmalerei des Mittelalters

Kartäuserkirche (4) Skulptur und Malerei des Mittelalters

Sakristei (5) Heiltumsschrein, kirchliches Gerät

Kleiner Kreuzgang (6), **Refektorium** (7), **Mittelalterhalle** (8): Skulptur, Malerei und Kunsthandwerk des Mittelalters

Eintrittskarten

Garderobe

Treppe

Behindertenaufzug

Schließfächer

Café-Restaurant EssenWein

Behindertentoilette

Toilette

Information

Treffpunkt Führungen

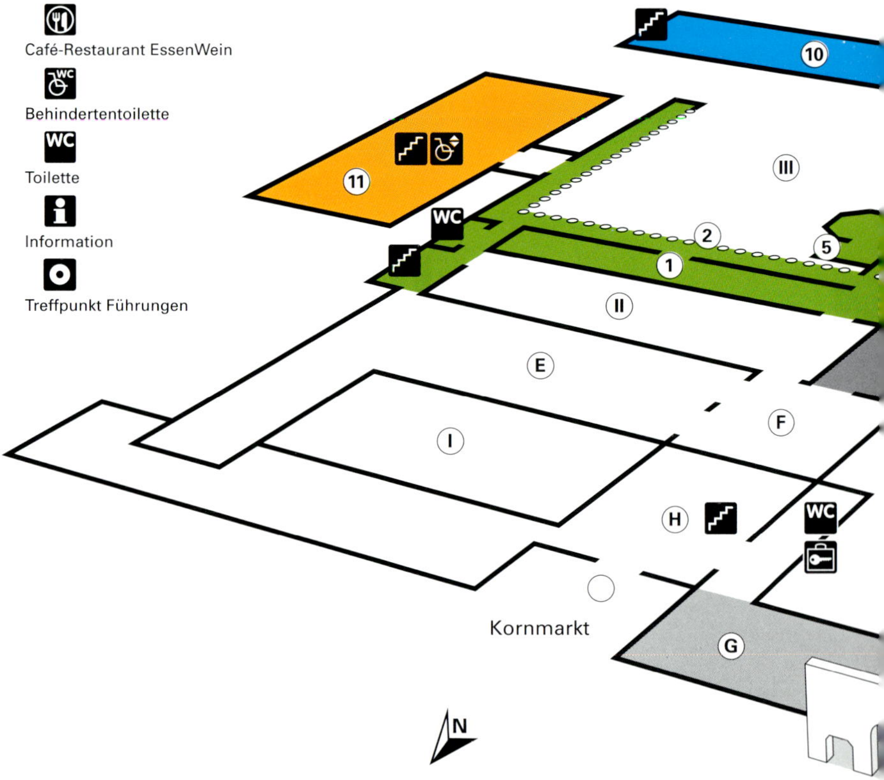

Südwestbau (9) Gewerbemuseum
der Landesgewerbeanstalt Bayern:
Kunsthandwerk, Kunstgewerbe, Design

Südbau (10) Historische Musikinstrumente

Ostbau (11) Historische Waffen und Jagdaltertümer,
Gartenskulpturen des Rokoko

(E) Galeriebau
(F) Lapidarium
(I) Theodor-Heuss-Hof
(II) Kleiner Klosterhof
(III) Großer Klosterhof

Eingang Kornmarkt ( ) **Studiensammlungen**
(G) Archiv,
Graphische Sammlung,
Münzkabinett

Bibliothek im Obergeschoß

(H) Ehrenhalle

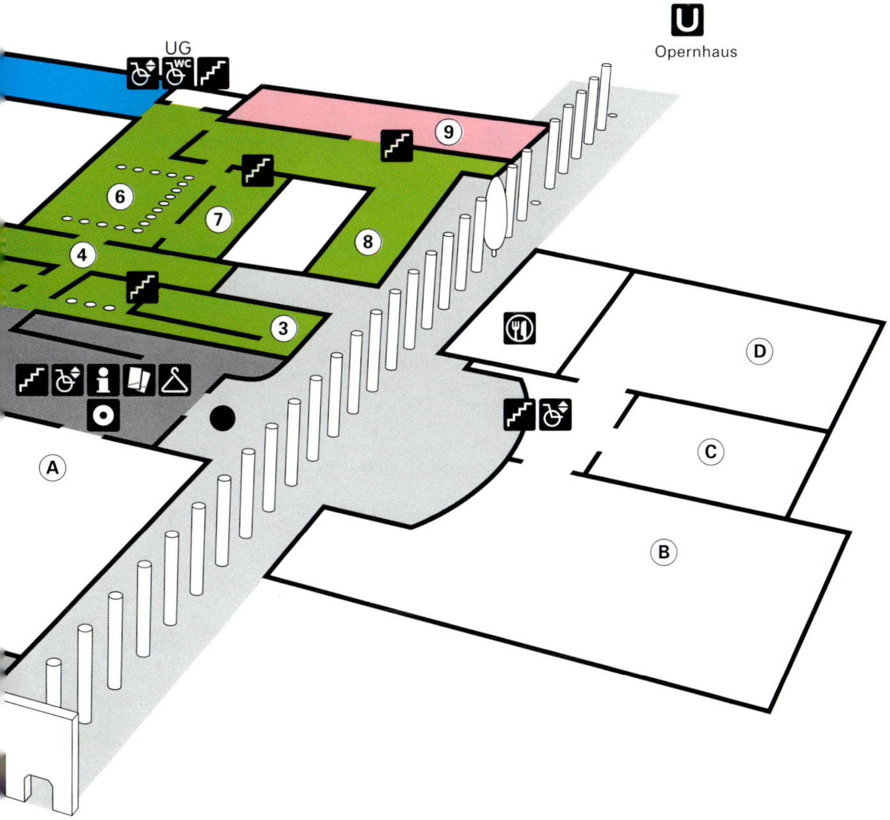

Haupteingang ● **Museum**

Galeriebau 1. OG — 12 Malerei, Skulptur, Kunsthandwerk, Medaillen der Renaissance, des Barock und Rokoko

1. & 2. OG — 13 Nürnberger Zimmer

Ostbau 1. OG — 14 Kunsthandwerk des Barock und Rokoko

Mönchshäuser und Kreuzgang — 16 Zeugnisse des Handwerks und der Zünfte

1. OG — 17 Zeugnisse der Heilkunde

18 Kunsthandwerk der Renaissance

Refektorium 1. OG — 19 Spielzeug und Puppenhäuser

Treppe

Behindertenaufzug

Schließfächer

Bistro-Buffet Forum

Museums-Shop

Wickelraum

Behindertentoilette

Toilette

Telefon

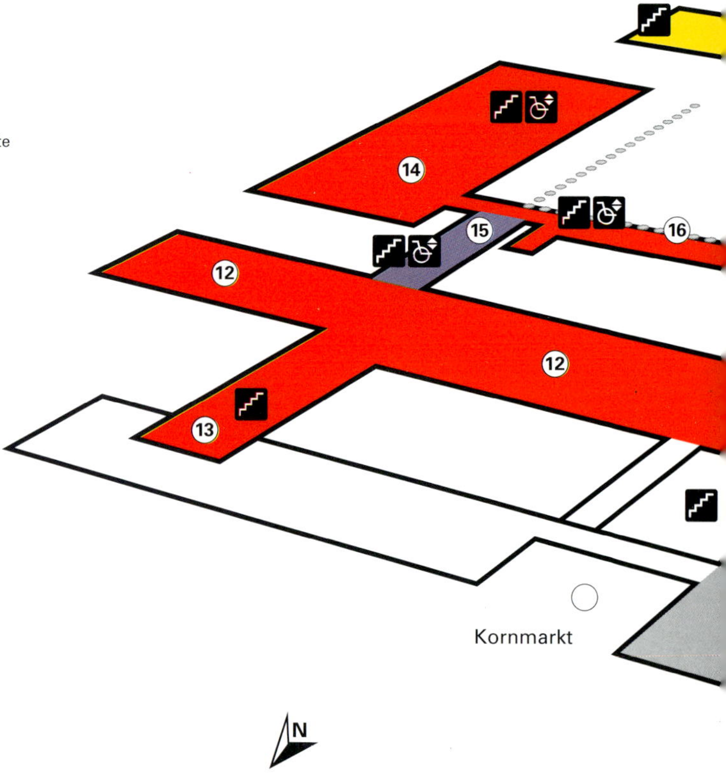

	15	Vor- und frühgeschichtliche Objekte
Südbau 1. OG	20	Volkstrachten und bäuerlicher Hausrat
2. OG	21	Bäuerlicher Hausrat
3. OG	22	Zeugnisse zur Geschichte der Frömmigkeit
Südwestbau 2. OG	23	Bauernstuben
Eingang Kornmarkt		**Studiensammlungen**
1. OG	J	Bibliothek
Museumsforum UG	K	unter Haupteingang Zugang zum Kartäuserbau

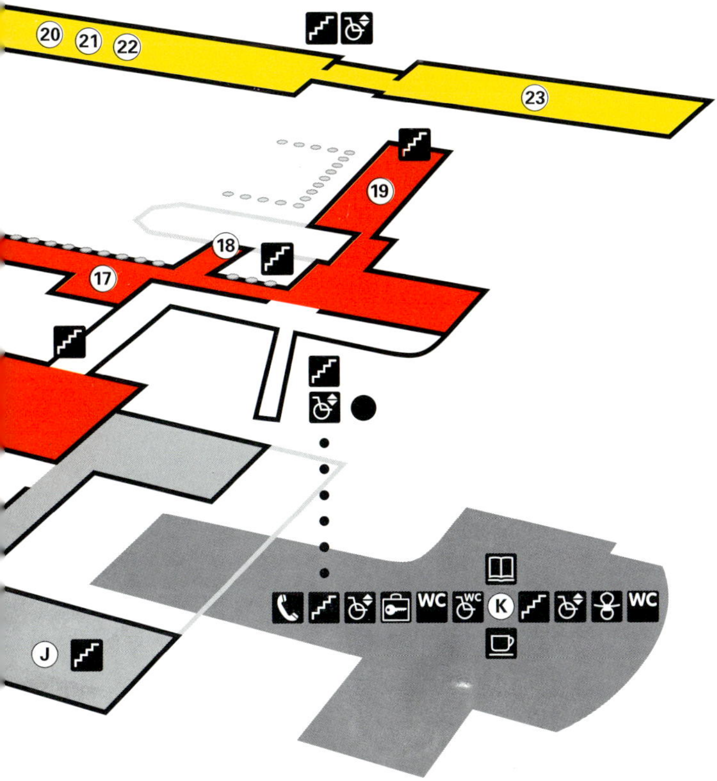

Das Germanische Nationalmuseum in Nürnberg

Das größte Museum deutscher Kunst und Kultur blickt inzwischen auf eine nahezu 150jährige Geschichte zurück. Am 17. August 1852 wurde es nach langjährigen Vorbereitungen des Freiherrn Hans von und zu Aufseß im Rahmen der Versammlung deutscher Geschichts- und Altertumsvereine gegründet. Wenige Wochen später schloß sich die Gründung des Römisch-Germanischen Zentralmuseums in Mainz an, wobei letzteres die vorchristlich-römische Zeit und das Germanische Nationalmuseum die christlich-mittelalterliche Zeit repräsentieren sollten.

Der Name erscheint heute manchem Besucher antiquiert. Seinerzeit faßte man unter »Germanismus« auch die wissenschaftliche Erforschung der deutschen Sprache; 1846 fand ein erster Kongreß unter diesem Begriff statt (noch heute studiert jeder, der Deutschlehrer werden will, Germanistik). Daher sollte sich die Bezeichnung »germanisch« von der eingeschränkten Bedeutung des Wortes »deutsch« deutlich abheben. »Germanisch« sollte eine Zusammenfassung der Kulturgüter ausdrücken, die auf zahlreiche mitteleuropäische Staaten (innerhalb und außerhalb des heutigen Deutschland) verteilt gewesen sind, für die eine staatliche Einigung nach 1848/49 nicht in Aussicht stand, teilweise auch gar nicht beabsichtigt war, die sich jedoch durch den Gebrauch der deutschen Sprache oder die Zugehörigkeit zum gleichen Kulturraum kennzeichneten. Gerade das Jahr 1848 dürfte entscheidend für die Gründung des Museums gewesen sein. Theodor Heuss äußerte zur Hundertjahrfeier 1952 die Vermutung, »daß die innere Spannung, der erwartungsvolle Schwung, die zum Jahre 1848 führten, und die Enttäuschung über seine Erfolglosigkeit zu der Vorgeschichte und zur geistigen Wesenheit der Gründungsgeschichte unseres Museums gehören. Das geistige Einheitsbewußtsein der Nation sollte und dürfte nicht verlorengehen auf dem Wege zu einer Verfestigung des um die Dynastien sich bildenden einzelstaatlichen Bewußtseins.«

Der Name des Museums versteht sich aber nicht nur aus der Geschichte, denn die Grundlage des Begriffs gilt auch heute. Das Germanische Nationalmuseum ist kein »deutsches« Museum, bezieht sich nicht allein auf Deutschland bzw. die Bundesrepublik Deutschland in den Grenzen vor oder nach dem Zweiten Weltkrieg, sondern umfaßt in Aufgaben und Sammlungen auch Österreich, die deutschsprachige Schweiz, Südtirol, die deutsche Kultur innerhalb Ostmittel- und Osteuropas sowie im Westen das Elsaß und die Niederlande, also auch Länder, die z. T. schon nach dem Dreißigjährigen Krieg aus dem damaligen »Heiligen Römischen Reich Deutscher Nation« ausgeschieden sind (wie die Niederlande) oder nie dazu gehört haben. Und gerade weil der Begriff nicht mit dem Namen eines Staates korrespondiert, ist damit kein nationalistischer Anspruch erhoben, sondern eine völkerverbindende Grundlage in der Erforschung und Darstellung der Kultur in ihrem europäischen Umfeld gemeint – beste Kooperationen bestehen mit ausländischen Museen des deutschsprachigen und des nicht-deutschsprachigen Bereichs von den USA über West- und Osteuropa bis nach Japan. Gerhard Bott zitierte in der früheren Auflage dieses Führers den Museumsgründer Hans von und zu Aufseß, der das Museum »eine gesamtdeutsche Stiftung« nannte, die »keine Demonstration gegen andere Nationalitäten, vielmehr ein Werk des Friedens, der Wissenschaft und Bildung, die Gemeingut der Menschheit« ist. Ein wesentliches Leitmotiv des Museums war die Beschriftung »Eigenthum der deutschen Nation«, die sich heute wieder über dem Haupteingang befindet und sich seinerzeit bewußt in den Gegensatz zu den landesherrlichen Sammlungen wie etwa jener des »Allerhöchsten Kaiserhauses« in Wien stellte. Bis heute ist die Bindung des Museums zu den Bürgern ein beherrschendes Moment geblieben, kann man doch »Mitglied des Germanischen Nationalmuseums« werden – etwa 7500 solcher Mitglieder gibt es inzwischen in ganz Deutschland; zudem stammen nennenswerte Teile der Museumssammlung aus privaten Stiftungen.

Das Germanische Nationalmuseum Nürnberg ist inzwischen mit seinen etwa 1,2 Millionen Inventarstücken aus allen Sachbereichen das größte Museum deutscher Kunst und Kultur und vermittelt einen Überblick über deren Entwicklung in einem Zeitraum von mehr als zwei Jahrtausenden – von der Vorgeschichte bis zur Gegenwart. Erst allmählich hat sich das Museum in die jüngste Zeit vorgetastet, zur Gründung sammelte man Kunst und Kulturgüter bis zu einer Entstehung um 1650, also bis zum Ende des Dreißigjährigen Krieges, dann ergänzte man Barock und Klassizismus, schließlich Historismus, Jugendstil und klassische Moderne, inzwischen auch die Gegenwartskunst. Neben Kulturgütern, die für das Alltagsleben stehen, gehören hoch- und höchstrangige Kunstwerke zu den Beständen des Museums, der hier vorliegende Führer bildet viele davon ab. Neben der stark kunstgeschichtlich geprägten Kollektion (Malerei, Skulptur, Kunsthandwerk) gibt es besondere Sammlungen in einzelnen Abteilungen, die namentlich im Südbau und Südwestbau untergebracht sind. Zu erwähnen sind hierbei etwa die hervorragende Musikinstrumentensammlung, die Spielzeugsammlung und die volkskundlichen Bestände; als Sonderabteilung wirkt auch das Museum der Landesgewerbeanstalt Bayern, das sich seit 1991 im Germanischen Nationalmuseum befindet.

Der vorliegende Führer entstand in seiner vierten Auflage nach der Vollendung des umfangreichen Erweiterungsbaues

1993, aber noch vor der Renovierung und Sanierung der frei gewordenen Teile des alten Museumskomplexes. Der Neubau hat die Ausstellungsräume und die international renommierten Restaurierungswerkstätten aufzunehmen, zusammen mit der neuen, besonders großzügig gestalteten Eingangshalle sorgt er für die Verteilung der Besucher auf die Sammlungsräume (man muß sich nicht dem vorgegebenen Rundgang anschließen), schließlich enthält er den Buchladen und das Café-Restaurant. Bis zum Jubiläumsjahr des Museums 2002 soll die Sanierung des alten Museumskomplexes abgeschlossen sein, die teilweise eine Umgruppierung und in jedem Fall eine Erweiterung der Ausstellungsfläche für die Dauerausstellung mit sich bringt. Künftig soll der kunstgeschichtliche Teil der Sammlung in einer strengeren chronologischen Anordnung zu besichtigen sein, die das 19. und 20. Jahrhundert miteinbezieht, während die kulturgeschichtlichen Sammlungsbereiche thematisch gruppiert in, soweit nötig, verbesserten Räumen zu sehen sein werden. Mit dem zunehmenden Ausbau und der Sanierung des alten Museumsbereiches sollen auch Bestände erschlossen werden, die heute noch magaziniert sein müssen.

Der Kern des Germanischen Nationalmuseums ist das Kartäuserkloster, das 1380 von dem Patrizier Marquard Mendel gegründet wurde. Die Besonderheit des seit 1084 bestehenden Kartäuserordens (Gründungskloster war La grande Chartreuse nahe Grenoble) ist der Umstand, daß alle Mönche wie Eremiten in einer eigenen Zelle leben, sich aber zu festgelegten Stunden zum gemeinsamen Gebet, aber auch zur gemeinsamen Mahlzeit treffen. So haben Kartäuserklöster keine großen Schlafsäle wie die Zisterzienser, sondern kleine vom Kreuzgang erschlossene Häuschen, wie sich dies am Nordflügel des Nürnberger Kartäuserklosters ablesen läßt. Die gotische Klosterkirche aus den 80er Jahren des 14. Jahrhunderts, die den Zweiten Weltkrieg leidlich überstand, und der gleichalte große Kreuzgang, der bis auf seinen Südflügel erhalten blieb, bilden mit den an den Kreuzgang angeschlossenen Mönchshäusern den Mittelpunkt des Museums. Zu allen Seiten entstanden anstelle der übrigen Klostergebäude und der städtischen Nachbarbebauung seit 1852 Museumsbauten, die die Klosteranlage der heutigen Aufgabe angepaßt haben. Ohne auf die im Krieg zerstörten (und anschließend ersetzten) Gebäude eingehen zu wollen, handelt es sich gegenüber der Stadtmauer um den Südwestbau, den der damalige Direktor Gustav von Bezold, einer der bekanntesten Architekturhistoriker dieser Jahre und von Haus aus selbst Architekt, 1897/98 entwarf und bis 1902 errichten ließ. Charakteristisch für seine gotisierende Erscheinung ist die dreischiffige Säulenhalle im Erdgeschoß, die ursprünglich die Waffensammlung enthielt und derzeit das Gewerbemuseum der Landesgewerbeanstalt Bayern aufnimmt. Während des Ersten Weltkrieges entstand der 1914 von dem Architekten German Bestelmeyer entworfene Galeriebau mit der (alten) Eingangshalle im Norden des Klosters an der Seite zum Kornmarkt, 1920 weitgehend vollendet. Der Arkadenhof, der bis 1993 das Museumscafé aufnahm, dürfte den Besuchern in Erinnerung geblieben sein, die Wiederherstellung des Flügels ist für 1996/97 vorgesehen. Nunmehr bestimmten klassizistische und schlichte Neorenaissance-Formen den Bau, der sich dadurch von den pompösen historisierenden Bauten deutlicher unterschied als dem Besucher dies heute bewußt werden kann. Nach den schweren Zerstörungen und Beschädigungen des Zweiten Weltkriegs errichtete man 1955-58 nach Plänen von Sepp Ruf den Theodor-Heuss-Bau auf der Seite zum Kornmarkt (heute Direktion),der sich in seinen Einzelformen bewußt an das Bauhaus anschließt, also den in den 50er Jahren beliebten »Nierenstil« ablehnt. 1960-64 schloß sich der Neubau für die Bibliothek und die Graphische Sammlung im Nordwesten an, gleichfalls vom alten Eingang am Kornmarkt her zugänglich. Südlich der Klosterkirche wurde 1963-67 der kleine Kreuzgang, der nur beschädigt erhalten war, überdacht und zum großen Kreuzganghof mit einer Glasfassade versehen, ferner fügte man eine Halle zur Aufnahme der mittelalterlichen Kunst an. Besonders markant sind der große Südbau und der große Ostbau aus diesen Jahren, beide typische und in ihrer optischen Erscheinung bedeutende Bauten Sepp Rufs. Der Südbau aus den Jahren 1963-68 liegt gegenüber der Frauentormauer, von der ein Mauerstück mit einem Stadtturm und ein vorgelegter Garten zum Germanischen Nationalmuseum gehören. Der Bau nimmt die wichtige Musikinstrumentensammlung sowie die Volkskunde auf. Der 1968-71 entstandene Ostbau, der technisch und planerisch leider besondere Mängel aufweist und daher in absehbarer Zeit zu sanieren ist, enthält die Waffensammlung, das barocke Kunsthandwerk und künftig die Sammlung zum 19. und 20. Jahrhundert. Geschmückt wurden die Umgebung des Museums und die Innenhöfe mit modernen Skulpturen. Den alten Haupteingang zum Kornmarkt fassen beispielsweise die Bildwerke *Phönix* von Bernhard Heiliger (1965/66) und *Il Guerriero* von Marino Marini (1959/60) ein. Im Kreuzgang befindet sich Erich Hausers Stahlplastik *2/79* und im Kreuzganghof Martin und Brigitte Matschinsky-Denninghoffs *Golgatha* (1982/83), bedeutende kleinere Skulpturen wie Hans Arps *Ptolemäus* (1953) sind Bestandteil der Sammlung zur modernen Kunst.

G. Ulrich Großmann

Bei den Maßangaben steht Höhe vor Breite vor Tiefe. Bei nur einem Maß ist die Höhe angegeben.

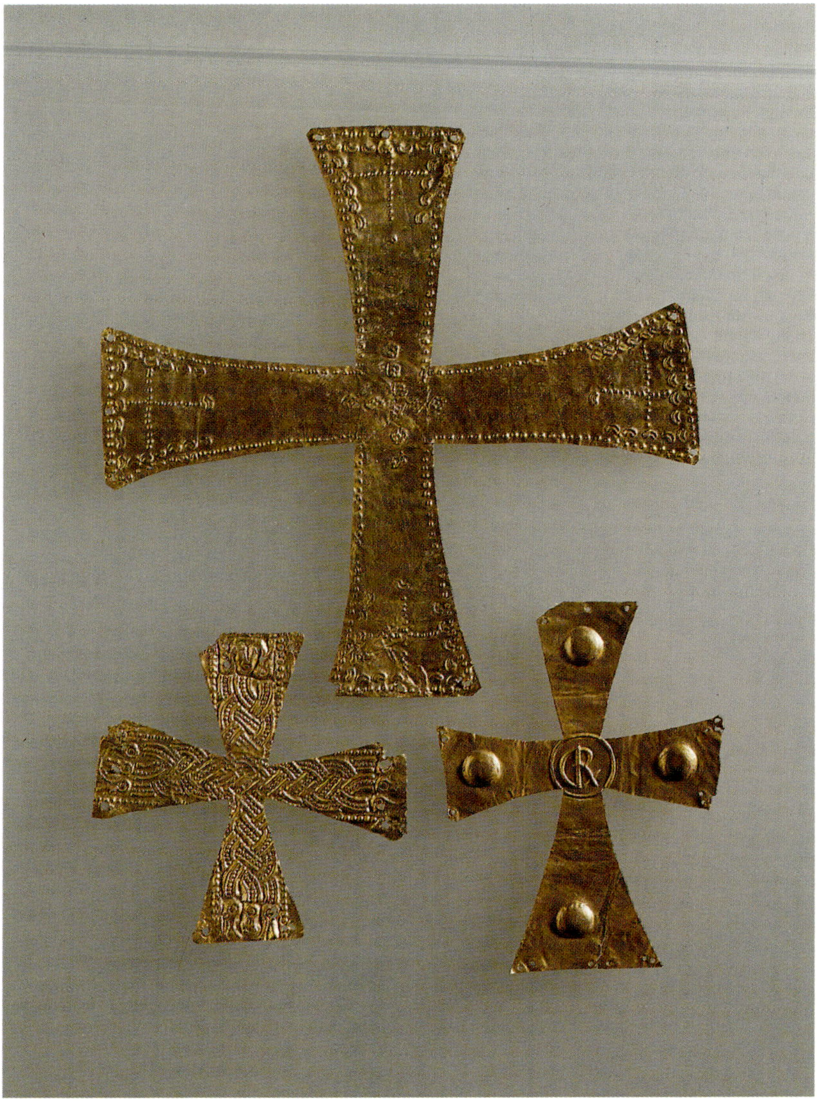

1

1 Goldblattkreuze. Langobardisch, 1. Hälfte 7. Jahrhundert. 5,5 : 5,5 cm. Grabfund aus Fornovo San Giovanni, Prov. Bergamo. FG 192, 1644, 1841.
Der Dekor, ein zopfartiges Flechtwerk, das in Tierköpfen endet, ist in das gleichschenklige Kreuz aus Goldblech (unten links) durch kreuzweisen Abdruck eines Models eingeprägt. Die für die langobardischen Gräber Italiens bezeichnenden Goldblattkreuze waren auf Tücher genäht, die das Haupt des Toten verhüllten. Ein ursprünglich spätantik-christlicher Ritus wird aufgrund der spezifisch germanischen Beigabensitte in den Gräbern der Langobarden archäologisch faßbar. Die Grabkreuze belegen die Christinanisierung und Assimilierung der barbarischen Eroberer; die Tierbilder ihrer Ornamentik bezeugen zugleich die Vermischung der Religionen am Übergang von der Antike zum Mittelalter. Me

2 Bügelknopffibeln, 2. Hälfte 6. Jahrhundert. Silber, vergoldet, z. T. nielliert; L. 11,7 cm. Grabfund aus Herbrechtingen, Kr. Heidenheim/Württ. FG 2149.
Die rechteckige Kopfplatte zieren elf zweiteilige vollplastische Knöpfe, der Fuß endigt in einem stilisierten Tierkopf (oben). Auf der planen Rückseite sind, unterhalb der Nadelkonstruktion, drei Runen geritzt, die magische Bedeutung haben. Bügelfibeln gehören zur alamannischen Frauentracht im 6. Jahrhundert. In gut ausgestatteten Gräbern werden sie in der Regel, wie in dem von Herbrechtingen, paarweise schräg untereinander im Becken gefunden, woraus hervorgeht, daß sie ehedem einen Rock oder Überhang der Bestatteten zusammenhielten. Unser einst aus dem langobardischen Italien importiertes Fibelpaar ist ein Beispiel für die weitreichenden Verbindungen der führenden Schichten in den germanischen Gesellschaften der frühen Merowingerzeit. Me

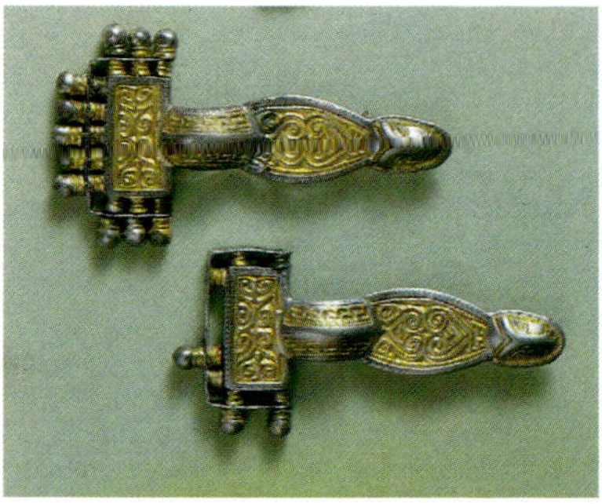

2

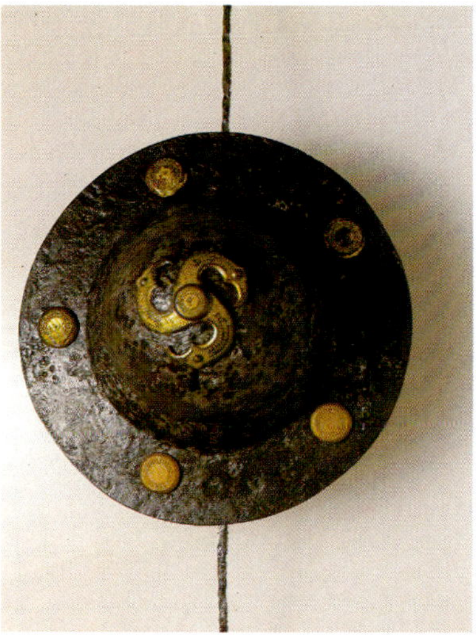

3

3 Schildbuckel. Langobardisch, 1. Hälfte 7. Jahrhundert. Eisen, mit kupfervergoldeten Zierbesätzen; 9 cm, Dm. 20,8 cm. Grabfund aus Fornovo San Giovanni, Prov. Bergamo. FG 574.
Die Unterwerfung großer Teile Italiens durch die Langobarden nach 568 findet ihren archäologischen Nierderschlag in den Friedhöfen der Eroberer, die in einer spätantik-christlich geprägten Umwelt in heidnisch-germanischem Brauchtum verharrten. Die Toten wurden mit ihrer Tracht und mit persönlichem Besitz versehen beigesetzt. In den Männergräbern sind vor allem Waffen Indiz für sozialen Rang und Besitzstand. Der kalottenförmige Buckel war ursprünglich mit fünf Nieten auf einem lederbespannten hölzernen Rundschild befestigt und schützte die Faust im Kampf. Form und Dekor des Schildbuckels sind typisch langobardisch. Die stempelverzierten Niete und der tierkopfendige Dreierwirbel aus vergoldetem Kupfer weisen den Schild als Prunkwaffe aus. Me

4 Grabstele des Goten Arefried, Fragment. Konstantinopel, 5.-6. Jahrhundert. Weißer Marmor; 20 : 25 cm. Gd 44.
Das Fragment ist das oberste Stück einer kreuzförmigen Grabstele mit der griechischen Inschrift für einen Christen mit einem germanischen, wahrscheinlich gotischen Namen: † Hier ruht der Diener Gottes Arfrid. Goten und andere Germanen dienten in der Zeit der Völkerwanderung im byzantinischen Reich vielfach als Soldaten oder in anderen Funktionen. Das Marmorstück stammt aus der Stadtmauer von Konstantinopel, wo es als Baumaterial verwendet war. Ka

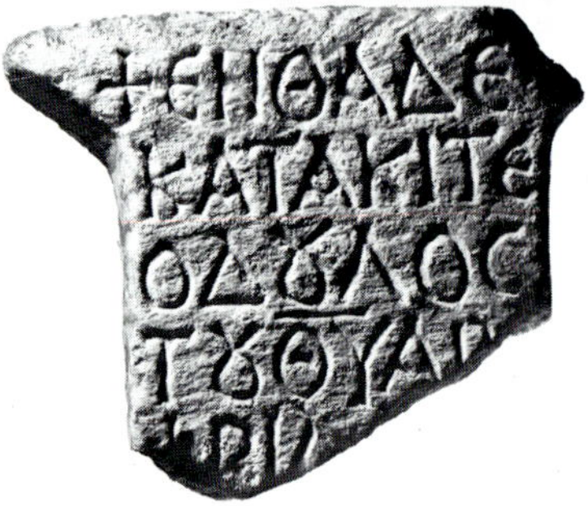

4

5 Schläfenringe, 8./9. Jahrhundert. Silber; Dm. 6,3 cm. Gefunden in Adelsdorf, Kr. Höchstadt a. d. Aisch. FG 715-721 a, 353, 354.
Der massive Silberring mit S-Hakenverschluß und drei mitgegossenen doppelkonischen Knoten ist mit zwei weiteren Teil eines kleinen Schatzes, der in einem Tongefäß vergraben wurde (unten rechts). Die sog. Schläfenringe gehörten nach Ausweis zeitgleicher Frauengräber zum Kopfputz der bäuerlichen Gesellschaft in den östlichen Randgebieten des Karolingerreiches. Sie waren paarweise oder zu mehreren in ein Kopftuch oder -band eingehängt. In den slawischen Gebieten Mittel- und Nordostdeutschlands läßt sich diese Mode bis in das hohe Mittelalter verfolgen. Typologische und trachtgeschichtliche Vorformen sind in süd- und westdeutschen Reihengräbern des späten 7. Jahrhunderts nachzuweisen. Me

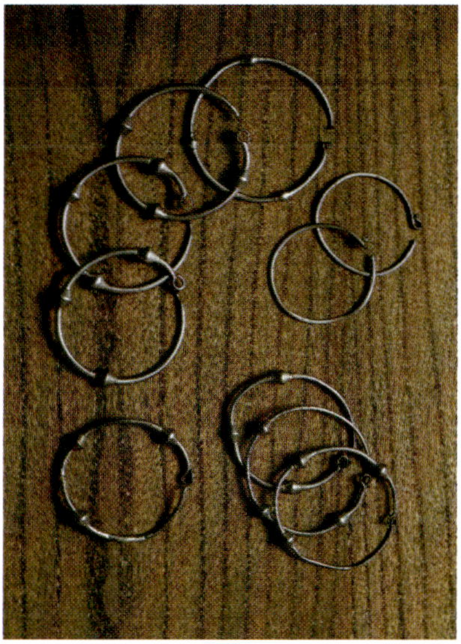

5

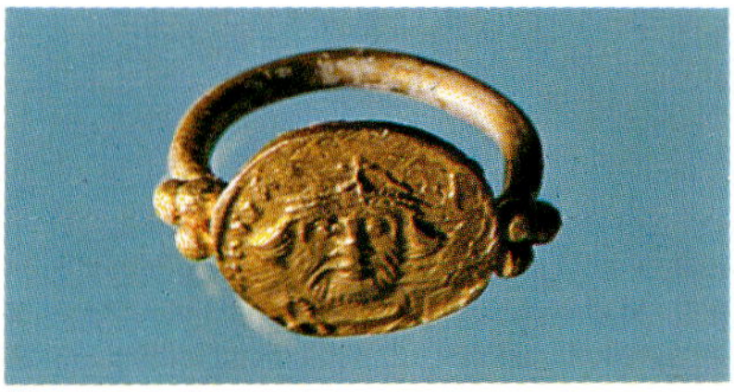

6

6 Goldener Fingerring mit gefaßter Goldmünze, Mitte 7. Jahrhundert. Grabfund aus Pfahlheim, Ostalbkreis/Württ. FG 1149.
Der goldene Ring mit einem Solidus der byzantinischen Kaiser Heraclius und Heraclius Constantinus (613/14 bis 630 oder später) wurde in einem reichen alamannischen Kriegergrab im Gräberfeld von Pfahlheim gefunden. Derartige Münzringe sind eine Modeerscheinung in Männergräbern der Mitte des 7. Jahrhunderts. Neben dem Hinweis auf einen beschränkten Geldumlauf sind sie für die absolute Chronologie der Grabfunde von ausschlaggebender Bedeutung. Ihr Emissionsdatum bezeichnet den frühest möglichen Zeitpunkt der Grablegung und bietet Anhaltspunkte für die Datierung der Grabfunde. Me

7 Die Himmelfahrt Christi. Ägypten, Ende 6. bis Anfang 7. Jahrhundert. Wirkerei in Leinen und Wolle; 12 : 13 cm. Gew 236.
Das um 1885 in einem Grab der christlichen Kopten Ägyptens gefundene Medaillonfragment ist als gewirkte Verzierung eines Leinengewandes mit Leinen- und mit bunten Wollfäden auf dem Webstuhl gearbeitet. Der Kreuznimbus bezeichnet die mittlere Figur als Christus. Die beiden Tiere zu seinen Seiten, die hier zwar eher als Panther denn als Pferde erscheinen, tragen ihn in den Himmel. Die Darstellung, die auf antike Verbildlichungen der Auffahrt des Sonnengottes Helios zurückgeht, ist in ihrer entkörperlichenden Stilisierung typisch für die christliche Umsetzung des Themas durch die Kopten. Die ursprüngliche Lebensnähe in koptischen Werken des 4./5. Jahrhunderts wurde Schritt für Schritt aufgegeben bis hin zu fast völliger Abstraktion im 8./9. Jahrhundert. vW

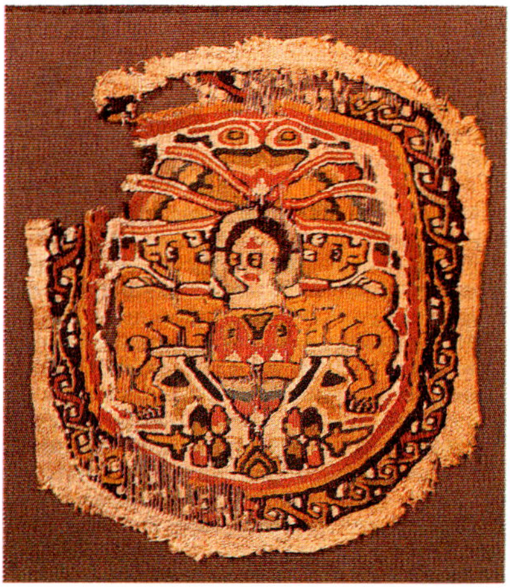

7

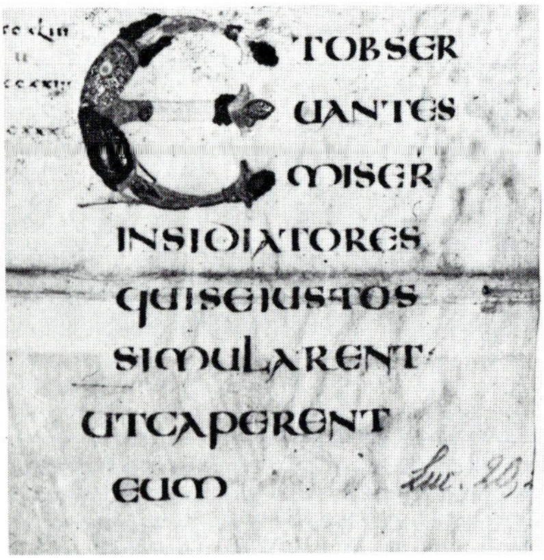
E TOBSER
UANTES
MISER
INSIDIATORES
QUISEIUSTOS
SIMULARENT
UTCAPERENT
EUM

15

15 Fragment des Lukasevangeliums. Kloster Mondsee, um 780. 28 Bll.; 32 : 20 cm. Hs 27932.
Der lateinische Text des Evangeliums gibt die Fassung der sog. Itala, d. h. eine Übertragung aus dem Griechischen, die älter ist als die Übersetzung des Hl. Hieronymus, die spätestens seit karolingischer Zeit die im Abendland allein übliche der Hl. Schrift war. Verwendet ist die vom 4. bis 8. Jahrhundert herrschende sog. Unzialschrift aus Großbuchstaben. Sie wurde in der Schriftreform Karls des Großen durch die karolingische Minuskel ersetzt, die bis heute die Grundlage unserer Schrift bildet. In Text und Schrift weist die Handschrift so auf älteste, bis in die Spätantike zurückreichende Überlieferungsschichten. Einzelne Initialen sind mit kleinen Flechtbandornamenten, Blatt- und Fischmotiven in Gold, Silber, Gelb und Grün ausgezeichnet. Ka

16 Buchkasten, 9. Jahrhundert. Holz, vergoldete Bronze- und Kupferbeschläge, Reste ehemaliger Silberreliefs; 35 : 25,5 : 14 cm. KG 1133.
Kostbare Buchkästen dienten wie mit Gold und Elfenbein geschmückte Buchdeckel im frühen Mittelalter zum Schmuck und zur Verwahrung der bei der Liturgie verwendeten Evangelienhandschriften. Ein Kreuz mit einem aufgelegten Mittelfeld gliedert wie bei dem ottonischen Buchdeckel aus Trier (Nr. 24) die Vorderseite. Die Bronzebeschläge sind mit ihren Drachen noch ganz der germanischen Ornamentkunst verhaftet. Die Ranken der Seitenwände weisen in freien antikischen Bildungen auf die spätkarolingische Hofkunst der Zeit Kaiser Karls des Kahlen. Ob die verlorenen Silberreliefs in den Feldern der Oberseite nach Analogie anderer Buchdeckel die Gestalt des thronenden Christus und die Evangelistensymbole gezeigt haben oder nur mit Flechtbandmotiven überzogen waren, läßt sich nicht mehr erkennen. Ka

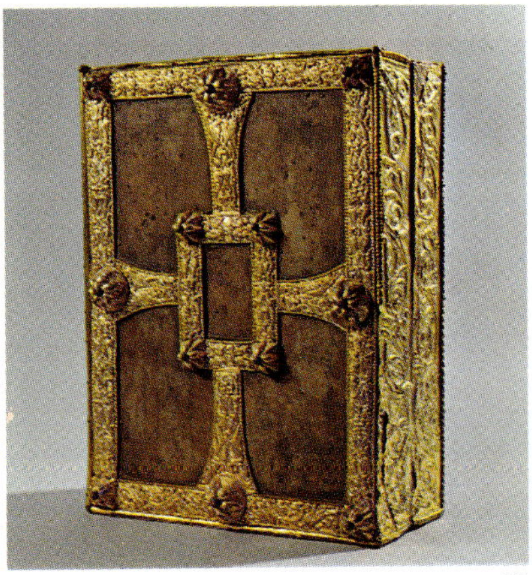

16

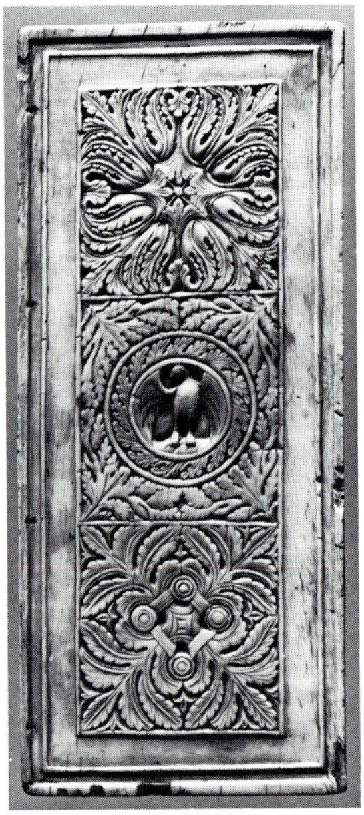

17

17 Elfenbeinrelief. St. Gallen, gegen 900. 23,5 : 9,8 cm. Pl 311.
Das von einem Buchdeckel stammende Elfenbeinrelief zeigt innerhalb eines profilierten Rahmens drei mit Blattwerk gefüllte nahezu quadratische Felder; im mittleren steht in einem gesondert gerahmten Rundfeld mit gespreizten Flügeln ein Vogel, den man als Adler und damit als Symbol des Evangelisten Johannes anzusehen haben wird. Das Blattwerk ist im einzelnen trotz seiner nur millimeterstarken Tiefe von plastischem Reichtum und feinster Differenzierung. Möglicherweise war die Tafel mit einer weiteren in den Maßen übereinstimmenden St. Gallener Elfenbeinplatte mit der Darstellung der Kreuzigung und Auferstehung Christi im Museum in Budapest als Vorder- und Rückdeckel eines Buches verbunden. Ka

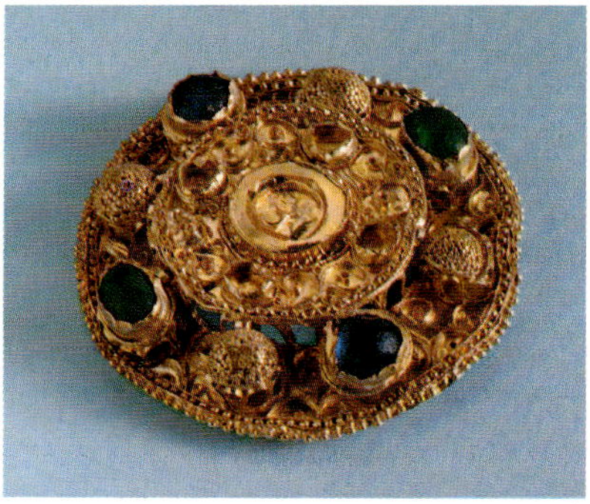

18

18 Fibel. Rheinland (?), 10./11. Jahrhundert. Gold, Glasflüsse; Dm. 5,1 cm. FG 1973.
Während aus heidnisch-germanischer Zeit Schmuckstücke in reicher Fülle in Gräbern überkommen sind, ist aus dem frühen und hohen Mittelalter infolge des kirchlichen Verbotes der Grabbeigaben weltlicher Schmuck im Gegensatz zu kirchlichen Edelmetallarbeiten fast nicht erhalten. Die goldene Rundfibel hatte ursprünglich in der Mitte ein farbiges Emailplättchen; die Mittelscheibe trug zwischen Filigranstegen aus aufgelöteten Goldblechstreifen vier Edelsteine oder Glasflüsse, deren leere Fassungen noch vorhanden sind. Die gesamte Mitte ist durch eine Rundbogenstellung über die äußere Grundplatte erhoben, die über ebensolchen Arkadenreihen acht kuppelförmige Aufbauten trägt, in denen blaue und grüne Glasflüsse mit granulierten Goldkugeln wechseln. Ka

19 Schläfenring, 8./9. Jahrhundert. Gold mit Filigran und Granulation; 10,5 cm. FG 977.
Nach Ausweis ost- und südosteuropäischer Grabfunde wurden Schläfenringe paarweise oder in Sätzen als Gehänge an einem Kopfband getragen. Diese Mode ist typisch für die Frauentracht der karolingisch-ottonischen Epoche, die unter dem Einfluß byzantinischer Vorbilder stand. Der 1887 aus dem Kunsthandel erworbene Schmuck mit Hakenösenverschluß, halbmondförmiger durchbrochener Innenzier und rundem Appendix in Durchbruchtechnik ist eines der qualitätvollsten Beispiele seiner Art. Das hervorragend ausgeführte Filigran und die reiche Granulation machen eine italo-byzantinische Herkunft des Stückes wahrscheinlich. Me

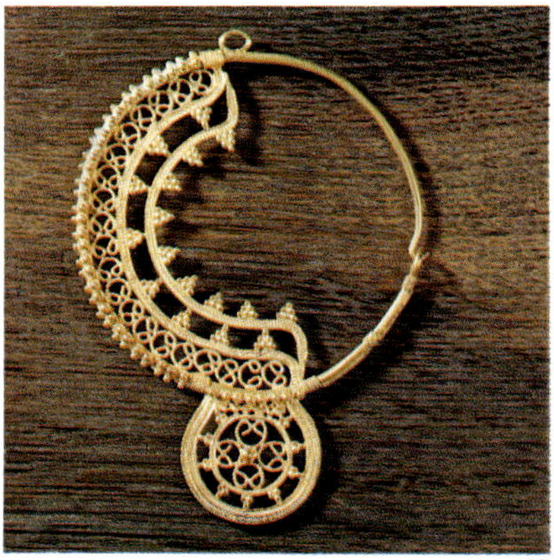

19

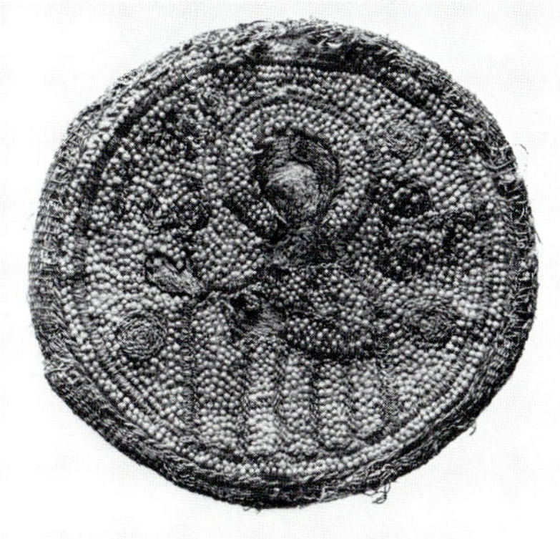

20

20 Medaillon mit Johannes dem Täufer. Byzanz, 12. Jahrhundert. Perlstickerei; Dm. 9,5 cm. Gew 2430 a.
Die Halbfigur des bärtigen, nach links gewendeten Täufers gehörte ursprünglich vielleicht zu einer Deesis, der byzantinischen Darstellung von Christus als Weltenherrscher und Weltenrichter mit Maria und Johannes dem Täufer als Fürbittern der Menschheit. Die Flächen des Hintergrundes und des Gewandes sind dicht mit kleinen Perlen bestickt, während Gesicht und Hände mit Seiden-, die Konturen und die griechischen Buchstaben mit Goldfäden gestickt sind. Wegen der Kostbarkeit der echten Perlen sind von den einst zahlreich vorhandenen Perlarbeiten nur sehr wenige, die meisten zudem in fragmentarischem Zustand, erhalten. vW

21 Hedwigglas. Byzanz oder Naher Osten (?), 12. Jahrhundert (?). Glas, geschnitten; 9,7 cm. KG 564.
In die dicke Wandung des rauchtopasfarbenen Glases sind in Hochschnitt zwei hintereinander schreitende Löwen und ein Greif eingeschnitten. Von den sogenannten fatimidischen Hochschnittgläsern sind – überwiegend aus abendländischen Kirchenschätzen – vierzehn bekannt. Die ältere Annahme ihrer Entstehung in Ägypten ist durch neuere Bodenfunde in Weißrußland, wo im 12. Jahrhundert ähnliche Gläser hergestellt wurden, erschüttert worden. Der Name Hedwigglas weist auf ein legendarisches Weinwunder, das sich in einem solchen der Hl. Hedwig von Schlesien (gest. 1243) gehörenden Glase vollzogen haben soll. Der Becher ist im späteren Mittelalter durch den zugefügten kupfervergoldeten Fuß zu einem Meßkelch oder Reliquiar umgearbeitet worden. Ka

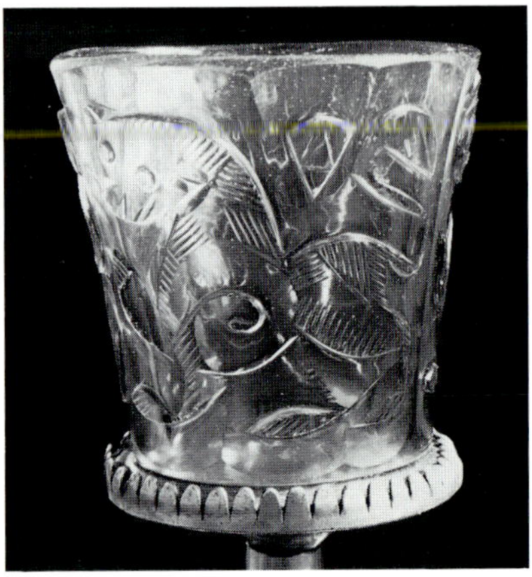

21

22 Pyxis. Sizilien, 12. Jahrhundert. Elfenbein, mit vergoldeten Bronzebeschlägen; 7:7,5:7,7 cm. KG 718.
Elfenbein diente vor allem in Verbindung mit Gold und Edelsteinen in der Spätantike und dem frühen Mittelalter zum Schmuck von Buchdeckeln oder zur Herstellung von Hostiendosen. Im 12. Jahrhundert, als der Vorrat der im Abendland vorhandenen antiken Elfenbeinplatten offenbar aufgebraucht war, konnte fast nur noch Walroßzahn als Ersatz verarbeitet werden. Außerhalb der islamischen Welt standen lediglich in Süditalien aus Afrika neu eingeführte Elefantenzähne zur Verfügung. Dort wird das kleine, aus einem Stück geschnitzte Kästchen in der Form eines Zentralbaus mit Apsiden an den vier Seiten wohl als Reliquiar oder Kreuzfuß geschaffen worden sein. Ka

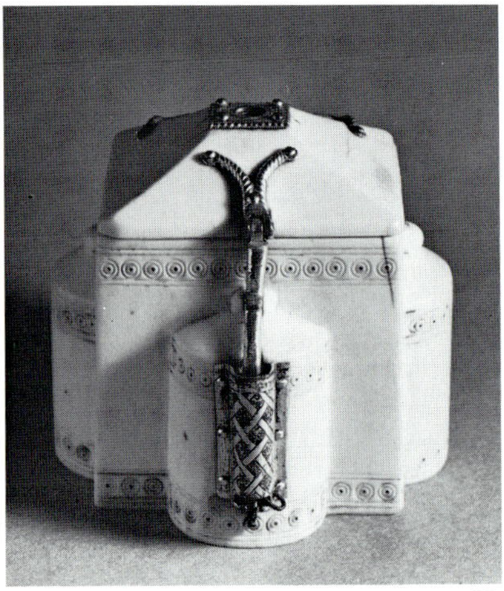

22

23 Codex aureus der Abtei Echternach. Echternach, um 1020-30. 136 Bll; 44:31 cm. Hs 156142.
Das Evangeliar ist die früheste der großen ottonischen Prunkhandschriften, welche die Schreib- und Malschule der Abtei Echternach meist in kaiserlichem Auftrag geschaffen hat. Der Text ist in Gold auf Pergament geschrieben; alle Bild- und Zierseiten haben Purpurgrund. Unzählige Initialen und Ziertitel schmücken die Anfänge der einzelnen Abschnitte der Evangelien. Ein ganzseitiges Bild des in der Glorie thronenden Christus, umgeben von den vier Evangelisten und ihren Symbolen als Darstellung der Evangelienharmonie, steht am Anfang der Handschrift; Ziertitel und zehn Kanontafeln folgen. Jedes der vier Evangelien beginnt seinerseits mit vier Zierseiten, vier Seiten mit streifenförmig angeordneten Bildern aus dem Leben Christi, dem Bild des schreibenden Evangelisten und weiteren drei Zierseiten. Ka

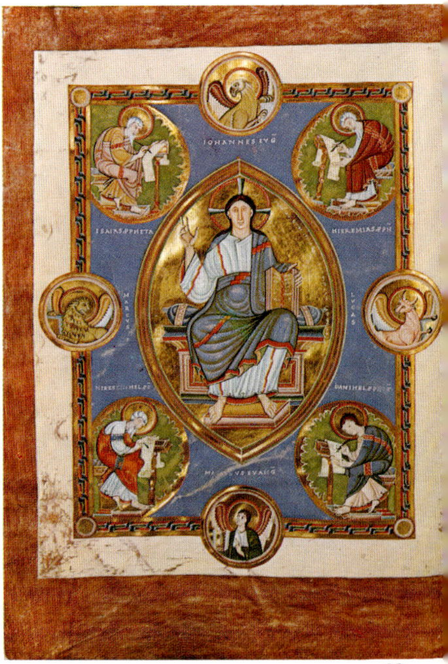

23

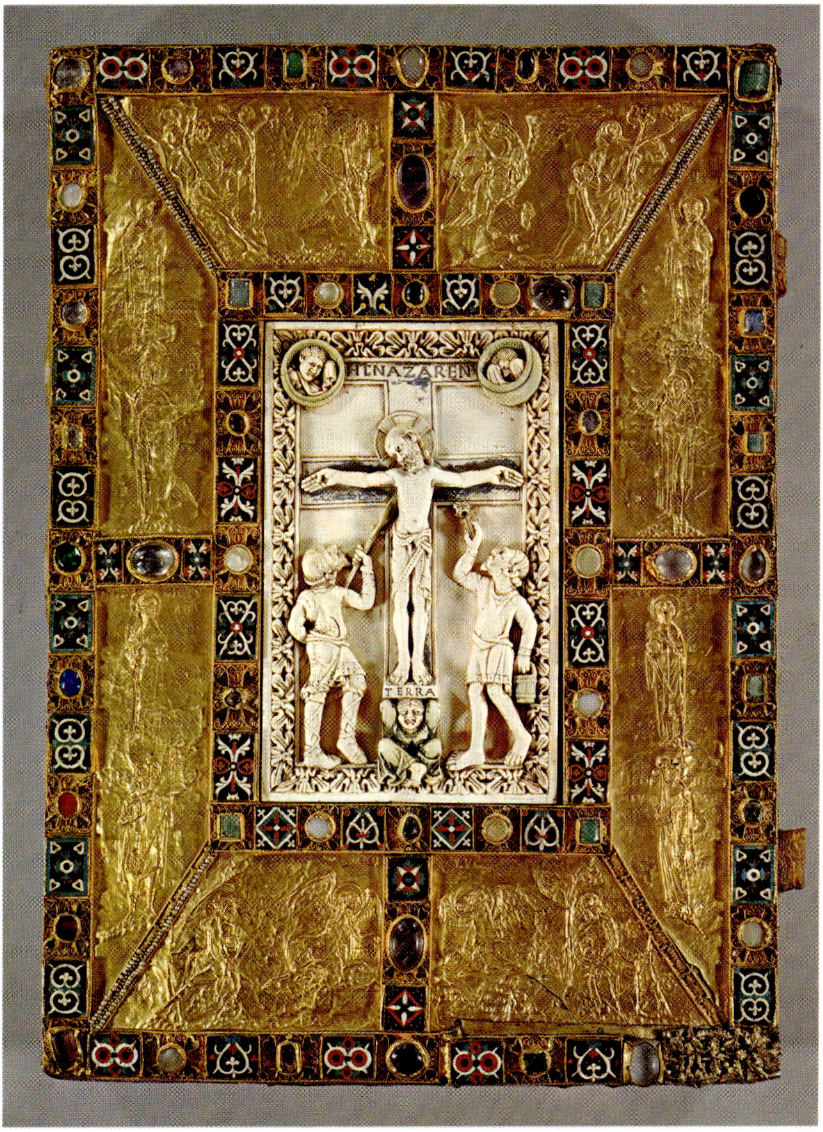

24

24 Buchdeckel des codex aureus aus Echternach. Trier, 985-991. Holz, Elfenbein, Goldblech, Zellenschmelze, Edelsteine und Perlen; 44 : 31 cm. KG 1138. Der Deckel, ein Geschenk König Ottos III. (983-1002) und seiner Mutter Theophanu (gest. 991) an die Abtei Echternach bei Trier, schmückte die nebenliegende Evangelienhandschrift (Nr. 23). Der Kreuzigung Christi über der Personifikation der Erde sind auf den goldgetriebenen Reliefs außer den Patronen der Abtei Echternach und den Stiftern die in kosmischer Bedeutung verbundenen Evangelistensymbole und Paradiesflüsse zugeordnet: Wie die vom Paradies aus in die vier Himmelsrichtungen die Welt durchströmenden Flüsse verbreiten die Evangelien das vom Kreuz Christi ausgehende Heil. Die Ornamentik mit den Almandinherzen und den transluziden Schmelzen auf Goldgrund findet sich auch in anderen Werken einer vor der Jahrtausendwende in Trier für Erzbischof Egbert tätigen Goldschmiedewerkstatt. Ka

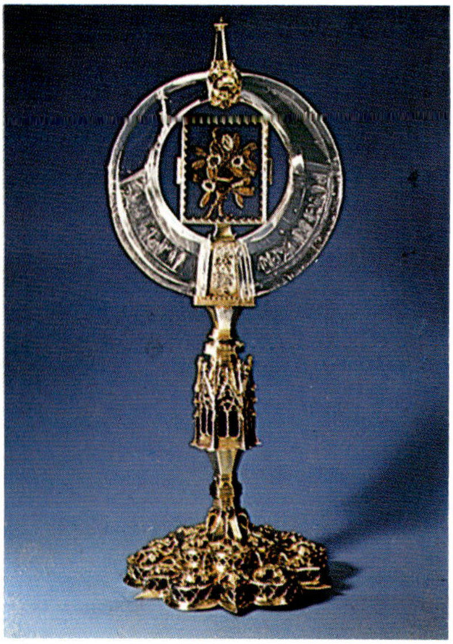

25

25 Reliquienostensorium. Venedig, um 1350; fatimidischer Bergkristall von 1021/36. Silber, vergoldet; 42 cm. KG 695.
Die erneuerte Reliquientafel ist umgeben von einem Bergkristallring, der möglicherweise ursprünglich als Beißring Bestandteil eines Pferdegeschirres war. In ihn ist eine kufische Segensinschrift für den ägyptischen Kalifen Zähir (1021-36) eingeschnitten. Der Bergkristall wurde um 1350 durch einen Goldschmied in Venedig zu einem Reliquienschaugefäß umgearbeitet. Solche Verwendung kostbarer fremdländischer Gegenstände, insbesondere aus Bergkristall und Edelstein, für liturgische Geräte war im Mittelalter beliebt, wobei man an der ehemals weltlichen Zweckbestimmung, soweit man sie kannte, keinerlei Anstoß nahm. Der Kristallring war in der Mitte von einer Kreuzigungsgruppe bekrönt. Ka

26 Sog. Ardennenkreuz (Vortragekreuz), 2. Viertel 9. Jahrhundert. Holzkern, mit Gold- und vergoldetem Kupferblech beschlagen, mit Edelsteinen und Glasflüssen besetzt; 73:45 cm. KG 763.
Das nach seiner angeblichen Herkunft aus einem Kloster in den luxemburgischen Ardennen benannte Vortragekreuz ist eines der ganz wenigen erhaltenen frühmittelalterlichen Großkreuze mit Edelsteinschmuck. Die crux gemmata, das mit Edelsteinen verzierte Kreuz, war seit der Spätantike als Zeichen des Sieges Christi über Sünde und Tod und seiner Wiederkehr am Ende der Zeiten in Liturgie und Kunst geläufig; die Verehrung des Kreuzes als Leidenswerkzeug Christi und die plastische Darstellung des sterbenden oder toten Christus am Kreuz gehören erst einer späteren Zeit an. Der von Edelsteinen umgebene Bergkristall in der Kreuzmitte wird ursprünglich eine Kreuzreliquie bedeckt haben. Auf der Rückseite ist als Mitte des Rankenschmucks die Darstellung eines Agnus Dei zu vermuten. Ka

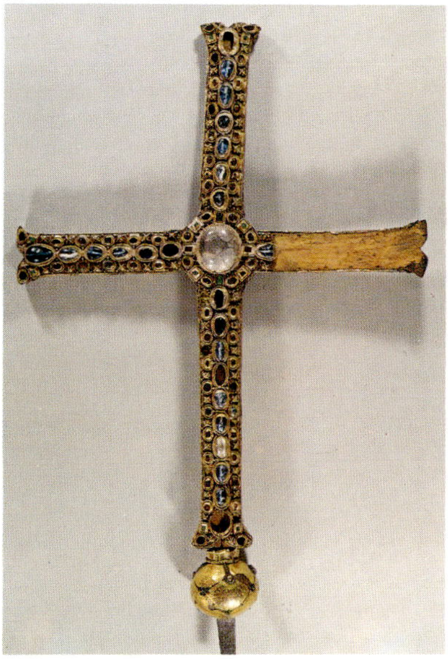

26

27 Emailplatten: Die Evangelisten Markus und Lukas. Maasgebiet, um 1160-70. Grubenschmelz und vergoldetes Kupfer; je 10,4:5,7 cm. KG 691/692.
Die halbkreisförmigen Scheiben müssen mit zwei verlorenen Darstellungen der Evangelisten Matthäus und Johannes den Schmuck einer Vierpaßform, vielleicht eines Scheibenreliquiars, gebildet haben, als deren Mitte eine Darstellung Christi oder ein Reliquienbehälter mit einem Bergkristall zu vermuten ist. Grubenschmelze dieser Art, bei der aus einer Kupferplatte Teile ausgehoben und dann mit farbigem Glasfluß gefüllt wurden, während die stehengebliebenen Teile der Oberfläche vergoldet wurden, sind seit der Mitte des 12. Jahrhunderts, vor allem im Rhein-Maasgebiet in großer Anzahl entstanden. Dieselben Werkstätten schufen Platten mit emaillierten Figuren auf goldenem Grund und mit emaillierten Gründen bei ausgesparten goldenen Figuren. Ka

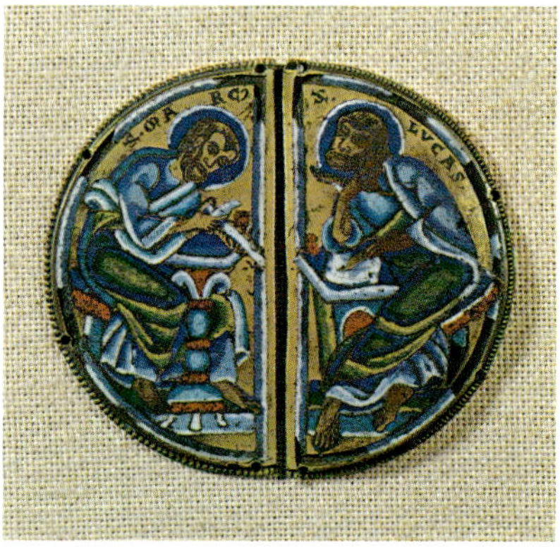

27

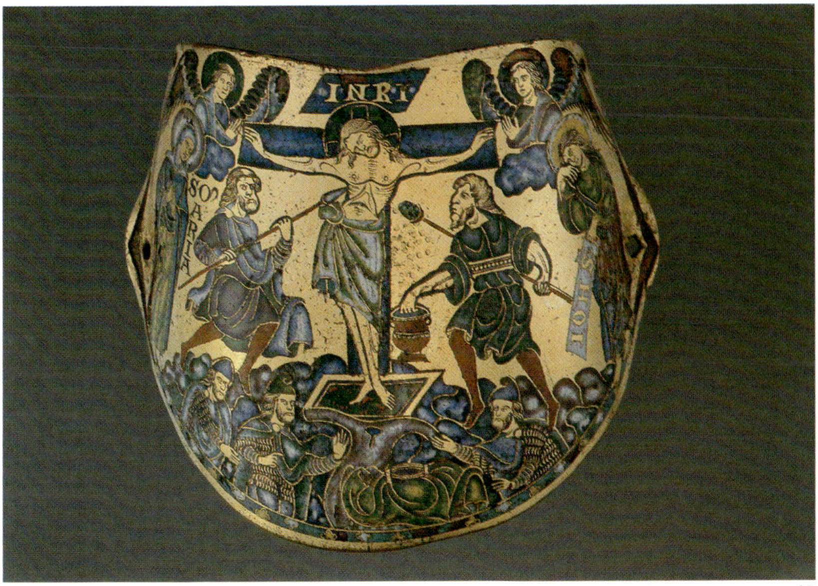

28

28 Armilla (Oberarmschmuck) vom Ornat Kaiser Friedrich Barbarossas. Maasgebiet, gegen 1180. Grubenschmelz und vergoldetes Kupfer. 12 : 11,7 : 4,5 cm. KG 1239. Zum Herrscherornat der deutschen Könige und Kaiser des Mittelalters gehörten kostbare, am Oberarm getragene Armspangen, sogenannte armillae. Während der Regierungszeit Kaiser Friedrich Barbarossas (1152/55-90) sind im Maasgebiet vier emaillierte armillae mit der Darstellung der Geburt und Darbringung, der Kreuzigung und Auferstehung Christi entstanden. Die beiden ersten, vielleicht zunächst zum Ornat der Kaiserin gehörig, befanden sich noch im 18. Jahrhundert bei den damals in Nürnberg verwahrten Reichskleinodien und sind 1796 verloren gegangen. Die beiden anderen, bis heute erhaltenen (die mit der Auferstehung im Louvre, Paris), waren ursprünglich wohl für den Kaiser und König selbst bestimmt und dürften wegen ihrer Entstehungszeit noch von Barbarossa getragen worden sein. Stellen die rheinisch-maasländischen Emails schon an sich einen besonderen Höhepunkt der mittelalterlichen Goldschmiedekunst dar, so gehören gerade die armillae zu den schönsten Werken der Kunst dieser Gegend, in der in den Jahren um 1170/80 mehrere überragende Künstlerpersönlichkeiten tätig waren und in Goldschmiede- und Emailarbeit große Bildkompositionen dieser Art schufen. Ka

29 Emailplatte: Majestas Domini. England (?), um 1160-80. Grubenschmelz und vergoldetes Kupfer; 21 : 11,4 cm. KG 690. Christus, der in der Glorie zwischen den Buchstaben Alpha und Omega, die Anfang und Ende seiner Schöpfungstat bedeuten, auf dem Erd- oder Himmelsbogen thront, die eine Hand zum Segensgestus erhoben, in der anderen das aufgeschlagene Evangelienbuch, erscheint hier in dem wichtigsten spätantiken und mittelalterlichen Bildtyp. Seine Weltherrschaft und seine Wiederkehr am Ende der Tage bestimmen den Bildgehalt der Majestas Domini, der üblicherweise noch die Evangelisten oder ihre Symbole zugeordnet werden. Die Emailplatte gehört dem Stil nach nicht zu der reichen Emailproduktion der zweiten Hälfte des 12. Jahrhunderts im Rhein-Maasgebiet; gewisse Züge weisen nach England, wo freilich nur wenige Emails erhalten sind. Ka

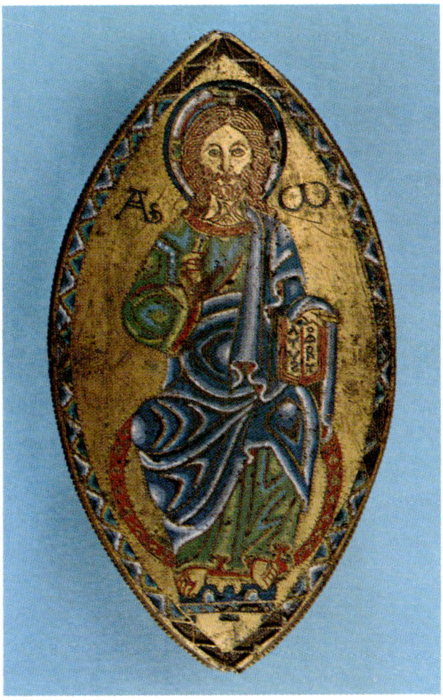

29

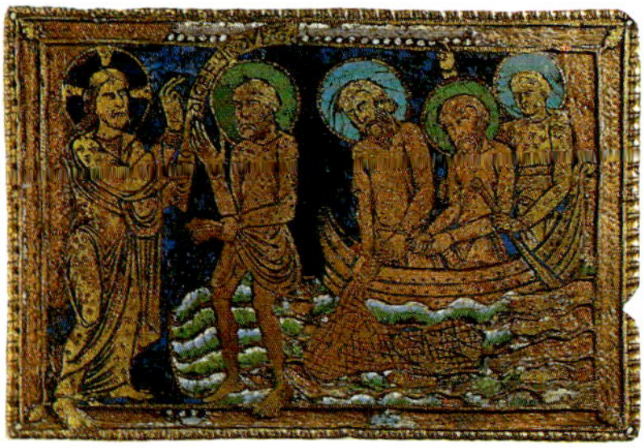

30

30 Emailplatte: Petrus auf dem Wasser. England, um 1160-80. Grubenschmelz (weitgehend ausgebrochen) und vergoldetes Kupfer; 8,6 : 12,7 cm. KG 609.
Christus spricht mit erhobener Hand zu Petrus, der das Boot der fischfangenden Jünger verlassen hat, um über das Meer dem erscheinenden Herrn entgegenzugehen. Die große Redegebärde Christi wird von den kurvenden, mit blauem Email eingelegten Faltenzügen seines reich gemusterten Gewandes aufgenommen und mächtig gesteigert. Tiefblau ist auch der Grund emailliert; grün, grau und weiß sind die Wellen des Meeres; von Violett über Grau nach Weiß spielt das farbige Email des Rahmens. Die Platte gehört mit sechs weiteren in europäischen und amerikanischen Museen, die Szenen aus dem Leben der Hll. Petrus und Paulus darstellen, zu einer Gruppe, die wahrscheinlich zum Schmucke eines oder eher zweier Kästen oder Tragaltäre diente. Ka

31 Kruzifix. Köln, um 1160 (Kopf um 1220). Weidenholz, Reste alter Fassung; 220 cm. Pl 33.
Der Kruzifix stammt vermutlich vom Triumphbogen der Kölner Kirche St. Maria im Kapitol und repräsentiert den frühesten Dreinageltyp. Bis in die Mitte des 12. Jahrhunderts zeigte das Bild des Gekreuzigten die Annagelung mit vier Nägeln, die Füße dabei nebeneinander. Trotz der Neigung zur monumentalen Vereinfachung wird hier das Bemühen um die Wahrheit des Erscheinungsbildes deutlich: Die Brust hat modellierte Rippen, der Bauch ist weich vorgewölbt. Die Neigung des Hauptes und das schräge Durchhängen des Körpers mit abgewinkelten Beinen veranschaulichen das vorausgegangene Leiden und Sterben. Der später ergänzte Kopf entstand erst um 1220 unter dem Einfluß der klassischen Kathedralplastik Frankreichs. Sta

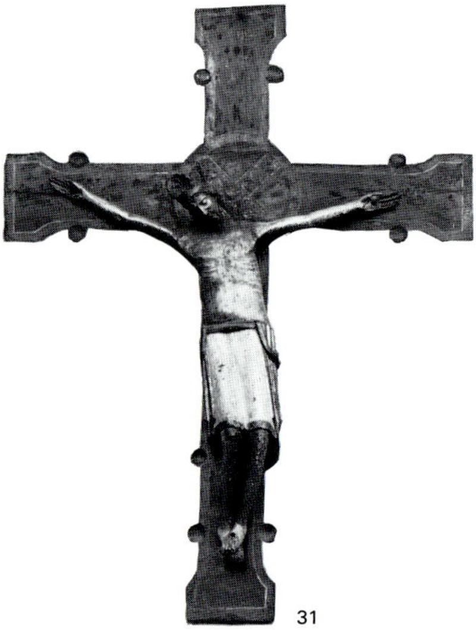

31

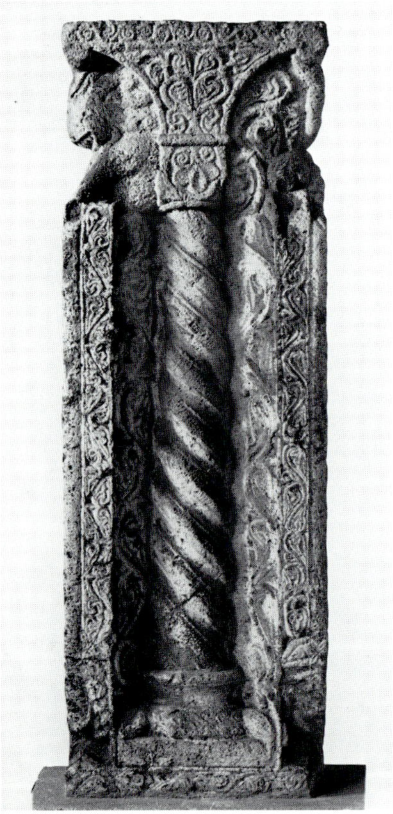

32

32 Pfeiler aus Kloster Prüfening. Regensburg, Mitte 12. Jahrhundert. Kalkstein; 148 : 48 : 22 cm. A 2680.
Der heute gänzlich verschwundene Kreuzgang der Benediktinerabtei Prüfening bei Regensburg wurde wahrscheinlich unter Abt Erbo I. (1121-62) erbaut. Seine Innenwand bestand aus offenen Arkaden mit wechselnden Stützen; auf zwei Säulen folgte jeweils ein Pfeiler nach Art des hier gezeigten, dessen Tiefe der Stärke des darüberliegenden Bogens und der Außenwand entsprach. Wie die gedrehte Säule mit eigener Basis und eigenem Kapitell in den mit Blattwerk und einer Weinrebe überzogenen Pfeiler eingestellt ist, so sind auch die hockende Karyatidenfigur und der Löwe in die miteinander vielfach verspannten Formgebilde des Vierkantblockes des Pfeilers mehr gezwungen, als daß sie den Kämpfer tragen. Ka

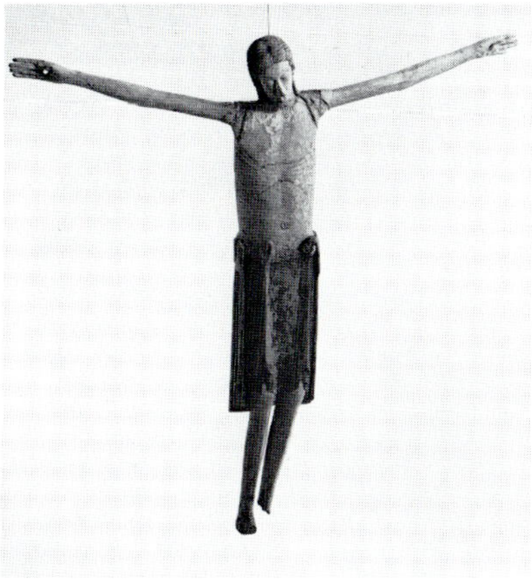

33

33 Kruzifixus. Schwaben, um 1100. Lindenholz, mit Resten alter Fassung; 141 cm. Pl 34.
Gegenüber der deutschen Kunst um die Jahrtausendwende, die sich noch mit dem überlieferten Formengut der Spätantike auseinanderzusetzen hatte, bemühte sich die Zeit des Meisters von diesem aus Urach/Württemberg stammenden Kruzifix um eine Formverfestigung, die, zunächst primitiv erscheinend, zu einer eigenständigen mittelalterlichen Kunstentwicklung führte. Der Oberkörper der Figur ist fast bretthaft reduziert und hat parallel geführte Umrisse. Die Modellierung zeigt überall das Bestreben, auf Grundformen zurückzugehen: Die Arme sind röhrenförmig, die Knie kugelig gebildet, der Schienbeingrat ist als gerade, scharfe Kante gegeben. Das Wissen um die natürliche Beschaffenheit des Körpers bleibt trotzdem vorhanden und ist spürbar gemacht in der Angabe der Beweglichkeit der Gliedmaßen. Sta

34 Thronende Muttergottes. Südtirol (Pustertal), um 1230. Föhrenholz, alt gefaßt; 60 cm. Pl 22.
Die Madonna soll aus einer Kapelle bei Bruneck stammen und läßt sich überzeugend mit gleichzeitiger Südtiroler Plastik verbinden. Ihr breitbeiniges Sitzen wirkt heute befremdend, weil das Christkind, das einst auf ihrem linken Knie saß, verloren ist. Die für die romanische Stilstufe charakteristische Blockgebundenheit ist noch wirksam, wird aber bereits aufgelockert durch die aus Frankreich über die Lombardei eingedrungenen Stilmerkmale der Gotik. Das Gewand umspielt unter dem roten Mantel in reicher Fältelung den Unterkörper. Auch das Kopftuch hängt aufgelockert auf die Schultern herab. Der Thron ahmt gedrechselte Arbeit nach und liefert die Vorstellung eines Prunkmöbels der Zeit um 1200. Sta

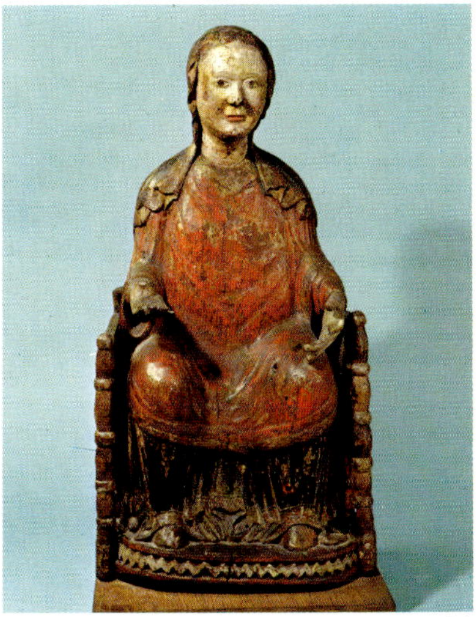

34

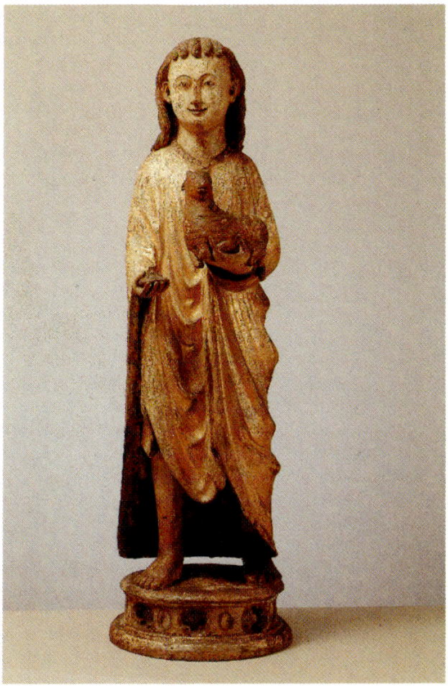

35

35 Johannes der Täufer. Oberschwaben, um 1280. Pappelholz, alt gefaßt; 99 cm. Pl 2342.
Die Kunst zeigt den Vorläufer Christi meist als bärtigen Asketen. Unser Johannes hat jedoch auffallend jugendliche Gesichtszüge. Diese Jugendlichkeit könnte sich aus der Legende erklären, nach der Johannes als Kind vorübergehend in der Wüste lebte und dort dem Jesuskind begegnete, als die Hl. Familie von ihrer Flucht nach Ägypten in die Heimat zurückkehrte. Doch entspricht diese Zuwendung zu einer Daseinsform in kindlicher Unschuld auch einer mystischen Gedankenwelt, die in der Zeit besonders in Frauenklöstern gepflegt wurde. Johannes trägt auf dem linken Arm das Lamm und in der Rechten einen (fragmentierten) Kelch, Hinweise auf Christus und dessen Blutopfer. Sta

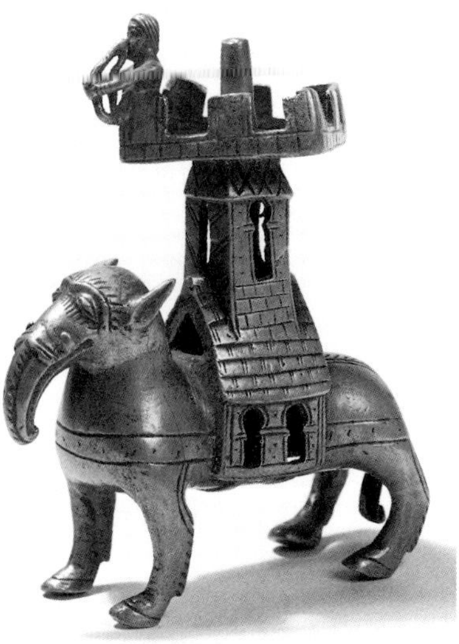

36

36 Elefantenleuchter. Magdeburg, Mitte 12. Jahrhundert. Bronze, gegossen, graviert; 15,7 : 12 cm. KG 227.
Der Elefant mit einem Schlachtturm auf dem Rücken ist ein schönes Beispiel phantasievoller romanischer Bronzeleuchter. Die Kerze fand ihren Platz auf einer Plattform, die mit Zinnen bewehrt und mit einem Bogenschützen besetzt ist. Die naturferne Tiergestalt macht deutlich, wie fremdartig der Elefant damals im Europa nördlich der Alpen war, bekannt vor allem aus literarischen und gelegentlich auch östlichen bildlichen Quellen. Die Ausführung läßt eine Verwandtschaft zur Bronzetür der Sophienkirche in Novgorod erkennen, die um 1152/1156 in Magdeburg gegossen wurde. Das dieser Werkstatt zugeschriebene kleinplastische Gerät fällt oft durch besonders reizvolle Bildthematik auf. Md

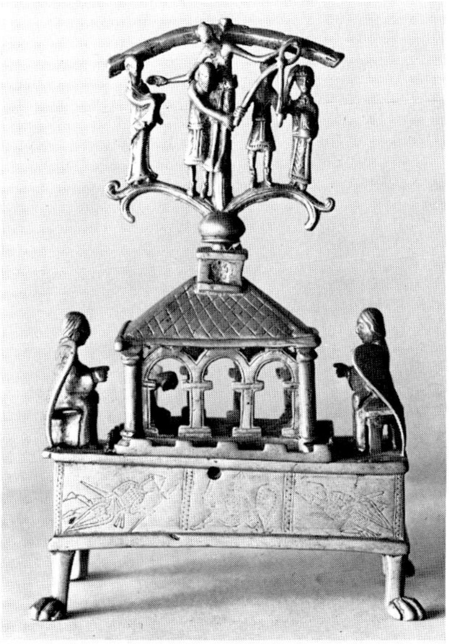

37

37 Heiliges Grab. Maastricht, um 1100. Bronze, gegossen, graviert; 22 : 15,8 cm. KG 159.
Über dem unteren aufklappbaren Kasten, der wohl eher zur Aufnahme einer Herren- oder Heilig-Grab-Reliquie als zur Aufbewahrung der Hostie und der Ölgefäße für den Krankenversehgang (Provisur-Pyxis) diente, erhebt sich das in Arkaden durchbrochene Heilige Grab, in dem, außen von zwei sitzenden Engeln bewacht, der tote Christus ruht; auf der Vorderseite des Kastens sind die Gestalten der schlafenden Wächter eingraviert. Über dem Dach steht auf einer baumartigen Ranke eine fünffigurige Gruppe der Kreuzabnahme. Die Verbindung zweier historisch nicht gleichzeitiger Geschehnisse – Kreuzabnahme und Ruhe im Grabe – ist an einem liturgischen Gerät, das nicht der Erzählung der Passion, sondern der Verbildlichung ihres Heilsgehaltes dient, nicht ungewöhnlich. Ka

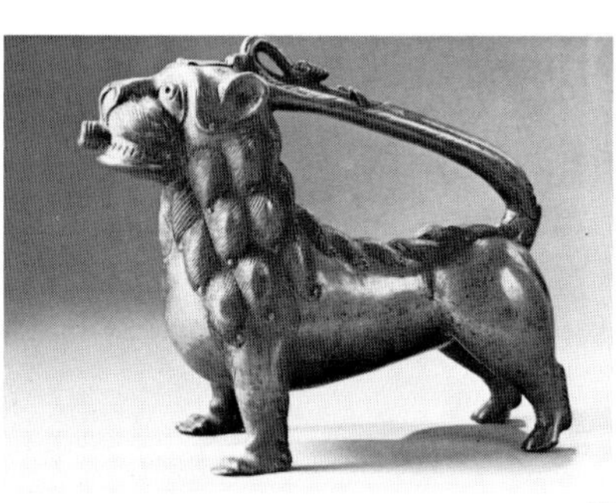

38

38 Gießgefäß in Gestalt eines Löwen. Norddeutschland, um 1200. Bronze, gegossen, graviert; 21,4 : 23,2 cm. KG 491.
Wassergefäße in Tier- oder Menschengestalt aus Ton hatte bereits die Antike gekannt; aus Silber und aus Bronze gegossen, dienten sie im frühen Mittelalter im Orient als Räuchergefäße. Vom 12. bis zum 15. Jahrhundert müssen sie im Abendland als Gießgefäße zum Händewaschen während der Messe, aber auch im profanen Bereich überaus beliebt gewesen sein. Silberne Aquamanilien werden häufig genannt; aus Bronze haben sie sich in nicht geringer Zahl erhalten. Der niedrige kurzbeinige Löwe mit drohend aufgerissenen Augen, riesigen Brauen und hochgezogenen Nüstern zeigt wie ein zweites ebenfalls norddeutsches Untier in Löwengestalt mit einem Hund im Maul und einem Drachen als Griff (KG 493) den Phantasiereichtum und die knappe Gestaltung der frühen norddeutschen Gießlöwen. Ka

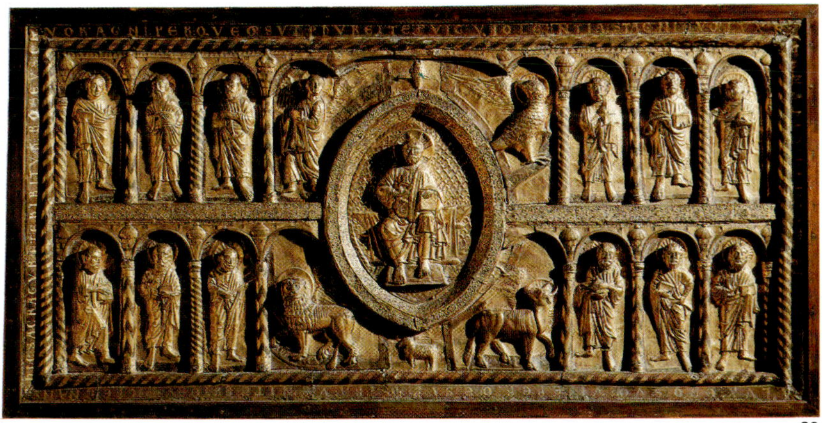

39

39 Antependium aus Quern. Schleswig oder Jütland, um 1220-30. Kupfer, getrieben, vergoldet, Braunfirnis; 102 : 202,5 cm. Pl 201.
Das aus der Kirche in Quern bei Flensburg stammende Antependium, das in späteren Jahrhunderten, mit gemalten Flügeln versehen, als Altaraufsatz diente, gehört als südlichstes Beispiel zu einer Gruppe kupfervergoldeter Antependien und Retabeln, von denen sich in Jütland mehrere erhalten haben. Die Darstellung des thronenden, von Evangelistensymbolen umgebenen Christus im Kreis der zwölf stehenden Apostel hat durch die Zufügung der Taube und des Lammes einen trinitarischen Bezug erhalten, in dessen Rahmen die Gestalt des Sohnes Christus zugleich das Bild des Vaters verkörpert, da nur in ihm der Vater sichtbare Gestalt angenommen hat, während Christus selbst durch das Opfersymbol des Lammes und die dritte göttliche Person durch die Taube vertreten werden. Ka

40 Die Hll. Petrus und Paulus, Dominikus und Petrus Martyr. Oberbayern, um 1260. Gemälde auf Holz; 40,3 : 86,3 cm.
Gm 1198.
Das Bruchstück eines Antependiums, das wahrscheinlich aus Kloster Altenhohenau stammt, gehört zu den ältesten Zeugnissen der Tafelmalerei in Bayern. Nur wenige Beispiele gemalter Altarvorsätze haben sich erhalten, die wohl einen billigeren Ersatz für die in Kupfer oder Gold ausgeführten (vgl. Nr. 39) bildeten. In der Zeit, als die Priester bei der Messe vor den Altar traten, entwickelte sich das hinter dem Altartisch stehende Retabel (Altaraufsatz). Aus der plastischen Form der Antependien sind in dem Werk aus Altenhohenau die halbrund ausgeführten Säulen übernommen, zwischen denen die Heiligen gemalt sind. Ihre knitterigen Gewänder weisen auf den Einfluß byzantinischer Vorbilder, die auch den Stil gleichzeitiger Buchmalerei bestimmen. Str

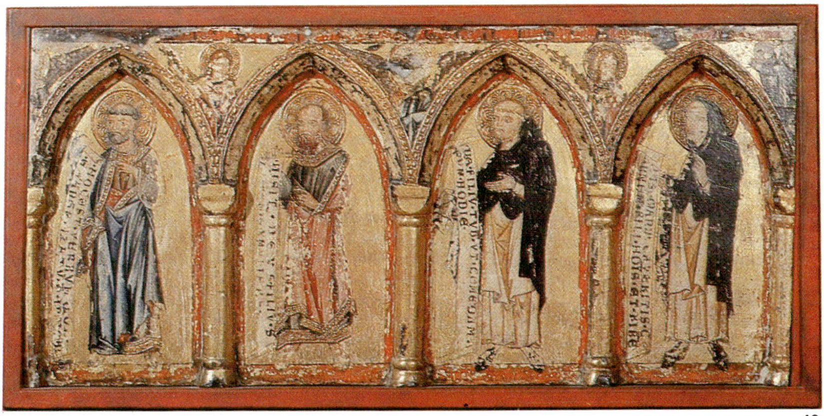

40

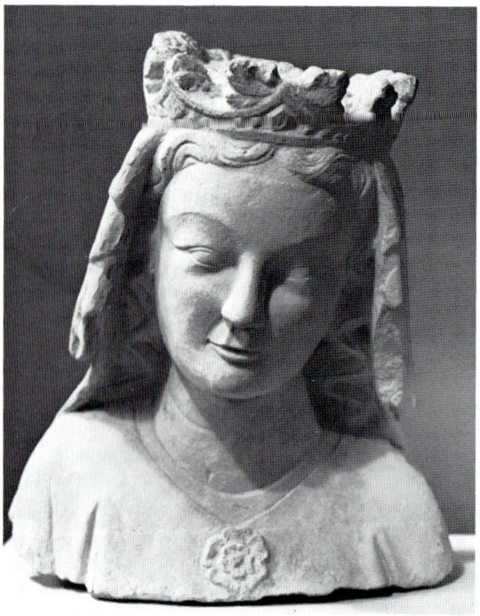

41

41 Büste einer Heiligen. Freiburg, um 1300. Sandstein, mit Resten alter Fassung; 32 cm. Pl 2186.
Das Fragment einer weiblichen Heiligen wurde im Mauerverband eines Hauses in Villingen gefunden und zu einer Büste abgearbeitet. Es zeigt den Stil von Figuren, die in der Hütte des Freiburger Münsters geschaffen wurden. Die Skulptur gehört also nicht zu den seltenen echten, meist in der Bauplastik verwendeten hochgotischen Büsten, deren Form letztlich zurückgeht auf eine römische Form des Porträts mit Konzentrierung auf den Kopf, der, vom Hals getragen, auf dem Fundament der Schultern ruht. Sta

42 Thronende Muttergottes. Maasgebiet, 1230. Weidenholz, originale Goldfassung; 43 cm. Pl 305.
Trotz äußerer Beschädigungen, die auch den Verlust des Christuskindes bedingen, macht sich die Qualität dieses Kleinbildwerkes geltend. Es war ganz auf Kostbarkeit der Gesamterscheinung angelegt. Dieser Wirkungsabsicht sollte auch die Vergoldung des Obergewandes dienen. Die feine Fältelung, welche die Glieder flüssig umspielt, ja deren Anatomie betont, zeugt von der Einwirkung der klassisch-gotischen Kathedralskulptur Frankreichs. Sta

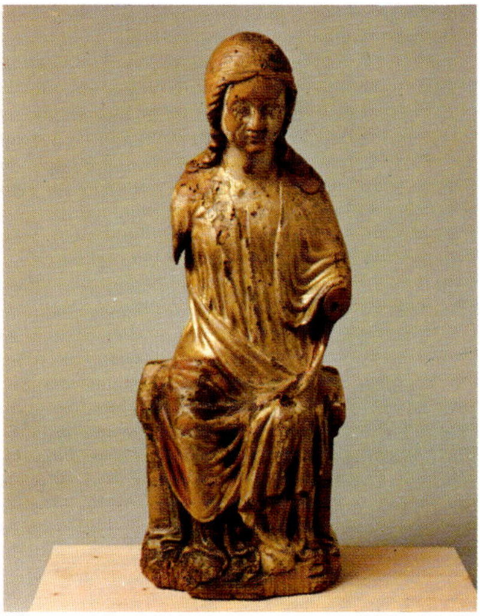

42

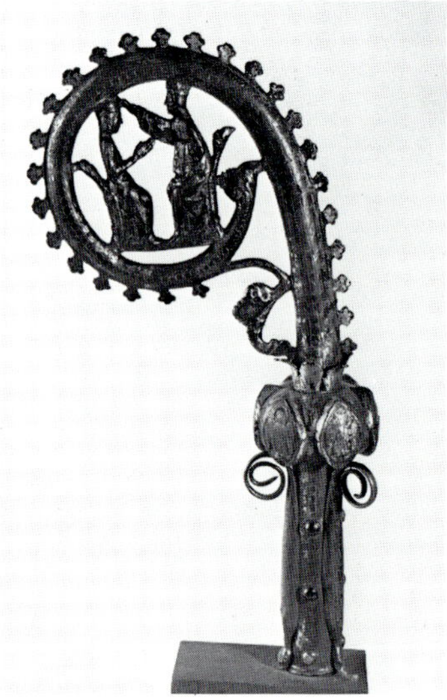

43

43 Krümme eines Bischofsstabes. Limoges, 2. Hälfte 13. Jahrhundert. Grubenschmelz und vergoldetes Kupfer; 34 cm. KG 608.
Seit dem 12., vor allem aber im 13. Jahrhundert entstanden in der südwestfranzösischen Stadt Limoges in großem Umfang kirchliche Geräte aus vergoldetem Kupfer, deren Hauptschmuck blauer, grüner, roter und weißer Grubenschmelz bildete. Eine Besonderheit der Limousiner Werkstätten, die ihre Erzeugnisse in einem für mittelalterliche Verhältnisse geradezu industrieartigen Umfang nach ganz Europa lieferten, war die Verbindung von Grubenschmelz mit plastischen Darstellungen. Der Knauf der Krümme zeigt in Email einen Adler mit Menschenkopf als Symbol des Evangelisten Johannes. Die Kurve selbst umschließt eine plastische Gruppe der Marienkrönung. Ka

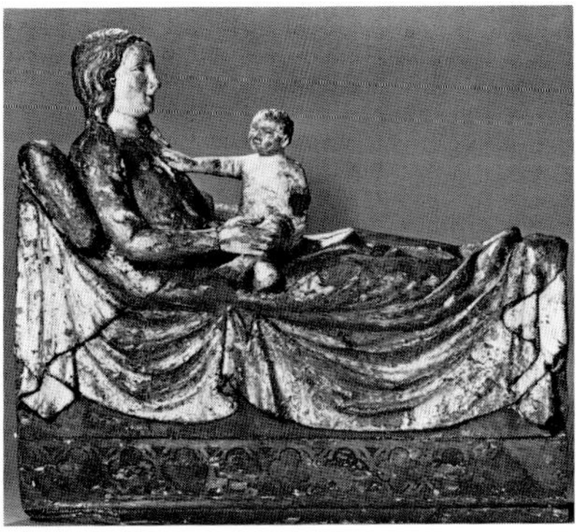

44

44 Maria im Wochenbett. Niederrhein, um 1350. Eichenholz, mit alter Fassung; 53 cm. Pl 18.
Im Laufe des 14. Jahrhunderts entstand eine Reihe von Einzelfiguren und Gruppen, die einen größeren Zusammenhang innerhalb der Heilsgeschichte vertreten. Christus als Schmerzensmann und als Kreuzträger, Johannes, der an der Brust Christi ruht, sind hervorragende Beispiele aus dem Umkreis der Passion. Aus den Szenen des Marienlebens ist die Darstellung der Gottesmutter im Wochenbett genommen, die das Geheimnis der Menschwerdung vertritt und im Sinne der Mystik mit dem Gemüt faßbar macht. Das Kind sitzt nackt auf dem Schoß der liegenden Mutter und greift nach ihrer Brust. Der Typus der Darstellung spricht für eine Herkunft vom Niederrhein. Sta

45 Thronende Muttergottes. Regensburg, um 1290. Sandstein, mit spätgotischer und neuerer Fassung; 140 cm. Pl 2300.
Vor ihrer Erwerbung durch das Museum befand sich die Muttergottes in der Durchfahrt eines Straubinger Wohnhauses, doch war sie ursprünglich nicht für diesen profanen Platz bestimmt. Der bedeutendste im Regensburger Bistum gegen Ende des 13. Jahrhunderts tätige Bildhauer war der Erminoldmeister, so benannt nach seinem Hauptwerk, dem Grab des Abtes Erminold in der Klosterkirche zu Prüfening. Der Schöpfer unserer Muttergottes steht diesem großen Meister nahe und hat sich dessen Vorliebe für rauschende Gewandmassen zu eigen gemacht. In der Behandlung des Mantelendes, das von den Knien der Gottesmutter in Kaskaden herabfällt und Strudel in Bodennähe bildet, sucht er das Vorbild zu erreichen. Das Kind greift an die Rosenbrosche der Mutter; eine Geste, die der Auflockerung der hieratischen Feierlichkeit dient. Sta

46 Maria mit dem Kind. Passau, um 1300. Grünsandstein, mit spärlichen Resten alter Fassung; 139 cm. Pl 2384.
Die Figur stammt aus der Ortenburgkapelle des Passauer Domes, doch ist ihre ursprüngliche Aufstellung in diesem Kirchenbau nicht bekannt. Statuen der stehenden Muttergottes wurden bevorzugt außen am Mittelpfeiler von Doppelportalen angebracht, aber auch an der entsprechenden Stelle des Innenraumes. Der gotische S-Schwung, der die Haltung des Körpers bestimmt, die von der Hüfte ausgehenden, lang durchgezogenen Falten, die das Standmotiv verschleiern und in zwei großen Schüsselfalten ihren Gegenpart finden, sind für die Zeit um 1300 typisch. Das im 13. Jahrhundert oft noch grimassierende Lächeln hat sich gelöst und läßt die Figur mit ihrer liebevoll spielerischen Verbindung zwischen Mutter und Kind dem individuellen Beter besonders zugewandt erscheinen. Sta

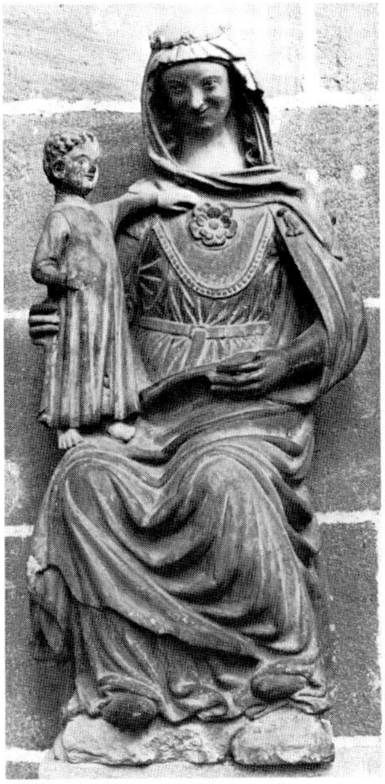

45

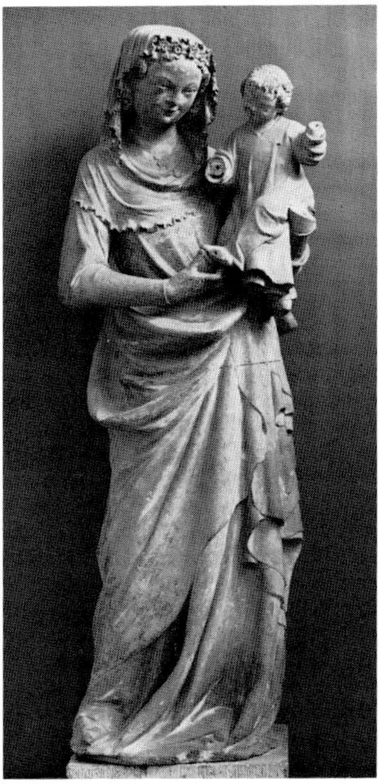

46

47 Kopfreliquiar des Hl. Gonsaldus. Limoges, um 1300. Kupfer, getrieben, vergoldet; 23,3 cm. KG 589.
Reliquienbehälter sind im Mittelalter häufig in der Form der in ihnen geborgenen Reliquie gebildet. Zur Aufnahme einer Schädelreliquie, die hier durch eine gitterartige Öffnung auf dem Kopf sichtbar gemacht war, dienten deshalb vornehmlich Kopf- und Büstenreliquiare. Außer einer Partikel vom Schädel des Hl. Gonsaldus, eines südwestfranzösischen Heiligen des 7. Jahrhunderts, enthielt die Büste nach der Inschrift des Sockels Reliquien von neun weiteren Heiligen. Sie ist, nach dem Vorbild ähnlicher Reliquiare aus Limoges, aus Kupfer in zwei Teilen getrieben und zusammengelötet. Die in modischen Wellen über die Ohren gelegten Haare und die Augen sind graviert, der Bart durch Punzierung wiedergegeben. Vgl. Nr. 93. Ka

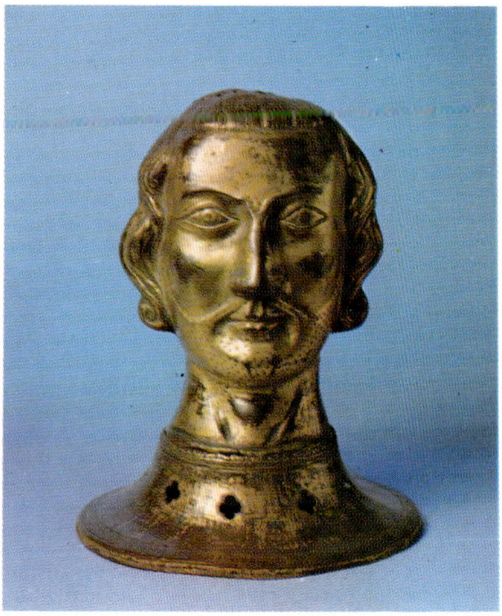
47

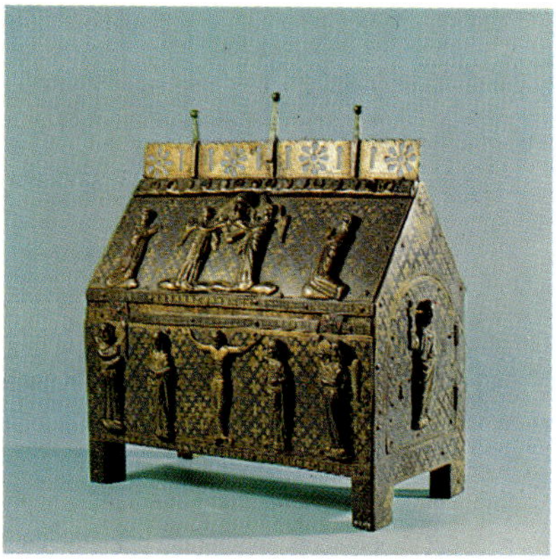
48

48 Reliquienschrein. Limoges, um 1300. Holz, mit vergoldeten Kupfer- und Grubenschmelzplatten; 37,6 : 20 : 43,5 cm. KG 674.
In Form eines Hauses mit steilem Satteldach gebildet, ist der hölzerne Kasten ganz mit blauemaillierten Platten mit einem regelmäßigen Muster aus vergoldeten Blüten bedeckt. Auf der Vorderseite sind als kupfergetriebene Hochrelief-Figuren der gekreuzigte Christus zwischen Maria und Johannes und zwei Weihrauchfässer schwingende Engel, auf den Seitenwänden die Hll. Petrus und Paulus angebracht. Auf der Dachschräge tragen zwei weitere Engel das Haupt eines heiligen Bischofs, wahrscheinlich des Hl. Saturnin, des Patrons der wichtigsten Toulousaner Abtei St. Sernin; rechts und links knien zwei Stifter. Die Wappen der Stadt Toulouse neben denen Frankreichs und der Normandie (= England) auf der Rückseite des Schreins deuten die ursprüngliche Bestimmung des Reliquienschreines, der wohl das Haupt des Hl. Saturnin enthielt, für Toulouse an. Ka

49 Leopardenkasten. Thüringen, 2. Hälfte 13. Jahrhundert. Holz, mit Pergament überzogen, innen und ursprünglich auch außen versilbert; 36 : 45 : 23 cm. HG 8215.
Der auf kurzen Beinen kauernde, wie ein Wappentier stilisierte mächtige Löwe mit seinem dem Beschauer zugewandten Gesicht, im Sprachgebrauch der Heraldik also ein Leopard, diente als Kasten. Die Spuren dicker Eisennägel zeigen, daß vorn ein Schloß, hinten zwei Scharniere und im Rücken ein Griff zum Tragen vorhanden waren. Auf der Brust ist ein sitzendes Paar gemalt; der Mann, der ein purpurfarbenes Gewand mit lang herabfallenden Zierärmeln trägt, scheint auf der Hand einen rot-weiß gemalten Vogel gehalten zu haben, während von der Dame nur noch ihr schwarzes Kostüm zu erkennen ist. Einer der Wappenschilde auf den Schenkeln des Tieres soll früher den Löwen der Grafen von Schwarzburg-Rudolstadt gezeigt haben, aus deren Besitz der Kasten stammt. Ka

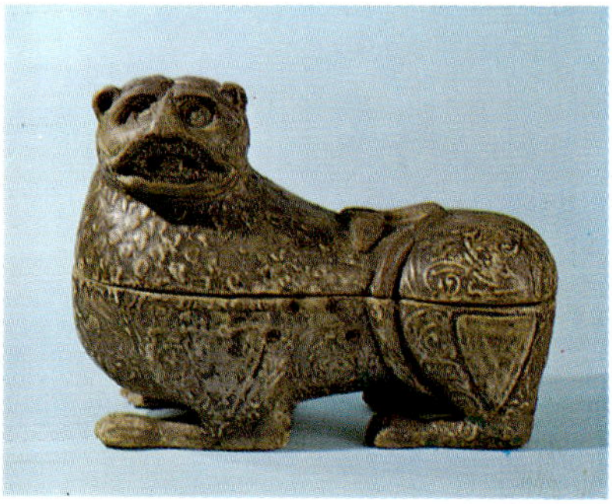
49

50 Vortragekreuz. Regensburg, um 1310. Hartholz, bemalt; 50:40 cm. KG 1054.
Das Kreuz, das hohen geistlichen Würdenträgern oder Prozessionen vorangetragen wurde, ist auf beiden Seiten mit einer Darstellung des toten und des noch lebenden Gekreuzigten bemalt. Die dreipaßförmig ausgebildeten Stammenden erweitern das Programm durch die Evangelistensymbole auf der einen, Sonne, Mond und zwei Engel auf der anderen Seite. Im Gegensatz zu Italien sind Kreuze mit einer Wiedergabe des Erlösers in Malerei im deutschen Kunstraum nur ganz vereinzelt überkommen. Es besteht die Möglichkeit, daß in diesem Fall ein weniger kostspieliger Ersatz für die oft sehr aufwendigen Vortragekreuze aus Edelmetall (vgl. Nr. 26) gesucht wurde. Der Stil der Malerei verweist auf Regensburg, wobei sich Vorder- und Rückseite in der Durchführung unterscheiden. Str

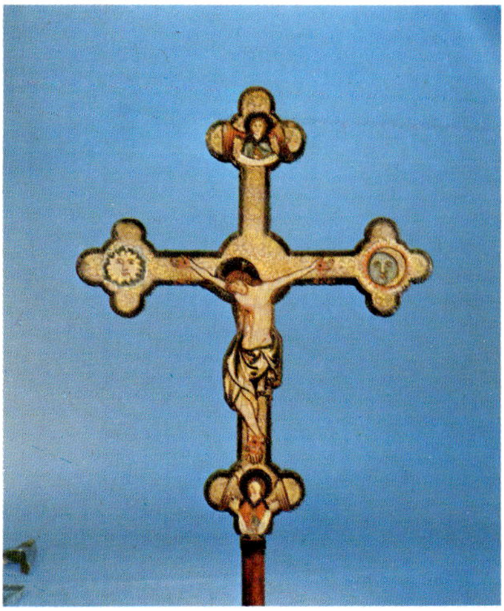

50

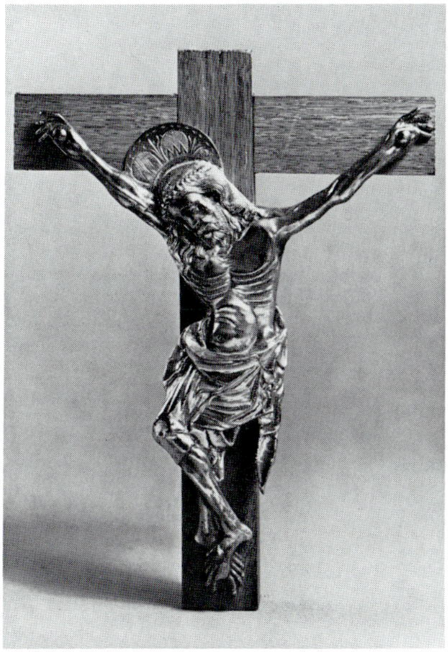

51

51 Kruzifixus. Norddeutschland, Mitte 14. Jahrhundert. Silber, getrieben, graviert, teilweise vergoldet; 17,5 cm. Pl 441.
Der Leib Christi hat sich im Leiden verkrampft; zwischen den steil nach oben gezerrten Armen ist das schwere Haupt mit der Dornenkrone, umflossen von den langen goldenen Locken des Haupt- und Barthaares, fast eingesunken. Der Mund steht im Tode halb offen. Die linke Hüfte ist nach links und die Knie weit nach rechts gedrückt, wobei das linke sich unter das rechte geschoben hat. In gegensätzlicher Bewegung weichen die Füße dem Druck des Angenageltseins aus. Im Gegensatz lastender Schwere des Oberkörpers und dem Sich-Ineinander-Verstauchen der Beine haben die dramatischen Todesqualen eindrucksvoll Gestalt gewonnen, die im Verständnis der Zeit den Bildgehalt der Darstellung bestimmen. Ka

52 Kelch. Halle, um 1370. Silber, getrieben, vergoldet; 18,8 cm. KG 701.
Der aus der Stadtpfarrkirche in Halle/Saale stammende Kelch ist auf Fuß und Knauf nach dem Vorbild oberitalienischer, besonders venezianischer Kelche verziert. Die Zarge besteht aus einer Reihe durchbrochener Vierpässe. Auf dem konischen Fuß sind von rückwärts große akanthusförmige Blätter und mit Eicheln und Eichenblättern besetzte dünne Äste herausgetrieben; die übrige Fläche ist von der Vorderseite her durch Punzen gleichmäßig aufgerauht, so daß die Pflanzen sich hell und glatt wie vor einem dunklen Grund abheben. Zwischen Ringen, die die Vierpaßreihe der Zarge aufnehmen, sitzt der aus offenen Maßwerkformen gebildete Knauf. Die ausladende Kuppa ist wie bei fast allen mittelalterlichen Kelchen unverziert. Ka

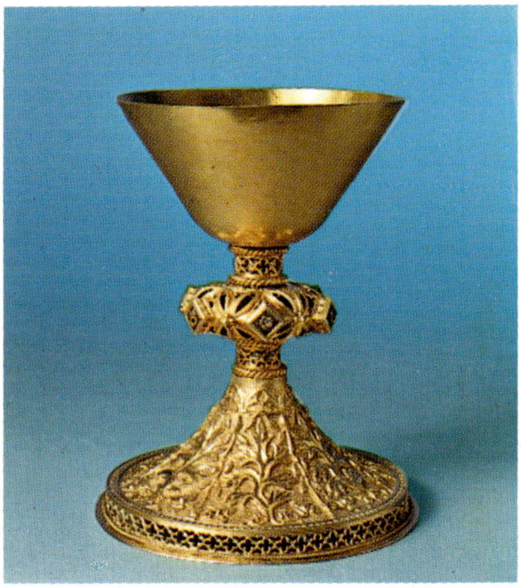

52

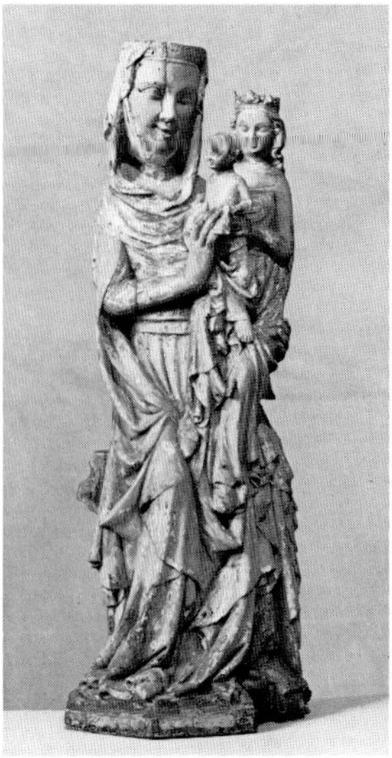

53

53 Die Hl. Anna Selbdritt. Steiermark, um 1330. Ahornholz, mit Resten alter Fassung; 52 cm. Pl 2494.
Die Darstellung der Mutter Anna in Verbindung mit ihrer Tochter Maria und dem Christuskind ist eine Schöpfung des 13. und 14. Jahrhunderts. Maria sitzt mit ihrem Kind auf dem Arm ihrer Mutter, als Attribut diese kennzeichnend. Bei den frühen Gruppen ist ein realistischer Maßstab zwischen den Generationen nicht gewahrt. Die Namen der Mutter Mariens und ihres Mannes Joachim werden nur in apokryphen Texten genannt. Der Kult der Hl. Anna gewann durch die Kreuzzüge vermehrte Bedeutung, erreichte aber seinen Höhepunkt erst am Ende des Mittelalters mit der Diskussion um die unbefleckte, d. h. von der Erbsünde freie Empfängnis Mariens im Mutterschoß der Hl. Anna. Die Herkunft unserer Figur aus der Gegend von Mariazell bestimmte die kunsthistorische Einordnung. Sta

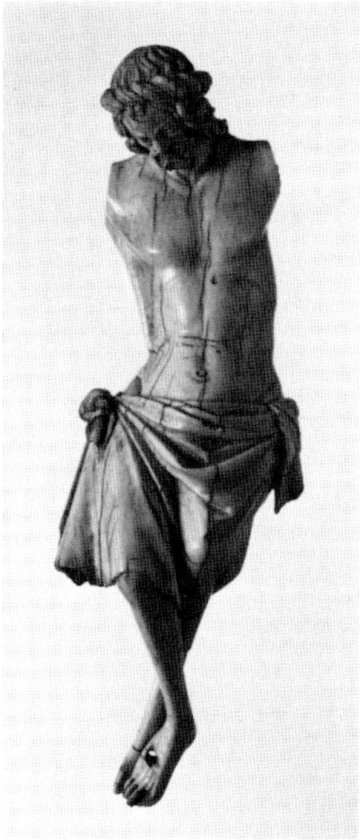

54

54 Kruzifixus. Frankreich, um 1300. Elfenbein; 19,4 cm. Pl 3014.
Der Corpus Christi, dessen Arme verloren sind, stammt von einem wohl silbernen Altarkreuz. Der Kopf ist leicht nach rechts geneigt und fällt stark vornüber, die unter der Dornenkrone hervortretenden Haare liegen als geschlossene Fläche auf dem Rücken. Die Knie treten weit nach vorn, die Beine sind überkreuzt. Der Leib ist in weich gerundeten Formen wiedergegeben, das Lendentuch in großen Dreiecksfalten harmonisch geordnet. Der Körper zeigt keine Spuren des Leidens; die Haltung des Gekreuzigten ist von jener für die französische Kunst der Entstehungszeit bezeichnenden Zurückhaltung, die Christus selbst im Augenblick des Todes als den schönsten aller Menschen verehrt. Vgl. demgegenüber den späteren norddeutschen Silberkruzifix Nr. 51. Ka

55 Klappaltärchen mit der Anbetung der Hll. Drei Könige und der Kreuzigung Christi. Frankreich, 2. Viertel 14. Jahrhundert. Elfenbein; 15,4 : 18 cm. Pl 369.
Hatte das Elfenbein als Werkstoff und das Elfenbeinrelief als Kunstform nach seiner großen Blüte in der Spätantike und in der daran anknüpfenden karolingischen und ottonischen Kunst seine Bedeutung zunehmend eingebüßt, um im 12. Jahrhundert schließlich fast ganz zu verschwinden, so entwickelte sich nach längerer Pause um die Mitte des 13. Jahrhunderts Frankreich, vor allem Paris, als neues, überaus fruchtbares Zentrum der Elfenbeinkunst. Zunächst entstanden vorwiegend Einzelfiguren höchsten künstlerischen Ranges, deren Formprinzipien denen der Großskulptur nahestanden. Im 14. Jahrhundert wandte sich die Produktion zahlreicher nebeneinander bestehender Werkstätten stärker Reliefs zu, vor allem kleinfigurigen, der privaten Andacht dienenden Klappaltärchen. Ka

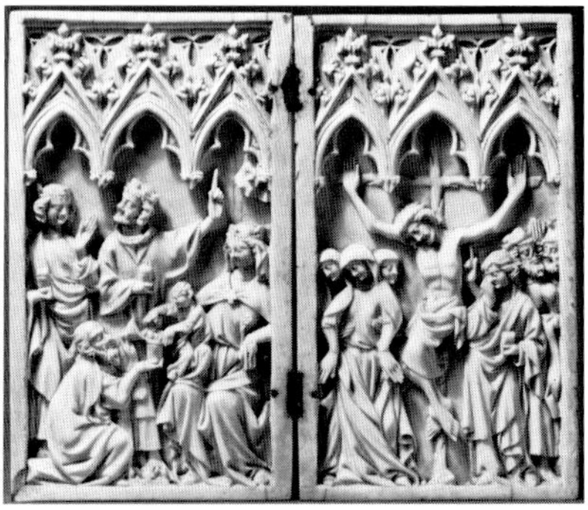

55

56 Gießgefäß in Gestalt eines Buckligen, Niedersachsen, 13. Jahrhundert. Bronze, gegossen, graviert; 26,8 cm. KG 488.
Gießgefäße in Menschengestalt sind selten, allenfalls Kopf- und in späterer Zeit Reiteraquamanilien kommen vor. Auch der Bucklige mit übergroßem Kopf, Hühnerbrust, dickem Bauch und kleinen verkrüppelten Beinen ist kein Mensch, sondern ein Flußgott. Die antiken Flußgötter lebten in der Vorstellung des christlichen Mittelalters weiter, einerseits als Personifikationen der vier Paradiesflüsse, andererseits wie viele antike Götter als dämonische Unholde. Die verkrüppelte Erscheinung, die sich um seinen Arm windende Schlange als Zeichen der Erde, des Niedrigen und des Bösen, weisen in diese Richtung. Die Schlange diente ursprünglich als Wasserausfluß; der auf dem Bauch angebrachte Kran ist eine spätere Zutat. Ka

57 Heinrich III. Graf Sayn (geb. um 1190, gest. 1247). Mittelrhein (Koblenz?), 1247/48. Eichenholz, geringe Reste einer ursprünglich stark farbigen Fassung; 293 cm. Pl 2299.
Graf Heinrich war durch Erbschaften und Heirat zu einem der wohlhabendsten und einflußreichsten Dynasten an Mittel- und Niederrhein aufgestiegen und griff nachdrücklich in das politische Geschehen ein. Bei seinem Tode 1247 war er kinderlos, kurze Zeit später starb auch eine nachgeborene Tochter. Seine Witwe stiftete die überlebensgroße Figur von Vater und Tochter in die Kirche des 1202 von Heinrichs Vater gegründeten Prämonstratenserklosters am Fuß der Burg Sayn. Die verlorene linke Hand des Mannes griff in ein breites Band, das den weiten, offenen, über die Schulter zurückgeschlagenen Mantel vor der Brust zusammenhält. An dem reich gezierten Gürtel hängen in einem Lederfutteral ein Messer sowie eine oben zugezogene gefältelte Tasche. Auf dem lockigen Haar sitzt ein sorgfältig gebundener Kranz von Rosen. Seine rechte Hand setzt der Tochter, die sich in seinen Mantel eingewickelt hat, ebenfalls ein Blumenkränzchen aufs Haar; diese Geste bedeutet, daß der Vater seine nachgeborene Tochter anerkennt und sie zugleich zu sich in den Himmel nimmt; die Blütenkränze symbolisieren das Paradies. Den Jenseitsbezug dieser Grabtumba unterstreichen die überwundenen, das Böse verkörpernden Tiere unter den Füßen des Mannes und ein für das himmlische Jerusalem stehender Baldachin über seinem Kopf. Ma

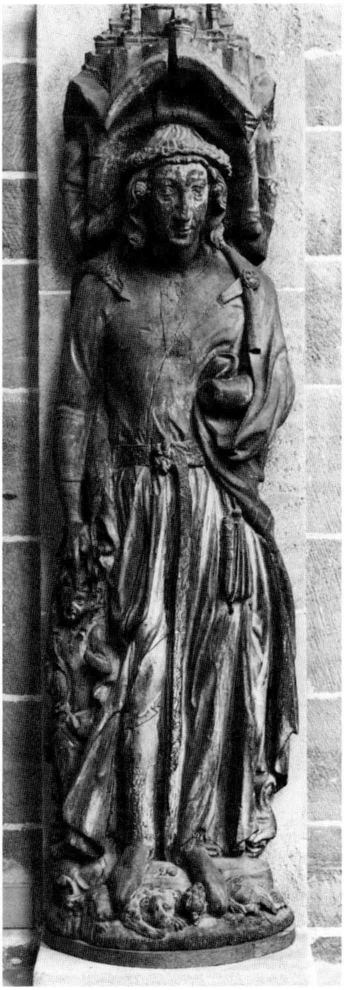
57

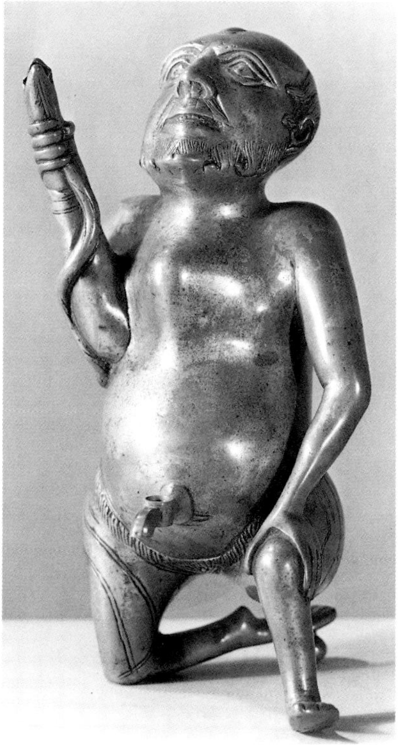
56

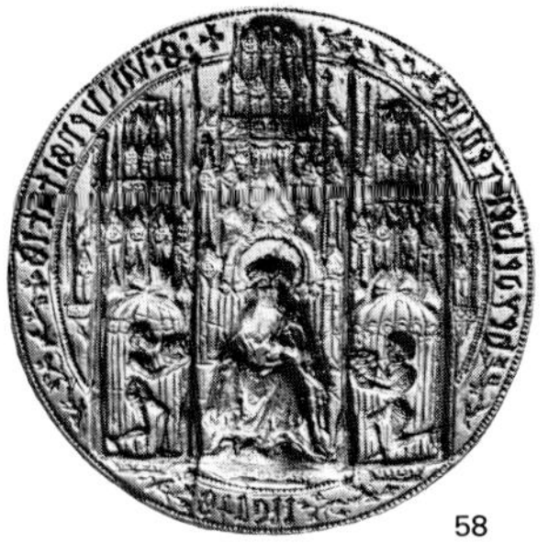

58

58 Großes Siegel der Universität Heidelberg. 1386. Silber, gegossen, graviert; Dm. 7 cm. Si St 216.
Als 1386 als dritte deutsche Universität nach Prag und Wien die Universität Heidelberg gegründet wurde, ließ Kurfürst Rupprecht von der Pfalz auf Bitten des Rektors durch seinen namentlich nicht bekannten Goldschmied je einen Siegelstempel der Universität und des Rektors herstellen. Das große Siegel der Universität gehörte zu den Insignien des Rektors und wurde ihm jeweils bei der feierlichen Amtseinführung übergeben. Wie das ältere Prager Siegel Kaiser Karl IV. vor dem Hl. Wenzel darstellte, zeigt auch das Heidelberger unter reicher Baldachinarchitektur den Patron der Universität, den thronenden Hl. Petrus mit Schlüssel. Vor ihm knien zwei Ritter mit den Wappenschilden der bayerischen Rauten und des Pfälzer Löwen. Die Umschrift lautet: S. universitatis studii heydelbergensis. Ka

59 Kästchen. Österreich, um 1400. Leder über Holz, getrieben, geschnitten, mit Eisenbeschlägen; 16 : 25 : 13 cm. HG 292.
Kostbar verzierte Kästchen erfreuten sich im 14. und 15. Jahrhundert großer Beliebtheit. Ihre Bezeichnung als Minnekästchen, wobei sich mit diesem aus dem 19. Jahrhundert stammenden Ausdruck die Vorstellung verbindet, ein Ritter habe sie – mit Geschmeide gefüllt – der Dame seines Herzens überreicht, verkennt, daß in ihnen häufiger Urkunden, allenfalls gelegentlich Schmuck und nicht selten auch Reliquien verwahrt wurden; immer waren es kleine Gegenstände, die durch Verschließen vor Diebstahl oder Einsichtnahme gesichert werden sollten. Die Tiere auf der Wandung des Kastens sind in kräftigem Relief aus dem feuchten und erweichten Leder herausgetrieben, ihre Umrisse durch eingeschnittene Linien begrenzt. Weitere ähnliche mittelalterliche Kästchen in Raum 16. Ka

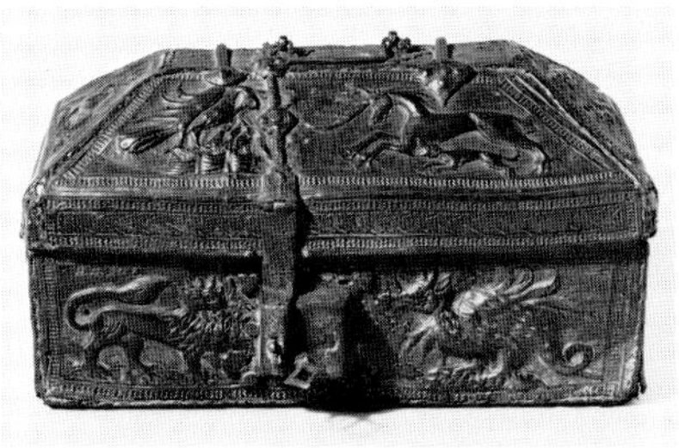

59

60 Reliquienkasten. Frankreich oder Westdeutschland, um 1300. Holz mit Zinnornamenten; 23 : 37 : 18 cm. KG 170.
Der hausförmige Kasten aus einer Nördlinger Kirche ist außen und innen versilbert und außen zusätzlich mit vergoldeten durchbrochenen Zinnornamenten besetzt. Auf der Kastenwandung wiederholen sich in Kreisen Evangelistensymbole und Harpyen, auf den Dachflächen zwei gegeneinander gewandte Löwen und abermals Harpyen. Die Dachkanten waren oben und unten ursprünglich mit bunten Seidenfransen verziert. Solch kostbar verzierte Kästen, die ursprünglich durchaus auch weltlichen Zwecken gedient haben und erst später in Kirchen gestiftet worden sein können, haben sich verschiedentlich in Kirchenschätzen erhalten, wo sie zur Aufbewahrung von Reliquien dienten. Ka

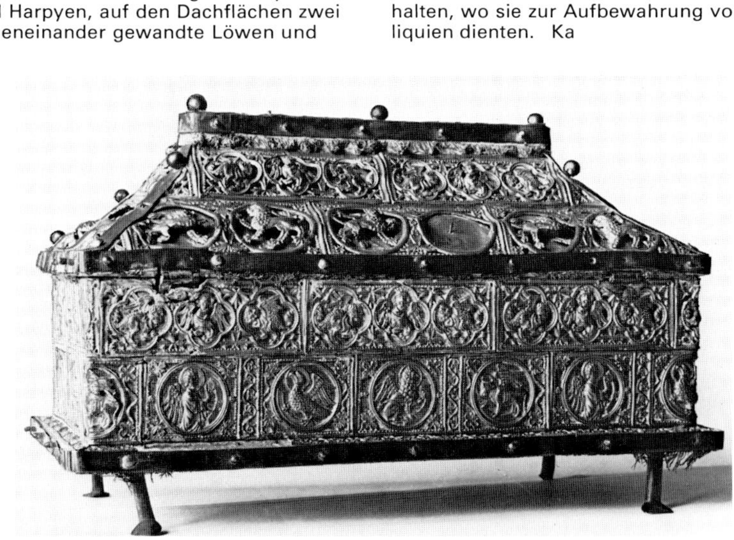

60

61 Die Auffindung des Hl. Kreuzes. Paris, 1243-48. Drei Fragmente eines Glasfensters; 61 cm. MM 1-3.
In der im wesentlichen auf das Mittelalter beschränkten Kunstform der monumentalen Glasmalerei wurden kleine farbige Glasscheiben durch Bleiruten wie ein Mosaik zusammengesetzt. Auf das Glas wurde zuvor mit einer einzigen Farbe, dem Schwarzlot, die Binnenzeichnung mit dem Pinsel aufgetragen und eingebrannt. In den fünfzehn über fünfzehn Meter hohen Fenstern und den drei Rosen der 1243-48 erbauten Sainte Chapelle in Paris, aus der diese Scheibe stammt, hat das in der französischen Kathedrale ausgebildete Ideal, die gemauerte Wand weitestgehend aufzulösen und durch farbig verglaste Fensterwände zu ersetzen, seine reinste Ausprägung gefunden. Die drei Fragmente stammen aus dem hintersten (westlichen) Fenster der Südwand, in dem die Geschichte der in der Kapelle aufbewahrten Passionsreliquien dargestellt war. Ka

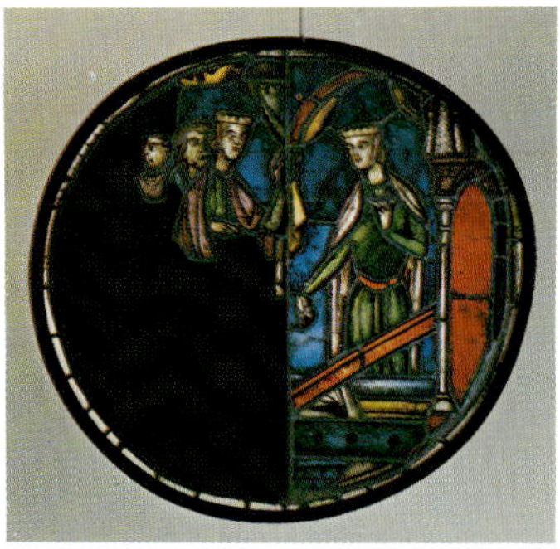

61

62 Ornamentscheibe. Mitteldeutschland, um 1250. Glasmalerei; 148 : 49 cm. MM 14.
Die angeblich aus dem Dom zu Merseburg, möglicherweise aber aus einem Seitenschiffenster des Domes in Naumburg stammende Scheibe zeichnet sich durch dunkelglühende Farbigkeit und betont räumliche Bildung des an sich abstrakten Blütenmusters aus. Die Fläche ist gänzlich mit Blütenrosetten gefüllt. Jede einzelne besteht aus vier weißen, um eine gelbe Mitte geordneten, an den Rändern umgeschlagenen äußeren Blättern, denen abwechselnd je ein blaues und rotes kleineres gefiedertes Blatt aufgelegt ist. Grüne Vierpässe, blaue Rauten und gelbe Sterne mit roten Mittelblüten füllen den Grund zwischen den Blütenrosetten. Ka

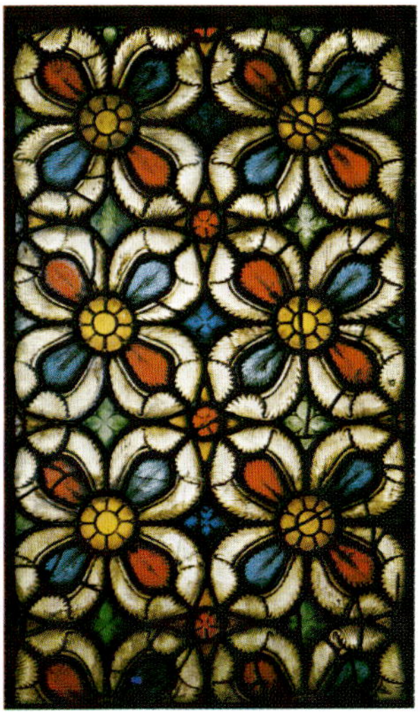

62

63 Der Hl. Mauritius. Rheinland (?), um 1250. Glasmalerei; 94 : 44,5 cm. MM 15.
In der für die Kunst der Glasmalerei des 13. Jahrhunderts in Deutschland typischen Vielfarbigkeit steht der jugendliche Ritterheilige in voller Rüstung mit Schild und Speer vor einem Flechtband-Hintergrund, in den rote, blaue und gelbe Quadrate eingelassen sind. Der mosaikartigen Buntheit des Grundes entspricht die fleckenhafte Wiedergabe der Kleidung. Der Kettenanzug ist nur an Armen und Beinen sichtbar; darüber liegen ein grünes Waffenhemd und ein gelber, aus einzelnen Schuppen zusammengesetzter, wohl lederner Panzer mit rotem Gürtel und weißer Binde um die Brust; der blaue Mantel ist auf den Rücken zurückgeschlagen. Das wahrscheinlich beschädigte Gesicht des Hl. Mauritius wurde ersetzt, offenbar nach dem Vorbild des alten Zustands. Ka

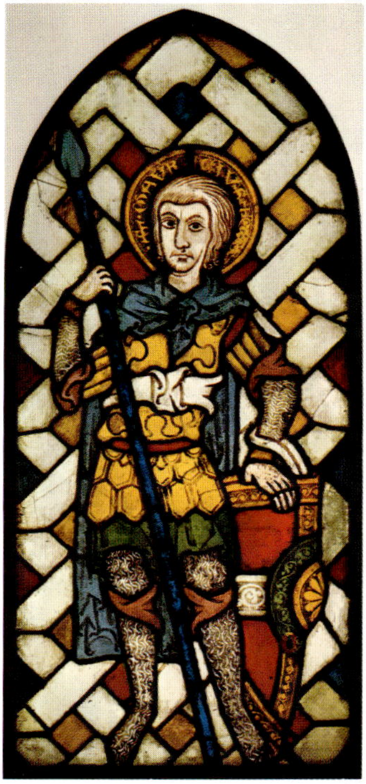

63

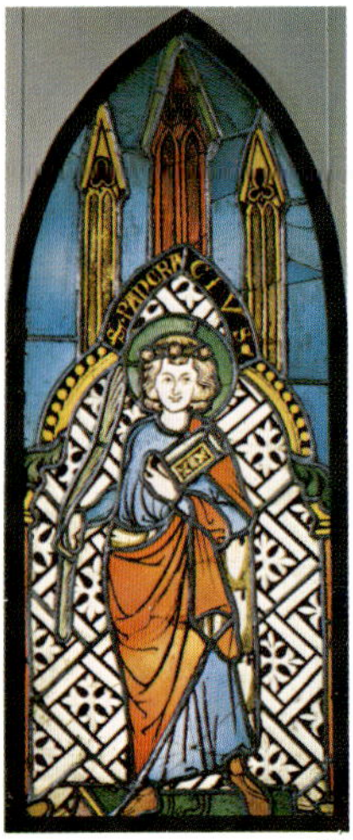

64

64 Der Hl. Pankratius. Köln, um 1280. Glasmalerei; 73,5 : 30 cm. MM 7.
Unter einem mit drei Türmchen besetzten Dreipaßbogen steht vor schwarz-weißem Rautengrund der jugendliche Hl. Pankratius in blauem Gewand und rotem Mantel mit einem Blütenkranz im Haar und einer Märtyrerpalme in der Hand. Der Bogen bleibt ein bloßer Rahmen, ohne Räumlichkeit anzudeuten. Der große Anteil der Grundfüllung mit abstrakten Grisaillemustern an der Komposition ist für die Kölner Glasmalerei bezeichnend. Das charakteristische Motiv der kreuzförmigen Blüten, die jeweils in drei Sprosse auslaufen, findet sich auch auf Fenstern des Kölner Domes. Die Scheibe mit dem Hl. Pankratius und eine zugehörige mit dem Hl. Lambertus sollen aus der Stiftskirche St. Kunibert in Köln stammen. Ka

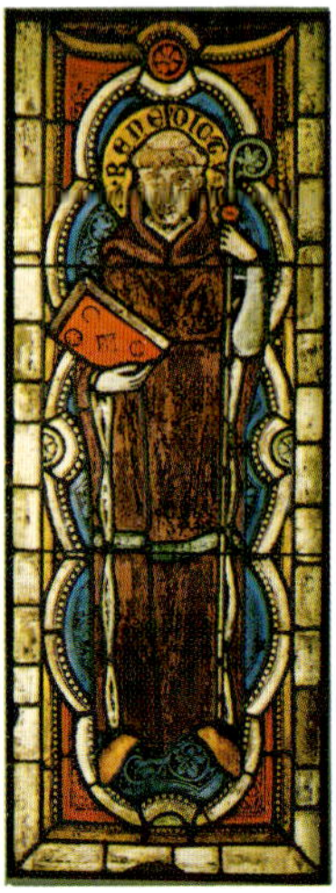

65

65 Der Hl. Benedikt. Steiermark, 1295-97. Glasmalerei; 104 : 38 cm. MM 19.
Mit vier weiteren Scheiben und zehn an Ort und Stelle verbliebenen stammt die Benediktscheibe aus der Chorverglasung der Kirche St. Walpurgis bei St. Michael in der Obersteiermark, für die sie nach Ausweis des dargestellten Stifters, des Abtes Heinrich von Admont, zwischen der Vollendung des Baus 1295 und Heinrichs Todesjahr 1297 entstanden sein muß. Dem spröden Linienstil der geraden Gewandbahnen, die den Figuren große Festigkeit geben, entspricht auch die Binnenzeichnung des Antlitzes. Die natürlichen Einzelformen werden zu geometrischen Liniengebilden abstrahiert. Ka

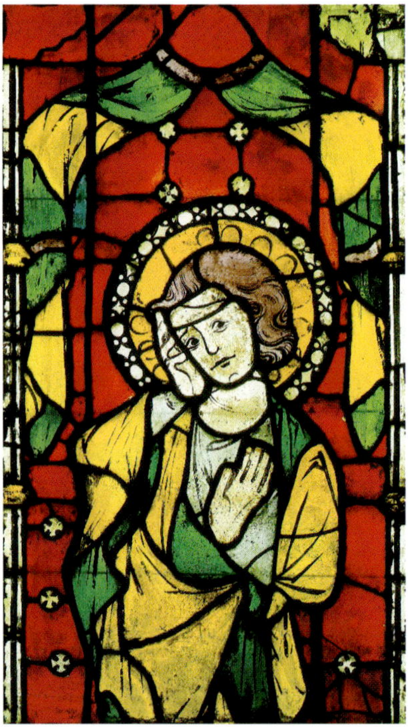

66

66 Trauernder Hl. Johannes. Wiener Neustadt, 1. Viertel 14. Jahrhundert. Glasmalerei; 110 : 61 cm. MM 880.
Die Gestalt des Hl. Johannes war ursprünglich Teil einer Kreuzigungsgruppe, die zur selben Verglasung wie die stehende Muttergottes mit Kind (Nr. 67) gehört haben muß. Mit der aus dem Altertum überkommenen Trauergeste hat der Apostel die rechte Hand an die Wange gelegt. Der intensive Ausdruck des Schmerzes, sonst nur angedeutet in den traurig blikkenden Augen und den hochgezogenen Brauen, zeigt die neuen Ausdrucksmöglichkeiten von Gefühl, die der mittelalterlichen Kunst gerade zu dieser Zeit zugänglich werden. Die gefühlvolle Empfindsamkeit und die Schönheit des Linienflusses, die mit ihren schwingenden Linien von Gewand, Haarlocken und Augenlidern gleichwohl in ein hohes Maß formaler Abstraktion eingebunden sind, hat man treffenderweise mit dem aus der mittelalterlichen Literaturtheorie stammenden Begriff des stile dolce nuovo bezeichnet. Ka

67 Muttergottes mit Kind. Wiener Neustadt, 1. Viertel 14. Jahrhundert. Glasmalerei; 110 : 61 cm. MM 717.
Gegenüber den meist kleinfigurigen Scheiben des Museums ist die Muttergottes das einzige Beispiel einer Verglasung in monumentalem Maßstab mit überlebensgroßen Figuren und baurißartig aufgefaßtem Architekturprospekt. Sie stammt nebst dem zugehörigen Architekturbaldachin und einer verlorenen gleichgroßen Scheibe mit dem Unterkörper Mariens aus Wiener Neustadt, wahrscheinlich aus dem dortigen Dom. In ihrem von westeuropäischer Hochgotik geprägten Stil wird die in gegensätzlichen Schwingungen von Körper und Kopf bewegte Figur aus langgezogenen parallelen, kurvig geführten Linien gebildet. Wie sehr solche abstrakten, schöngeschwungenen Linien zur Verbildlichung lebendiger Formen dienen, wird im Antlitz Mariens besonders deutlich, das reiche Leben dieses Linienspieles dagegen vor allem in Kopf und Locken des Kindes. Ka

37

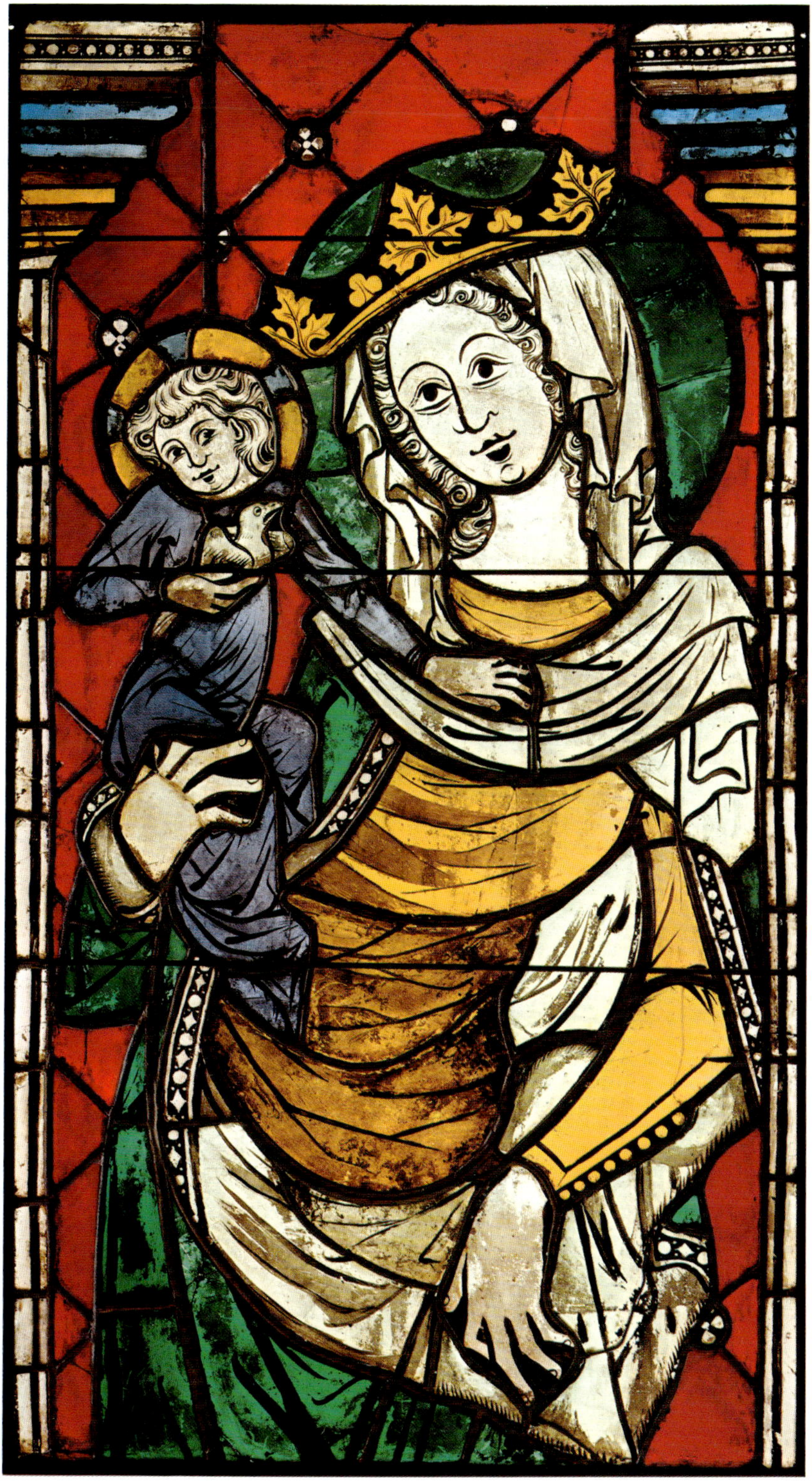

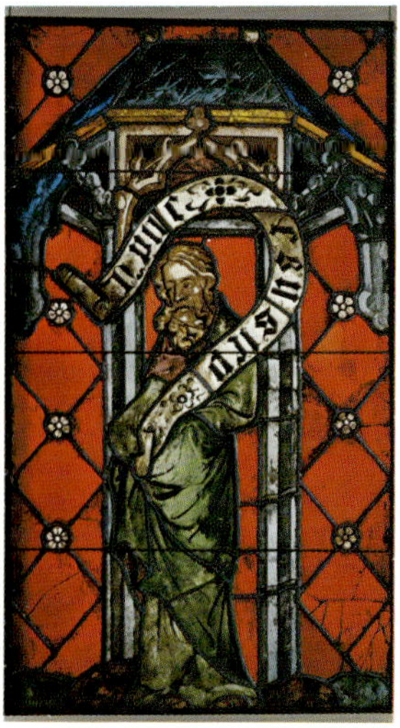

68

68 Prophet. Wiener Neustadt, um 1360. Glasmalerei; 112,5 : 63,5 cm. MM 720.
An der Verglasung des Domes (?) in Wiener Neustadt, aus der außer der Muttergottes (Nr. 67) auch der stehende Hl. Johannes einer Kreuzigungsgruppe (Nr. 66) und der Prophet mit Spruchband stammen, muß jahrzehntelang gearbeitet worden sein. Trotz äußerlicher Anpassung in den Motiven des Bildgrundes hat sich in der formalen Gestaltung von Figuren und Architektur ein tiefgreifender Wandel vollzogen: An die Stelle eines zeichnerischen Architekturaufrisses ist ein raumhaltiger Baldachin getreten, unter dem die Figur in ihrer Körperlichkeit Platz finden kann. Die Gestalt entsteht nicht mehr aus dem Fluß schöner Linien, sondern ist als Masse begriffen, was im Motiv des zusammengerafften Mantels des Propheten auch äußerlich sinnfällig bekundet wird. Ka

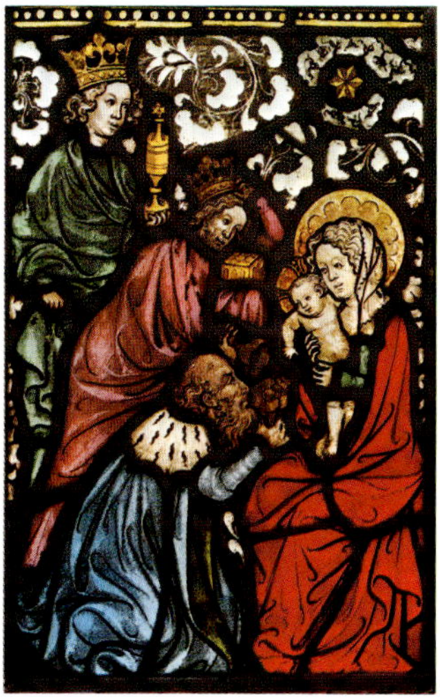

69

69 Die Anbetung der Hll. Drei Könige. Wiener Hofwerkstatt, 1380-90. Glasmalerei; 38,5 : 24,5 cm. MM 804.
Aus einem Auftrag des Heinrich Streun zu Schwarzenau und seiner Gemahlin haben sich sechs Scheiben erhalten, darunter auch die Darstellung der knienden Stifter und ihrer Wappen. Die Verglasung muß aus der Kapelle einer der niederösterreichischen Burgen des Paares stammen. Als Erzeugnisse einer Wiener Werkstatt, die für den Herzog, aber auch für einige, die Geschicke des Landes bestimmende, führende Adelsgeschlechter arbeitete, zeigen die kleinformatigen Scheiben jene Reize der Verfeinerung und höchster handwerklicher Vollendung, die zu allen Zeiten Kennzeichen höfischer Kunst waren. Der Schönlinigkeit der Figuren- und Gewandbildung entspricht der dekorative Reichtum der radierten, d. h. aus dem Schwarzlotüberzug herausgekratzten Blattrankengründe. Ka

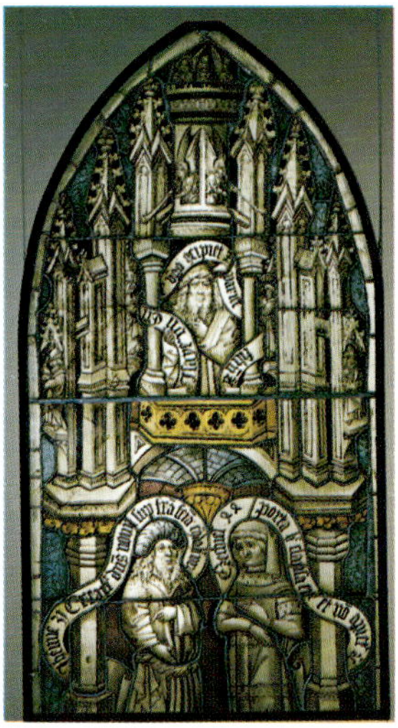

70

70 Propheten in einer Baldachinarchitektur. Köln, um 1465. Glasmalerei; 128 : 64 cm. MM 92/93.
1465 stifteten die Kölner Patrizier Johann und Peter Rink Glasmalereien mit Darstellungen aus dem Alten Testament für den Kreuzgang der Kölner Kartause. Wahrscheinlich gehört unsere Scheibe zusammen mit andernorts erhaltenen zu diesem Zyklus mit großem typologischen Programm, bei dem einer neutestamentlichen Szene jeweils zwei Vorbilder aus dem Alten Testament und eine Bekrönungsscheibe mit Prophetenhalbfiguren zugeordnet waren. Die Texte der Spruchbänder der Propheten Isaias, Jeremias und Ezechiel beziehen sich auf die Menschwerdung Christi. Bei sparsamer Farbigkeit, die sich im wesentlichen auf den mit Fiederranken bemalten blauen Grund beschränkt, nimmt die weitgehend in Grau gemalte Scheibe spezifisch graphische Kunstmittel, insbesondere wechselnde Formen von Schraffuren, auf. Ka

71 Melchior von Gmer, 1472. Peter Hemmel von Andlau; Andlau um 1420/25-1505 Straßburg. Glasmalerei; 69 : 46,5 cm. MM 702. Leihgabe Freiherrn von Türkheim-Baden.
Peter Hemmel, der ab 1447 Straßburger Bürger war und dort 1477 mit vier anderen Meistern eine »Gesellschaft für Glasmalerei« gründete, erfreute sich als weithin gesuchter Meister seines Faches kaiserlicher, fürstlicher und patrizischer Aufträge aus großen Teilen Deutschlands. Er bereicherte die Glasmalerei durch eine bis dahin unbekannte Detailtreue bei der Wiedergabe der Gesichter, Pflanzen und der modischen Gewandung. In der meisterhaften Anwendung des Schwarzlotauftrages durch Stupfen mit dem Borstenpinsel, durch Radieren an Stelle von Malen, durch ausgiebige Verwendung von Silbergelb und Ausschliffen im roten Überfangglas vermochte er Transparenz und Leuchtkraft der Scheiben zu steigern, wobei er eine durchaus malerische Wirkung mit den spezifischen Mitteln der Technik der Glasmalerei gewann. Ka

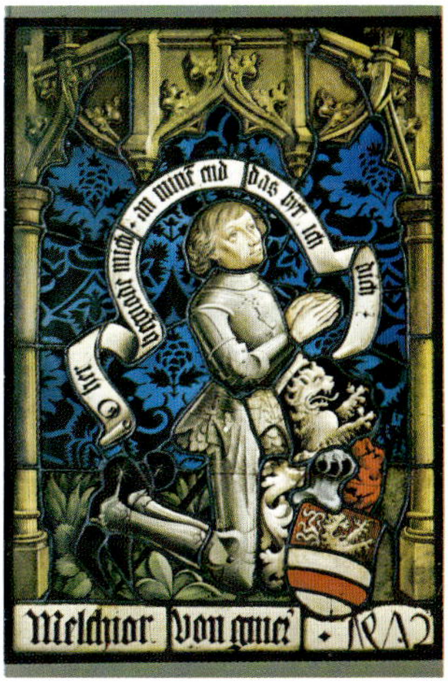

71

72 Theodor von Plieningen und Anna von Memmersweiler. Heidelberg, 1499. Glasmalerei; 47 : 37 cm. MM 109.
Die Stifterscheibe des Ehepaares Plieningen und eine zweite mit zwei anderen Familienangehörigen waren Teil einer größeren Verglasung. Hinter einer Brüstung erscheinen die Stifter unter ihren am Astwerk aufgehängten Wappenschilden. Dr. Theodor von Plieningen ist als Humanist aus dem Kreise des Wormser Bischofs Johann von Dalberg mit vielfachen Beziehungen nach Heidelberg bekannt, wo er das Fenster für die von ihm erbaute Kirche in Kleinbottwar/Schwaben in Auftrag gegeben haben muß. Als Jurist stand er eine Zeitlang im Dienst der bayerischen Herzöge. Im Typ des Doppelbildnisses wie im Streben nach individueller Charakterisierung schließt sich die Scheibe den gleichzeitigen Porträts der Tafelmalerei an. Ka

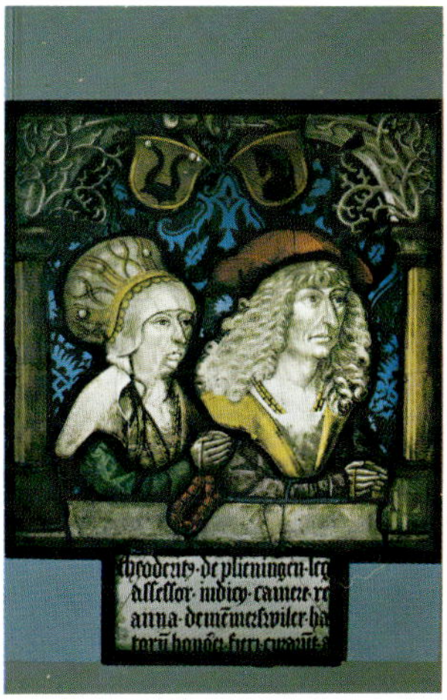
72

73 Der Hl. Bischof Hugo von Lincoln, 1512-17. Freiburger Ropstein-Werkstatt; nach Entwurf von Hans Baldung Grien; Schwäbisch-Gmünd 1484/85-1545 Straßburg. Glasmalerei; 146 : 54 cm. MM 253.
Aus der Folge der für den Kreuzgang der Freiburger Kartause geschaffenen Scheiben mit stehenden Heiligen lassen sich vierzehn, darunter die beiden des Nürnberger Museums, auf Entwürfe Baldungs zurückführen, der sowohl während seiner Nürnberger Tätigkeit in der Werkstatt Dürers als auch später in Straßburg neben seiner Tätigkeit als Tafelmaler zahlreiche Entwürfe für Glasmalerei fertigte. Die Umsetzung in das Medium der Glasmalerei erfolgte durch spezialisierte, rein handwerklich arbeitende Werkstätten. Die modellierende Schwarzlotmalerei auf großen Glasstücken, die nur noch aus statischen Gründen ohne Rücksicht auf die Komposition weitgehend rechteckig durch Bleiruten gegliedert sind, bezeugt, wie sehr die Glasmalerei sich in ihrer letzten Phase von ihren technischen Voraussetzungen gelöst hatte. Ka

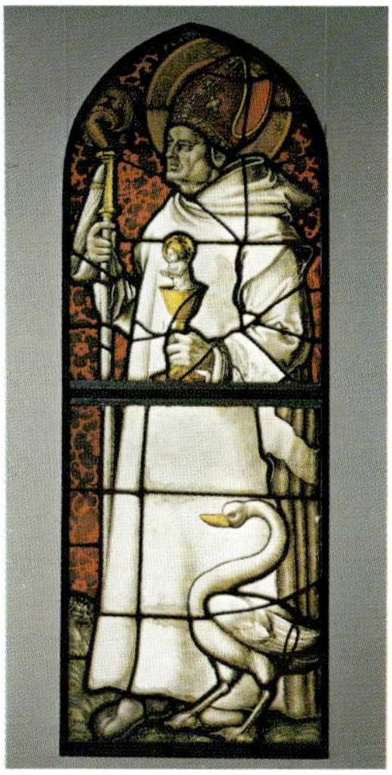
73

74 Der reitende Tod als Bogenschütze, nach 1502. Werkstatt des Veit Hirsvogel d. Ä.; Nürnberg 1461-1525; nach Entwurf Albrecht Dürers; Nürnberg 1471-1521. Glasmalerei; 40 : 37 cm. MM 155.
Die Scheibe stammt mit ihrem Gegenstück, dem am offenen Grabe knienden Propst Sixtus Tucher, auf den der Tod mit seinem Bogen zielt, vermutlich aus dem Erker am Pfarrhof von St. Lorenz in Nürnberg. Die Entwurfszeichnung von der Hand Albrecht Dürers aus dem Jahre 1502 hat sich erhalten. Wie sein Lehrer Michael Wolgemut, der selbst in großem Umfang Fenster in seiner Werkstatt ausführte, lieferte Dürer mehrfach Entwürfe für Glasfenster, in späteren Jahren überließ er diese Tätigkeit freilich zunehmend seinen Schülern. Die kleinfigurige, wahrscheinlich in eine Butzenverglasung eingefügte Scheibe kennzeichnet mit ihrem kabinettscheibenartigen Charakter das Ende der monumentalen Glasmalerei am Ausgang des Mittelalters. Ka

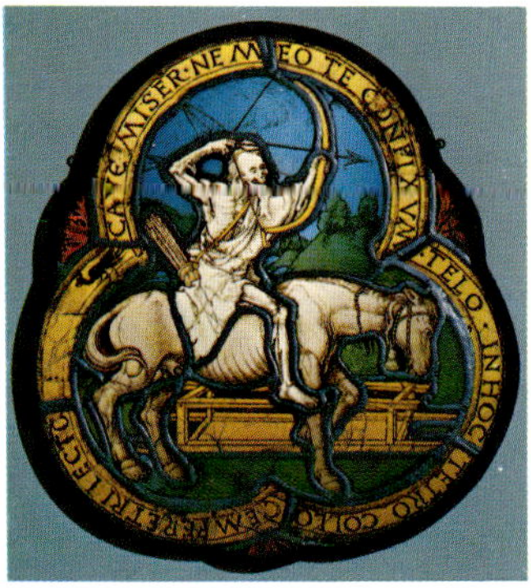

74

Blick in den großen Kreuzgang.

Von dem Kartäuserkloster Marienzelle, in dessen Gebäude das Germanische Nationalmuseum seit 1856 seinen Sitz hat, sind im wesentlichen die Kirche (Raum 8), zwei Flügel des großen Kreuzganges (Raum 5) mit Resten einiger Mönchshäuser an der Nordseite (Raum 15-21) und die Umfassungsmauern von drei Seiten des – heute überbauten – kleinen Kreuzganges (Raum 10) erhalten geblieben. Das Kloster wurde 1380 durch den Nürnberger Patrizier Marquard Mendel (gest. 1385) gegründet, die Kirche 1381 begonnen, 1383 geweiht und zwei Jahre später vollendet. Der große Kreuzgang mit den Mönchshäusern wurde zwischen 1380 und 1460, der kleine Kreuzgang mit den heute weitgehend verlorenen Nebenräumen wohl im zweiten Viertel des 15. Jahrhunderts errichtet. Im Gegensatz zu den übrigen abendländischen Mönchsorden pflegten die Kartäuser nicht das gemeinsame Leben, sondern waren ein Einsiedlerorden. Unter selten gebrochenem Stillschweigen und in fast völliger Abgeschiedenheit voneinander lebten sie, mit Gebet, Studium und Handarbeit beschäftigt, in kleinen, selbständigen Häusern, die sie im wesentlichen nur zum Gottesdienst in der Kirche, zum gemeinsamen Essen an Sonn- und Festtagen im Refektorium und zu einem wöchentlichen gemeinsamen Spaziergang im Kreuzgang verließen.
Diese Eigenart des Ordens prägte auch die architektonische Anlage der Nürnberger Kartause, die dem üblichen Schema des Ordens entspricht. Wenigen bescheidenen Gemeinschaftsräumen um den kleinen Kreuzgang südlich der Kirche – Kapitelsaal, Refektorium und Bibliothek – steht in beachtlichen Abmessungen der große Kreuzgang gegenüber, um den die vergleichsweise geräumigen Mönchswohnungen mit Studier-, Arbeits- und Schlafzimmer gruppiert waren. Dabei beherbergte die Nürnberger Kartause nicht mehr als zwölf Mönche und sechs Laienbrüder. Ursprünglich bildeten je zwei der heutigen Räume 15-21 eine Mönchswohnung, zu denen noch ein Raum im Dachgeschoß und ein kleiner von Mauern umgebener Garten hinter dem Haus gehörte. Zwischen den einzelnen Mönchshäusern bestand keine Verbindung. Zum Kreuzgang gab es neben der selten geöffneten Tür nur eine Durchreiche, wie sie in Raum 17 erhalten ist. Durch sie konnte den Mönchen das Essen und die notwendigen Nachrichten gereicht werden. Das Kloster bestand nur bis 1525. Ka

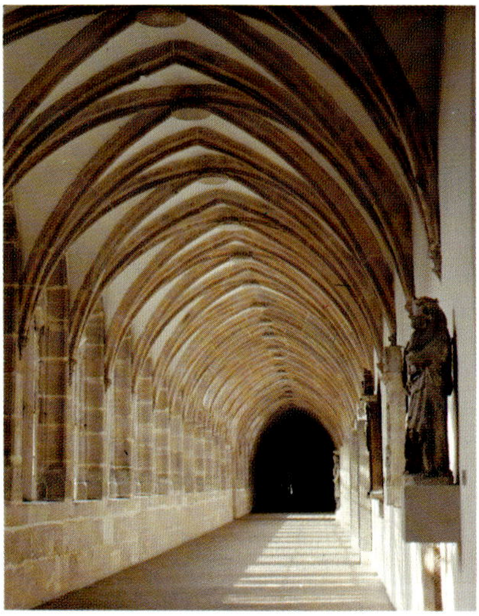

75 Totenschild des Wilhelm von Wolffstein, gest. 1448. Regensburg, Mitte 15. Jahrhundert. Holz, bemalt; Dm. 108,5 cm. KG 1046.
Aus der für das 12. Jahrhundert überlieferten, aber wohl älteren Sitte, in den Kirchen über den Gräbern der Ritter ihre Waffen, vor allem den Schild aufzuhängen, entwickelte sich der spätmittelalterliche Totenschild. Im 14. Jahrhundert noch in der Form des wirklich getragenen zugespitzten Reiterschildes, im 15. Jahrhundert meist in einfacher Rundform, wurde einer Holzplatte plastisch oder gemalt das Wappen des Verstorbenen aufgelegt. Eine Umschrift nennt meist Namen und Sterbedatum. Wilhelm von Wolffstein war 1417 Landrichter in Sulzbach und 1430 in Hirschberg in der Oberpfalz. Der Schild mit dem Wolffsteinschen Wappen, zwei rote schreitende Löwen auf goldenem Grund, stammt aus der Klosterkirche in Seligenporten/Oberpfalz, in der Wilhelm begraben war. Ka

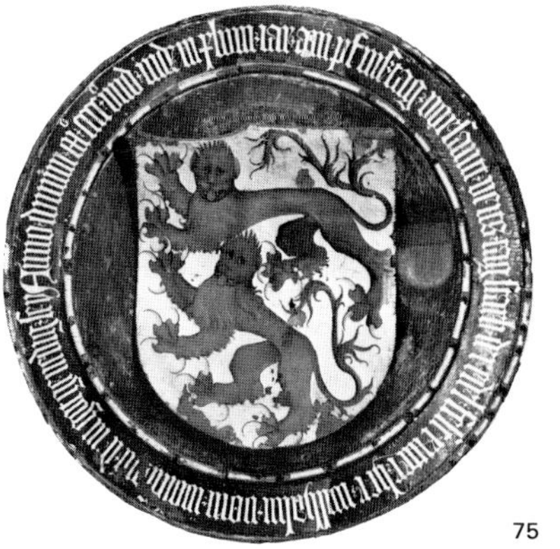

75

76 Grabstein der Jungfrau Sara, Tochter des Rabbi Baruch, gest. 1448. Nürnberg, Mitte 15. Jahrhundert. Sandstein; 66,5 : 38,5 cm. Gd. 302.
1499 mußten die Juden von Nürnberg die Stadt auf Befehl König Maximilians verlassen, der damit einem Ansuchen des Rates der Stadt Nürnberg folgte. Mit dem Verkauf der jüdischen Häuser, ihrer liegenden Gründe, der Synagoge und des Leichenhofes als kaiserliches Kammergut an die Stadt und an die Ratsmitglieder bezahlte der König seine Schulden bei der Stadt. Die Steine des aufgelassenen jüdischen Friedhofes wurden beim Bau umliegender Häuser wieder verwendet. Beim Abriß des Hauses Obstmarkt 20 wurde der Grabstein der Jungfrau Sara 1895 aus dem Eingangsbereich des Hauses entfernt, wo er in der rechten Wand eingemauert war. Der hebräische Text gibt Auskunft über den Namen der Verstorbenen, ihres Vaters und über ihr Todesdatum. Die letzte Zeile lautet übersetzt: »Es sei ihre Seele eingebunden in den Bund des Lebens!« UK-R

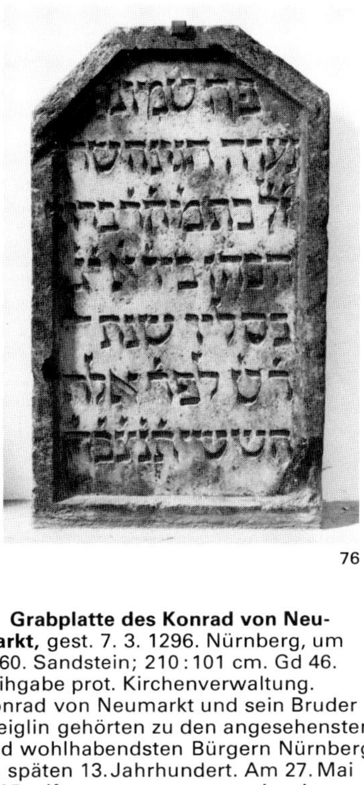

76

77 Grabplatte des Konrad von Neumarkt, gest. 7. 3. 1296. Nürnberg, um 1360. Sandstein; 210 : 101 cm. Gd 46. Leihgabe prot. Kirchenverwaltung.
Konrad von Neumarkt und sein Bruder Weiglin gehörten zu den angesehensten und wohlhabendsten Bürgern Nürnbergs im späten 13. Jahrhundert. Am 27. Mai 1295 stiftete er zusammen mit seiner Frau Adelheid geborene Pfinzing das Katharinenkloster der Dominikanerinnen. Aber erst lange nach dem Tode des Stifters wurde die Grabplatte geschaffen und auf »steinernen Säulen« als Tischgrab im Chor der Kirche aufgestellt. Sie zeigt ihn liegend mit gefalteten Händen, barhäuptig und nach der Mode der Entstehungszeit gekleidet, in einem knielangen, über den Hüften gegürteten Gewand mit faltenreichem Rock. Zwischen den breitgestellten Füßen lehnt der Wappenschild mit einem steigenden Löwen und einem Fisch. Die rahmende Inschrift meldet Namen, Verdienst und Todesdaten. vW

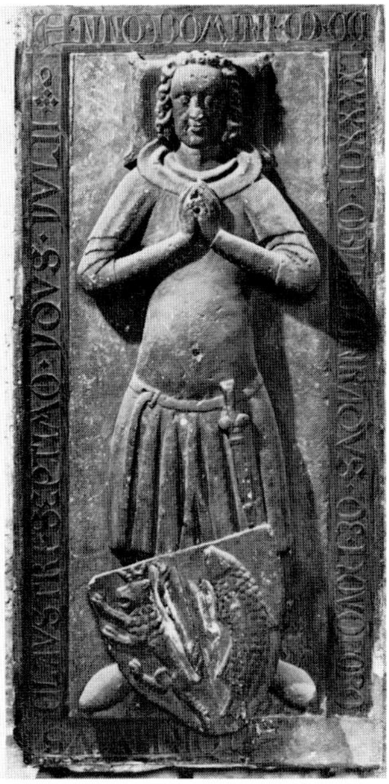

77

78 Kopf des Königs Artus. Sandstein; 25,5 cm. Pl 251. Leihgabe Stadt Nürnberg.

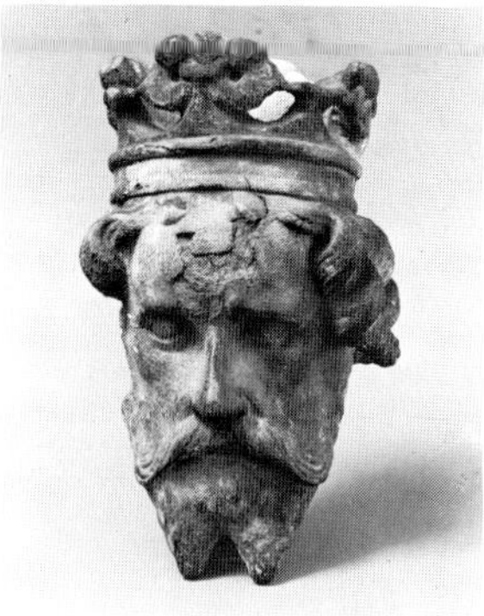

78

79 Kurfürsten und Helden vom »Schönen Brunnen«. Nürnberg, 1385-92. Sandstein, ehemals farbig gefaßt; Figuren je ca. 120 cm. Pl 251 ff. Leihgabe Stadt Nürnberg.
Der Schöne Brunnen auf dem Nürnberger Hauptmarkt, eines der frühesten Platzdenkmäler, das Architektur und Skulptur verbindet, zeigt im Hauptgeschoß des Turms sechzehn Statuen, nämlich die sieben deutschen Kurfürsten sowie die neun »Guten Helden«. Diese Idealgestalten ritterlicher Tugenden sind entnommen der heidnischen Antike, dem Judentum und der christlichen Welt. Von den Kurfürsten haben sich, teilweise fragmentiert, fünf erhalten: Köln, Trier, Böhmen, Brandenburg, Sachsen; von den Helden blieben als Statuen übrig: Caesar, Josua, Gottfried von Bouillon. Das Denkmal von rechtssymbolischer Bedeutung entstand in einer Bauhütte, die sich an gleichzeitiger Prager Plastik orientierte. Führender Figurenbildner war der »Artusmeister«, so benannt nach dem erhaltenen Kopf dieses christlichen Königs der Sage. Der Kopf erschließt eine für die damalige Zeit neue Dimension menschlichen Selbstverständnisses durch den verinnerlichten Gesichtsausdruck. Die Züge sind eher versonnen als kühn, weisen eher auf einen Denker als auf einen Herrscher. Die Brunnenfiguren stellen wohl Könige und Fürsten dar, interpretieren sie aber aus der Sicht des Bürgers, also des vorurteilsfreien Standes der aufstrebenden Handelsstädte. Sta

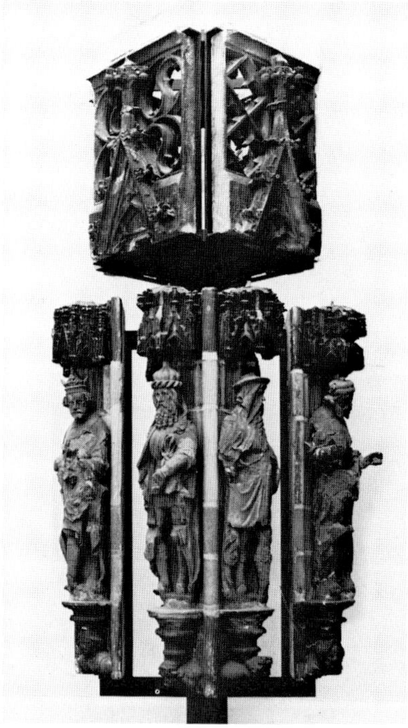

79

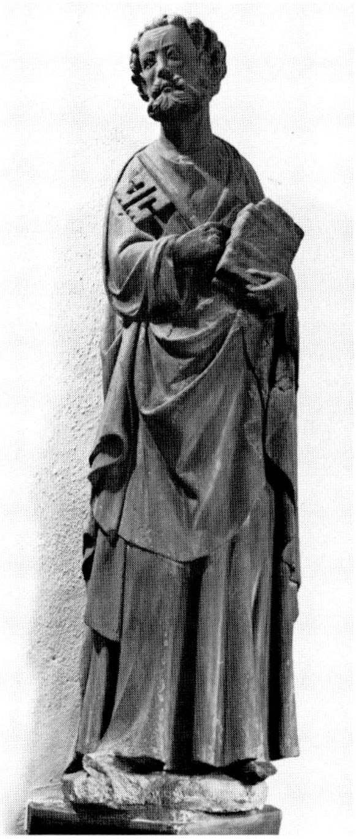

80

80 Der Hl. Petrus. Nürnberg, um 1310. Sandstein; 154 cm. Pl 2277. Leihgabe Sebalduskirche, Nürnberg.
Die durch Körperwendung und Blickrichtung nach links geöffnete Figur fand an ihrem ursprünglichen Standort an der rechten Stirnseite eines Seitenschiffsportals der Sebalduskirche ihre Ergänzung in einer Statue der Hl. Katharina vor dem linken Gewände, die sich heute im Kircheninnern befindet. Mit der an St. Sebald nach 1300 tätigen Bauhütte trat Nürnberg erstmals mit bedeutenden bildnerischen Leistungen in Erscheinung, lange nachdem im benachbarten Bamberg einer der größten deutschen Bildhauer (der Reitermeister) sein Werk abgeschlossen hatte. Der Rückstand gegenüber der Bischofsstadt wurde erst aufgeholt, als die gesteigerte Wirtschaftsmacht der Handelsstadt sichtbaren Ausdruck in der Kunstförderung suchte. Sta

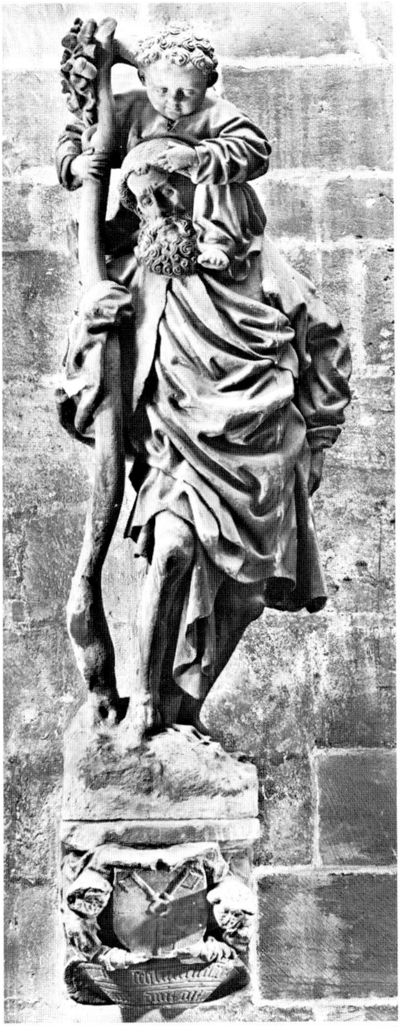

81

81 Der Hl. Christophorus. Nürnberg, 1442. Sandstein; 335 cm. Pl 2423. Leihgabe Sebalduskirche, Nürnberg.
Aufblick und Gebet zum Hl. Christophorus, der den Vierzehn Nothelfern zugerechnet wurde, sollten vor einem plötzlichen Tod im Zustand der Ungnade bewahren. Ein Bild des heiligen Riesen war deshalb sehr häufig an einer mittelalterlichen Kirche zu finden. Das Gesicht unseres Christusträgers, der in der Mitte des Stromes unter dem Gewicht eines Kindes zu versinken droht, ist von tiefem Ernst erfüllt. Der Sinn der schönen Legende von der Ohnmacht der rohen Kraft gegenüber der im Kind verhüllten Göttlichkeit ist nie eindringlicher zur Anschauung gebracht worden. In der Nähe des alten Aufstellungsortes an der rechten Stirnseite des Südturmportals von St. Sebald befand sich ehemals die Grablege des Stifters Heinrich Schlüsselfelder. Sta

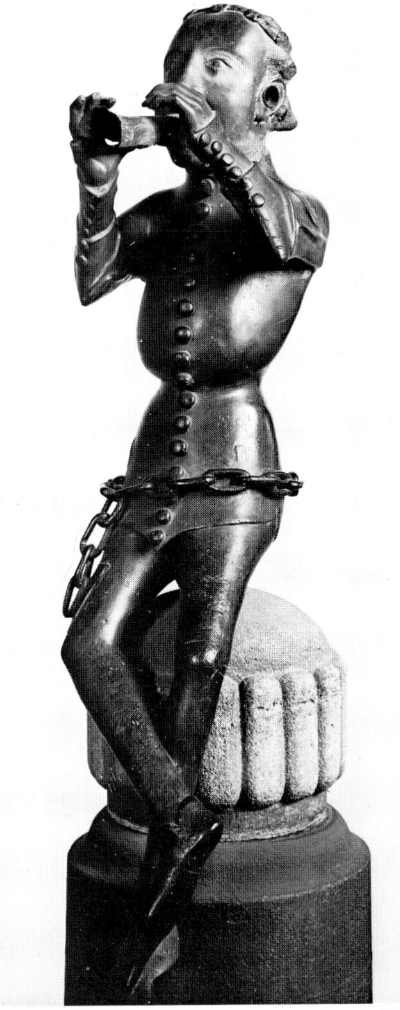

82

82 Brunnenfigur, sog. »Hansel«. Nürnberg, um 1380. Bronze; 118 cm. Pl 2204. Leihgabe Stadt Nürnberg.
Der mit übereinandergeschlagenen Beinen auf dem Brunnenstock sitzende Schalmeibläser trägt die neueste Mode seiner Zeit, ein knapp anliegendes Kostüm. Sein Haupt ziert ein Schapel, ein Kränzlein. Als Gürtel dient eine um die Hüften geschlungene Kette, die ursprünglich bis zu einer Öse am linken Schuh führte. Die unter dem Namen »Brunnenhansel« bekannte Musikantengestalt ist der älteste in Nürnberg erhaltene figürliche Bronzehohlguß. Sie stand ursprünglich im vorderen Hof des Nürnberger Heilig-Geist-Spitals. Der auf einfache Formen angelegte Umriß der Figur läßt zusammen mit einer Reihe alter Flickstellen erkennen, daß der Gießer in der schwierigen Technik des Bildgusses noch keine großen Erfahrungen hatte. Br

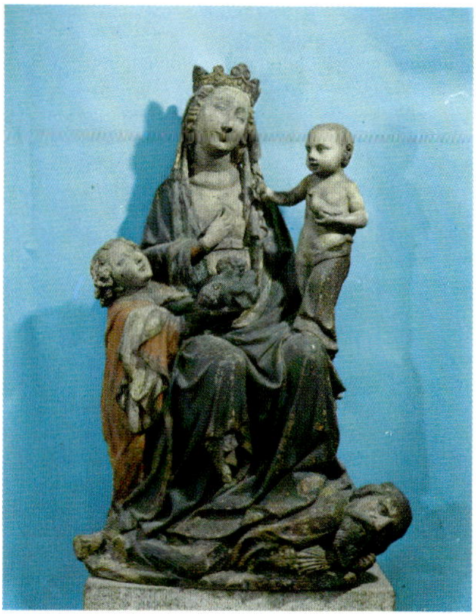

83

83 Die Muttergottes mit Begleitfiguren. Eichstätt, um 1400. Kalkstein, farbige Fassung mit Ergänzungen; 100 cm. Pl 2085.
Die aus vier Figuren zusammengesetzte Gruppe hat zu unterschiedlichen Sinndeutungen geführt. Es war z. B. naheliegend, in dem priesterlich gewandeten Jüngling, der dem Jesuskind die Traube darreicht, den Johannesknaben zu sehen, der oft als Begleiter des göttlichen Kindes auftritt. Eine neuere Deutung erkennt in ihm den Engel, der auch noch in der tridentinischen Messfeier angerufen wurde, das in Christi Leib und Blut verwandelte Opfer von Brot und Wein auf Gottes Altar emporzutragen. Der Engel der Gruppe wird so gleichzeitig zum Verkünder der Passion. In Konsequenz dieses Gedankens stellt die bärtige Männerfigur zu Füßen Mariä den durch ihre Mutterschaft überwundenen »Unglauben« dar bzw. das Heidentum. Sta

84 Der Schmerzensmann. Nürnberg, 1437. Sandstein; 222 cm. Pl 2271. Leihgabe Sebalduskirche, Nürnberg.
Die Nürnberger Stadtpfarrkirchen waren im Mittelalter von Friedhöfen umgeben, die erst im 16. Jahrhundert aufgelassen wurden. An den Außenseiten dieser Kirchen erinnern viele Bildwerke daran, daß deren Stifter in der Nähe ihre Familiengrablege besaßen. So ist auch der lebensgroße Schmerzensmann mit dem Wappen des Stifters auf der Konsole ein Hinweis auf die Grablege der Patrizierfamilie Rieter an der Westseite der Sakristei der Sebalduskirche. Die Skulptur vereinigt symbolhaft die Phasen des überstandenen Leidens und Sterbens. Christus trägt die Dornenkrone und zeigt mit der (verlorenen) Rechten auf die Bluttraube, die aus der Seitenwunde quillt. Auch ein Symptom des vorhergegangenen Todes ist nicht verheimlicht: die entleerte Magengrube. Damit ist das Bildwerk Zeugnis einer gegen 1450 aufkommenden realistischen Stilrichtung. Sta

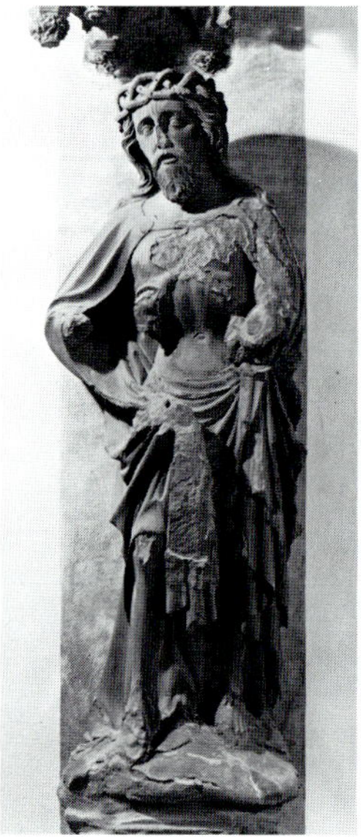

84

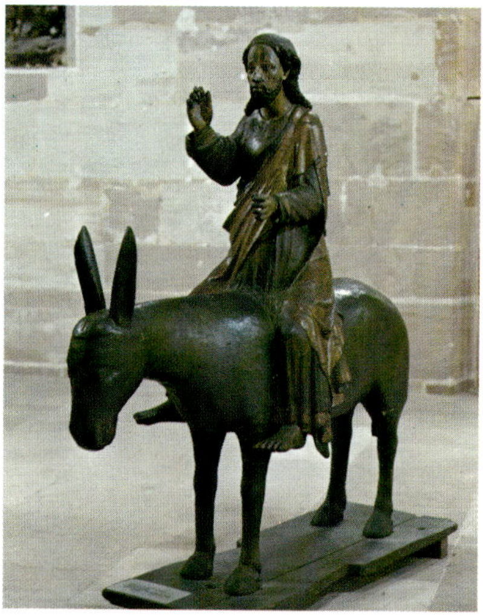

85

85 Christus auf dem Palmesel. Nürnberg, um 1370. Erlenholz, mit originaler Fassung; 172,5 cm, L. 169 cm. Pl 153. Leihgabe Stadt Nürnberg.
Christus sitzt segnend auf dem Esel und hielt wahrscheinlich in der linken Hand einen heute verlorenen Palmzweig. Um 982-92 findet sich in der Vita des Hl. Ulrich von Augsburg die älteste Nachricht von einer Palmsonntagsprozession, bei der eine auf einem Esel sitzende Figur Christi mitgeführt wurde. In Nürnberg überliefern Nachrichten von 1436 und 1442 den Besitz von »unseres lieben Herrn Bild auf dem Esel« in der Katharinenkirche der Dominikanerinnen und in der Frauenkirche. Ob unser wesentlich älterer Palmesel mit einem von diesen identisch ist, läßt sich nicht mehr entscheiden. Die ursprünglich unter dem Fußbrett angebrachten Holzräder sind verloren. vW

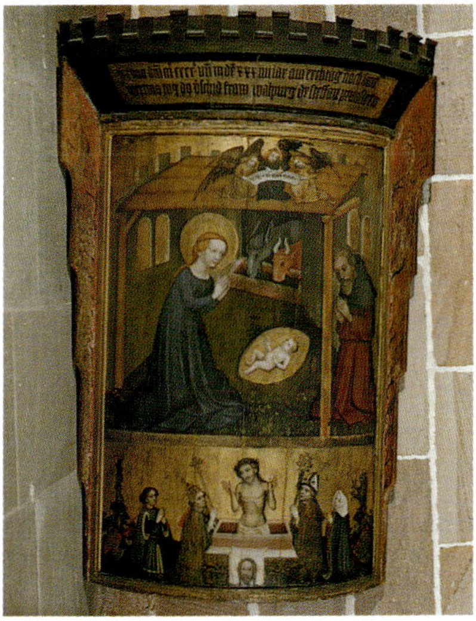

86

86 Die Geburt Christi. Epitaph für Walburg Prünsterer, gest. 1434. Meister des Bamberger Altars; tätig in Nürnberg um 1430. Gemälde auf Holz; ohne das alte Gehäuse 152,4 : 111,6 cm. Gm 117.
In Gedächtnisbildern, die den Kirchen gestiftet wurden, gedachten die Nürnberger Familien ihrer Toten. Häufig wird eine Darstellung aus der Heilsgeschichte, der in einem gesonderten Streifen die Figuren der Stifter zugeordnet sind, durch ein zinnenbekröntes Dach geschützt, an dessen Unterseite eine Inschrift Namen und Todesjahr der Betrauerten nennt. Eine Reihe solcher Epitaphien sind halbrund gebogen und damit den Stützen des Kirchenschiffs angepaßt. Die Säulen der zu Beginn des 19. Jahrhunderts abgebrochenen Dominikanerkirche, aus der diese Tafel stammt, waren ein bevorzugter Ort zur Anbringung solcher Monumente, die dem Andenken der Toten und der Aufforderung, ihrer im Gebete zu gedenken, gewidmet waren. Str

87 Die Auferstehung Christi, um 1470-75. Meister des Landauer-Altars; Nürnberg 3. Drittel 15. Jahrhundert. Gemälde auf Holz; 184 : 113 cm. Gm 883. Leihgabe B. Staatsgemäldesammlungen.
Die beweglichen Flügel des Altars, der zwischen 1468 und 1475 von Marx (Markus) Landauer in die Nürnberger Katharinenkirche gestiftet wurde, zeigen neben dem Schrein mit Schnitzfiguren Geburt und Auferstehung Christi, auf den Außenseiten den Kalvarienberg und die mystische Verlobung der Titelheiligen mit der reizvollen Schilderung des Interieurs eines bürgerlichen Wohngemachs. Der Künstler gehört zu den Malern, die im Umkreis und unter dem Einfluß des Hans Pleydenwurff Formeln niederländischer Kunst in Nürnberg heimisch machten. Mit Burg und Stadt im Hintergrund der Auferstehung gibt der Maler eine freie Wiedergabe von Nürnberg und stellt auch auf diese Weise eine Beziehung zum Bestimmungsort des Altars her, dem Katharinenkloster, in dem die rechts unten dargestellte Tochter Elisabeth des Stifters Klosterfrau war. Str

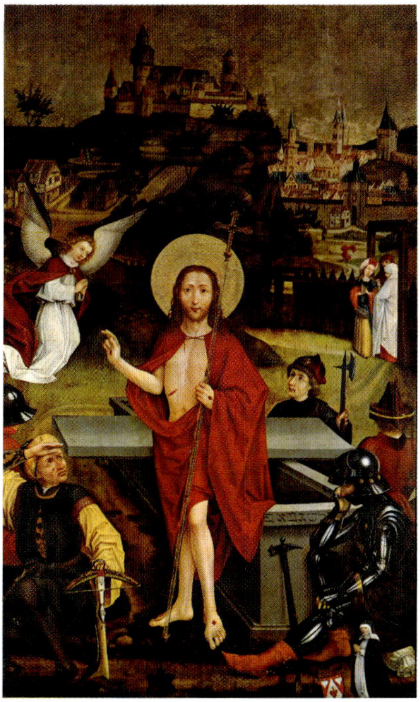

87

88 Die Beweinung Christi. Adam Kraft; Nürnberg um 1455/60-1509. Sandstein; 122 : 165 cm. Pl 2149. Leihgabe Stadt Nürnberg.
Adam Kraft hatte schon ein umfangreiches Werk in Nürnberg geschaffen, als er den Auftrag zu den Kreuzwegstationen erhielt (1505 ?), über deren Vollendung er 1509 verstarb. Die Reliefs sind also Spätwerke, deren Altersklassik sich in der steingerechten Ruhe der bildnerischen Form äußert. Die Grablegung ist die siebte der Stationen, die einst die Straße vom Tiergärtnertor zum Johannisfriedhof säumten, also die Bürger auf ihrem letzten Weg begleiteten. Der fortgeschrittene Verwitterungszustand erzwang die Anbringung von Kopien an den alten Standorten und die Rettung der Originale ins Museum. An den ursprünglichen Plätzen waren die Reliefs frei aufgestellt und ruhten, von schützender Rahmung umgeben, auf breiten Pfeilern. Sta

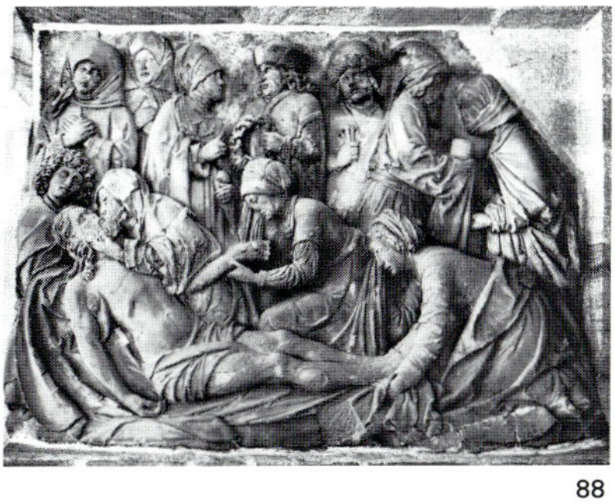

88

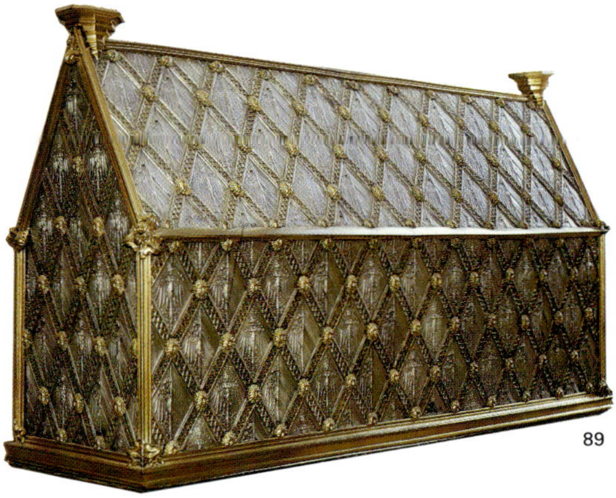

89

89 Heiltumsschrein. Nürnberg, 1438-40. Holz, mit ins Gesenke gedrückten Silberplatten belegt, Unterseite bemalt; 98 : 178 : 50 cm. KG 187. Leihgabe prot. Kirchenstiftung Hl. Geist, Nürnberg.
Nachdem König Sigismund 1424 die Reichskleinodien der Stadt Nürnberg zu immerwährender Obhut anvertraut hatte, ließ die Stadt in den Jahren 1438-40 durch den Schreiner Hans Nürnberger, die Goldschmiede Hans Scheßlitzer und Peter Ratzko und den Maler Lucas diesen Schrein zur Aufbewahrung der zum Reichsschatz gehörenden Reliquien anfertigen. Die Silberreliefs der Wände zeigen das Nürnberger Stadtwappen. Auf der bemalten Unterseite weisen Engel die vornehmsten im Schrein geborgenen Reliquien, die große Kreuzreliquie aus dem Reichskreuz und die heilige Lanze. Der Schrein hing bis 1796 an zwei Ketten im Gewölbe der Kirche des Heilig-Geist-Spitals, in der an anderer Stelle auch die Krone und die übrigen Reichsinsignien verwahrt wurden. Ka

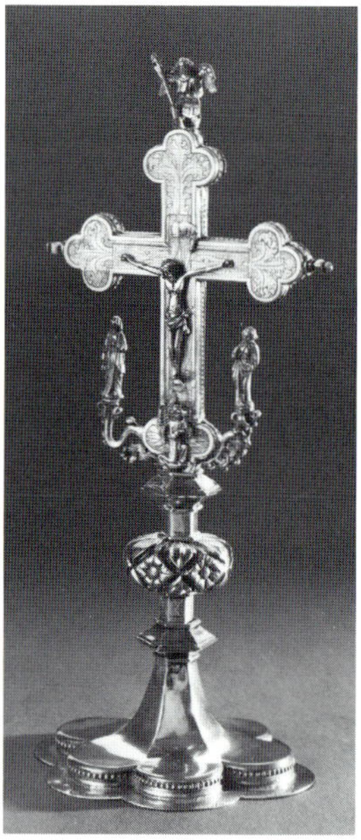

90

90 Standkreuz. Deutsch, 2. Hälfte 15. Jahrhundert. Silber, getrieben, Figuren gegossen; 27 cm. KG 220.
Auf einen Fuß, wie er auch bei anderen liturgischen Geräten, insbesondere Kelchen und Monstranzen üblich ist, ist ein silbernes Kreuz gesetzt, das nach Art der als Anhänger getragenen silbernen Reliquienkreuze (vgl. ein Beispiel in derselben Vitrine) an den vier Kreuzarmen in großen Dreipässen endet. Auch dieses Kreuz, dessen Rückseite abnehmbar ist, barg ursprünglich in seinem Inneren Reliquien. Maria und Johannes stehen auf S-förmig gebogenen, vom Kreuzfuß ausgehenden Ästen. Das allenthalben das Kreuz umgebende Blattwerk und die großen gravierten Ranken spiegeln noch die bis in altchristliche Zeit zurückreichende Symbolik vom Kreuz Christi als Baum des Lebens. Ka

91 Holzkasten. Oberrhein, um 1430. Holz, bemalt; 8 : 33 : 29 cm. KG 1194.
Der Kasten diente wahrscheinlich zur Aufnahme des Korporale, des weißen Leinentuches, das während der Messe unter Kelch und Hostie gebreitet wird und symbolisch das Grabtuch Christi bedeutet. Damit verbindet sich die Darstellung des im offenen Grabe stehenden und seine Wunden weisenden Schmerzensmannes auf dem Deckel. Die Verwendung als Buchkasten für eine besondere, in der Kirche verwahrte Handschrift, etwa ein Verbrüderungsbuch, ist andererseits nicht auszuschließen. Ka

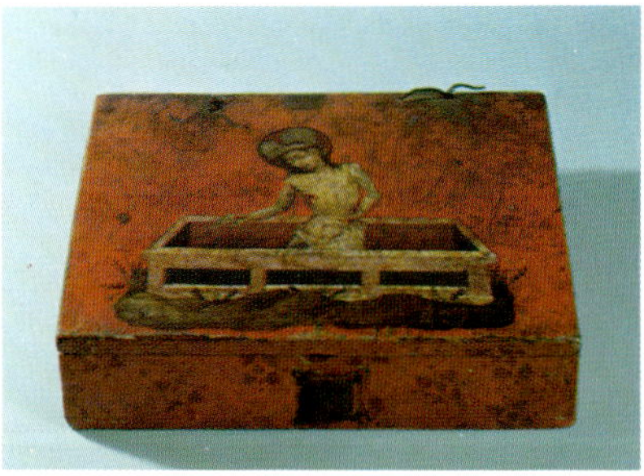

91

92 Kreuzgruppe. Nürnberg, um 1420. Lindenholz, alt gefaßt; je 90 cm. Pl 124-26.
Die Gruppe stand ursprünglich wohl im Schrein eines Flügelaltars. In den zurückhaltenden Gebärden der Trauer wie in den weichen Formen der Faltengebung reihen sich die Figuren als Erzeugnisse einer bürgerlichen Kunst in die Zeitströmung eines internationalen höfischen Stils. In Nürnberg selbst schließen sie sich an eine Folge von Tonplastiken an (vgl. Nr. 94). Die hervorragend erhaltene Fassung vermeidet ebenfalls alles Grelle. In den Gewändern herrscht ein gedämpftes Grauweiß vor, wählerisch verschönt durch das Spiel goldener Saumschlingen und das stellenweise hervorlugende blaue Mantelfutter. Sta

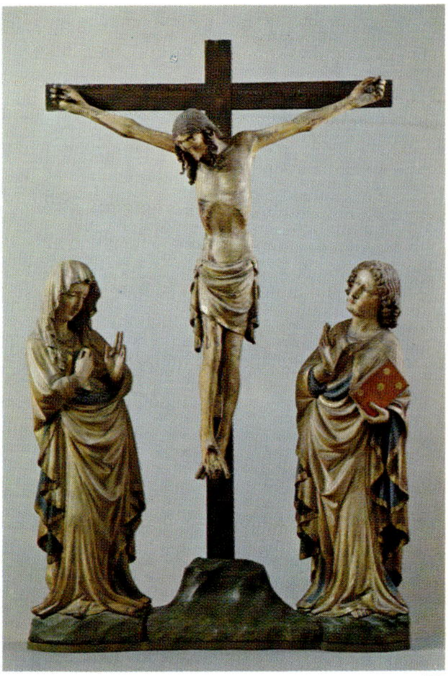

92

93 Reliquienbüste einer gekrönten Heiligen. Nürnberg, um 1440. Lindenholz, alt gefaßt; 60 cm. KG 191.
Die Porträtbüste der Antike fand im Mittelalter ihre gebräuchlichste Wiederaufnahme in der Reliquienbüste, die Teile des Leibes eines Märtyrers aufnahm und als Einzelstück oder in Reliquienaltären aufbewahrt wurde. Ein Verschluß aus Bergkristall oder Glas ließ die Reliquie in der Büste erkennen. Reliquienkult und Reliquienmanie erreichten am Ende des Mittelalters mit großen »Heiltumssammlungen« einen Höhepunkt. In der künstlerischen Ausformung dieser Büste aus Holz, bei der eine goldene Fassung das für Reliquiare häufig verwendete Edelmetall ersetzt, begegnen die Schönheitsvorstellungen des »Weichen Stils« einem neu aufkommenden Realismus (vgl. Nr. 41, 47). Sta

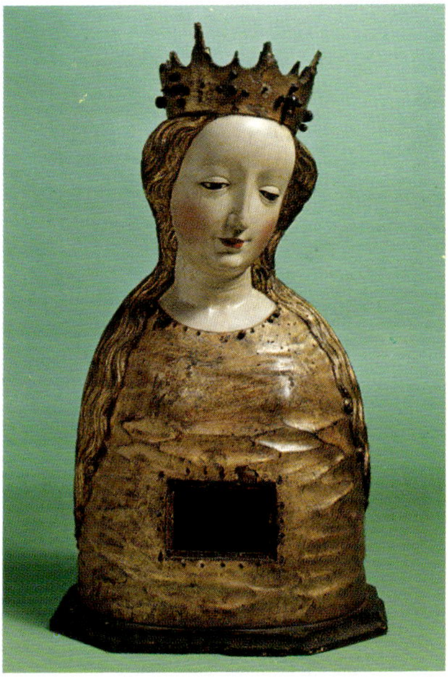

93

94 Der Apostel Bartholomäus. Nürnberg, um 1400. Gebrannter Ton, ursprünglich farbig gefaßt; 65 cm. PL 232.
Im späten 14. Jahrhundert verlagerte sich das Schwergewicht der bildnerischen Aufgaben von den Portalen ins Innere der Kirchen. Bevorzugter Gegenstand der Innenausstattung wurde der Altar. Man darf annehmen, daß die sechs erhaltenen Apostelfiguren mit sechs weiteren einst in einem Altarschrein standen und diesen in zwei Rängen übereinander ausfüllten, wohl zentriert von der Gestalt Christi. Der Ton, der für bildnerische Aufgaben um 1400 beliebt war, verführt als Werkstoff zu kühnen Formbildungen, da er mühelos dem leisesten Fingerdruck gehorcht. Die Figur des Bartholomäus gehört als plastisches Gebilde zu den originellsten Erfindungen der Zeit des »Weichen Stils«. Sta

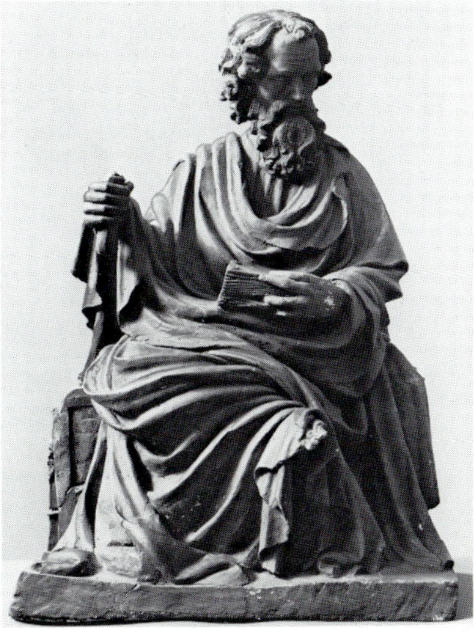

94

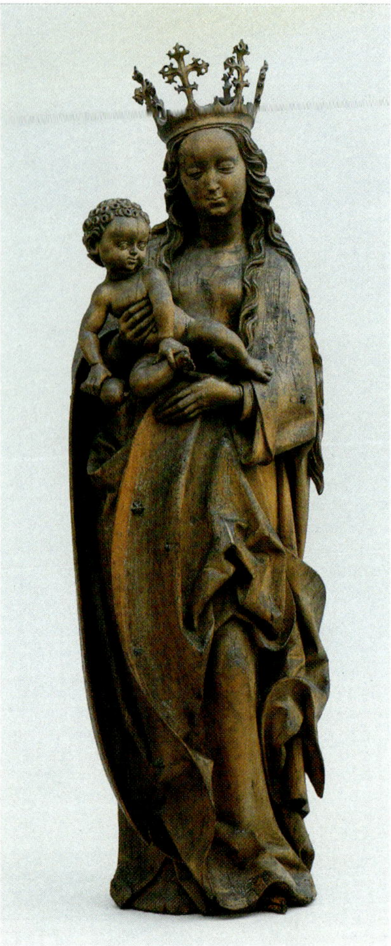

95

95 Hausmadonna, um 1510. Veit Stoß; Horb a. N. 1447(?)-1533 Nürnberg. Lindenholz, alte Fassung verwittert; 141 cm. Pl 217. Leihgabe Stadt Nürnberg.
Bis zum Jahre 1902 war die Muttergottes an der Außenseite eines Hauses in der Wunderburggasse zu Nürnberg allen Unbilden des Wetters ausgesetzt, ehe sie in die Obhut des Museums kam. Der lange Verbleib am ursprünglichen Standort ist für den Verlust der alten farbigen Fassung verantwortlich, mit der sie sich als Himmelskönigin auswies: Ihr Mantel war blau und mit goldenen Zinnsternen übersät. Einige der Sterne haben die Zeiten überdauert, wenn auch ihr Goldglanz verlorenging. Die Beruhigung in der Bewegung der Falten, die zu einem geschlossenen Umriß mit langgezogenen, durchlaufenden Binnenformen führt, wie auch der pralle Kinderkörper und das rundliche Gesicht Mariä sind als Einfluß der neuen Sehweise Dürers zu werten. Sta

96 Der Erzengel Raphael und der junge Tobias, 1516. Veit Stoß; Horb a. N. 1447 (?)-1533 Nürnberg. Lindenholz, ungefaßt; Raphael 97 cm, Tobias 85 cm. Pl 2720. Leihgabe Jakobskirche, Nürnberg. Pl 1834. Leihgabe Stadt Nürnberg.
Die Gruppe zeigt den Erzengel Raphael, der sich dem jungen Tobias unerkannt als Begleiter auf einer gefahrvollen Reise anbietet, und war ursprünglich in der Nürnberger Predigerkirche aufgestellt. Das in Deutschland kaum bekannte Thema wurde von dem Stifter, dem in Nürnberg ansässigen Seidenhändler Raffael Torrigiani aus Florenz, bestimmt, der seinem Namenspatron huldigen und dessen Schutz auf Reisen erflehen wollte. Der Erzengel schwebt dem zögernd folgenden Tobias voran und trägt ein ermutigendes Lächeln zur Schau. Das über den rechten Arm geworfene Mantelende wirbelt auf, wie von einem Windstoß erfaßt. Ein solches Faltengebilde, in dem die letzten Möglichkeiten des Materials ausgeschöpft sind, gleicht einer Signatur des Meisters. Sta

97 Rosenkranztafel, Ausschnitt, um 1515. Werkstatt des Veit Stoß; Horb a. N. 1447 (?)-1533 Nürnberg. Tannen- (Tafel) und Lindenholz(Figuren); erhebliche Reste alter Fassung mit Ergänzungen; 233 : 173 cm. Pl 229. Leihgabe Stadt Nürnberg.
Die Thematik der Tafel, die sich bis ins 18. Jahrhundert als Altar im Südschiff der Nürnberger Frauenkirche befand, umfaßt das gesamte Heilsgeschehen. Im oberen Mittelfeld schließt der Rosenkranz den Gnadenstuhl (Kruzifix verloren) ein, verehrt von der Gemeinschaft der Heiligen. Oben flankieren Maria und Gabriel Gottvater, darunter erscheinen Vertreter des Alten und Neuen Testaments. Volkstümliche männliche und im untersten Rang weibliche Heilige folgen. Das Jüngste Gericht füllt das untere Mittelfeld. Die Rahmenstreifen bestehen aus Kleinreliefs mit der Genesis, dem Marienleben und der Passion. Oben findet sich ein Feld mit zwölf Nothelfern. Als hervorragende Leistung des Schnitzers fallen vor allem die Genesis-Reliefs auf. Andere Teile sind schwächer. Sta

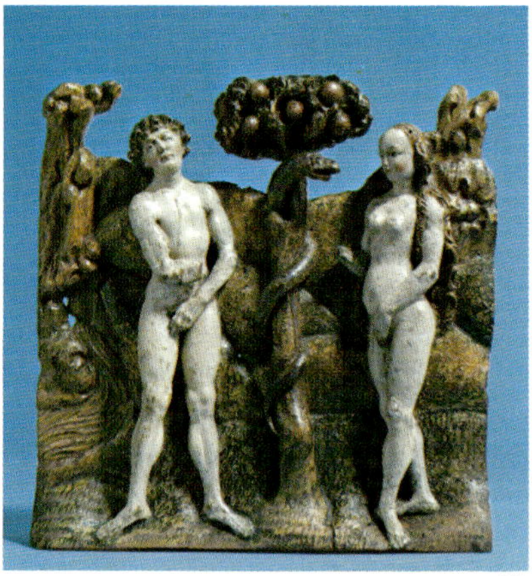

97

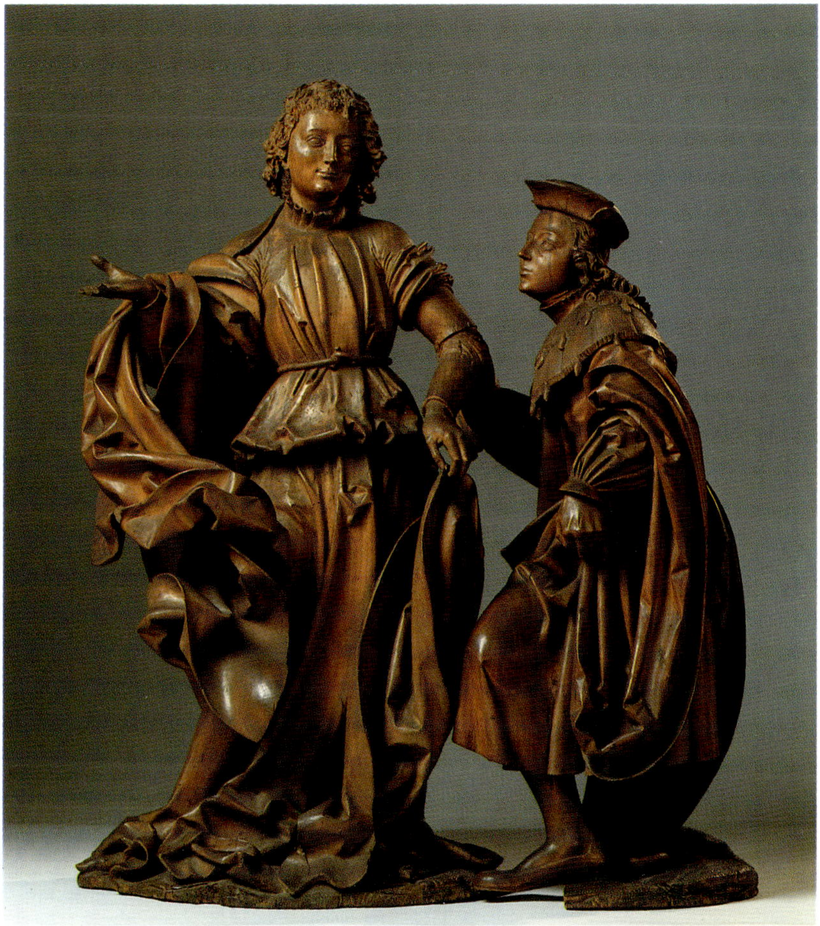

96

98 Der Hl. Veit im Ölkessel, 1520. Veit Stoß; Horb a. N. 1447 (?)-1533 Nürnberg. Lindenholz, alte Fassung abgelaugt; 50,5 cm. Pl 3013.
Der Hl. Veit gehört zu den vierzehn Nothelfern und wurde auch gegen die fallende Sucht, den Veitstanz, angerufen. Als Märtyrer wurde er in einem Ölkessel gesotten und deshalb von den Kesselschlägern als Patron verehrt. Die ungewöhnliche, in den Kesselboden der kleinen Skulptur eingeschnittene Signatur mit dem Meisterzeichen des Veit Stoß und dem Entstehungsjahr 1520 läßt erwägen, ob der Meister nicht persönlich seinen Namenspatron ehren wollte. Ursprünglich hatte die Figur wohl ihren Platz in einem Altarschrein. Bevor das Werk auf Umwegen ins Museum kam, befand es sich im Besitz des Dichters Leo Weismantel, der 1939 den Roman »Gericht über Veit Stoß« schrieb. Sta

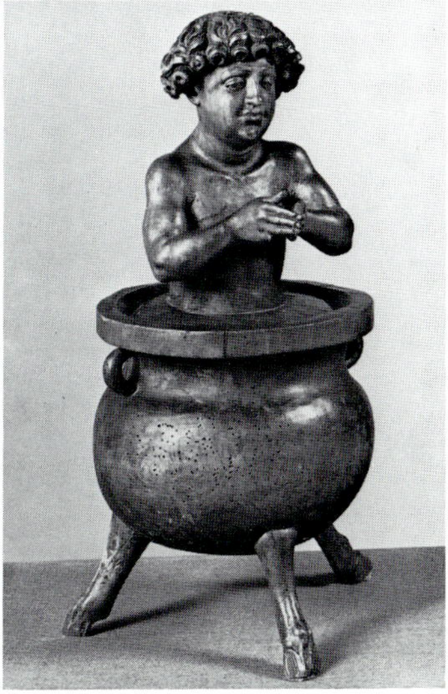

98

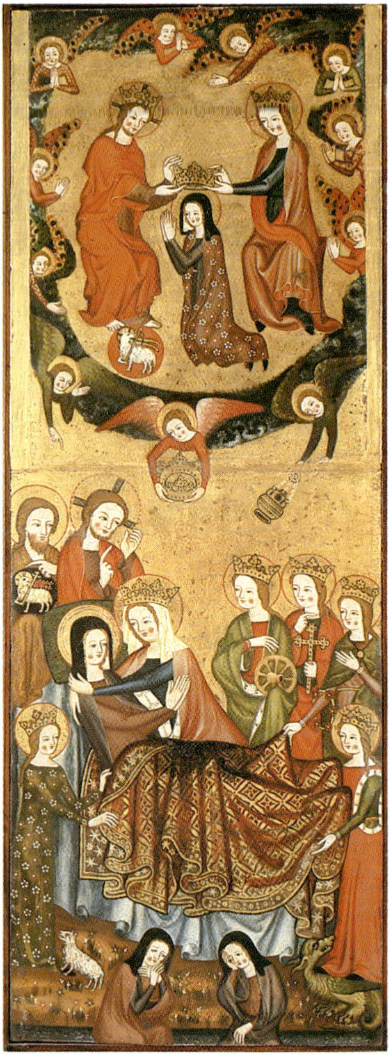

99

99 Tod und Krönung der Hl. Klara. Nürnberg, um 1360-70. Gemälde auf Holz; 102 : 37 cm. Gm 1187/1161.
Die Tafel bildet das aus zwei Teilen zusammengesetzte Bruchstück eines Altars der, zusammen mit stilistisch verwandten Altären, einst wahrscheinlich in der Nürnberger Niederlassung des Ordens der Hl. Klara stand. Der Maler hat sein selten dargestelltes Thema der Ikonographie des Marientodes angepaßt. Christus und Maria erscheinen zusammen mit anderen Heiligen am Bett der Sterbenden, die von ihren, im Bedeutungsmaßstab winzig klein wiedergegebenen, Mitschwestern beklagt wird. Entsprechend der Marienkrönung empfängt auch Klara im Himmel die Krone der Heiligkeit. Stilistisch steht die liebevoll erzählende Darstellungsweise in einer unmittelbaren Entsprechung zum Charakter des Frauenklosters. Str

100 Die Hll. Agnes, Margarethe, Barbara. Die Hll. Katharina, Ursula, Dorothea. Meister des Tucher-Altars; tätig in Nürnberg um 1440. Gemälde auf Holz; je 35 : 57 cm. Gm 120/121.
Die Nothelferinnen bildeten die Innenseiten der Predella eines ursprünglich für die Klosterkirche der Nürnberger Augustiner-Eremiten geschaffenen Altars, der sich jetzt in der Frauenkirche befindet. Die abgespaltenen Außenseiten zeigen die zwölf Apostel. Der Künstler vertritt in Nürnberg die um 1400 geborene Generation der Maler, die den auslaufenden »Weichen Stil« kräftig zupackend durch neue, körperlich-plastisch gesehene Formen ersetzen. Niederländisch-burgundische Vorbilder haben zur Bildung des Stils beigetragen, den der Meister in Nürnberg einführte. Str

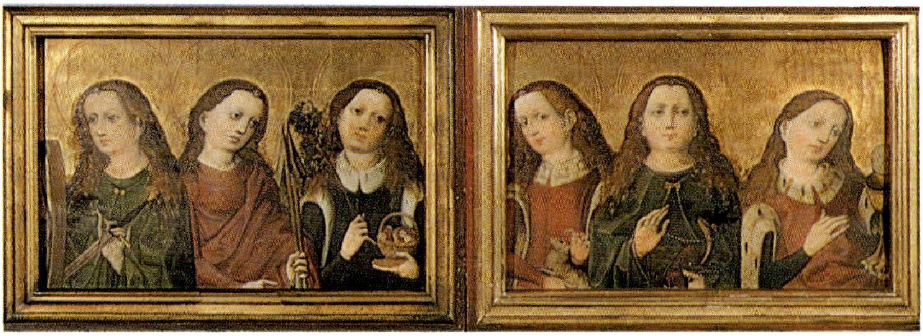

100

101 Die Kirchenväter Ambrosius und Augustinus, um 1495. Michael Wolgemut; Nürnberg 1434-1519. Gemälde auf Holz; 56,3 : 47,1 cm. Gm 150. Leihgabe Stadt Nürnberg.
Die Tafel bildete mit einer zweiten, die sich in englischem Privatbesitz befindet und die beiden anderen lateinischen Kirchenväter Hieronymus und Gregor zeigt, die Flügel der Predella eines Apostelaltars, den Andreas Harsdörffer in die Nürnberger Katharinenkirche stiftete. Die gelehrten Heiligen stehen zugleich für die ersten Interpreten der christlichen Lehre, die Evangelisten, deren Attribute, hier der Stier des Lukas und der Engel des Matthäus, ihnen beigesellt sind. Die eigenhändig ausgeführte Malerei läßt deutlich den harten Stil Michael Wolgemuts erkennen, der die kantigen Gesichter mit tiefen Falten durchschneidet, so daß die Halbfiguren den Charakter von geschnitzten Büsten annehmen. Str

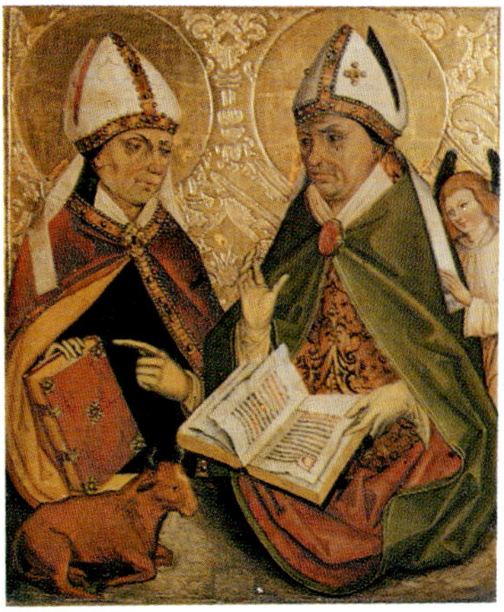

101

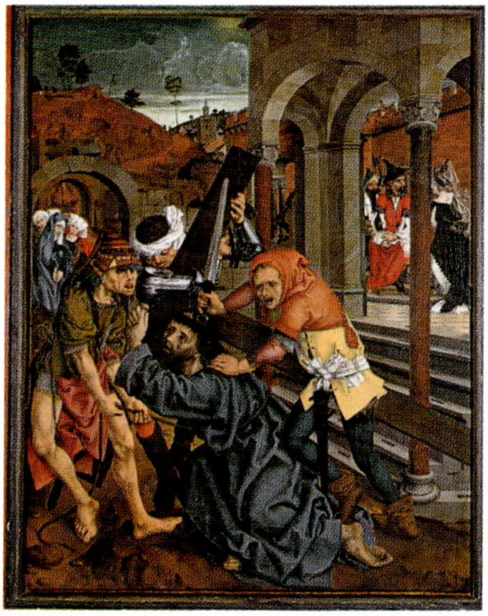

102

102 Christus fällt unter dem Kreuz, um 1495. Monogrammist LCz; tätig in Bamberg um 1485-1500. Gemälde auf Holz; 78,5 : 61,2 cm. Gm 1025.
Das Monogramm, nach dem der Künstler benannt wird, findet sich auf einer Reihe von Kupferstichen, die von der gleichen Hand stammen, doch konnte die Persönlichkeit bisher noch nicht einwandfrei identifiziert werden. Als Maler zeichnet sich der Meister innerhalb der fränkischen Kunst als feiner Kolorist aus. Durch Farbklänge der beherrschenden Gruppe im Vordergrund wird die Intensität der Beziehungen gesteigert und die Verbindung zu den Nebenereignissen, den trauernden Frauen um Maria und dem Zwiegespräch des Pilatus mit seiner Frau, hergestellt. Die Darstellung des Falles Christi unter dem Kreuz, der sich in der Kreuzwegverehrung des deutschen Sprachraums siebenmal wiederholte, wurde wohl durch Passionsspiele angeregt. Str

103 Christus am Ölberg. Nürnberg, um 1480. Gemälde auf Holz; 110 : 77,2 cm. Gm 159a. Leihgabe Stadt Nürnberg.
Die eindringliche Darstellung der Todesangst Christi hatte den Passionsaltar, der einst in der Nürnberger Katharinenkirche stand, im Volksmund zum »Angstaltar« werden lassen. Erstmals in der deutschen Kunst wird die Dunkelheit der durch natürliche und übernatürliche Lichtquellen erhellten Nacht wirklich dargestellt und nicht nur im Gebrauch von Fackeln symbolisch angedeutet. Zu dieser Bewältigung der Lichteffekte wurde der Maler wohl durch niederländische Werke angeregt, deren Kenntnis ihm auch die Gestaltung des Lichtes im Sonnenaufgang der Auferstehung Christi des gleichen Altars ermöglichte. Str

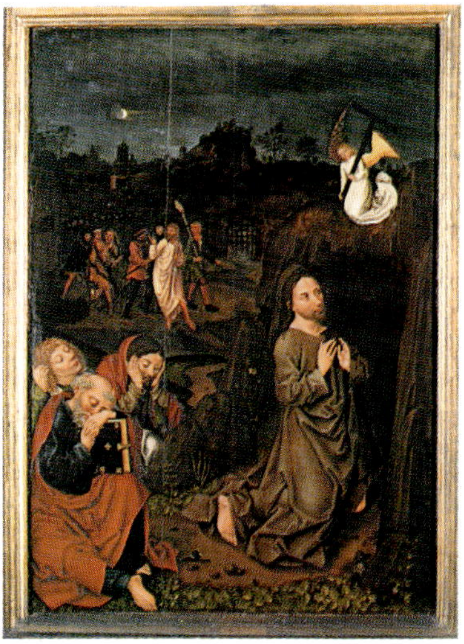

103

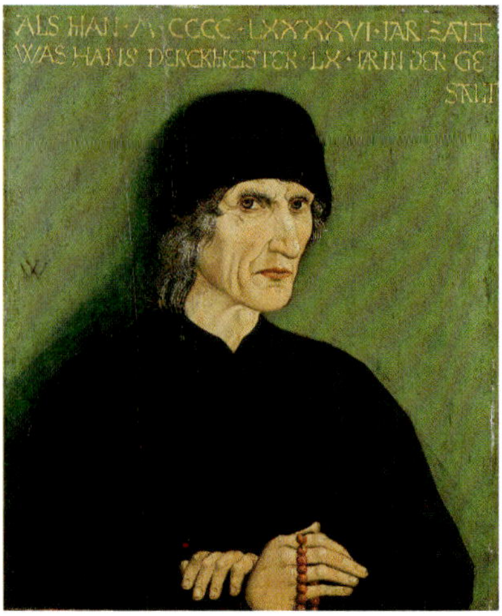

104

104 Bildnis des Hans Perckmeister, 1496. Michael Wolgemut; Nürnberg 1434-1519. Gemälde auf Holz; 50,7 : 41,5 cm. Gm 135.
In keiner anderen deutschen Stadt wurde so schnell und vielfältig von der neuen Möglichkeit Gebrauch gemacht, sich im eigenen Bildnis zu erhöhen und weiterleben zu lassen, wie in Nürnberg. Auch den Porträts, die in größerer Zahl in seiner Werkstatt entstanden, drückt Wolgemut den Stempel seines herben Realismus auf. Dabei steht die Wiedererkennbarkeit durch die Anbringung von physiognomischen Merkmalen vor der Erfassung der gesamten Persönlichkeit aus ihren charakteristischen Zügen. Str

105 Bildnis des Domherrn Georg Graf von Löwenstein, um 1456. Hans Pleydenwurff; Bamberg (?) um 1420-1472 Nürnberg. Gemälde auf Holz; 34 : 25 cm. Gm 128.
Das Bildnis des greisen Domherrn von Bamberg gehört zu den frühesten Porträtleistungen der deutschen Malerei, die erst in der zweiten Hälfte des 15. Jahrhunderts die vergängliche Gestalt des Individuums zum selbständigen Bildinhalt erhob. Das Porträt des Löwenstein war allerdings der religiösen Sphäre noch nicht ganz entrückt. Es bildete zusammen mit einer Darstellung des von Wunden gezeichneten Erlösers ein Diptychon. Genaue Kenntnis niederländischer Malerei, in der das Porträt schon einige Jahrzehnte heimisch war, befähigte den Maler, an den Beginn der neuen Bildgattung ein Meisterwerk zu stellen. Str

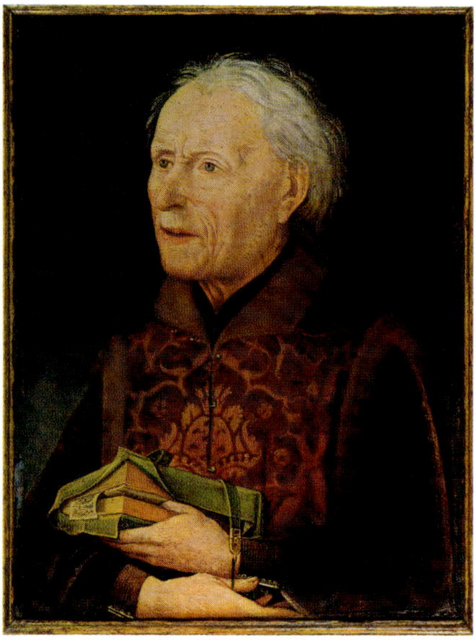

105

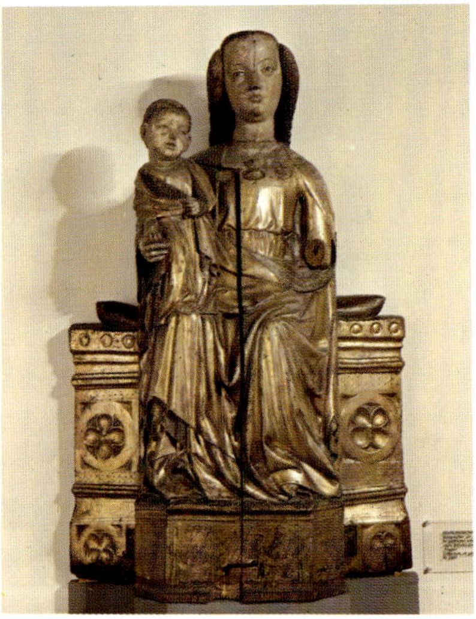

106

106 Schreinmadonna. Westpreußen, Ende 14. Jahrhundert. Lindenholz, mit alter Fassung und Vergoldung; 126 cm. Pl 2397.
Die Gottesgebärerin als goldenen Schrein aufzufassen, der ein Heiligtum birgt, war dem Mittelalter ein naheliegender Gedanke. Die mystische Spekulation des 14. Jahrhunderts kombinierte diese Vorstellung mit anderen marianischen Symbolgehalten: hier mit dem Bild der Schutzmantelmadonna. Das Bildwerk kann in der Senkrechten getrennt werden. Bei der Öffnung des Schreins erscheinen dann auf gemalten Flügeln die geistlichen und weltlichen Stände als Schutzflehende unter dem ausgebreiteten Mantel. Das eigentliche Heiligtum, das gleichfalls im Innern Mariä sichtbar wird, ist der plastisch gebildete »Gnadenstuhl«: Gottvater mit dem (verlorenen) Kruzifixus in Händen und die (ebenfalls verlorene) Heiliggeisttaube. Sta

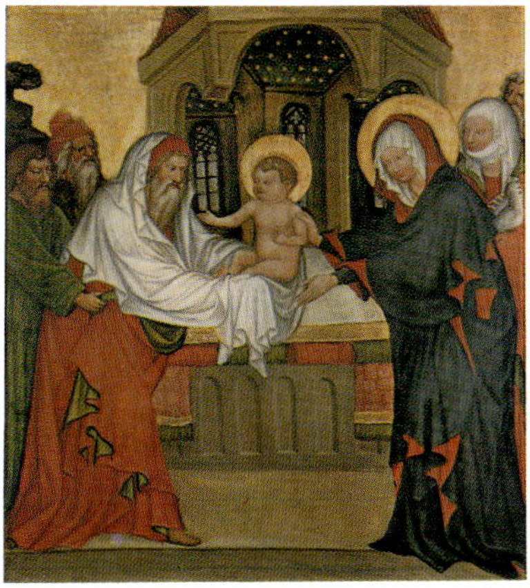

107

107 Die Darbringung Jesu im Tempel, um 1425. Meister von Raigern; tätig in Mähren um 1410-30. Gemälde auf Holz; 82,3 : 75,4 cm. Gm 306.
Das mosaische Gesetz verpflichtete zur Übergabe des Erstgeborenen an den Priester und seine Auslösung vom Tempeldienst durch ein Opfer. Durch die aufrechte Haltung macht der Maler auf die besondere Stellung des Jesuskindes aufmerksam, das der Priester mit verhüllten Händen, einer noch heute im römischen Ritus gültigen Gebärde der Ehrfurcht, empfängt. Die Tafel war Teil eines großen Marien- und Jakobsaltars, der einst wohl in der Jakobskirche in Brünn stand. Der Meister, benannt nach einem Altar in Stift Raigern (Rajhrad) bei Brünn, verbindet in seinem Stil, der sich durch klar abgesetzte Flächen in heller, einheitlicher Farbigkeit auszeichnet, böhmische und österreichische Elemente. Str

108 »Maria lactans«. Niederösterreich, um 1380. Lindenholz, alt gefaßt; 94 cm. Pl 2387.
Schon in antiken Kulten ist die Vorstellung der Muttergöttin entwickelt worden, die ihrem Sohn die Brust reicht. Die äußere Bildform wurde vom vormittelalterlichen Christentum übernommen und auf die Hl. Maria übertragen. Die Kunst des Spätmittelalters betont im Gegensatz zur hieratischen Auffassung von Antike und Frühchristentum das natürliche Verhältnis zwischen Mutter und Kind. Aus dem Alltagsgeschehen ist die Skulptur aus der Sigmundskapelle bei Mariazell in der Steiermark aber herausgehoben durch die idealisierende Fassung des Gewandes in Weiß und Gold; farbig ist nur das Inkarnat. Sta

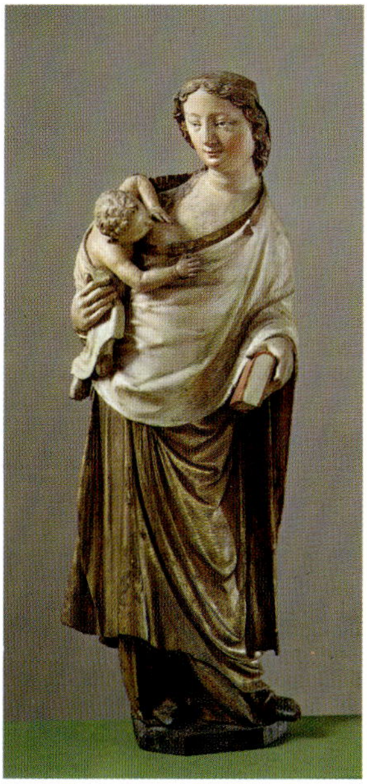

108

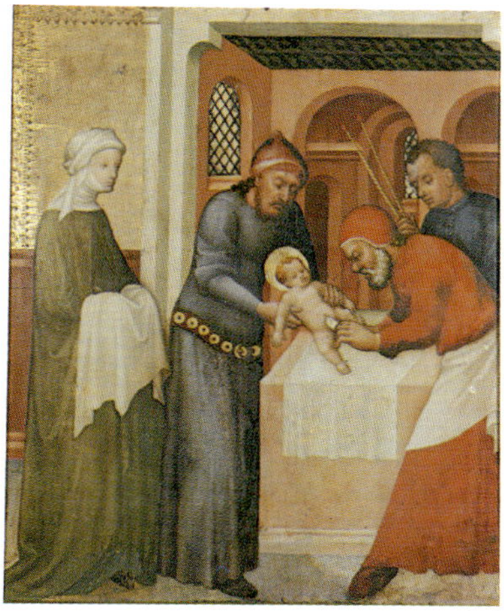

109

109 Die Beschneidung Jesu, um 1430. Wiener (?) Werkstatt; tätig um 1410-30. Gemälde auf Leinwand über Holz; 81,2 : 69 cm. Gm 307.
Die Tafel gehört zu einer Gruppe von Bildern, die den »Weichen Stil« der Frühzeit des 15. Jahrhunderts in Österreich vertritt. Die Werkstatt, in der über einen längeren Zeitraum mehrere Künstler verhältnismäßig selbständig tätig waren, dürfte in Wien mit Ausstrahlung nach Wiener Neustadt ansässig gewesen sein. Der Künstler gibt unter Verwendung weniger, leuchtender Farben und einer Architekturangabe mit komplizierten Durchblicken den Akt der Beschneidung wieder. Die beiden langen, gedrehten Kerzen in der Hand des Mannes weisen über das Fest der Reinigung Mariens (Lichtmeß) auf die Darstellung des Jesuskindes im Tempel, die im Text des Lukasevangeliums der Beschneidung folgt. Str

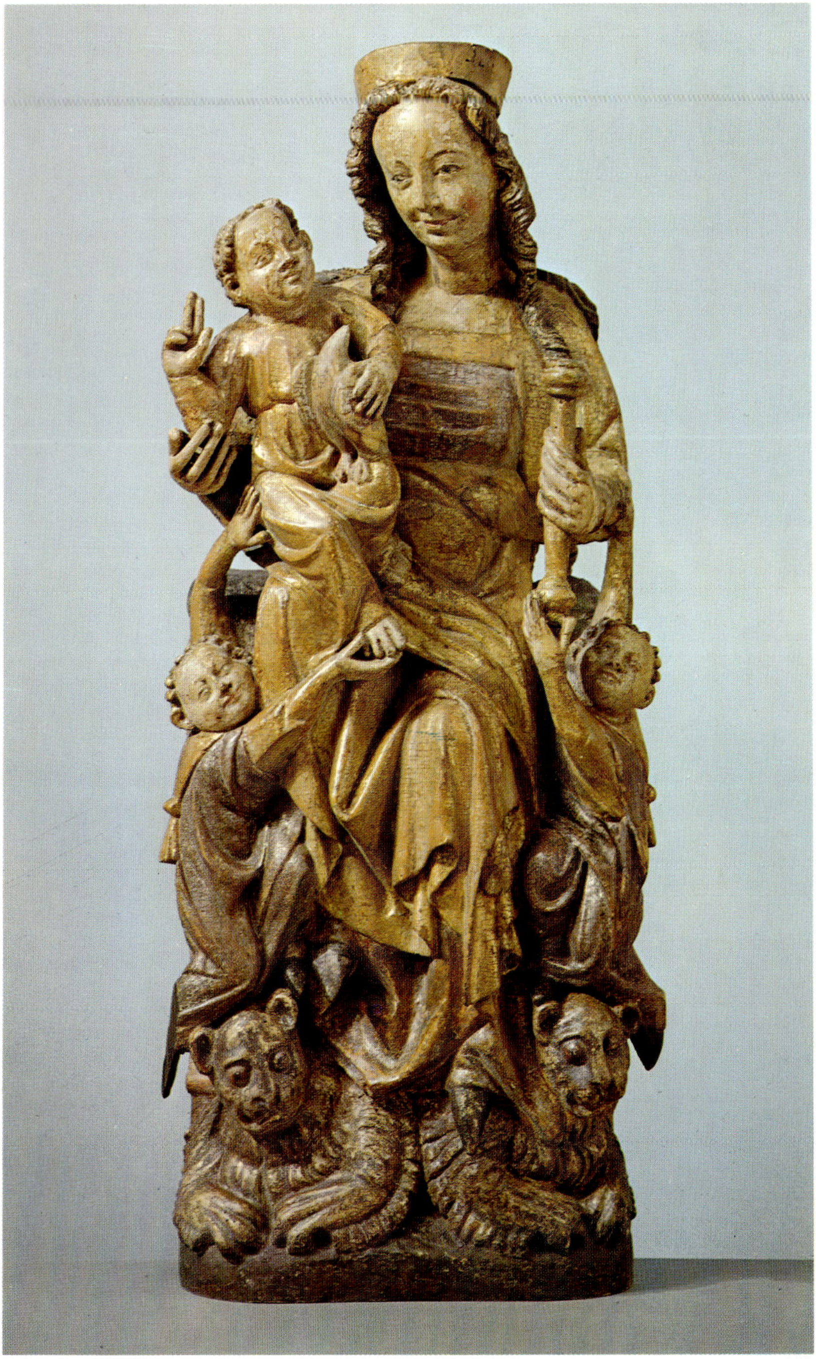

110

110 Die Muttergottes als »Neuer Thron Salomonis«. Schlesien, um 1370. Lindenholz, alt gefaßt; 85 cm. Pl 2876.
Maria wurde als der »Neue Thron Salomonis« gepriesen, da auf ihrem Schoß die ewige Weisheit, der »wahre Salomon«, in Gestalt des Christusknaben saß. Um diese Metapher in der Sprache der bildenden Kunst auszudrücken, wurde Mariens Sitz mit den Attributen des Thrones des weisen Königs ausgestattet. Nach der Beschreibung im Buch der Könige standen zwei Löwen neben den Armlehnen, zwölf weitere auf den Stufen. Die Darstellung der Muttergottes auf dem Löwenthron war besonders in der schlesischen Kunst des 14. Jahrhunderts beliebt. Diese Figur stammt aus einer Kirche der ehemaligen Grafschaft Glatz. Die idealisierende Fassung verwendet vorzugsweise Gold und Silber. Sta

111 Die Verlobung der Hl. Agnes, um 1495-1500. Meister des Bartholomäusaltars; tätig in Utrecht und Köln um 1450-1510. Gemälde auf Holz; 41,2 : 33,2 cm. Gm 1634.
Das Thema ist im Gegensatz zu der häufig dargestellten Verlobung der Hl. Katharina auf die niederländisch-niederdeutsche Kunst der Spätgotik beschränkt. Die erst dreizehnjährige Tochter aus edlem römischen Geschlecht wies nach der Erzählung der Legenda aurea den Antrag des Sohnes des Präfekten zurück, da sie sich bereits einem anderen Bräutigam verlobt habe, dessen Mutter Jungfrau sei. Der Maler, in den zierlichen Gesichtern der Mädchen-Frauen, dem Spiel der grazilen Hände, dem modischen Reichtum des Kostüms und der Raffinesse der Farbgebung unverkennbar, formte seinen Stil unter der Einwirkung der Malerei in Utrecht und war anschließend in Köln tätig, wo er für die Klosterkirche der Kartäuser mehrere große Altäre schuf. Str

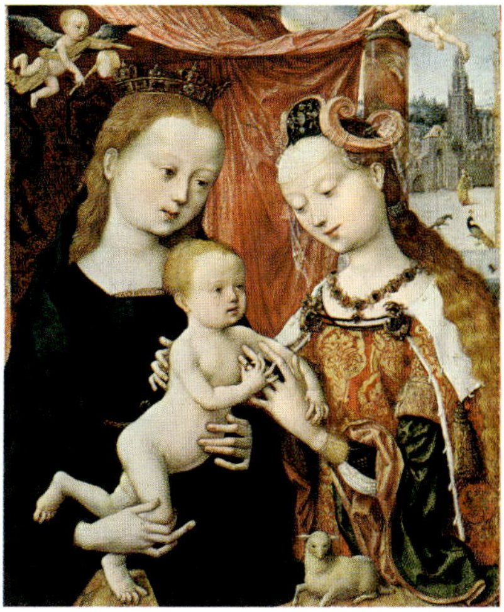

111

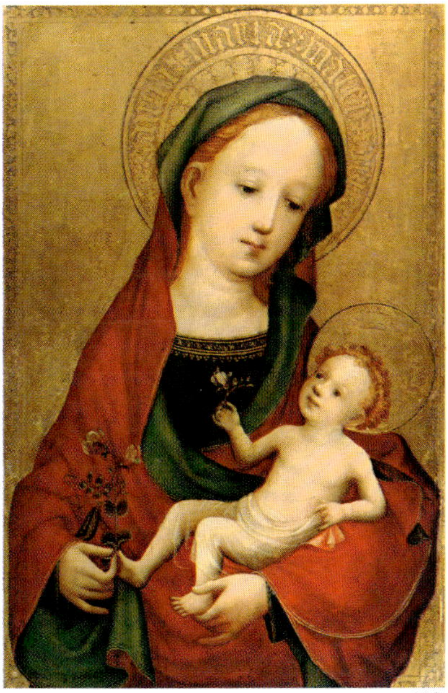

112

112 Die Muttergottes mit der Erbsenblüte, um 1410. Meister der Hl. Veronika; tätig in Köln um 1400-20. Gemälde auf Holz; 54 : 36 cm. Gm 4. Leihgabe Wittelsbacher Ausgleichsfonds.
Durch eine sanfte Neigung und Wendung des Hauptes trifft sich der Blick der Mutter und des in ihren Armen liegenden Kindes. Mit spitzen Fingern werden die Blüten des Erbsenstrauchs gehalten. Die aufgebrochene Hülse am größeren Zweig in der Hand der Madonna dient als Symbol der Mutterschaft der mädchenhaft jungen Frau. Die Darstellung der Gottesmutter in Halbfigur hat ihre Quellen in der byzantinischen Kunst, deren hoch verehrte und vielfach kopierte Gnadenbilder die Form vermittelten. Im Werk des frühen Kölner Meisters verbindet sich im Schmelz der Farbe und in dem Wohllaut der schwingenden Konturen die alte Tradition aufs glücklichste mit dem Zeitstil. Str

113 Maria mit dem Kind, 1499. Hans Holbein d. Ä.; Augsburg um 1465-1524 Isenheim (?). Gemälde auf Holz; 46,5 : 32,4 cm. Gm 273. Leihgabe Wittelsbacher Ausgleichsfonds.
Mit Hans Holbein d. Ä. wurde Augsburg an der Wende vom 15. zum 16. Jahrhundert zu einer der bedeutendsten Pflegestätten deutscher Malerei. Ohne direkte Kenntnis italienischer Renaissancekunst entwickelte er einen Stil, der als Ausdruck eines eigendeutschen klassischen Gefühls erscheint. Die kleine Tafel gehört zu den frühen Werken des Malers. Nach Ausweis der Wappen in dem wuchernden Maßwerk wurde das Bild von dem Augsburger Georg Gossenbrot und seiner Gemahlin Radegundis Eggenberger gestiftet. Str

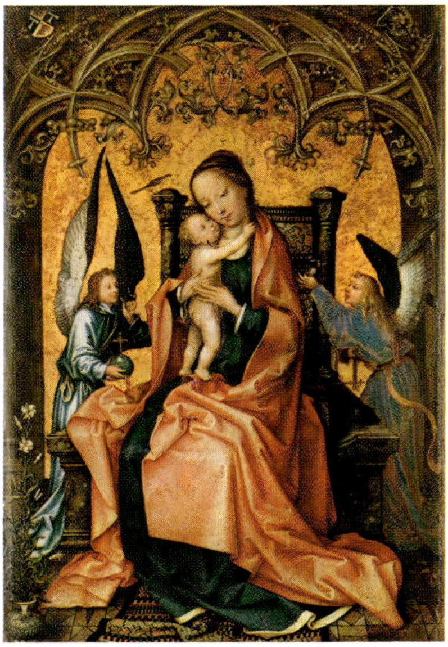

113

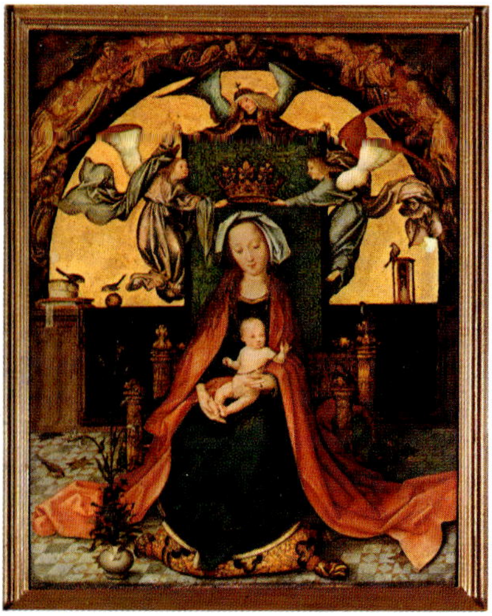

114

114 Maria mit dem Kind von Engeln gekrönt, um 1505. Hans Holbein d. Ä.; Augsburg um 1465-1524 Isenheim (?). Gemälde auf Holz; 63,5 : 49,5 cm. Gm 279. Leihgabe Wittelsbacher Ausgleichsfonds.
Das Bild zeigt gegenüber der verwandten älteren Darstellung einen stilistischen Wandel, der einer allgemeinen Entwicklung entspricht. Durch die Verschiebung der Bildgrenzen haben die Waagrechten, die durch eine lange Balustrade mit Vögeln und allerhand Gegenständen unterstützt werden, an Bedeutung gewonnen. An die Stelle eines Strebens aus der Beengung nach oben ist ein ausgewogenes Verhältnis von Vertikalen und Horizontalen getreten, das dem Bildraum Weite und Festigkeit verleiht. Str

115 Allegorie auf Leben und Tod. Oberrhein, um 1480. Gemälde auf Holz; 95,2 : 22 cm. Gm 109. Leihgabe Wittelsbacher Ausgleichsfonds.
In welchem Zusammenhang die beiden Allegorien als Hinweis auf die Vergänglichkeit irdischen Lebens zu dienen hatten, läßt sich bei der außerordentlichen Seltenheit profaner Darstellungen in der Tafelmalerei des 15. Jahrhunderts nicht mehr mit Sicherheit feststellen. Das Thema gehört zu den Mahnungen, des unabwendbaren Endes stets eingedenk zu sein, die auch mit Porträtdarstellungen verbunden waren. Die Durchführung in der Gegenüberstellung des Werdens und Vergehens, in die auch die Landschaft einbezogen wird, weist auf die höfische Verfeinerung des Lebensstils im burgundischen Kulturkreis. Der Maler wurde in den Niederlanden geschult, ehe er im Bodenseegebiet tätig war. Str

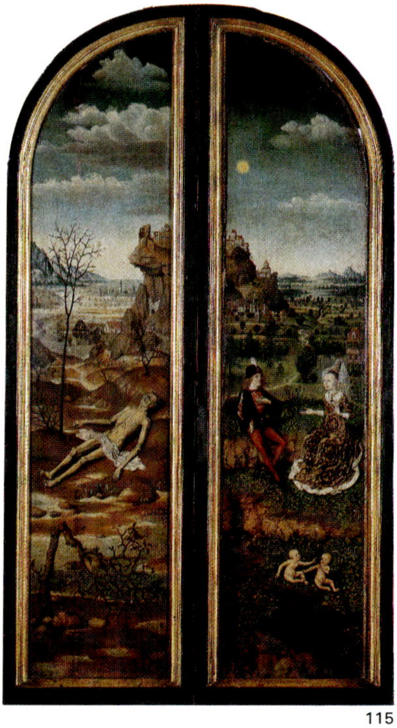

115

116 Johannes Ev. und das apokalyptische Weib, 1453. Meister von Hallein; tätig in Salzburg um 1440-60. Gemälde auf Holz; 31,2 : 22,2 cm. Gm 1121.
Auf der Innenseite des rechten Flügels eines doppelseitig bemalten Diptychons erscheint Maria in der Identifizierung mit dem von Johannes geschilderten Weib, das am Ende der Tage erscheint, »bekleidet mit der Sonne, den Mond unter ihren Füßen, auf ihrem Haupt eine Krone von zwölf Sternen«. Wie der Maler stilistisch noch der höfischen Gotik des Jahrhundertanfangs verpflichtet ist, so bedeutet auch die Gestaltung des Klappaltärchens als Diptychon den Rückgriff auf eine im 14. Jahrhundert entwickelte Form, die in der traditionellen Gegenüberstellung von Marien- und Passionsdarstellungen in der deutschen Kunst späterer Zeit kaum noch auftritt. Str

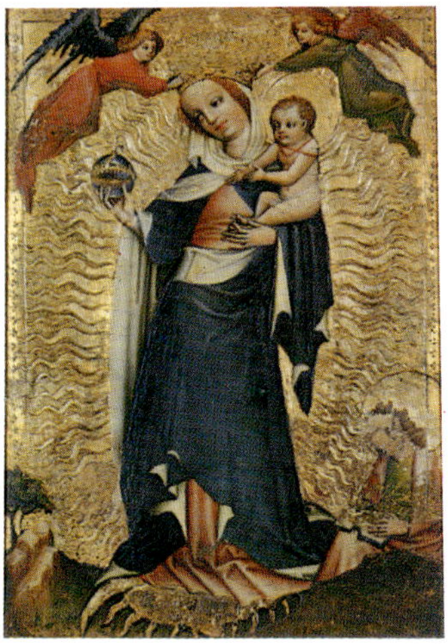

116

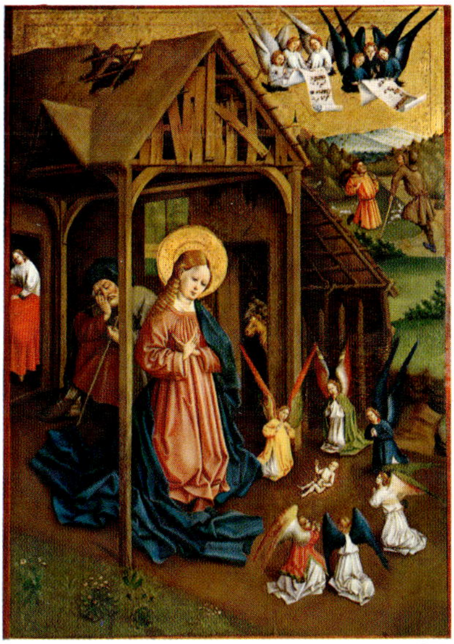

117

117 Die Anbetung des Kindes, 1457. Johann Koerbecke; gest. 1491 Münster/W. Gemälde auf Holz; 93:65 cm. Gm 1400.
Die sechzehn Bilder des Hochaltars der Zisterzienserkirche Marienfeld wurden bei der Aufhebung des Klosters in zahlreiche Museen zerstreut. Johann Koerbecke, 1432 Bürger in Coesfeld, 1453 in Münster ansässig, gehört zu jener Generation von Malern, die ihre Umwelt mit neuen Augen sahen und mit Hilfe ihrer Erfahrungen die alten Themen der Heilsgeschichte als reale Ereignisse der Gegenwart schilderten. Konstruktion, Baustoff und Räumlichkeit der Hütte werden im aufleuchtenden und verdämmernden Licht deutlich gemacht, der Standort der Figuren im Raum geklärt, der Blick über Wiesen und Wege in die Tiefe der Landschaft geführt. Str

118 Der Hl. Georg im Kampf mit dem Drachen. Niederösterreich, um 1380. Lindenholz, alt gefaßt; 146 cm. Pl 32.
Die Freiplastik, also die Statue, die ohne direkte Bindung an die Architektur aufgestellt ist, war im Mittelaltar eine Seltenheit. Zu den Ausnahmen gehört dieser Drachenkampf des Hl. Georg, der u.a. durch die Sorgfalt der Oberflächenbehandlung auch auf der Rückseite als mehransichtig zu erkennen ist. Ihre eigentliche Bedeutung erhält die Figur als Reliquienbehälter. In die Brust war ein Schaugefäß eingelassen, dessen Metallrahmen für den Deckel aus Bergkristall sich erhalten hat. Die farbige Fassung ist besonders kostbar angelegt. Die Metallteile der Rüstung sind versilbert und vergoldet, der bunte Waffenrock mit eingesetztem roten Kreuz ist durch gepunzte Goldmusterung verschönt, der tiefsitzende Dusing (Gürtel) mit einst vergoldeten Maßwerkbeschlägen aus Zinn versehen. Sta

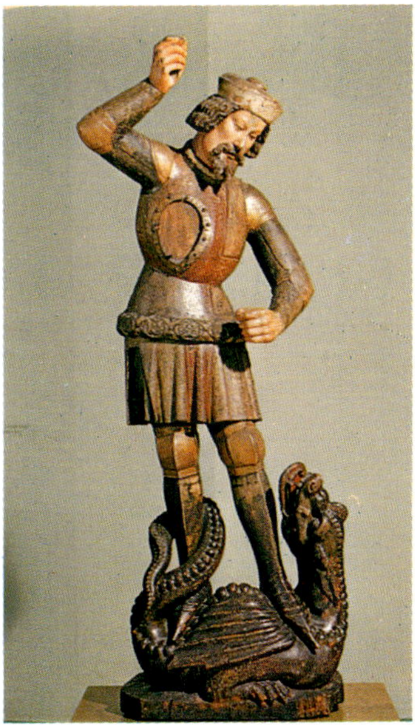

118

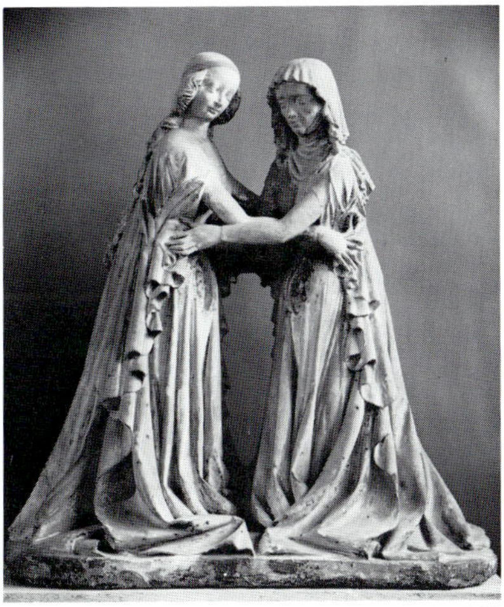

119

119 Die Heimsuchung Mariä. Niederbayern, Anfang 15. Jahrhundert. Sandstein; 96 cm. Pl 2401.
An der Ausbildung von Andachtsbildern sind häufig Frauenklöster beteiligt. So stand auch diese Gruppe ursprünglich im Nonnenkloster Niedernburg in Passau. In der thematischen Behandlung verdankt die Szene der Heimsuchung der weiblichen Gefühlsregung ihre verklärenden Züge. Maria und Elisabeth begrüßen sich, indem sie sich gegenseitig ihrer Schwangerschaft versichern. Mit Zartheit und zugleich Anmut ist das beiderseitige Abtasten der gesegneten Leiber wiedergegeben. Die sichtbaren Leibesfrüchte waren ursprünglich durch Glasverschlüsse geschützt. Maria darf als Jungfrau ihre Lokkenpracht – ursprünglich vergoldet – zeigen, während die Ehefrau Elisabeth ihre Haare verbergen muß. Sta

120 Die Anbetung der Hirten, um 1500. Meister des Hausbuchs; tätig am Mittelrhein bis um 1510. Gemälde auf Holz; 160,5 : 59,3 cm. Gm 1823. Leihgabe B. Staatsgemäldesammlungen.
Ein für die Zeit ungewöhnlich enges Verhältnis zur Wirklichkeit, das die Zeichnungen im sog. Mittelalterlichen Hausbuch und eine Reihe von Kaltnadelradierungen auszeichnet, findet sich in der Bindung an religiöse Themen auch in den Gemälden des Meisters wieder. Die Hirten sind wetterharte Gesellen in Kleidung geeignet für die Nacht auf dem Felde, aber als Zeichen der Armut ihrer Träger abgenützt und teilweise zerrissen. Das Kind liegt auf einem Tuch im Steintrog, der Ochs und Esel als Krippe dient, der zugleich aber auf den Sarkophag verweist, in den der Leichnam des Erlösers, in Tücher gehüllt, gelegt werden wird. Im Landschaftsausblick über den Bretterzaun auf Bach und Brücke zeigt sich ein Naturgefühl, das sich an der Realität orientiert hat. Str

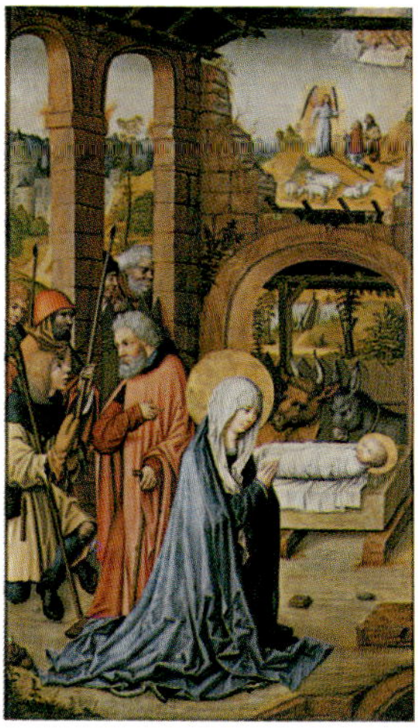

120

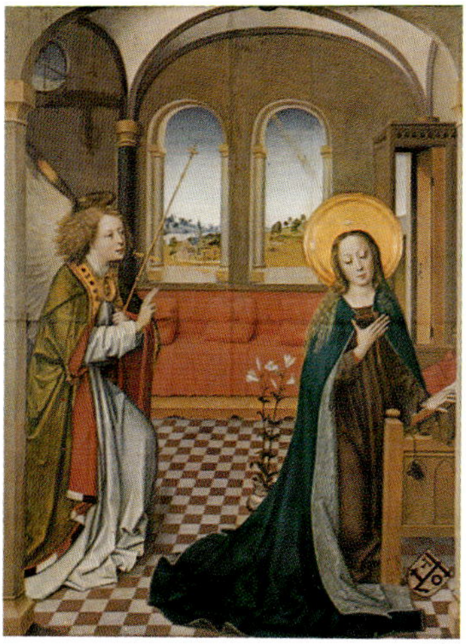

121

121 Die Verkündigung an Maria, um 1464. Meister der Lyversberger Passion; tätig in Köln 2. Hälfte 15. Jahrhundert. Gemälde auf Holz; 186,9 : 137 cm. Gm 22. Leihgabe Wittelsbacher Ausgleichsfonds. Flügelaußenseite eines 1464 gestifteten Altars der Kölner Kartause. Der Maler steht wie der Meister des Marienlebens in der Nachfolge Stefan Lochners und verbindet die Kölner Tradition mit den Neuerungen der niederländischen Malerei. Die Figuren sind in ein weites gewölbtes Zimmer gestellt, dessen perspektivischer Vorstoß in die Tiefe durch die Bahnen der violetten und weißen Fliesen des Fußbodens unterstützt wird. Die Gestalten des grüßenden Engels und der sich ihm zuwendenden Maria erhalten damit einen Freiraum, in dem sie sich entfalten können, und gewinnen eine Monumentalität der Form, die anderen, gleichzeitig arbeitenden Malern der Kölner Schule fremd ist. Str

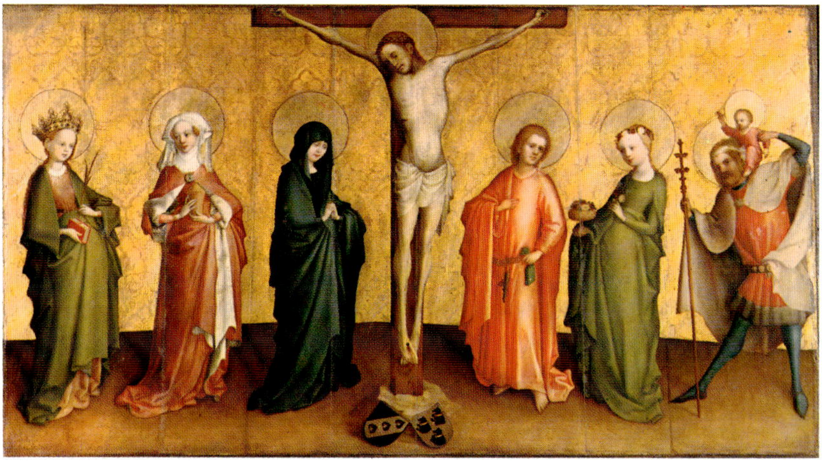

122

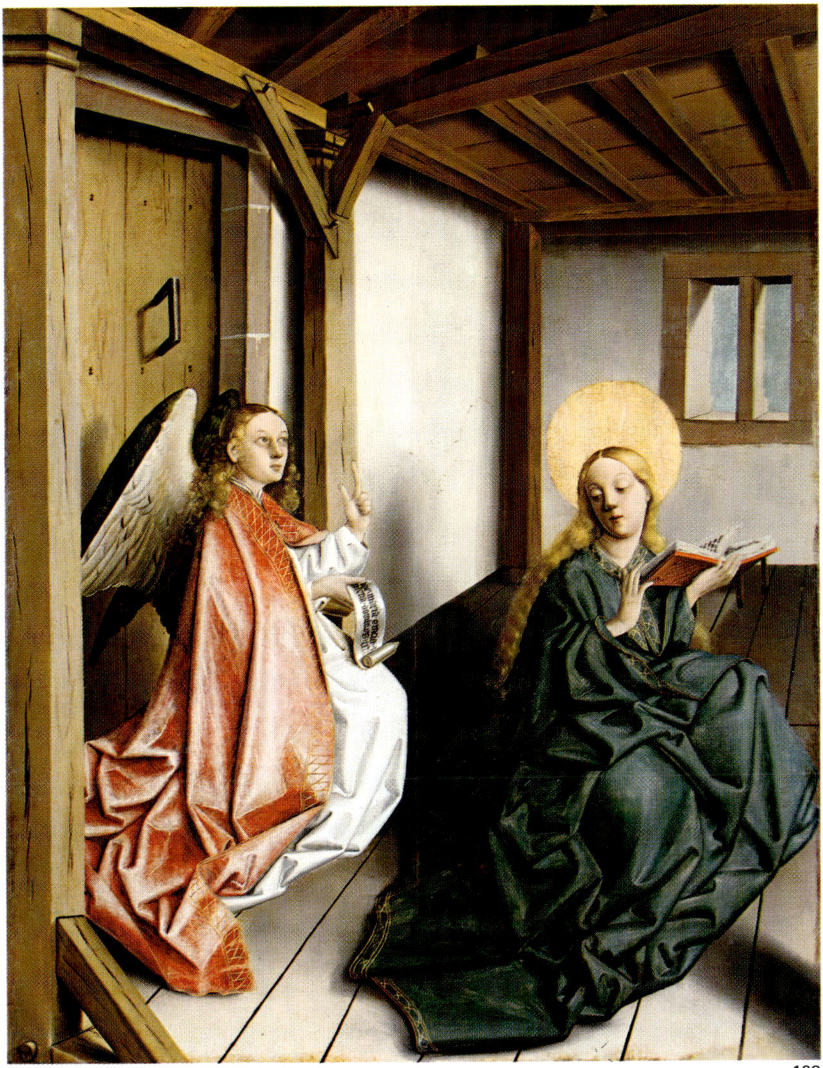

123

122 Christus am Kreuz, um 1445. Stefan Lochner; Meersburg/Bodensee um 1410-1451 Köln. Gemälde auf Holz; 107,5:190,3 cm. Gm 13.
Auf einer schmalen Bühne stehen Maria und Johannes (zu seinem Buchbeutel vgl. Nr. 161) unter dem Kreuz als Zeugen der letzten Stunden Christi. Ihnen beigegeben sind die Hll. Ursula (?) und Magdalena, Dorothea und Christophorus. Die Auswahl geht wohl eher auf ihre allgemeine Beliebtheit als auf eine Verbindung zu den Stiftern Andreas von Dallem und Gertrud Struyss zurück, deren Wappen an die Andeutung des Golgathafelsens gelehnt sind. Weich fließen die in ihrer Beschaffenheit meisterlich charakterisierten Gewänder, deren Alternieren in warmen Rot- und kühlen Blau- und Grüntönen noch einmal die ausgewogene Symmetrie der Tafel betont. Obwohl Lochner aus Meersburg zuwanderte, wurde seine Kunst reinster Ausdruck Kölner Malerei. Str

123 Die Verkündigung an Maria, um 1444. Konrad Witz; Rottweil um 1400-1445/46 Basel (?). Gemälde auf Holz; 156:120 cm. Gm 878.
Der mit höchster Eindringlichkeit geschilderte schmucklose Raum, in den das Licht durch ein Fenster im Hintergrund und aus einer weiteren, unsichtbaren Quelle rechts vorne einfällt, umfängt schirmend die behutsamen Gebärden der Figuren. Die Botschaft, die Gabriel zu bringen hat, ist auf einem Schriftband niedergelegt, das seine rechte Hand entrollt. Maria empfängt das Wort des Herrn mit einer leisen Wendung des Hauptes. Scharfe Schlagschatten lassen die Bolzen im rissigen Holz des Trägergerüstes, die Krampe, die als primitiver Griff in die Tür geschlagen ist, hervortreten. Die herbe Kraft der Gestalten und des Raums sind die Frucht einer genauen Beobachtung der realen Gegebenheiten, die, von den Niederlanden ausgehend, der Malerei neue Impulse gab. Str

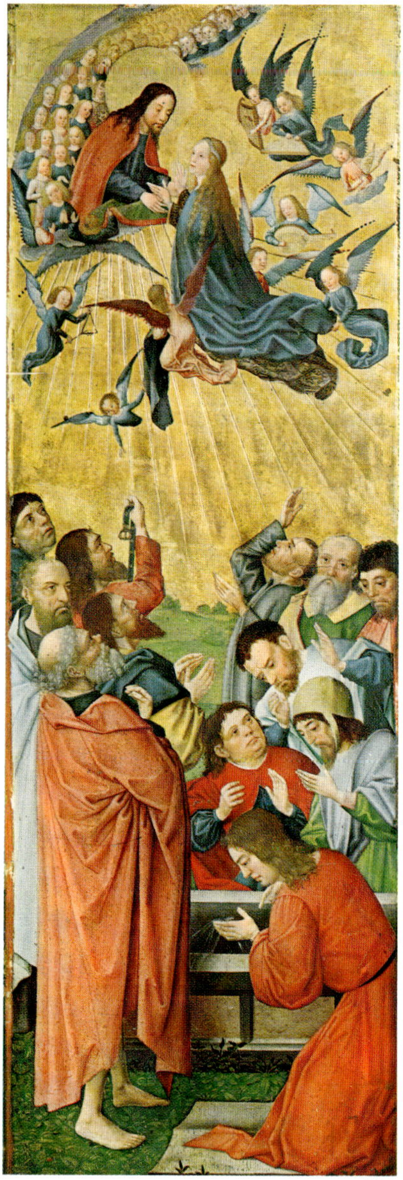

124

124 Die Aufnahme Mariens in den Himmel, um 1480. Meister der heiligen Sippe; tätig in Köln um 1480- um 1520. Gemälde auf Holz; 123,5 : 42 cm. Gm 31. Leihgabe Wittelsbacher Ausgleichsfonds. Die Tafel ist Teil eines Altars aus dem Benediktinerinnenkloster zu den Macchabäern in Köln, der auf den Flügeln und der jetzt im Louvre befindlichen Mitteltafel die Sieben Freuden Mariä zeigte. Zur Bestattung Mariens versammelt, umstehen die Apostel das plötzlich leere Grab, in dem allein der Schleier zurückgeblieben ist. Der wiederum ungläubige Thomas hält als Zeichen des Wunders den Gürtel in der Hand, den die Gottesmutter, im Himmel von Christus empfangen, ihm zugeworfen hat. Die reiche Produktion der Werkstatt des Meisters der heiligen Sippe führte die Kölner Malerei an der Wende eines spätgotischen Stils, der die Figuren in starkfarbiger Buntheit isolierte, zu einer neuen Vereinheitlichung des Bildfeldes durch eine Farbskala tonig aufeinander bezogener Werte. Str

125 Die Taufe der Hl. Ursula, um 1495-1500. Meister der Ursulalegende; tätig in Köln, Wende 15./16. Jahrhundert. Gemälde auf Leinwand; 124 : 114 cm. Gm 38.
Ein heute auf mehrere Sammlungen verteilter Zyklus der Ursulalegende erzählt in zahlreichen Bildern ausführlich das Leben der Heiligen von ihrer Taufe bis zu ihrem Märtyrertod in Köln als Ereignisse der Gegenwart. Ungewöhnlich ist die Verwendung von Leinwand als Bildträger, die dadurch ermöglicht wurde, daß die Bilder einzeln in einer Kölner Kirche, die nicht mehr mit Sicherheit festgestellt werden kann, hingen. Der Maler hat die Besonderheit der Technik, bei der die Struktur des Gewebes auf der Bildoberfläche wirksam wird, geschickt mit seinem auf die Abstimmung gedämpfter Farbwerte gerichteten Kolorismus verbunden. Str

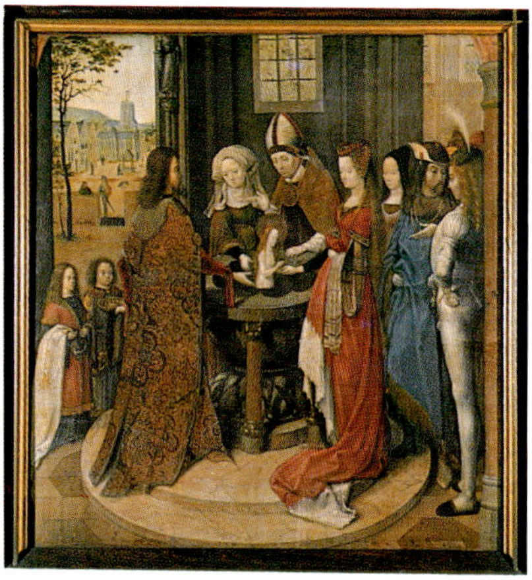

125

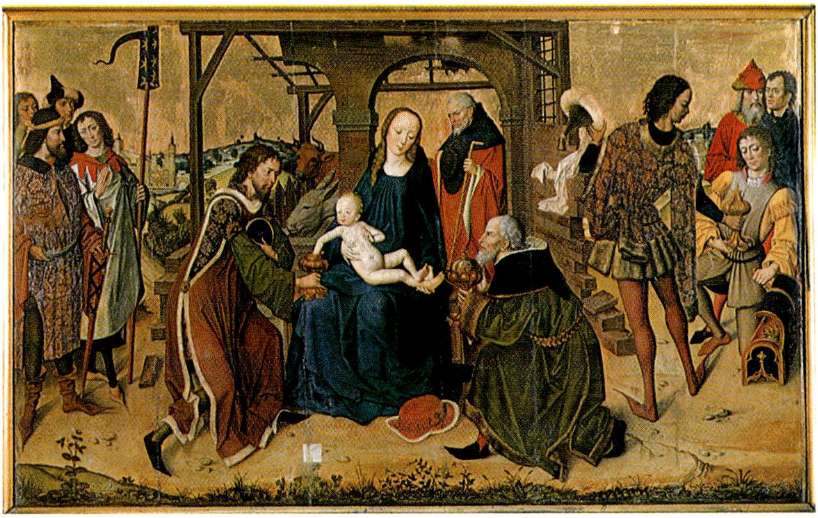

126

126 Die Anbetung der Hll. Drei Könige, um 1470. Meister des Marienlebens; tätig in Köln um 1460-90. Gemälde auf Holz; 78:126,5 cm. Gm 21. Leihgabe Wittelsbacher Ausgleichsfonds.
Der Maler, dessen Werk etwa zehn Jahre nach dem Tod Stefan Lochners einsetzt, hat seinen Stil im engen Anschluß an Werke des Brüsseler Stadtmalers Rogier van der Weyden ausgebildet. Dessen Altar für die Kölner Kirche St. Kolumba (heute in der Alten Pinakothek in München) hat eine unvergleichbare Wirkung auf zahlreiche Maler aus dem gesamten deutschen Kunstraum ausgeübt. Die Mitteltafel mit der Anbetung der Könige spiegelt sich auch in der Darstellung des gleichen Themas durch den Meister des Marienlebens. Der Kölner hat die Komposition in die Breite gezogen und an Stelle der in gleichmäßigen Intervallen agierenden Hauptpersonen seines Vorbildes Gruppen geschaffen, die locker nebeneinandergestellt sind. Str

127 Die Händewaschung des Pilatus, um 1480. Derick Baegert; Wesel (?) um 1440-nach 1515. Gemälde auf Holz; 158,7:102 cm. Gm 37.
Aus der weiten Gerichtshalle, in der sich Pilatus auf dem Richterstuhl die Hände wäscht und die Augen verschließt vor den Argumenten, die seine hinter ihm stehende Frau an den Fingern aufzählt, wird der Blick in einem großen Sprung in die Tiefe geführt zu den nun folgenden Stationen der Passion, der Dornenkrönung und der Vorbereitung der Kreuze. Die Komposition ist voller Bewegung. In Gruppen schwingen die Figuren gegeneinander. Die Gewänder behalten ihre aggressive Buntfarbigkeit, mit der sie Christus im dunkelvioletten Rock bedrängen, auch im Hintergrund bei. Die Verbindlichkeit der Raumordnung niederländischer Gemälde für deutsche Künstler der zweiten Hälfte des 15. Jahrhunderts wird in diesem Flügel eines Passionsaltars deutlich. Str

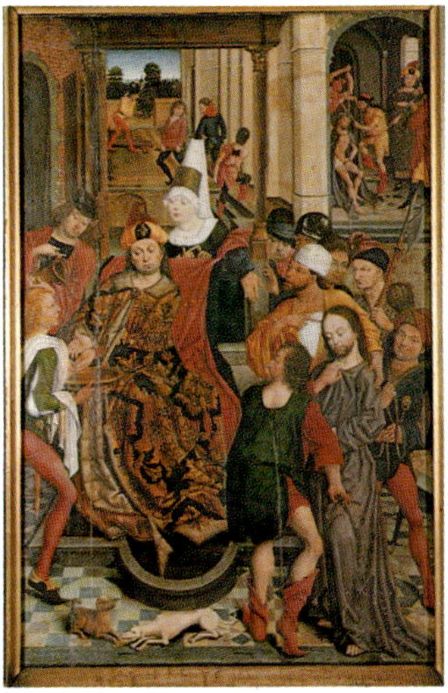

127

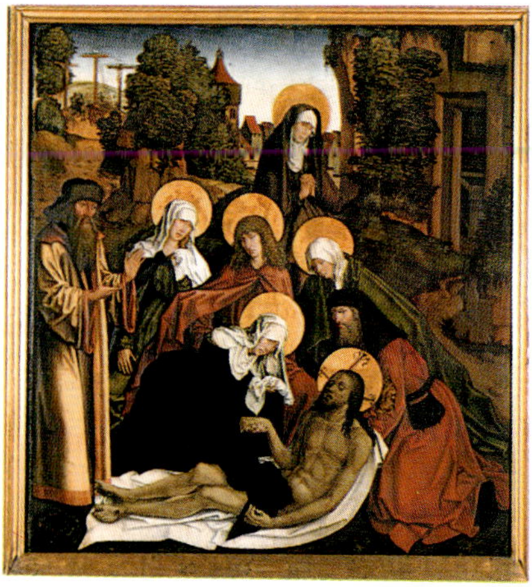

128

128 Die Beweinung Christi, um 1510. Bartholomäus Zeitblom; Nördlingen 1455/60- um 1520 Ulm. Gemälde auf Holz; 180,5 : 163,4 cm. Gm 246. Leihgabe B. Staatsgemäldesammlungen.
Als bedeutendes Zentrum der Malerei wurde Ulm gegen Ende des 15. Jahrhunderts durch die fruchtbare Werkstatt vertreten, der Bartholomäus Zeitblom vorstand. Figuren in ruhigen Gesten, Zähmung der Temperamente, große, komplementär gegeneinandergestellte Farbflächen kennzeichnen seinen Stil. Seine späte Beweinung Christi ist in der Komposition abhängig von Dürers Holzschnitt der Großen Passion, doch macht gerade die Dämpfung der Schmerzausbrüche zu stiller Trauer die schwäbische Eigenart Zeitbloms deutlich. Die Ausführung des Leichnams Christi hat der Maler einem Schüler, wohl Martin Schaffner, überlassen. Str

129 Vesperbild. Salzburg, Ende 14. Jahrhundert. Lindenholz, alt gefaßt; 93 cm. Pl 2801.
Eine Totenklage Mariens über den auf ihren Schoß gebetteten Sohn ist in den Evangelien nicht belegt. Indes griffen die deutschen Mystiker seit dem frühen 14. Jahrhundert aus dem Fluß des Passionsgeschehens solche Momente heraus, die dem Einfühlungsbedürfnis entgegenkamen und sich gleichzeitig auch zum Bild isolieren ließen. Auf diese Weise entstand das Vesperbild, das seinen Namen durch die Verbindung der Tagzeitgebete mit dem Tod Christi und seiner Kreuzabnahme »um die neunte Stunde«, d. i. gegen drei Uhr am Nachmittag, gewann. Die Herkunft aus Salzburg verweist auf ein Kunstzentrum, das den Typ des Vesperbildes neben dem der »Schönen Madonna« vorbildhaft gestaltet hat. Sta

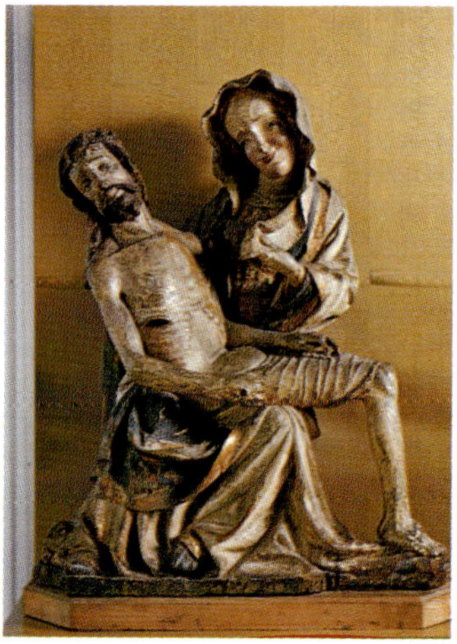

129

130 Die Beweinung Christi, um 1500. Tilman Riemenschneider; Heiligenstadt/Eichsfeld(?) um 1460-1531 Würzburg. Lindenholz, mit Resten älterer Fassung; 60 cm. Pl 2370.
Riemenschneiders Beweinung Christi zeigt kein lautes Wehklagen. Die Trauernden, seine Mutter und der Lieblingsjünger Johannes, verhalten ihren Schmerz, wenden ihn nach innen. Die Spuren des körperlichen Martyriums haben weder Christi Leib verunstaltet, noch die Züge des von Dornen verwundeten Hauptes entstellt. Der Schönheitssinn Riemenschneiders vermeidet alle Extreme äußerer und innerer Bewegung, deren sich die Künstler der Spätgotik häufig bedienen, um emotionale Ergriffenheit in Aktion umzusetzen. Diese Zurückhaltung hat wesentlich zur Vorliebe des 19. Jahrhunderts und teilweise auch noch unserer Zeit für seine Kunst beigetragen. Sta

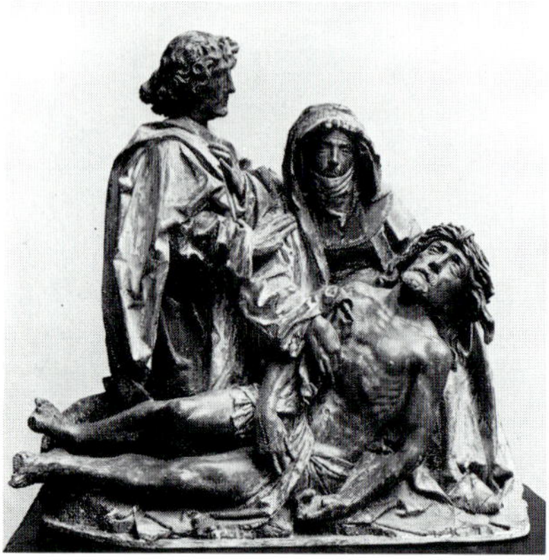

130

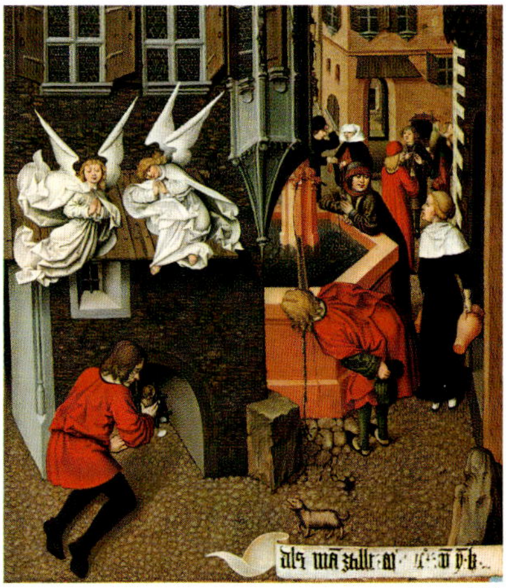

131

131 Ein Hostienfrevel in Regensburg. Regensburg, 1476. Gemälde auf Holz; 109,8 : 96,6 cm. Gm 1806.
Das Bild stellt zusammen mit dem Gegenflügel (Gm 1807) ein zeitgenössisches Ereignis aus Regensburg dar. Ein Dieb wirft die konsekrierten Hostien aus einer silbernen Pyxis in den Keller eines Hauses. Die wiedergegebene Stadtansicht zeigt in sehr freier Gestaltung die Örtlichkeit. Die Tafeln dürften die Flügel eines der drei Altäre der heute profanierten Kapelle gebildet haben, die zur Sühne am Ort der Tat erbaut wurde, nachdem der Dieb ergriffen und die Hostien feierlich eingeholt worden waren. Die Bilder gehören zu den ganz wenigen Resten, die sich von der Regensburger Malerei des 15. Jahrhunderts erhalten haben, doch lassen sich Erzählfreudigkeit, liebevolles Eingehen auf das Detail, genaue realistische Schilderung der Nebenumstände als Eigenarten der Kunst der Stadt erkennen.
Str

132 Die Hl. Elisabeth, um 1500. Tilman Riemenschneider; Heiligenstadt/Eichsfeld(?) um 1460-1531 Würzburg. Lindenholz, mit Resten alter Fassung; 105 cm. Pl 2413.
Die Hl. Elisabeth, als Landgräfin von Thüringen 1231 in freiwilliger Armut gestorben, weihte ihr Leben der Pflege der Kranken und der Speisung der Hungrigen. Deswegen trägt sie in der rechten Hand als Attribut einen Brotlaib. Die auf der Rückseite ausgehöhlte Figur war ursprünglich für einen Altarschrein bestimmt, in dem sie wohl mit weiteren Heiligen stand. Die Bedeutung der Fassung zur Darstellung der schmuckreichen zeitgenössischen Kleidung vornehmer Stände läßt sich noch deutlich erkennen. Riemenschneider gelingt eine Andeutung des Wesens der Heiligen, deren Freigebigkeit nicht allein Tugend ihres hohen Standes, Demut und nicht Herablassung war. Sta

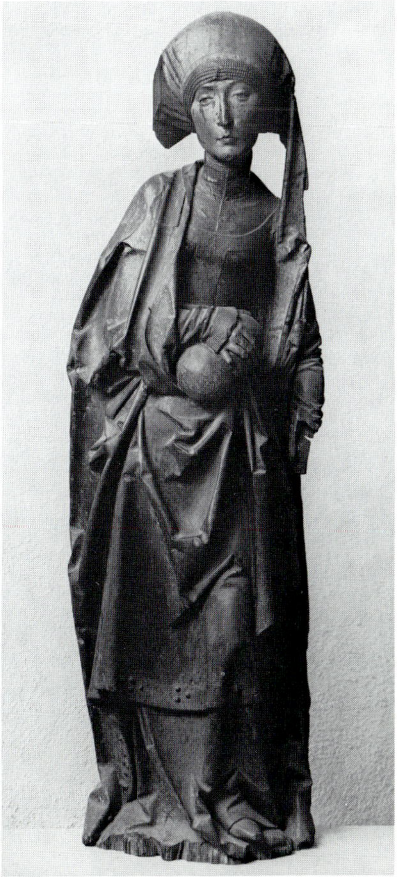

132

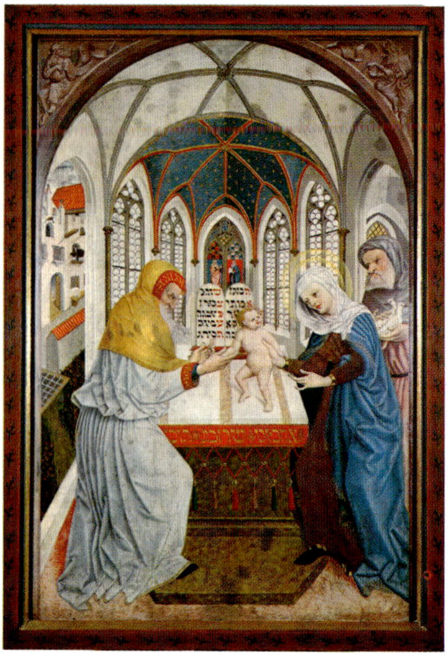

133

133 Die Darstellung Jesu im Tempel, 1444. Meister der Pollinger Tafeln; tätig in München um Mitte 15. Jahrhundert. Gemälde auf Holz; 129 : 85,6 cm. Gm 1057. Leihgabe B. Staatsgemäldesammlungen.
Der Chor einer gotischen Kirche ist durch Glasfenster mit Moses und einem Propheten sowie den Tafeln der zwölf Gebote auf dem Altar in den Tempel von Jerusalem verwandelt. Mit der gleichen Detailfreudigkeit wie der gotische Raum mit seinen spitzbogigen Maßwerkfenstern und Rippengewölben ist der Ausblick über die Friedhofsmauer auf die Häuser einer gepflasterten Straße geschildert. Für den Maler, der mehrere Altäre für das bei Weilheim gelegene Kloster Polling gemalt hat, aus dem auch diese Tafel stammt, ist die Realität des bayerischen Oberlandes in seinen Bewohnern und Örtlichkeiten von besonderer Bedeutung gewesen. Im zugehörigen Flügel (Gm 1637) zeigt er die Landschaft in der Nähe von Polling, das Ammerseegebiet mit Schloß Pähl und Kloster Andechs. Str

134 Der Kalvarienberg, Ausschnitt. Meister des Tegernseer Hochaltars; tätig in München um Mitte 15. Jahrhundert. Gemälde auf Holz; 185,8 : 265,5 cm. Gm 1055. Leihgabe B. Staatsgemäldesammlungen.
Die Tafel bildete einst die obere Hälfte der Mitte des gewaltigen Flügelaltars der gotischen Kirche von Kloster Tegernsee. Unter ihr befand sich im gleichen Format eine Darstellung der Kreuztragung Christi. Die Flügel zeigten Szenen aus dem Leben des Titelheiligen der Kirche, des Hl. Quirinus. Figurenreich, mit zahlreichen realistischen Detailschilderungen, wird die Endphase des Passionsdramas erzählt. Häßlichkeit im Aussehen, bizarre Formen von Waffen und Kleidung, divergierende, aufeinanderstoßende Bewegung sind Stilmittel, von denen die Wirkung der Tafel bestimmt wird. Ihnen passen sich auch die Übermalungen der Barockzeit an, die Wolken und die Verdunkelung der Sonne beim Tode des Erlösers zufügten. Str

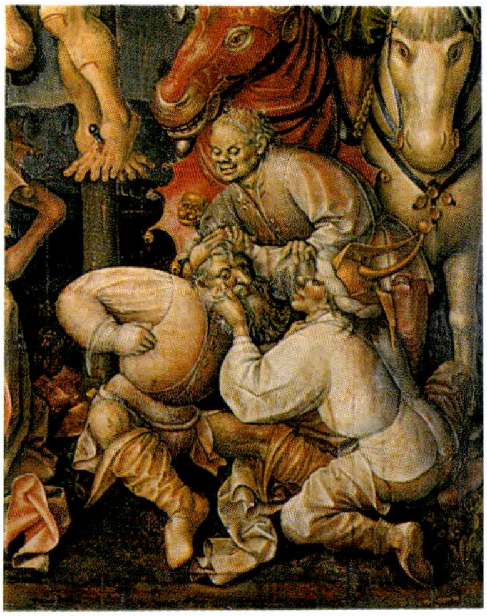

134

135 Christus am Ölberg, um 1490. Jan Polack; Krakau (?) um 1450/60-1519 München. Gemälde auf Holz; 174,5 : 186,6 cm. Gm 1602. Leihgabe B. Nationalmuseum.
Der aus Krakau zugewanderte Maler ist mit seiner Werkstatt für die Malerei in München in den ersten Jahrzehnten des 16. Jahrhunderts bestimmend. Auch eine der repräsentativsten Aufgaben, die in dieser Zeit vergeben wurden, die Flügel des Hochaltars der Peterskirche mit Darstellungen aus der Passion Christi und dem Leben der Hll. Petrus und Paulus, wurde ihm anvertraut. Eine lebhafte Erzählweise, starke konstrastierende Farben bestimmen seinen noch in der Spätgotik verhafteten Stil. In dem auf Fernsicht berechneten Altarbild werden Christus und die schlafenden Jünger zu einer Gruppe zusammengefaßt, hinter der sich eine weite Landschaft ausdehnt, in der die kommenden Ereignisse, die Ankunft des Verräters Judas an der Spitze der Schergen und die Abführung des Gefangenen, spielen. Str

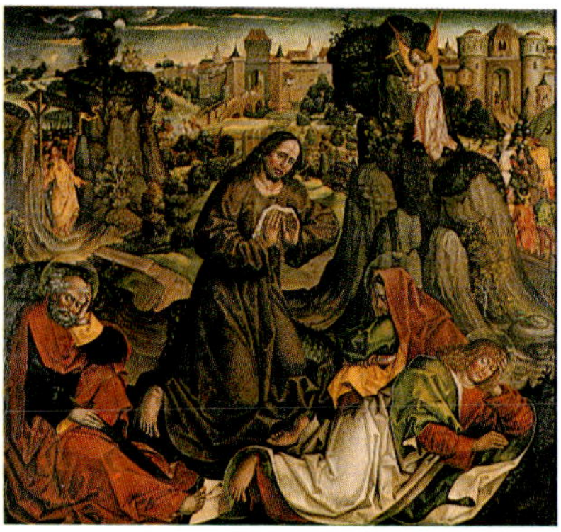

135

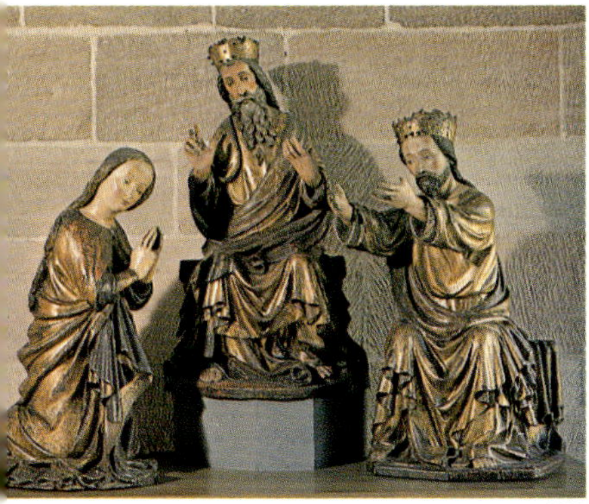

136

136 Die Krönung Mariä, um 1425. Hans von Judenburg; in Judenburg 1411-1424 nachweisbar. Pappelholz, alt gefaßt, vergoldet; 107-122 cm. Pl 29-31.
Im Dezember 1421 erhielt der steiermärkische Bildschnitzer Hans von Judenburg den Auftrag zur Ausführung des Hochaltarschreins der Pfarrkirche zu Bozen. Die höchst qualitätvollen Figuren unserer Marienkrönung bildeten die Mittelgruppe dieses der Verherrlichung Mariens gewidmeten, heute nurmehr in Resten nachweisbaren Altars von zweifellos beträchtlicher Größe. Maria, Fürbitterin der Menschheit und künftige Himmelskönigin, kniet betend vor Christus, der seine Arme zum Krönungsgestus ausstreckt. Dem an der Szene nur segnend teilnehmenden Gottvater war, wie an der Proportionierung seines Kopfes abzulesen ist, ein erhöhter Platz in der Gruppe zugedacht. An Attributen sind zu ergänzen die Krone für Maria, die Weltkugel in der Linken Gottvaters sowie die zur Dreifaltigkeit gehörende Taube des Heiligen Geistes. Br

137 Der Hl. Nikolaus, um 1470. Friedrich Pacher; Neustift b. Brixen (?) um 1435/40- nach 1508 Bruneck (?). Gemälde auf Holz; 204 : 76 cm. Gm 309.
Der Flügel eines wahrscheinlich aus Bozen stammenden Altars stellt den Heiligen als farbig gefaßte Schnitzfigur auf einem Sockel in einem Schrein dar, der in seinem oberen Viertel durch Maßwerk vergittert ist. Diese Bemühung, die menschliche Figur als einen plastischen Körper, der um sich Raum schafft, zu gestalten, entsprach den Voraussetzungen Südtiroler Künstler, die, bereits jenseits der Alpen schaffend, stets Verbindungen zu Oberitalien hatten und früher als ihre Kollegen im Norden Kenntnis von der Kunst Andrea Mantegnas mit einem neuen Verhältnis zu Körper und Raum erlangten. In späteren Jahren kam der Maler unter den Einfluß des bedeutenderen Michael Pacher und wurde sein Gehilfe am Werk in St. Wolfgang. Str

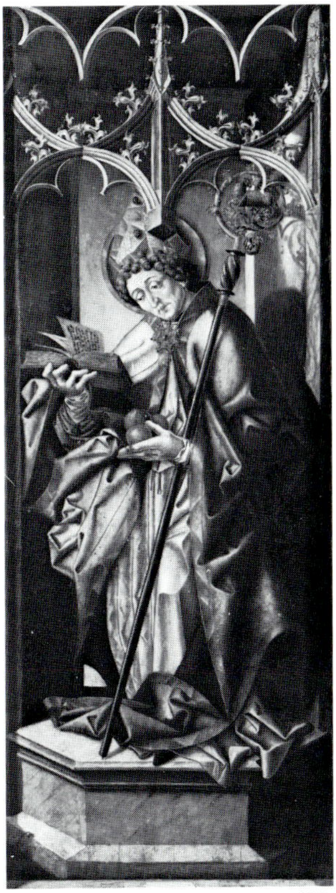

137

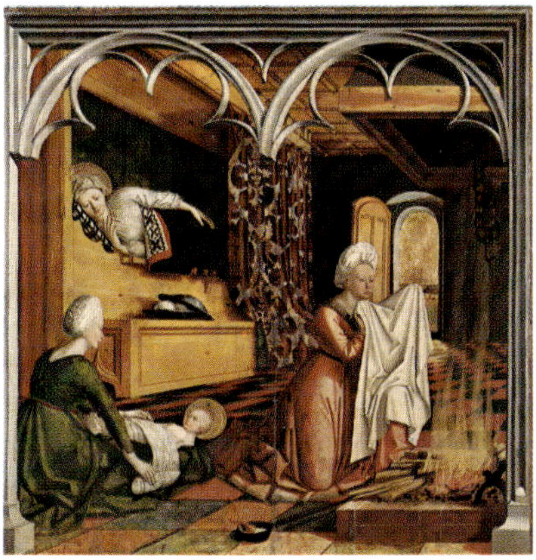

138

138 Die Geburt Mariens, um 1480. Meister der Uttenheimer Tafel; tätig in Südtirol (Bruneck) um 1460-80. Gemälde auf Holz; 94 : 92 cm. Gm 1180.
Die Geburt Mariens war eines der wenigen Themen, die dem mittelalterlichen Künstler gestatteten, die Welt des Profanen ausführlich zu schildern, die sich sonst nur in kleinen Szenen im Hintergrund in das Bildgeschehen einschleichen durfte. Der Maler der Tafel, benannt nach einem Bild aus der Pfarrkirche zu Uttenheim bei Bruneck, war Zeitgenosse und Landsmann Michael Pachers. Ihm verdankt er die künstlerischen Voraussetzungen zur klaren Schilderung des Zimmers, das sich als Kastenraum hinter einem gemalten Rahmen mit hängendem Maßwerk in die Tiefe zu erstrecken scheint und die Figuren, die Hl. Anna im Wochenbett und ihre um das Kind bemühten Helferinnen, aufnimmt. Str

139 Reliquienaltärchen mit Geißelung und Beweinung Christi. Nürnberg um 1350. Malerei auf Holz; Flügel je 85:22 cm. KG 1.
Die Flügel des kleinen, in den Fächern ursprünglich mit Reliquien, in der Mitte mit Figuren des Gekreuzigten zwischen Maria und Johannes ausgestatteten Altars stehen am Anfang einer zwei Jahrhunderte währenden Tradition Nürnberger Malerei. Die Figuren scheinen ohne körperliches Volumen vor dem Goldgrund zu schweben, der durch ein feines, in das hauchdünne Metall gepunztes Muster belebt ist. In den spitzen Enden der Altarflügel sind Symbole angebracht, die der theologischen Deutung der Szenen dienen. Der Pelikan, der seine Jungen mit seinem Blute nährt, weist auf Leiden und Tod des Erlösers hin, der Phönix, der sich selbst verbrennt und verjüngt aus der Asche emporsteigt, ist Sinnbild der dem Tode folgenden Auferstehung. Str

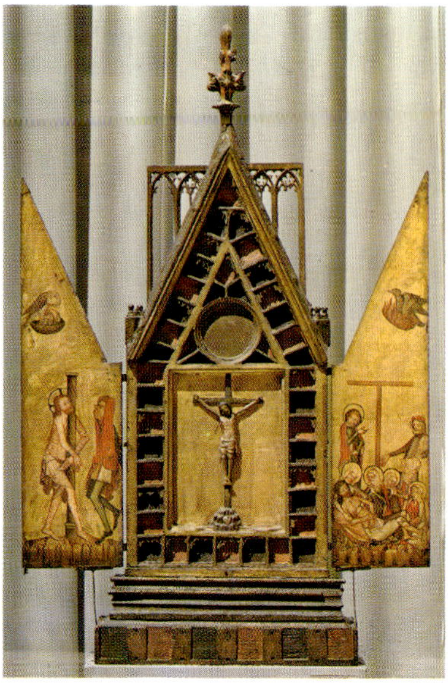

139

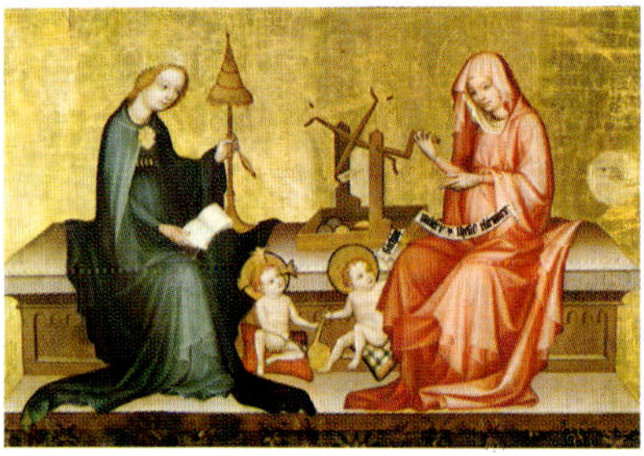

140

140 Maria und Elisabeth mit ihren Kindern bei häuslicher Arbeit. Nürnberg, um 1400. Gemälde auf Holz; 95:138,5 cm. Gm 1087. Miteigentum der Stadt Nürnberg.
Die Tafel gehört zu einem großen Flügelaltar, der einst in der Nürnberger Frauenkirche gestanden haben könnte. Die Flügel zeigen auf den Außenseiten Szenen aus der Passion Christi, auf den Innenseiten vor feierlichem Goldgrund Ereignisse aus dem Leben Mariens. Die Grundlagen seines Stils verdankt der Meister böhmischer Malerei, deren Einfluß auf Nürnberg seit der zweiten Hälfte des Jahrhunderts wirksam wurde. Von dort her leitet sich die malerische Rundung der Formen, das weiche Spiel von Licht und Schatten, der tiefsinnige Ernst, den die Szene auch in der ungewöhnlichen Schilderung des häuslichen Tuns der Frauen und des Spiels der Kinder bewahrt, deren Streit um ein Pfännlein durch den Ruf des Johannes »sichin muter ihesus tut mier« deutlich gemacht wird. Str

141 Die Hll. Leonhard und Stephan, um 1495. Hans Klocker; nachweisbar in Brixen 1477-1500. Zirbelholz mit ergänzter Fassung; 162 cm. Pl 47/48.
Hans Klocker ist der bedeutendste neben Michael Pacher in Tirol tätige Bildhauer. Die aus Vilnöß (bei Klausen) stammenden Standfiguren sind Reste aus einem verlorenen Schrein. Die dargestellten Heiligen genossen in den Alpenländern große Verehrung. Stephan mit Steinen als Hinweis auf sein Martyrium gilt als Beschützer von Vieh und Pferd. Die gleiche Aufgabe als Patron der Nutztiere erfüllt, neben anderen Zuständigkeiten, der Hl. Leonhard. Außer dem Herkunftsort liefert die Form der Gewandbehandlung den Anhalt für die Zuschreibung bzw. die kunstgeographische Einordnung. Bei Klocker (und Pacher) sind die Gewänder in harte Brüche zerlegt, welche an die geologische Struktur der Alpen erinnern. Sta

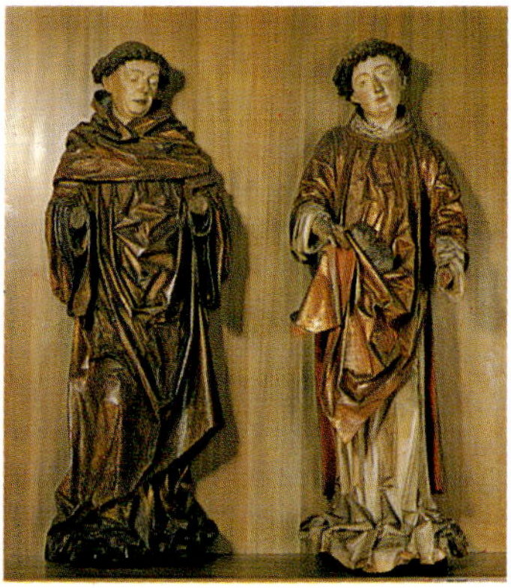

141

142 Die Gefangennahme Christi. Nürnberg, um 1400. Gemälde auf Holz; 95:138,5 cm. Gm 1087. Miteigentum der Stadt Nürnberg.
Die Passionsszenen auf den Außenseiten der Flügel des großen Marienaltars sind vor dunkelblauen, heute fast schwarzen Grund gestellt (vgl. Nr. 140). Die sich folgenden Ereignisse um die Gefangennahme Christi sind als gleichzeitig ablaufend auf einen einzigen Augenblick konzentriert: Judaskuß, kurze Gegenwehr des Petrus, Heilung des Ohres des Malchus, Flucht der Jünger, wobei Markus seinen Mantel in der Hand eines der Häscher zurückläßt, Wegführung des Gefangenen auf grausamste Weise mit einem Strick um den Hals. Die Nachtszene wird wie üblich durch eine brennende Fackel angedeutet, doch kennzeichnet auch die zurückhaltende Farbgebung, die Blattsilber für alle Eisenteile der Bewaffnung verwendet, eine seelische Verdüsterung. Str

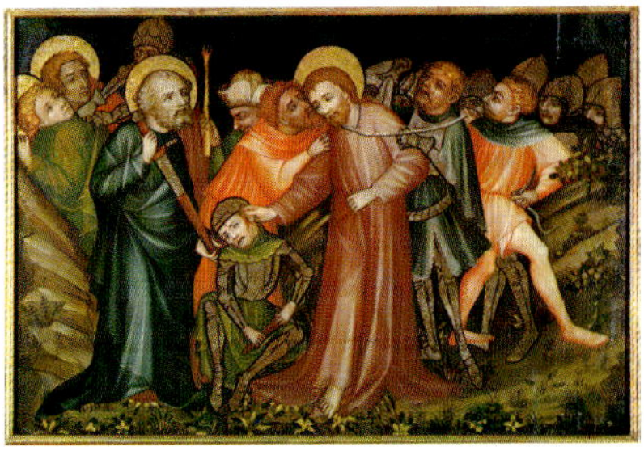
142

143 Die Abnahme Christi vom Kreuz, 1462. Hans Pleydenwurff; Bamberg um 1420-1472 Nürnberg. Gemälde auf Holz; 286,3:142,2 cm. Gm 1127.
Nürnberger Werkstätten exportierten Altäre, die in Zusammenarbeit von Malern und Bildhauern geschaffen wurden. 1462 stellte Hans Pleydenwurff den von ihm gelieferten Passionsaltar persönlich in der Elisabethkirche in Breslau auf. Der Maler, der sich durch eine intensive Schulung an niederländischer Malerei und durch eine helle, auf die Schönheit der Farbklänge bedachte Koloristik von gleichzeitigen Nürnberger Künstlern unterscheidet, hatte sich 1457 in der Reichsstadt niedergelassen. Hinter seiner Kreuzabnahme aus Breslau, in der die würdige Niederbringung des Leichnams Christi mit allen Details geschildert wird, steht die Behandlung des gleichen Themas durch Rogier van der Weyden in einem berühmten Bild aus dem Escorial. Str

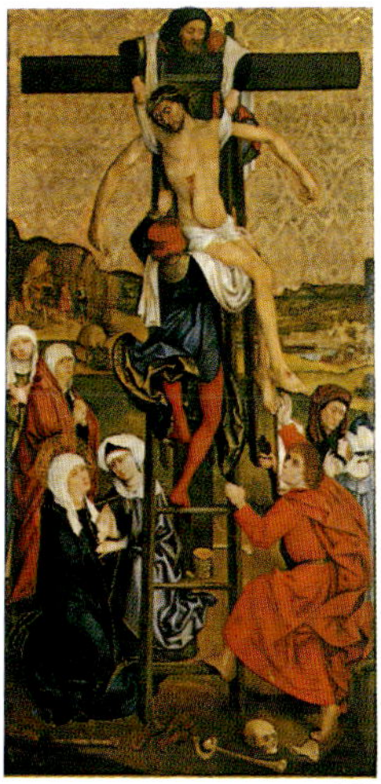
143

144 Christus als Schmerzensmann zwischen Maria und Johannes, 1418-22. Meister des Imhoff-Altars; Nürnberg 1. Viertel 15. Jahrhundert. Gemälde auf Holz; 116:74 cm. Gm 116. Leihgabe Stadt Nürnberg.
Die Tafel ist die Rückseite eines ursprünglich frei in der Lorenzkirche stehenden, von Konrad Imhoff zwischen 1418 und 1422 gestifteten Altars. Der von den Wunden des Kreuzestodes gezeichnete, lebende, aber nicht verklärte Christus wird von seiner Mutter und Johannes, während er im Sarkophag steht, den Gläubigen zur trauernden Anbetung gewiesen. Die liturgische Entsprechung zu der mystischen Szene bildet die Kreuzverehrung des Karfreitags. Der Künstler setzt die Tradition der Werkstatt des großen Marienaltars fort und ist die bedeutendste Nürnberger Kraft in der Zeit des »Weichen Stils«. Str

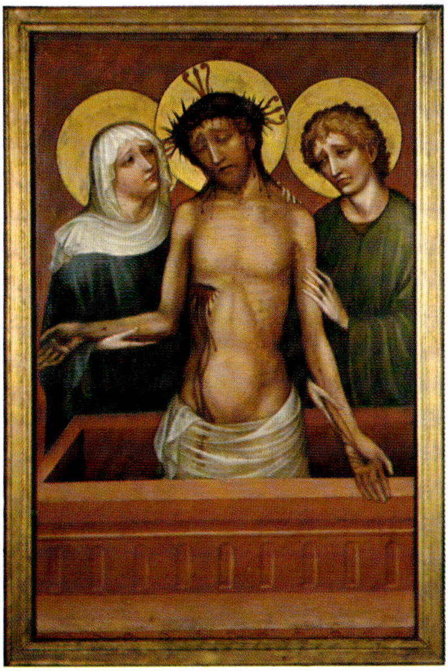
144

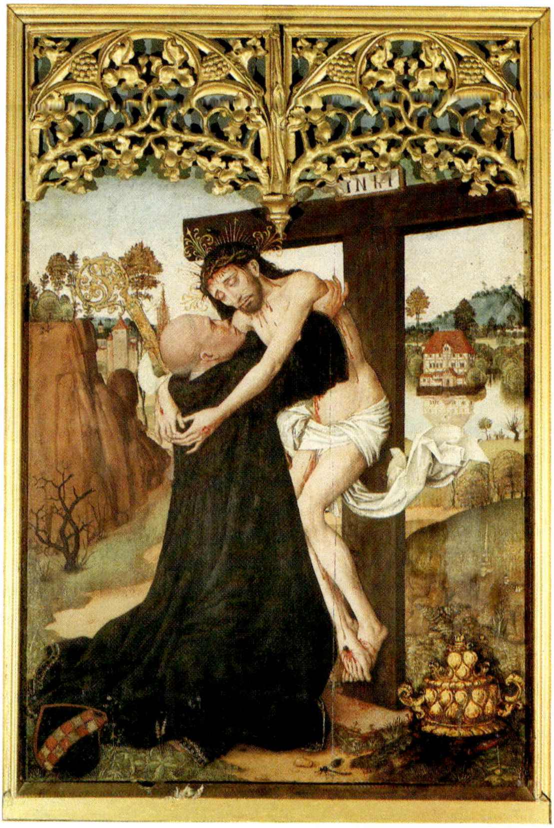

145

145 Der Gekreuzigte beugt sich zum Hl. Bernhard nieder, 1487. Meister des Augustiner-Altars; tätig in Nürnberg um 1490. Gemälde auf Holz, 135:90 cm. Gm 145. Leihgabe B. Staatsgemäldeslg.
Die Darstellung gehört zur Feiertagsseite des Altars aus der Nürnberger Augustinerkirche St. Veit. Wie die Legende berichtet, empfing der vor dem Kruzifixus betende Hl. Bernhard von Clairvaux die Vision, daß Christus die Arme vom Kreuzbalken löste, sich niederbeugte und den Knienden umarmte, während seine Füße am Kreuzstamm festgenagelt blieben. Der Maler hat diesen Moment in aller Leibhaftigkeit der Begegnung eingefangen und schildert ihn mit Eindringlichkeit. Der Heilige empfindet die Schwere des tot-lebendigen Körpers Christi. Gestalt und Züge des Erlösers drücken Schmerz und Liebe aus. Der Landschaftsraum ist ein typisches Stück fränkischer Natur. Der goldene Topf, der die ursprüngliche Abtsmitra ersetzt, ist spätere Zutat. Lö

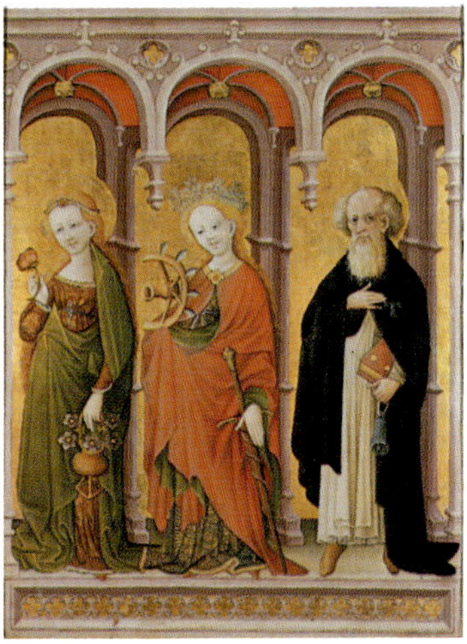

147

147 Die Hll. Dorothea, Katharina und Antonius der Eremit, um 1430. Thüringer Meister; tätig wahrscheinlich in Arnstadt. Gemälde auf Leinwand über Holz; 105: 76 cm. Gm 10.
Die Figuren der Heiligen, denen weitere auf dem Gegenflügel (Gm 11) folgen, stehen gereiht unter einem durch Kreuzrippengewölbe geteilten Baldachin und setzen die Schnitzfiguren, die im verlorenen Schrein zu denken sind, fort. Der Maler vertritt die Endphase des sich langsam verhärtenden »Weichen Stils« in Thüringen, das mit einem Zentrum in Erfurt einen eigenen Stil entwickelt hat, der Beziehungen sowohl nach Böhmen als auch nach Niedersachsen aufweist. Die Darstellung des Eremiten Antonius, der, etwas abgerückt von den beiden Nothelferinnen, hervorgehoben wird, läßt an eine Beziehung des Bestimmungsortes des Altars zum Orden der Antoniter denken. Str

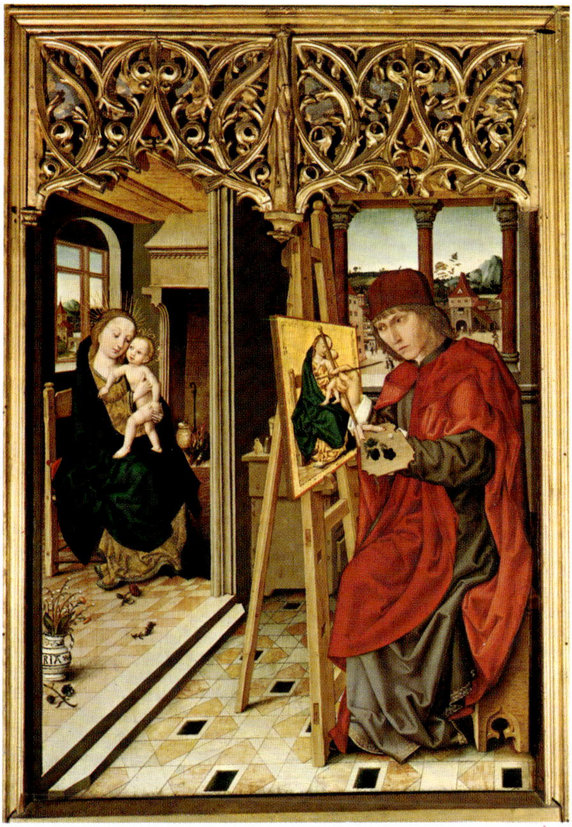

146

146 Der Hl. Lukas malt die Madonna, 1487. Meister des Augustiner-Altars; tätig in Nürnberg um 1490. Gemälde auf Holz; 135 : 90 cm. Gm 144. Leihgabe B. Staatsgemäldesammlungen.
Die Szene wurde an Feiertagen auf dem Hochaltar der Klosterkirche der Augustiner-Eremiten in Nürnberg sichtbar. Das lebendige Bild, das Lukas am Anfang seines Evangeliums von der Gottesmutter zeichnet, ließ die Legende entstehen, der Heilige sei Maler gewesen. Mit den Mitteln einer genauen Schilderung der räumlichen Gegebenheiten gelingt dem Meister eine Erklärung der Erzählung. Lukas, vor seiner Staffelei sitzend, Pinsel, Palette und Malstock in den Händen, zeichnet das Bild der Madonna, wie es vor seinem geistigen Auge steht. Der Evangelist kann von seinem Standort aus sein Modell in der Realität nicht sehen, wenn auch die Mauer, die den Wohnraum von der Werkstatt trennt, für den Betrachter des Bildes unterbrochen ist.
Str

148 Die Hl. Anna Selbdritt, um 1510. Michael Wolgemut. Nürnberg 1434-1519. Gemälde auf Holz; 136 : 90,5 cm. Gm 161.
Das Spätwerk Michael Wolgemuts zeigt deutlich den Einfluß, den der große Schüler Albrecht Dürer auf seinen Lehrer ausgeübt hat. Nicht nur der Frauentypus der Hl. Anna, zu deren Füßen die Nürnberger Stifter Nikolaus Groß und seine Gemahlin Anna von Plauen knien, ist samt der tektonischen Faltengliederung des großen Kopftuchs von ihm übernommen; auch die Vereinigung der Figuren in einem gemeinsamen Umriß zu einer fest gebauten Gruppe wäre Wolgemut ohne Dürers Vorbild, vielleicht sogar Entwurf, kaum gelungen. Str

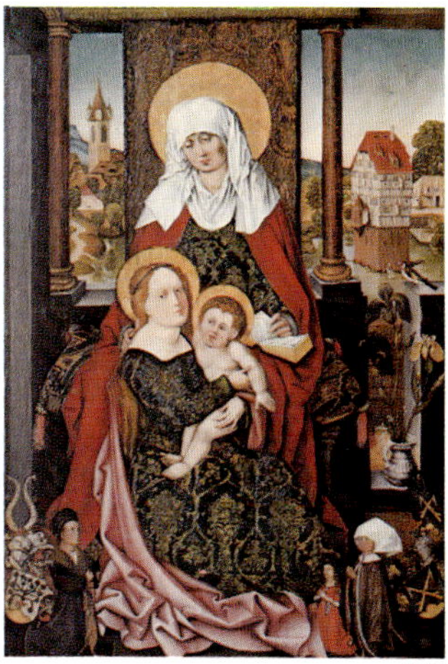

148

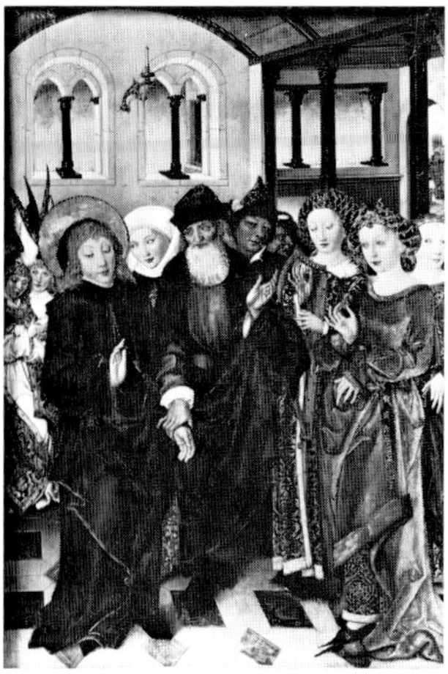

149

149 Der Hl. Veit verweigert die Ehe, 1487. Rueland Frueauf d.Ä. (?); um 1440/45-1507 Passau. Gemälde auf Holz; 137:93 cm. Gm 142. Leihgabe B. Staatsgemäldesammlungen.
Bei geschlossenen Flügeln zeigte der Altar der Nürnberger Augustiner-Eremiten in zwölf Bildern die Legende des Titelheiligen der Klosterkirche, des Hl. Veit. Der ausführende Maler war eine gegenüber dem Hauptmeister relativ selbständige Kraft. Er hat diese Tafel mit dem Monogramm RF gezeichnet und 1487 datiert und ist wahrscheinlich identisch mit dem in Salzburg und Passau tätigen Rueland Frueauf, der sich bereits als fertiger und erprobter Meister dieser Aufgabe unterzogen hätte. In den Physiognomien wie in der bunten Farbgebung unterscheidet er sich deutlich vom Hauptmeister, der die vier Bilder der letzten Öffnung des Altars geschaffen hat (vgl. Nr. 146). Str

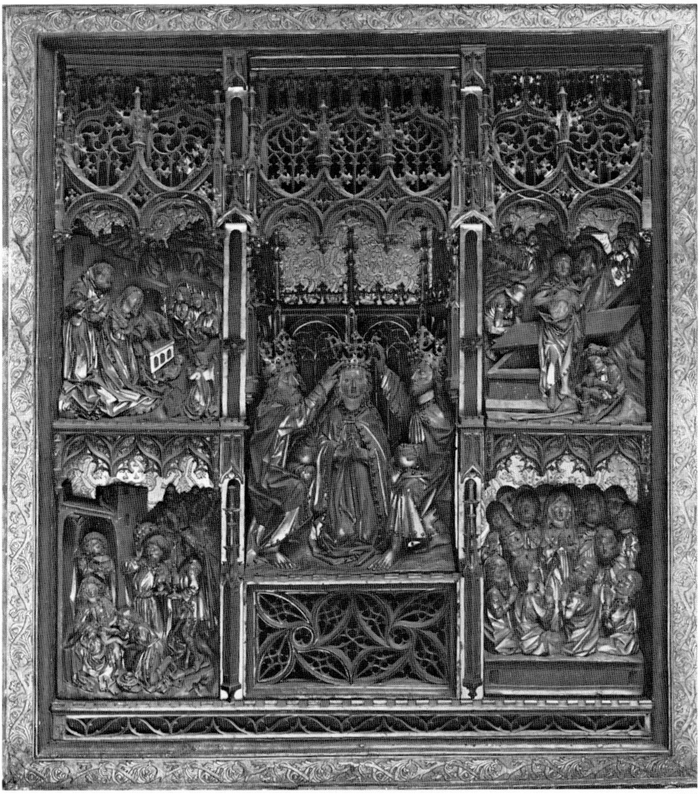

150

150 Altarschrein mit Marienkrönung. Erfurt, um 1460. Tannen- (Schrein) und Lindenholz (Reliefs), alt gefaßt, vergoldet; 175:155 cm. Pl 149.
In der Mitte des breit gerahmten, durch reiches architektonisches Beiwerk in fünf Szenenfelder unterteilten Altarschreins erscheint, nach Stellung und Größe herausgehoben, die fast vollplastische Gruppe der Marienkrönung. Kleinteiliger und von geringerer Tiefe sind die paarweise angeordneten Reliefs, die links die Geburt Christi und die Anbetung der Könige, rechts die Auferstehung Christi und die Ausgießung des Heiligen Geistes zeigen, womit zugleich die christlichen Hauptfeste Weihnachten, Epiphanias, Ostern und Pfingsten bezeichnet werden. Der lebhaft vergoldete Schrein vertritt einen in der zweiten Hälfte des 15. Jahrhunderts in Thüringen heimischen Typus, wurde aber, anders als etwa der Erfurter Regler-Altar, als Altartafel ohne Flügel konzipiert. Br

151 Eisenbeschlagene Tür. Nürnberg, 14. Jahrhundert. Holz, ins Gesenke geschlagene Eisenbleche; 238:123 cm. A 1686.
Türen dieser Art wurden in Nürnberg im 14. und 15. Jahrhundert mehrfach geschaffen. Die Wappenbleche zeigen den gekrönten Adler (des Reiches?) und den doppelgeschwänzten böhmischen Löwen. Er würde, falls die überlieferte Herkunft der Tür von der Nürnberger Kaiserburg zutrifft, auf die Kaiser aus dem böhmisch-luxemburgischen Hause hinweisen. Die Bleche sind einzeln von rückwärts unter Zuhilfenahme eines Stückes Blei in eine negative Form geschlagen worden, eine Technik, die als »ins Gesenke schlagen« oder »ins Gesenke drücken« in der Goldschmiedekunst geläufig ist und mit deren Hilfe auch die Nürnberger Wappenbleche des Heiltumsschreins geschaffen wurden (Nr. 89). Ka

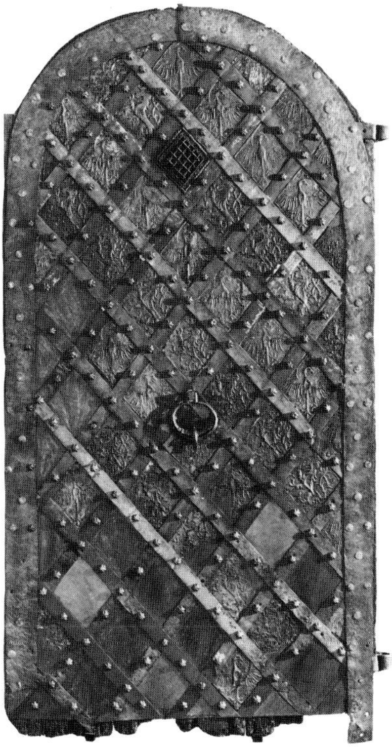

151

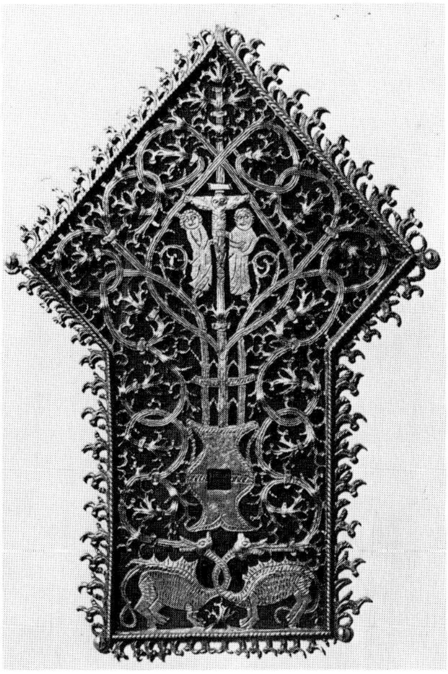

152

152 Unterlageplatte für den Zugring einer Tür. Süddeutschland, 15. Jahrhundert. Eisen; 41 cm. A 323.
Die Zugringe mittelalterlicher Kirchentüren waren in der Frühzeit häufig in bronzenen Löwenköpfen befestigt. Später wurden auch durchbrochene schmiedeeiserne Unterlagen – meist auf farbigem roten oder blauen Grund – an Haus-, Zimmer- und selbst an Schranktüren üblich (vgl. Nr. 155). Von einer Kirchentüre stammt die Platte mit der Kreuzigung und zwei Drachen im Rankenwerk in der für das 15. Jahrhundert charakteristischen sog. Achtortform des Straßburger Bauhüttenschlüssels. Die geschmiedete Eisenplatte ist mit Setzmeißeln vielfach ausgehauen, mit Punzen geschrotet; die so entstandenen Ranken sind von hinten teilweise mit Kugelpunzen hochgedrückt; anschließend ist durch Kerben auf der Vorderseite die Binnenzeichnung angebracht worden. Ka

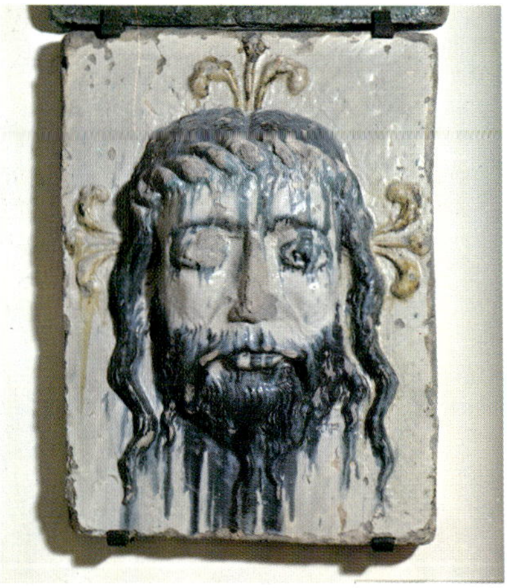

153

153 Wandfliese mit Christuskopf. Leipzig, vor 1500. Ton mit farbiger Blei- und Zinnglasur; 48 : 26 cm. A 1409.
Die Außenwand des im 15. Jahrhundert erbauten Paulinerklosters in Leipzig war mit farbig glasierten Tonplatten verkleidet. Dort wo der Bau in einer Länge von vierzig Metern die Stadtmauer überragte, war als oberer Abschluß ein Fries angebracht, der aus Kacheln mit dem dornengekrönten Antlitz Christi in wechselnden Farben bestand. Kleinere Kacheln mit je drei grünen, gelben und blauen Rosen unterbrachen die Reihe der Christusköpfe. Oben und unten war der Fries durch eine grünglasierte Weinlaubranke eingefaßt. Solche Weinlaubranken gliederten rautenförmig auch die Wand darunter. Der Töpfer hat es verstanden, die technisch bedingten laufenden Glasuren zur Steigerung des Ausdruckes des auf Fernsicht berechneten Antlitzes Christi zu nutzen. Ka

154 Liebespaar und Orgelspieler. Franken, um 1475. Wollstickerei; 68,5 : 49 cm. Gew 2446.
Der linke junge Mann reicht dem Mädchen eine Blume für den Kranz, den sie, erst angefangen, in der linken Hand hält. Rechts scheint dem Tragorgelspieler eine Sängerin zugeordnet gewesen zu sein, doch sind nur noch Teile ihres Kleides und das Notenblatt vorhanden. Die jungen Leute haben sich nach dem farbenfreudigen modischen Chic der Zeit gekleidet. Das Mädchen trägt das Haar in Zöpfen aufgesteckt und darüber eine rote Kappe mit langen, hinten herabfallenden Fransen (Gefräns). Gegenüber dieser realistischen Schilderung sind jedoch die Bäume mit den bunten Vögeln voller Phantasie gebildet. vW

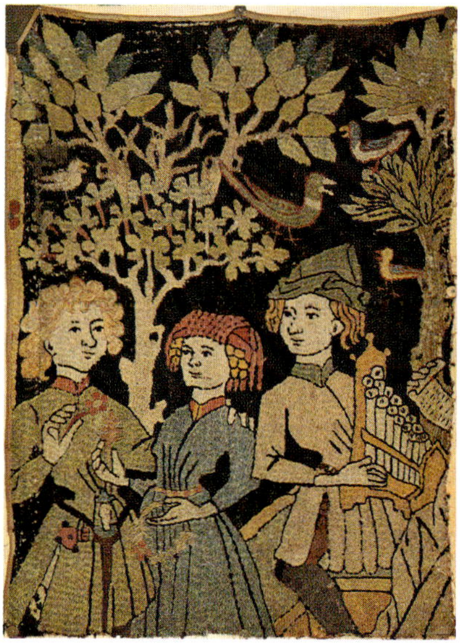

154

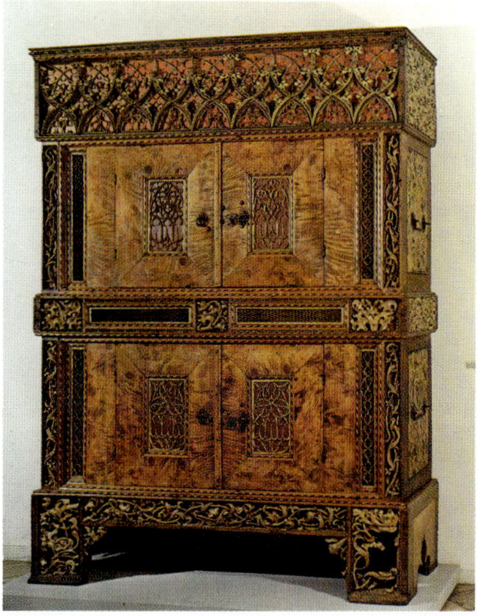

155

155 Zweigeschossiger Schrank. Alpengebiet, Ende 15. Jahrhundert. Zirbelkiefernholz, teilweise geschnitzt, gefaßt; 297 : 216 : 72 cm. HG 1526.
Auf einem etwas vorspringenden Sockel ruhen die beiden kastenartigen Geschosse; sie werden getrennt durch eine vorkragende Gürtelzone und bekrönt von einem hohen Aufsatz mit geschnitztem Maßwerk. Eine Restaurierung hat 1972/73 die schöne Maserung des Zirbelholzes und die Farbigkeit der Gründe der Schnitzereien, die von Schwarz im Sockel über Blau nach Rot an Leuchtkraft zunimmt, wieder freigelegt. Der wohl proportionierte architektonische Aufbau, die Abstufung von kräftigem Rankenwerk bis zu ganz zarten, spitzenartig geschnitzten Formen, die Ausgewogenheit der Maßverhältnisse und der verschiedenen Flächen zueinander bestimmen die Schönheit des Möbels. vW

156 Futteral. Prag, Werkstatt der Reichskleinodienfutterale, um 1350. Leder, geschnitten, punziert, bemalt; 62 : 45 : 18 cm. HG 3591.
Das kofferförmige Futteral, das ursprünglich oben 8 cm höher war, zwei eiserne Querbeschläge und auf der Seite ein Schloß aufwies, hat möglicherweise zum Schutz eines Reliquiars mit einer Herrenreliquie gedient, da in der Inschrift der Vorderseite von der Erlösung durch Kreuz und Blut Christi die Rede ist. Da dieselbe Prager Werkstatt im Auftrag Kaiser Karls IV. Lederfutterale für die Reichskleinodien geschaffen hat, vermutete man, dieses Futteral habe ebenso zur Verwahrung von Gegenständen des Reichsschatzes gedient. Die Wappen Karls IV. – der Reichsadler und der böhmische Löwe – dürften jedoch auch andere von ihm in Auftrag gegebene Werke geschmückt haben. Ka

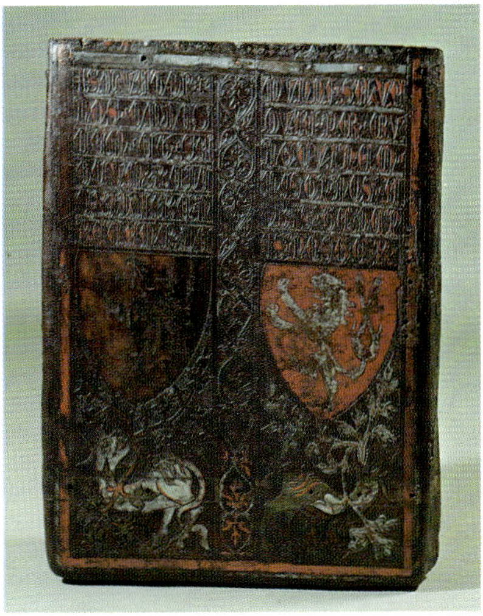

156

157 Turnierszene aus dem »Busant«. Elsaß (Straßburg?), um 1490. Ausschnitt aus einem Wirkteppich in Leinen, Wolle, Seide; 70 : 198,5 cm (Gesamtmaß). Gew 673.
Die Szene ist die vierte des Rücklakens, das den guten Ausgang des elsässischen Versepos vor Augen führt, bei dem ein Bussart (Busant) den Anstoß zu tragischen Verwicklungen gegeben hatte. Die wiedervereinten Königskinder (rechts) und das Herzogspaar (im Hintergrund) beobachten das zur Feier der Hochzeit veranstaltete Lanzenstechen zweier gepanzerter Ritter zu Pferde, von denen jeder auf dem Schild sein Wappen führt. Die modische Tracht der jungen Leute unterscheidet sich von der der älteren Generation; als verheiratete Frau verbirgt die Herzogin ihre Haare unter der Haube. Im Elsaß sind im 15. Jahrhundert viele solcher meist langer Rücklaken mit bilderreichen Folgen aus Geschichte, Sage, Dichtung oder Fabel gewirkt worden; zeitgenössische Dokumente führen sie als »heidnisch werk« auf. vW

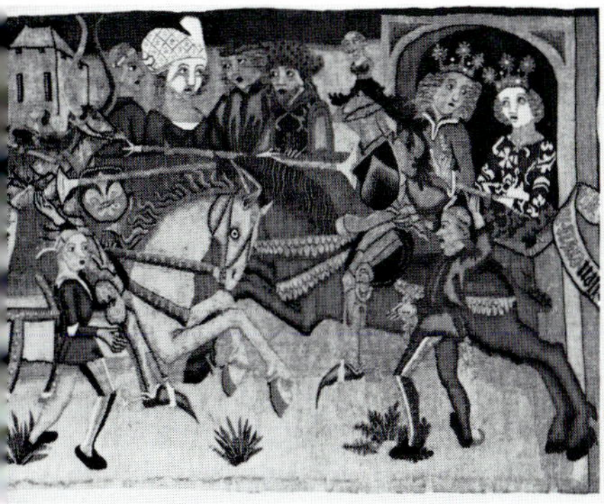

157

158 Kästchen. Südwestdeutschland, 2. Viertel 15. Jahrhundert. Buchenholz mit Eisenbeschlägen, innen bemalt; 15 : 29,5 : 18 cm. HG 238.
Der Kasten ist innen auf dunkelgrünem Grund mit weißzüngelndem lappigen Blattwerk bemalt. Der Deckel zeigt eine schwer aufzulösende allegorische Darstellung: Zwei Tugenden – Keuschheit und Demut – bilden eine mittlere Gruppe; in dem Gnadenstrahl hinter ihnen empfängt die Demut eine apfelartige Frucht. Der links stehende, reich gekleidete junge Mann mit nackten Füßen steht für die rechte Liebe; sie überdauert die ihm aufgeschriebenen Gegensätze von Winter und Sommer, fern und nah, Leben und Tod. Der nackte junge Mann rechts steht für die Reue. Auf den Knoten seiner Geißel stehen die Worte »wünschen«, »wollen«, »sprechen«, »tun«; die Inschrift in seinem Rücken besagt, daß er Gnade erwarte, Meiden und Leiden jetzt aber seine Genossen seien. Ka

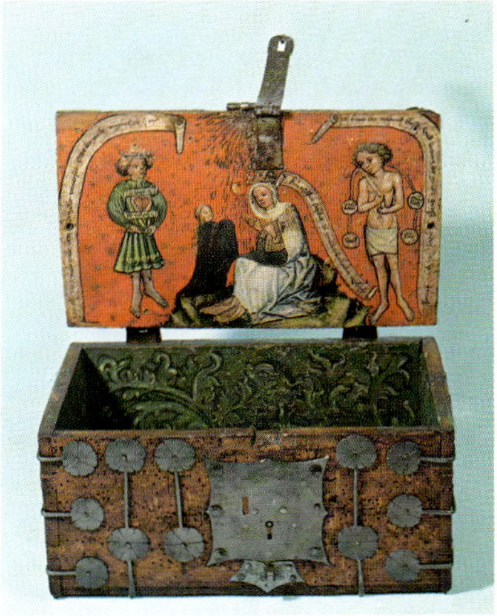

158

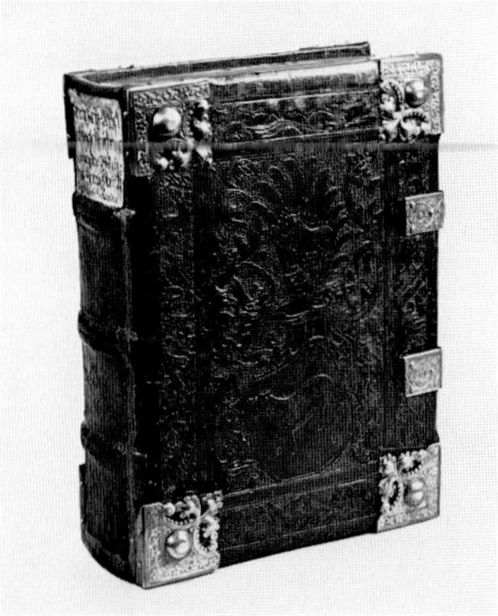

159

159 Bucheinband. Nürnberg, um 1460. Leder, geschnitten, punziert; Messingbeschläge; 31 : 24 cm. D631. Leihgabe Löffelholz-Archiv.
Der Lederschnitt, neben der Blindpressung die wichtigste Technik zum Schmuck von Bucheinbänden, erreichte im 15. Jahrhundert seine höchste Blüte. Fränkische, namentlich Nürnberger Werkstätten leisteten dabei Hervorragendes. Der für ein Mitglied der Nürnberger Patrizierfamilie Löffelholz geschaffene erste Band einer Weltchronik trägt auf der Vorderseite das von Blattranken und Fabeltieren umgebene Familienwappen. Die Umrisse sind in das Leder eingeschnitten, die freie Fläche ist durch Punzen flachgeschlagen, so daß sich ein leichtes Relief bildet. Die den Einband schützenden getriebenen Beschläge sind mit ihren Buckeln und Blattwerk für eine Nürnberger Werkstatt charakteristisch, die um 1460-80 tätig war. Ke

160 Buchbeutel. Nürnberg, 1471. Wildleder, Messingsbeschläge; Einband 13,5 : 10,5 cm; Beutel-L. 42 cm. Hs 17231.
Nördlich der Alpen kam im 14. Jahrhundert der Brauch auf, Bücher, die man häufig zur Hand nahm, derartig einbinden zu lassen, daß man sie bequem mit sich tragen konnte. Dafür wurde um den Band ein Ledertuch gespannt, dessen überlappende Enden sich zusammengerafft mit einem Haken oder Knoten am Gürtel befestigen ließen. Der Buchbeutel des Nürnberger Patriziers Hieronymus Kreß fällt durch kunstvoll durchbrochene und ziselierte Messingbeschläge und -schließen mit dem Familienwappen auf, während im allgemeinen Buchbeutel ihrer Verwendung entsprechend schmucklos waren, wie es sich beim Hl. Johannes von Stefan Lochners Kreuzigung (Nr. 122) beobachten läßt. Der Kreßsche Buchbeutel umhüllt ein auf Pergament geschriebenes Gebetbuch, dessen Widmungsblatt 1471 datiert ist. Ke

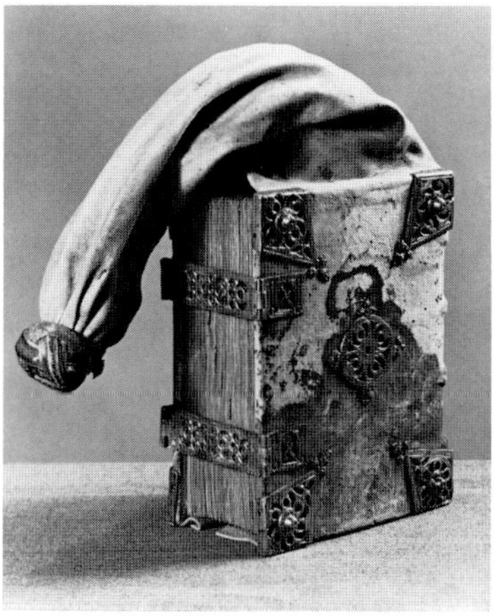

160

161 Vorderwand einer Truhe. Dortmund (?), um 1400. Eichenholz; 74 : 168 cm. HG 1863.
Zwischen die seitlichen Frontstollen, die zugleich die Füße gebildet haben, ist mittels Nut und Feder das Vorderbrett eingespannt. Bei der die gesamte Fläche überziehenden, in Felder aufgeteilten, ursprünglich farbig gefaßten Reliefschnitzerei wechseln groteske Tierfiguren mit Blatt- und Maßwerk. Sowohl die Zimmermannsweise des Truhenbaus als auch die Art der Verzierung und deren Motive sind charakteristisch für norddeutsche Möbel des späten Mittelalters. vW

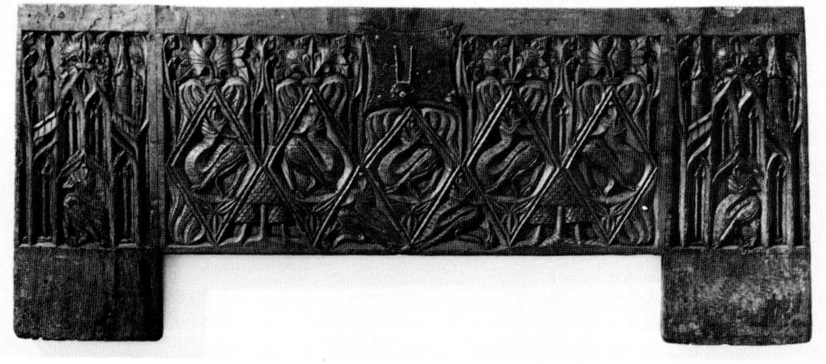

161

162 Tafelnde Wilde Leute. Elsaß, um 1420. Ausschnitt aus einem Wirkteppich in Leinen und Wolle; 89 : 134 cm (Gesamtmaß). Gew 3806.
Die Wilden Leute waren für das Mittelalter Waldwesen, von menschlicher Gestalt, doch fast am ganzen Körper behaart. Wenn sie auch wie Menschen handelten, wäre aber ihr Benehmen urtümlich und tierhaft. Hier sitzt unter einem Zelt, dessen Dach von einem alten und einem jungen Wilden Mann mit Seilen gespannt wird, eine gekrönte Wilde Frau zwischen einem Greis und einem Jüngling; von dem auf dem Tischtuch ausgebreiteten Mahl bietet der eine eine Keule an, der andere kredenzt ihr einen Daubenbecher. Die dichte Musterung der Gewänder, des Zeltes und des Hintergrundes sowie der schollenartige Untergrund verbinden den in leuchtenden Farben gearbeiteten Teppich mit den übrigen oberrheinischen der ersten Hälfte des 15. Jahrhunderts. vW

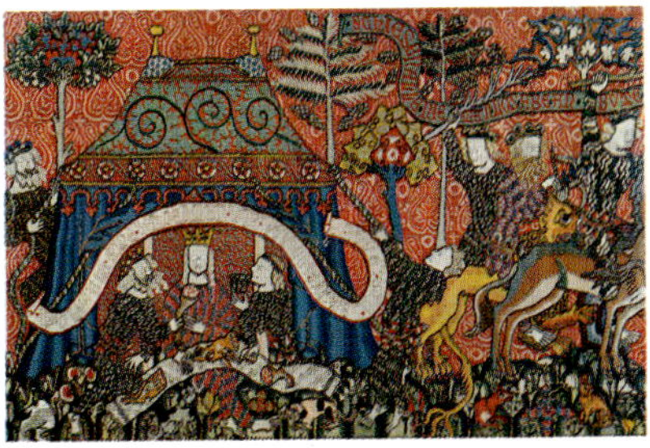
162

163 Die Ausbreitung der Kartäuserklöster, Ausschnitt. Schwaben, um 1510. Gemälde auf Holz; Mittelbild 164 : 98 cm, Flügel je 164 : 44 cm. Gm 580.
Auf den Innenseiten eines Triptychons werden in Form eines Stammbaums, nach Ordensprovinzen geordnet und in eine Berglandschaft mit Flüssen und Seen eingebettet, die Ansichten von 192 Kartausen gezeigt. Die Nürnberger Niederlassung »cella beatae Mariae« befindet sich in der linken unteren Ecke der Mitteltafel. Die Ranke des Stammbaums, die Halbfiguren von Kartäusermönchen trägt, geht von der aula Mariae in Buxheim aus. Für eine Herkunft des Triptychons aus diesem Kloster spricht auch der Stil der Malerei, der auf Bernhard Strigel aus Memmingen weist. Die geschlossenen Flügel zeigen einen Kartäuser und einen Stifter im Gebet vor den Ordensheiligen Bruno und Hugo von Lincoln. Ms

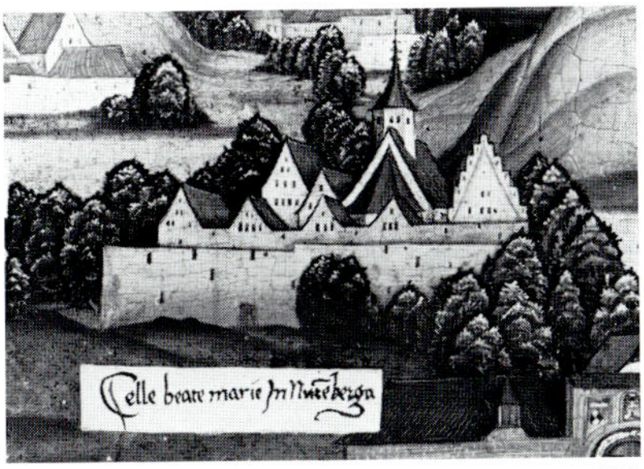
163

164 Messingbecken mit Verkündigung an Maria. Nürnberg, Anfang 16. Jahrhundert. Messing, geschlagen; Dm 64,5 cm. HG 8987.
Noch heute erinnert die »Beckenschlägergasse« in Nürnberg an ein Handwerk, das in dieser Stadt vom 15. bis 17. Jahrhundert blühte und seine Erzeugnisse seit dem Mittelalter in großer Anzahl nach ganz Europa exportierte. Die in Gesenke mit Patrizen geschlagenen Becken, die mitunter, wie dieses Stück, einen großen Umfang und beträchtliche Materialstärke besitzen – kleinere Stücke haben dagegen eine dünnere Wandung –, zeigen vorwiegend religiöse Motive, bisweilen aber auch profane wie Jagdszenen und zahlreiche gepunzte Ornamente. Die Gebrauchsspuren an den meisten Becken deuten auf eine Verwendung im kirchlichen und häuslichen Bereich. P

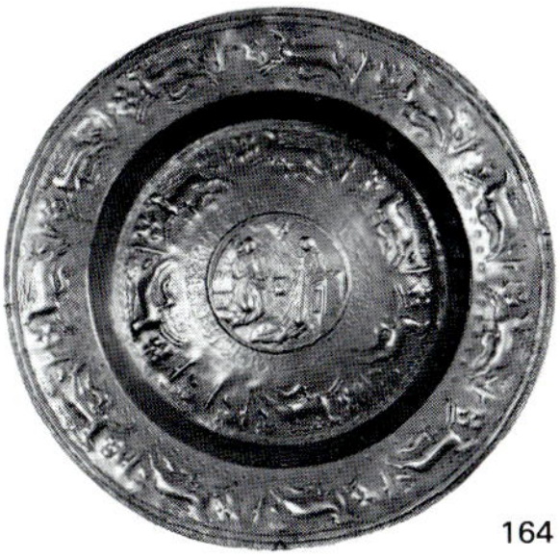
164

165 Truhe. Salzburg, Ende 15. Jahrhundert. Tannenholz, mit Maßwerkschnitzerei; 105 : 189 : 70 cm. HG 1278.
Der Truhenkasten ruht auf einem hohen Untersatz mit drei Schubladen. Beim Kasten sind in ein Rahmengerüst, dessen vordere Flächen mit Intarsien dekoriert sind, die geschnitzten Füllungen eingelassen. Das Truheninnere hat wie üblich eine Einrichtung, nämlich einen Seitenkasten und mehrere Schubladen. Im Gegensatz zur meist norddeutschen Stollenbauweise ist das Möbel auf Gehrung gearbeitet, das heißt, daß die Bretter an den Ecken schreinermäßig verzahnt sind. Truhen dienten auch zur Aufbewahrung der Kleider, die erst sehr viel später in Schränken aufgehängt wurden. vW

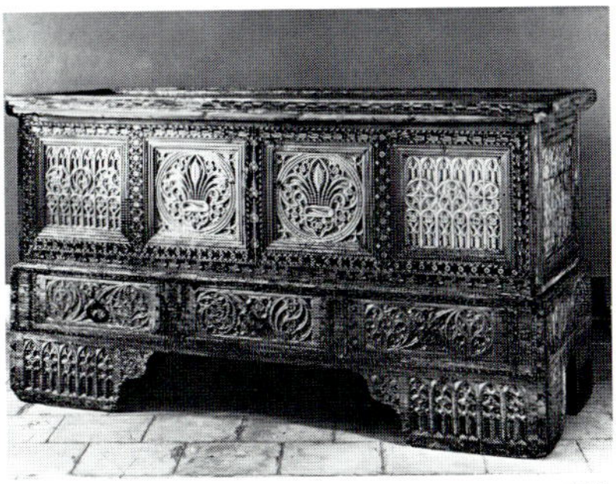
165

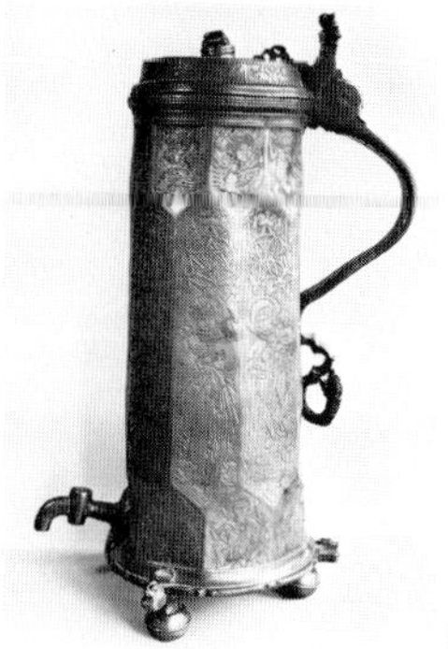

166

167 Gewichtssatz. Nürnberg, 1. Hälfte 15. Jahrhundert. Messing, gegossen; 11 cm. WI 167.
Eine der wichtigsten Aufgaben der Rotschmiede, des besonders in Nürnberg blühenden Messing verarbeitenden Handwerks, war die Anfertigung von Gewichten, die bereits im Mittelalter häufig in ganzen Sätzen in Form von Einsatzgewichten hergestellt wurden. Waren die ineinandergestellten Gewichte als kleine glatte Schalen oder Eimer gebildet, so wurde das äußere eimerförmige Gehäuse, zu dem ein Deckel mit Henkel und Verschluß gehört, oft mit Masken, Tier- oder Menschenköpfen, aber auch mit Delphinen verziert. Das älteste und einzige mittelalterliche in Nürnberg erhaltene Stück steckt noch in seinem ursprünglichen Lederuntersatz mit hochgetriebenen Ranken über gepunztem Grund. Ka

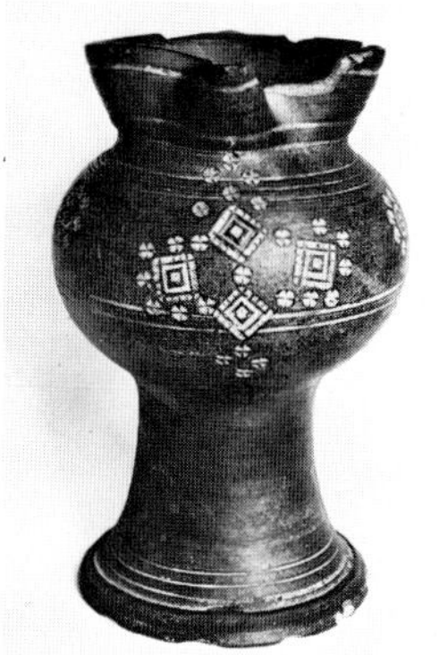

168

169 Feldflasche. Tirol, um 1500. Leder, geschnitten, geschält; 45 cm. HG 9191.
Das große Wasser- oder Weingefäß übernimmt trotz seiner Größe die Form einer Feldflasche mit seitlichen Schlaufen für den Tragriemen, besitzt aber einen eisenbeschlagenen hölzernen Standfuß. Die mittelalterliche Technik des Lederschnittes ist dadurch bereichert, daß neben den durch Schnitte eingezeichneten Ranken im Grunde die oberste Lederschicht abgelöst ist. Die sonst seltene Lederschältechnik scheint um 1500 im Alpenraum verbreitet gewesen zu sein. Das Wappen der Vorderseite zeigt wie das österreichische einen einfachen Balken, der Stechhelm darüber als Helmzier drei Eicheln. Großes fleischiges Blattwerk mit einer Eichel, einer Nelke und einer Rose zieren auch die Rückseite. Ka

166 Schleifkanne einer Breslauer Handwerkszunft. Breslau, Ende 15. Jahrhundert. Zinn, gegossen, graviert; 54 cm. HG 5157.
Die Kanne ist eines der frühesten Stücke einer eng umrissenen Gruppe schlesischer, vor allem Breslauer Zinnkannen aus dem späten 15. und frühen 16. Jahrhundert, die nicht wie die meisten Zinnkannen der Zeit aus einem bauchigen Körper über hohem oder niedrigem Fuß bestehen, sondern wie ein Säulenstumpf gebildet und in mehreren Zonen unterschiedlich facettiert sind. Gravierungen überziehen die gesamte Wandung und zeigen in der Mittelzone neben der Kreuzigung mit Maria und Johannes verschiedene Heilige, unten eine Serie des Salvators und mehrerer Apostel, oben Liebespaare, Phantasiegestalten und Putten. Die Gravierungen folgen spätgotischen Kupferstichen, vielfach von Martin Schongauer. Ka

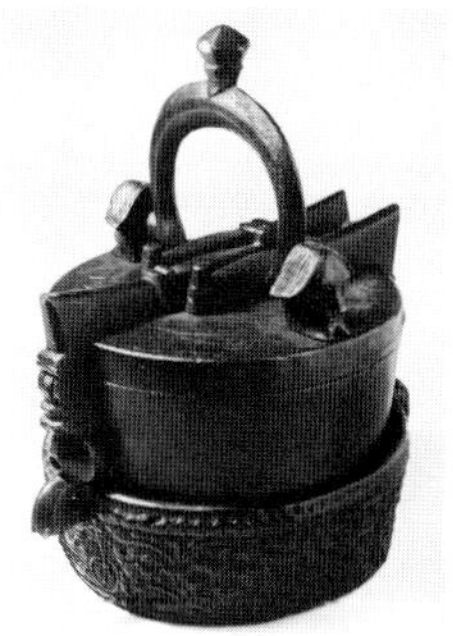

167

168 Henkelkrug. Steiermark, Anfang 15. Jahrhundert. Ton mit Preßdekor; 22,7 cm. Ke 2576.
Der Krug, ein Bodenfund aus Schloß Spielfeld an der steirisch-jugoslawischen Grenze, nimmt im Rahmen der in Form und Dekor durchweg relativ einfachen mittelalterlichen Keramik eine besondere Stellung ein. Reichere Formen, figürlicher Schmuck und farbige Glasur finden sich im deutschsprachigen Gebiet fast nur an Bau- und vor allem an Ofenkeramik. Der auf der Scheibe gedrehte Fuß des Kruges ist zu einem bauchigen Mittelteil ausgezogen, in den mit Metallstempeln verschiedene Muster, vor allem Rosetten und Rauten gedrückt sind. Ka

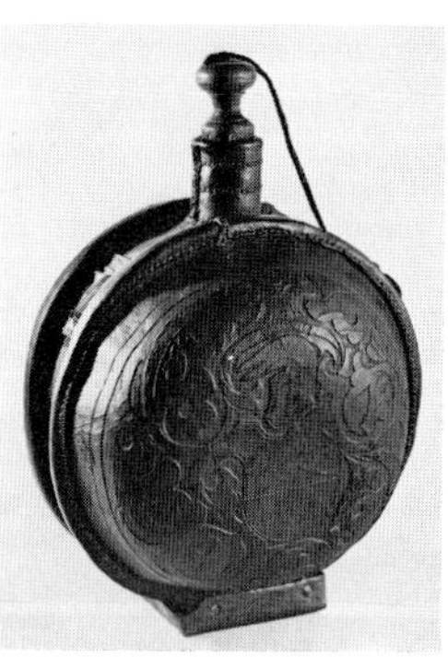

169

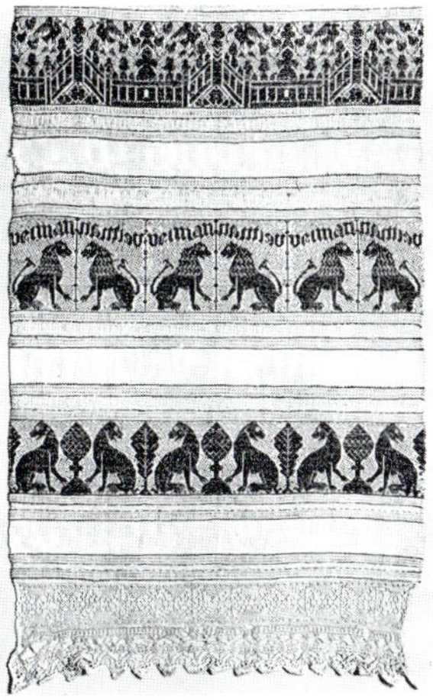

170

170 Musterstreifen eines Handtuches. Augsburg, um 1460. Leinen, etwas Baumwolle, Seide, Häutchengold; 145:42 cm. Gew 634.
In den Bildstreifen mit konfrontierten Löwen hat der Weber seinen Namen eingetragen: velman; an anderer Stelle steht sein Vorname Hans. Er war Glied einer Augsburger Weberfamilie des 15. Jahrhunderts. Das Wappenbild dieses bedeutenden schwäbischen textilen Zentrums, der Pinienzapfen (Pyr), findet sich zwischen den Panthern der folgenden Bildzeile. Solch lange, oft reich verzierte Handtücher hingen in der Stube neben dem Waschschrank über einer Rolle (vgl. Nr. 172). Die Klöppelspitzenkante des Tuches ist eine Ergänzung des 17. Jahrhunderts. vW

171 Christus im Hause des Simon, 1476. Gabriel Mälesskircher; München um 1425-1495. Gemälde auf Holz; 79,5:46 cm. Gm 1463.
Das Haus des Pharisäers ist wie das eines süddeutschen Bürgers im späten Mittelalter eingerichtet. Maria Magdalena salbt die Füße von Christus, der auf einer Bank mit Klapplehne sitzt. Hinter dem mit einem weißen Tuch, Zinngeschirr, einem Glas, Broten und einem Fasan gedeckten Tisch schenkt ein Diener ein, während ein anderer einen Pfauenwedel hält, um Fliegen abzuwehren. Durch die geöffnete Durchreiche der Rückwand schaut eine Frau aus der Küche in die Stube. Links daneben steht ein zweigeschossiger Schrank, rechts ein hoher Waschkasten mit Schüssel und Wasserbehälter, ein langes Handtuch ist über eine Rolle gelegt. Zwei Wandborde tragen Flaschen und Schüsseln, in Ausschnitten der Vorderkante des einen hängen Kannen mit den geöffneten Deckeln nach unten. vW

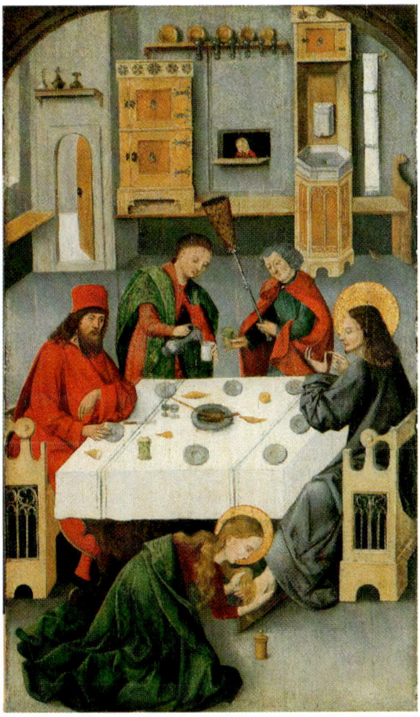

171

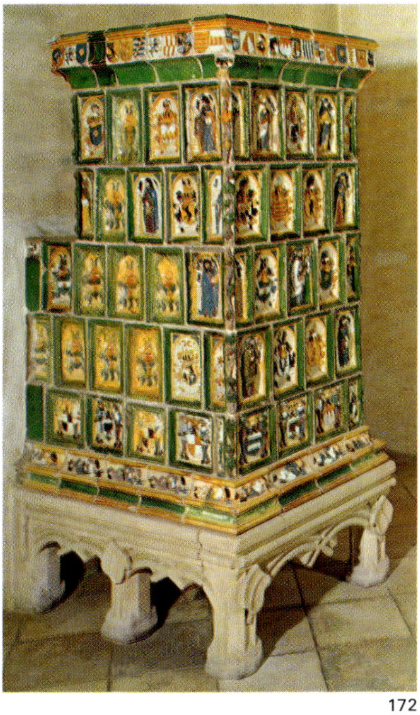

172

172 Ofen aus Ochsenfurt. Mainfranken, 1495-1519. Farbig glasierte Ofenkacheln; 187:80:98 cm. A 503.
Im 15. und 16. Jahrhundert war der Kachelofen kunstvoll gestalteter Bestandteil fürstlicher und bürgerlicher Wohnungen, oft ihr aufwendigster Einrichtungsgegenstand. Als Kunstwerk ist er eine Schöpfung des deutschen Sprachraums, während in den meisten anderen Ländern offene Kamine üblich waren. Größte Buntheit an Wappen- und Figurenschmuck beherrschte die Öfen des 15. Jahrhunderts, von denen sich jedoch nur wenige vollständig erhalten haben. Auch der aus dem Würzburgischen Kapitel-Amtshaus, dem späteren Rathaus, in Ochsenfurt am Main stammende Ofen mit Aposteln, Landsknechten und den Wappen Würzburger Domherren, fränkischer Adeliger und fränkischer Städte ist in seiner farbigen Pracht nur ein Teil des ursprünglichen Ofens. Ka

173 Ofenkachel mit der Vertreibung aus dem Paradies. Wien, Ende 15. Jahrhundert. Ton, bunt glasiert; 43 : 31 cm. A 495.
Die Kachel stammt mit sechs weiteren, teils grün, teils bunt glasierten von einem sehr großen Ofen, der nach alter Tradition in der Sakristei des Stephansdomes in Wien gestanden haben soll. In tiefen Nischen mit seitlichen Ranken oder architektonischen Baldachinen, in denen teilweise auch Figuren stehen, sind die Gestalten – besonders der Simson – von urwüchsiger Kraft der Modellierung. Dieselbe großzügige Gestaltungsweise spiegelt die Farbigkeit der an den Rändern ineinanderlaufenden weißen, blauen, grünen und gelegentlich gelb-braunen Glasuren. Ka

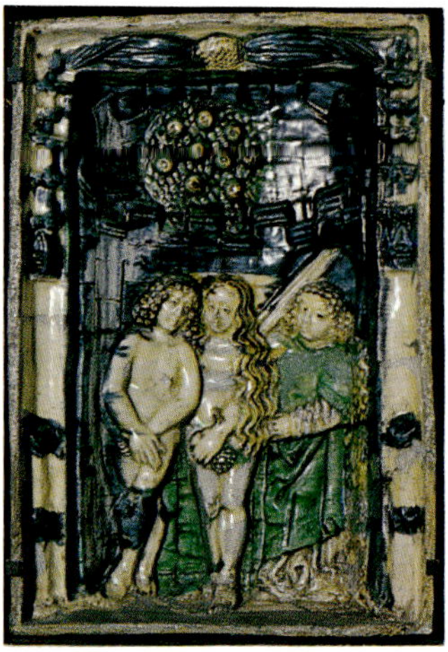
173

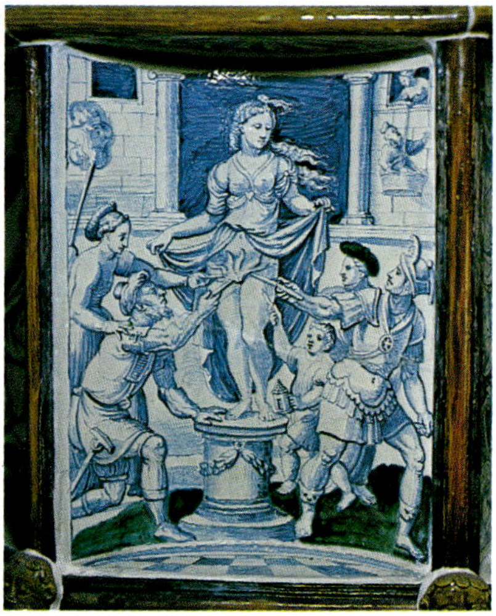
174

174 Die Rache des Vergil, Kachel vom Ofen aus Hohenaschau. Südtirol, 1555. Ton, mit weißer Fayenceglasur, farbig bemalt; Kachel 52 : 36 cm, Ofen 298 : 118 : 143 cm. A 3396.
Bis zum 17. Jahrhundert bestanden Kachelöfen üblicherweise aus farbigglasierten kleinen Reliefs. Dieser gehört jedoch zu einer kleinen Gruppe im 16. Jahrhundert in Südtirol entstandener Öfen, deren Kacheln auf glatter Fläche wie Fayenceteller über weißer Glasur bemalt sind, im wesentlichen mit blauer, grüner und wenig gelber Farbe. Beispiele echter Vaterlandsliebe, der Gerechtigkeit und anderer moralischer Exempel sind dargestellt. In den Bilderkreis der »Weiberlisten« gehört die Rache des Vergil. Als dieser von einer Frau überlistet worden war, die ihn auf halber Höhe vor ihrem Fenster in einem Korb hängen ließ (wie im Hintergrund zu erkennen), ließ der große Zauberer alle Feuer Roms verlöschen, so daß die Bürger sich am Schoß dieser Frau neues Feuer holen mußten. Ka

175 Ofenkachel mit dem Hl. Bartholomäus. Sachsen, 2. Hälfte 15. Jahrhundert. Ton, bunt glasiert; 32 : 20 cm. A 1284.
Die Nischenkachel mit dem Hl. Bartholomäus, der seine im Martyrium abgeschundene Haut als Attribut über dem Arme trägt, stammt mit acht weiteren Kacheln mit Heiligen und der Dreiviertelfigur des Kurfürsten von Sachsen mit seinem Wappen und vier später entstandenen Nischenkacheln mit verschiedenen sächsischen Wappen, darunter dem des Bischofs Ernst von Halberstadt (1479-1513) von einem Ofen aus Halberstadt. Die Verwendung verschiedener Kacheln am selben Ofen war im 15. Jahrhundert nicht ungewöhnlich. Kacheln der älteren Serie sind auch in Goslar gefunden worden. Beide Serien zeichnen sich durch besonders farbigen Reichtum und ungewöhnlich qualitätvolle Glasuren aus, die sogar bei der feinsten Binnenzeichnung der Wappen nicht ineinanderlaufen. Ka

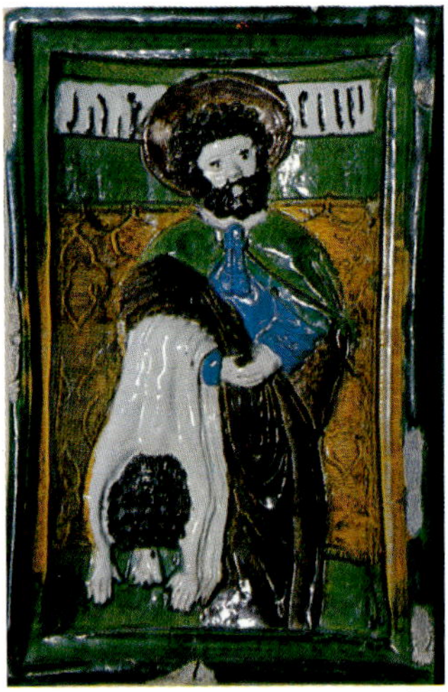
175

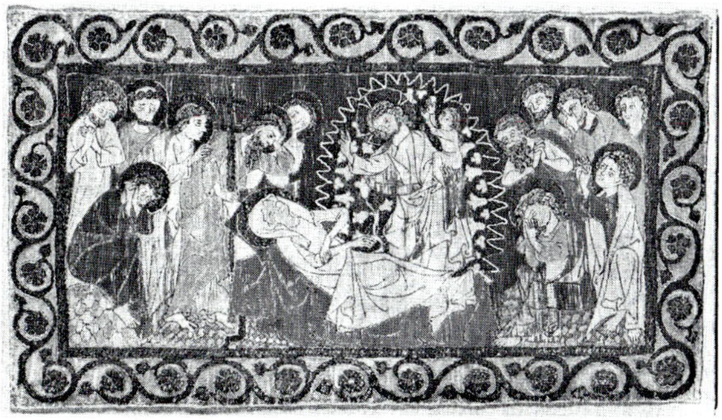

176

176 Der Tod Mariens. Böhmen (?), um 1320-30. Stickerei mit Seiden- und Goldfäden; 30 : 56 cm. Gew 2438.
Hinter dem Totenlager der Gottesmutter steht vor einer mit Lilien – Symbol der Reinheit Mariens – gefüllten Strahlenglorie Christus mit der Seele der Verstorbenen, in Gestalt eines Kindes, auf dem Arm. Zu beiden Seiten trauern die zwölf Apostel. Das Typische der zierlichen Gestalten, die Intensität ihrer vielfach variierten, ausdrucksvollen Hingabe, die zarte Lyrik der Verbildlichung lassen sich mit verwandten Darstellungen in der böhmischen Malerei der Zeit vergleichen. Wo heute die Stickseide verloren ist, tritt die Vorzeichnung zutage. Das von einer Rosenranke gerahmte breitformatige Bild und sein gesticktes Pendant mit der Beweinung und Auferstehung Christi dienten vielleicht als untere Besätze auf Vorder- und Rückseite einer Albe oder einer Dalmatika. vW

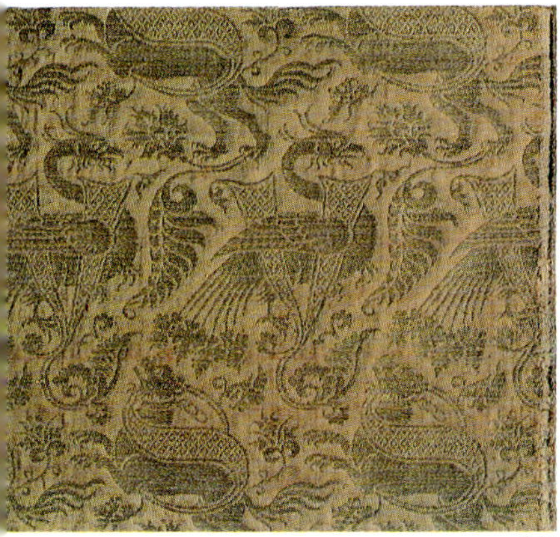

177

177 Seidenbrokat in Rot-Gold. Italien, 4. Viertel 14. Jahrhundert. 32 : 32,5 cm. Gew 520.
Bei dem voller Phantasie gebildeten Muster folgt auf eine Reihe mit großen Y, in denen jeweils ein Pfau steht, eine andere mit großen S, durch deren Bögen Jagdleoparden in die entgegengesetzte Richtung springen. Solche kostbaren spätmittelalterlichen Gewebe waren, unabhängig von ihren Darstellungen, vor allem in kirchlichem Gebrauch; unser Fragment stammt aus dem Paramentenschatz der Danziger Marienkirche. Allerdings könnten sich hier die beiden Buchstaben auf Anfang und Ende des Namens Jesus (yesus) beziehen und auch die Tiere symbolische Bedeutung haben. Von dem gleichen Muster gab es noch eine einfachere Ausführung in Rot und Grün sowie etwas Weiß, also ohne Gold, für das hier das sogenannte Häutchengold verwendet ist. vW

178 Sog. Almosentasche. Westdeutschland, um 1325-30. Seiden- und Goldstickerei; 20 cm. T 1213.
Im späten 13. und frühen 14. Jahrhundert besaßen Taschen, in denen ursprünglich das Almosen für die Armen bereit gehalten wurde, eine dreieckige, oben abgerundete Form, dazu eine breite Klappe und Quasten an der Unterkante. Auf der hier ganz ausgestickten, von Ranken mit Blättern in Herzpfeilform überzogenen Vorderseite steht oben Amor als gekrönte Figur, im fußlangen, gegürteten Gewand, mit großen Flügeln und je zwei Pfeilen in den Händen, über einem Liebespaar, einem jungen Mädchen im Schleppkleid und einem Jüngling mit einem Kranz in der linken Hand. Die Minneszene mag andeuten, daß die Tasche eine Liebesgabe gewesen ist. vW

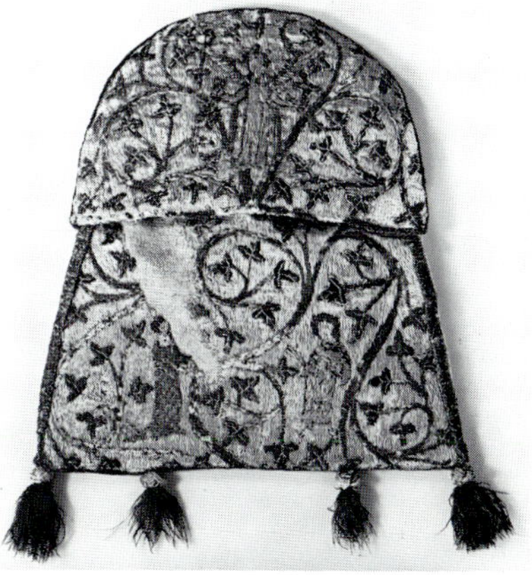

178

179 Seidenfragment mit Jagdszene. Syrien oder Ägypten, Ende 8. bis Anfang 9. Jahrhundert. 33,5 : 51,5 cm. Gew 368.
Das Muster des vermutlich aus einem rheinischen Kirchenschatz kommenden Geweberestes ließ sich mit Hilfe eines zugehörigen, bis 1945 im Berliner Kunstgewerbemuseum aufbewahrten Stückes rekonstruieren: In gerahmten Kreisen von ca. 80 cm Durchmesser ritten jeweils zwei königliche Reiter auf Flügelpferden über Tierkampfszenen aufeinander zu. Das aus Persien stammende Thema wurde im gesamten Orient und ebenso in Byzanz beliebt und ist in der Seidenweberei mit einer Reihe von Varianten erhalten. Solch kostbare Seidenstoffe gelangten über den Handel und als Geschenke in das Abendland, wo sie für weltliche und für liturgische Gewänder und – wegen ihres hohen Wertes – als allein würdige Hüllen der verehrten christlichen Reliquien Verwendung fanden. vW

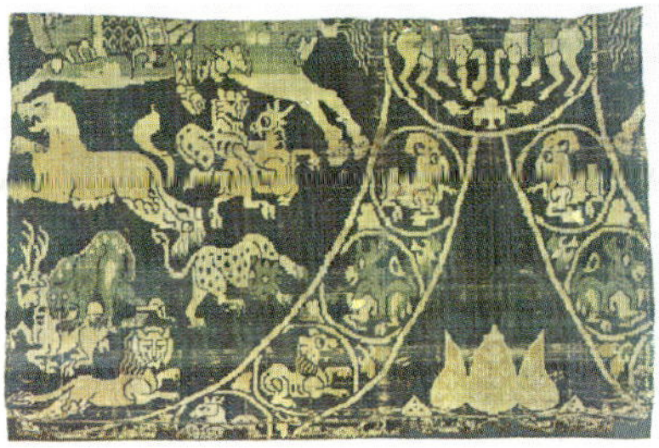

179

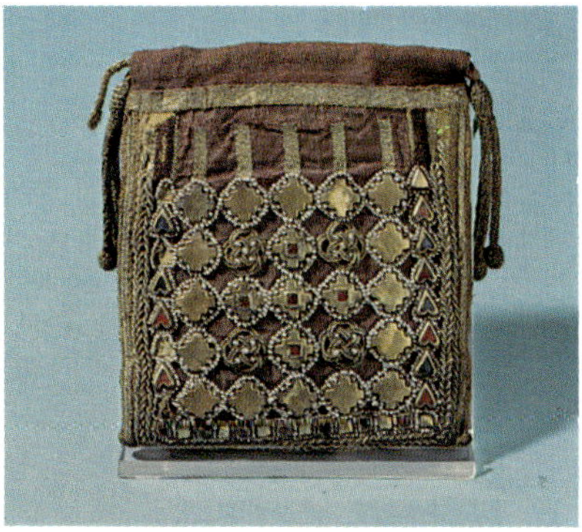

180

180 Reliquienbeutel. Trier (?), Ende 10. Jahrhundert. 15 : 13,5 cm. KG 562.
Auf der Vorderseite des Beutels aus purpurfarbener Seide bilden applizierte, von Perlkränzen eingefaßte, vergoldete Silberplättchen in Form des griechischen Kreuzes ein quadratisches Feld, in das ein Kreuz eingestellt ist; seine Plättchen sind in der Mitte durch Almandine ausgezeichnet, Leisten – an den Seiten und unten – mit Steinfassungen tragen zur weiteren Bereicherung der prunkvollen ehemaligen Reliquienumhüllung bei. Auf der Rückseite ist auf roter Seide mit Goldfäden ein Doppelkreuz gestickt, aus dessen Fuß Rankenwerk hervorwächst; die griechischen Buchstaben IC und XC darüber stehen für Jesus Christus. Die Tasche dürfte ein Auftrag des Bischofs Bernward von Hildesheim sein, der sie als Umhüllung für eine Kreuzreliquie in Auftrag gab, die er von Otto III. erhalten hatte. vW

181 Gereonsteppich. Rheinland (?), 3. Viertel 11. Jahrhundert. Wirkarbeit in Leinen und Wolle; 71 : 150 cm. Gew 421.
Das Eckfragment gehört zu einem größeren, in drei Farben gewirkten Stück eines Teppichs, das 1857 in der Kölner St. Gereonskirche gefunden wurde. Auf Vorbildern der byzantinischen und vorderasiatischen Seidenweberei fußend, zeigt das Muster dieses ältesten erhaltenen deutschen Wirkteppichs aneinandergereihte Rundmedaillons, in denen ein Greif einen Stier schlägt und sich links daneben ein Adler erhebt. Dagegen sind einheimisch geprägt die Stiermasken, die in den Borten und in den verbindenden kleineren Kreisen symmetrische Ranken verknüpfen. Darstellungen derartiger Themen – Tierkämpfe, Szenen aus der antiken Sage, Geschichte usw. – bedeckten gewebt, gemalt oder als Mosaik im hohen Mittelalter die Sockelzone der Wände und den Boden der Kirchen, unterhalb der christlichen Bilder. vW

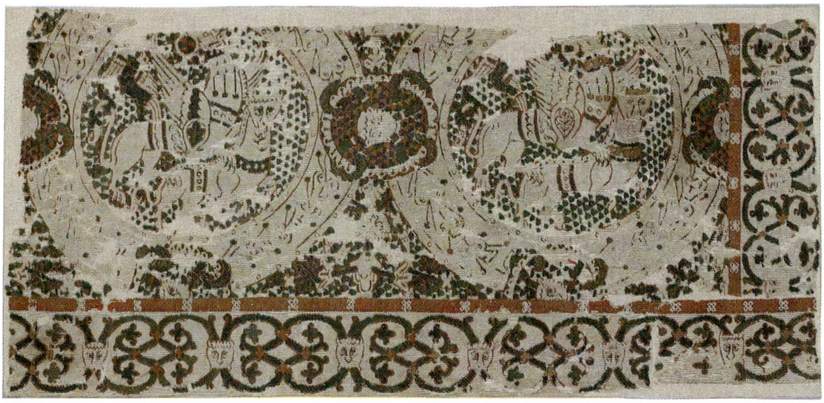

181

182 Zwei Weise Männer. Nürnberg, um 1380. Ausschnitt aus einem Wirkteppich in Wolle und Leinen; 65 : 445 cm (Gesamtmaße). Gew 3721. Leihgabe Lorenzkirche, Nürnberg.
Dieser früheste erhaltene Nürnberger Teppich zeigt »Weise Männer« in vierfach variiertem Dialog unter Spruchbandbögen, die in Rede und Gegenrede von der Demut, vom gläubigen Vertrauen in Gott, vom rechten Reden und Verschweigen künden. In diesem auch in der Ausführung auf dem Webstuhl hervorragenden Stück äußert sich zur gleichen Zeit wie im benachbarten Böhmen ein befruchtender, westlicher, niederländischer, Einfluß. Der Teppich scheint erst im 19. Jahrhundert in die Lorenzkirche gekommen zu sein; vielleicht war er ursprünglich für die kleine Ratsstube des Nürnberger Rathauses bestimmt, damit seine Sprüche – wie bei entsprechenden gemalten Darstellungen u. a. in Erfurt – stets mahnend den Ratsherren vor Augen stünden. vW

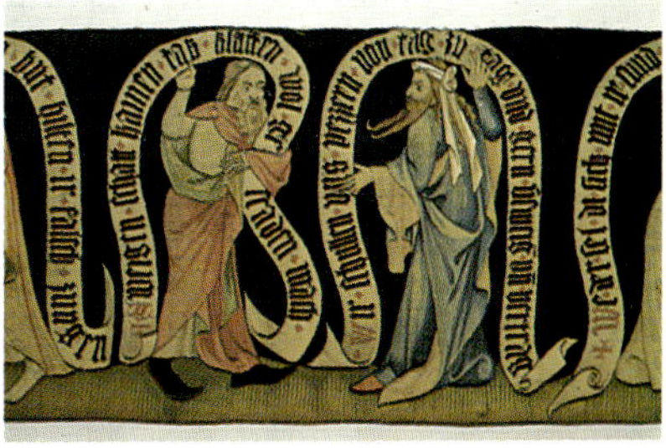

182

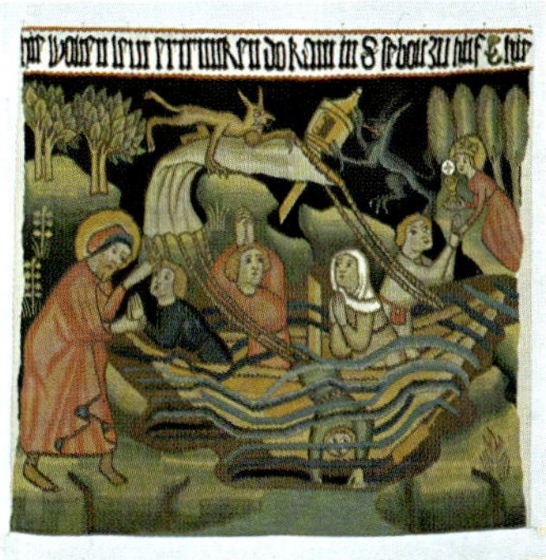

183

183 Der Hl. Sebaldus rettet Schiffbrüchige. Nürnberg, um 1420. Ausschnitt aus einem Wirkteppich in Wolle und Leinen; 104 : 100 cm. Gew 3710. Leihgabe Sebalduskirche, Nürnberg.
Der meist als heiliger Pilger dargestellte Sebaldus wurde besonders in Nürnberg, an der Stätte seines Grabes, verehrt. Die Nürnberger mußten sich jedoch lange bemühen, bis sie endlich 1425 seine Heiligsprechung erreichten. Der Teppich könnte seiner Entstehungszeit nach mit diesen Bemühungen in Zusammenhang stehen. Er führt vor allem Wunder nach dem Tode des Heiligen vor. Auf dem einzigen »Bild« mit dem lebenden Sebaldus rettet dieser zusammen mit der Hl. Barbara in Seenot geratene Pilger und vertreibt die Teufel, die jene in die Tiefe stürzen wollten. Während des 15. Jahrhunderts sind in Nürnberg in verschiedenen, nebeneinander arbeitenden Werkstätten viele Teppiche gewirkt worden, von denen jedoch nur ein Bruchteil erhalten ist. vW

184 Christus in der Kelter und Gnadenstuhl. Franken (Nürnberg?), Anfang 15. Jahrhundert. Seidenstickerei auf Leinen; 71 : 119 cm. Gew 2464.
Hier ist Christus als Keltertreter – eine auf die Eucharistie bezogene Verbildlichung seit dem hohen Mittelalter – verbunden mit dem Schmerzensmann, der seine Wunden weist, aus denen das erlösende Blut fließt. Dieser Christus ist Inbegriff der Passion, sein Blut wird von einer Nonne im Kelch der Gnade aufgefangen. Daneben thront im Bild des Gnadenstuhles Gottvater und hält vor sich den gekreuzigten Christus, zu dessen Haupt die Taube des Heiligen Geistes fliegt. Die lateinischen Inschriften der Spruchbänder enthalten alttestamentliche Vorhersagen des Erlösungswerkes. Die anbetenden Klosterfrauen scheinen Klarissen zu sein, Angehörige des Ordens der Hl. Klara. vW

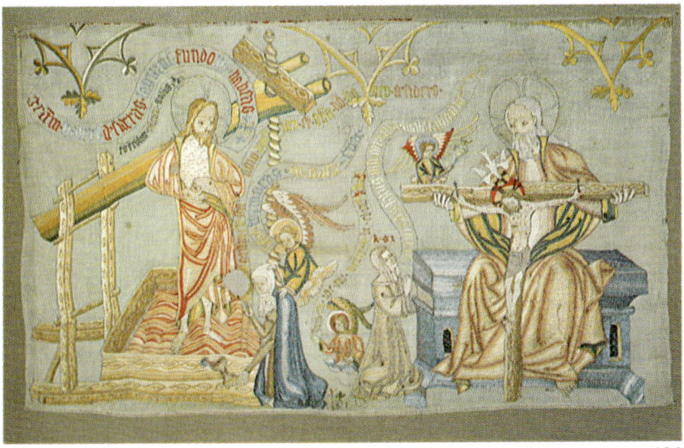

184

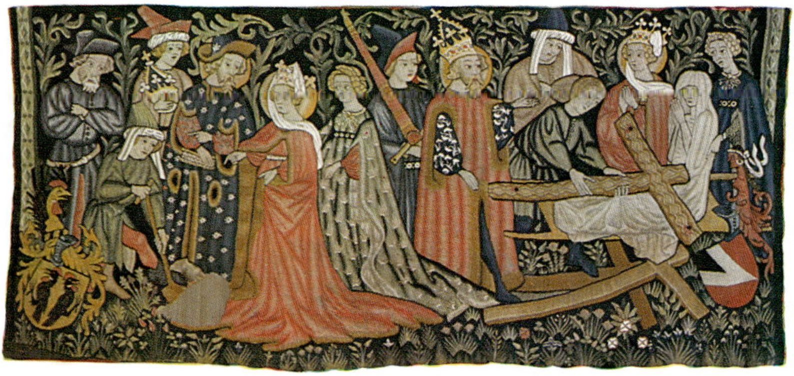

185

185 Die Auffindung des Hl. Kreuzes. Nürnberg, um 1430-40. Wirkteppich in Wolle, Leinen, Seide; 86:188 cm. Gew 3715. Leihgabe Sebalduskirche, Nürnberg.
In Gegenwart von Kaiser Konstantin weist links die Kaiserin Helena auf die Stelle, an der nach dem Kreuz gegraben werden soll. Rechts wird ein Toter durch die Berührung mit dem aufgefundenen wahren Kreuz zum Leben erweckt; daneben liegen die Kreuze der beiden Schächer. Die Wappenschilde geben als Stifter ein Mitglied der reichen Nürnberger Familie Rummel an, vielleicht den Ritter Franz Rummel (gest. 1460), der seit 1421 mit Agnes Haller (gest. 1471) verheiratet war. Der Teppich mag einem Heiligkreuzaltar als Antependium gedient haben. Zeitgenössische Inventare verzeichnen zu den zahlreichen Altären nicht nur der beiden Nürnberger Pfarrkirchen jeweils mehrere solcher »Vorhänge«, einfache für die Werktage und kostbare festliche. vW

186 Liebesgarten. Nürnberg, um 1460. Wirkteppich in Wolle und Leinen; 65:141 cm. Gew 672.
Zwei Musikanten unterhalten mit Fidel und Laute drei vornehme Mädchen und einen jungen Mann, die links um einen gedeckten Tisch versammelt sind. Ein plauderndes Liebespaar trennt diese Gruppe von einem Brunnen mit hohem, sechspassigem Becken und mit Löwenköpfen als Ausgüssen an der Mittelsäule, aus denen ein Jüngling trinkt, während ein anderer Wasser in einen Krug laufen läßt. Den für Nürnberger Teppiche lange Zeit charakteristischen tiefdunkelblauen Grund überziehen Bäume mit ihrem Laubwerk, während im Vordergrund Gräser, Blumen und Blattpflanzen den Gartenboden andeuten. vW

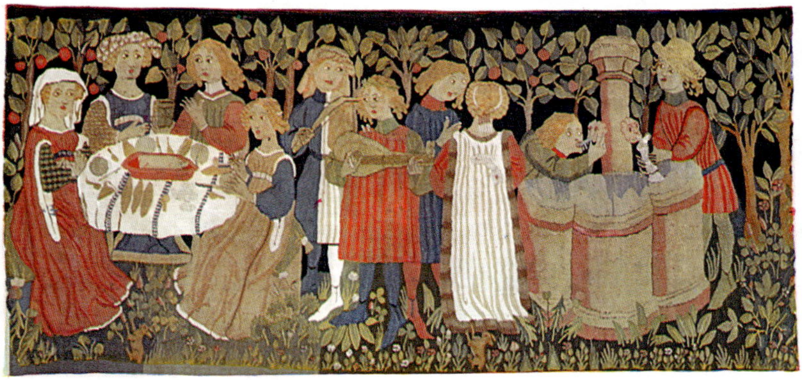

186

187 Bildnisdiptychon des Hans Straub und seiner Frau Barbara geb. Pirckheimer, 1525. Hans Plattner; Nürnberg 1495/1500-1562. Gemälde auf Holz; je 63,5 : 50 cm (mit Rahmen). Gm 180.
Über das Menschenbild der Renaissance geben die zahlreichen in dieser Zeit entstandenen Porträts Auskunft. Die Form des Diptychons mit dem Allianzwappen der verbundenen Familien war in der ersten Hälfte des 16. Jahrhunderts die übliche Form für Bildnisse von Ehepaaren. Zusammengeklappt in Truhen aufbewahrt, dienten sie zugleich als Dokumente der Familiengeschichte. Die Ehe des Hans Straub mit der ältesten Tochter von Dürers Freund Willibald Pirckheimer wurde 1518 geschlossen. Nach dessen Tod, 1530, zog das Paar in sein Haus am Hauptmarkt, in dem ein großer Teil von Dürers schriftlichem Nachlaß als gemeinsames Familienerbe aufbewahrt wurde. Str

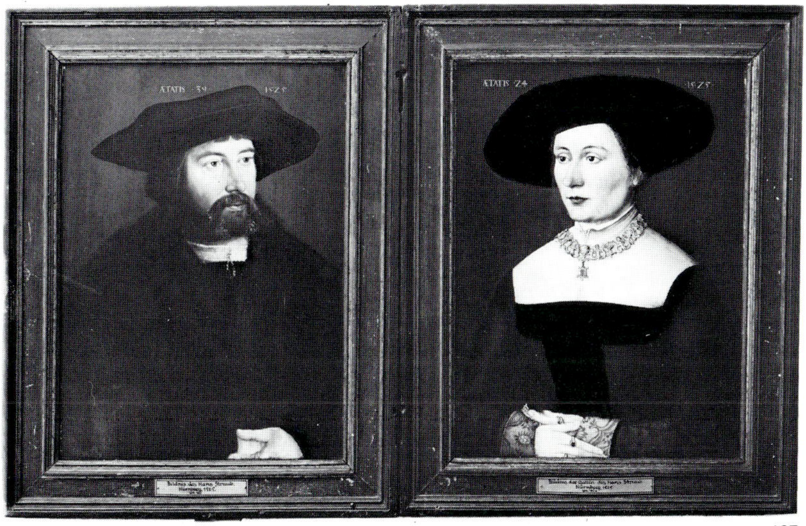

187

188 Bildnis eines Bräutigams. Mitteldeutschland, 1535. Gemälde auf Holz; 61,5 : 39 cm. Gm 1462.
Die Eheschließung war häufig Grund für einen oder beide Partner, sich malen zu lassen. Der Kranz des Bräutigams oder eine Nelke gaben Hinweise auf den auch rechtlich bedeutsamen Akt, der festgehalten werden sollte. Die auch heute noch übliche Photographie des Brautpaares knüpft an diese Dokumentation des neuen Standes an. Eine weite Landschaft bildet den Hintergrund zum Konterfei des einundzwanzigjährigen Mannes, der sich sein Kränzlein aus Rosenblüten schräg auf die Stirn gesetzt hat und ein Sträußchen in der Rechten hält. Aus offenen Augen schaut er energisch in die Zukunft. Der Maler des lebendigen und nicht zuletzt durch die einfarbig modellierte Landschaft originellen Bildes ist noch nicht erkannt, muß aber im weiteren Umkreis der Cranach-Werkstatt seine künstlerische Form gefunden haben. Str

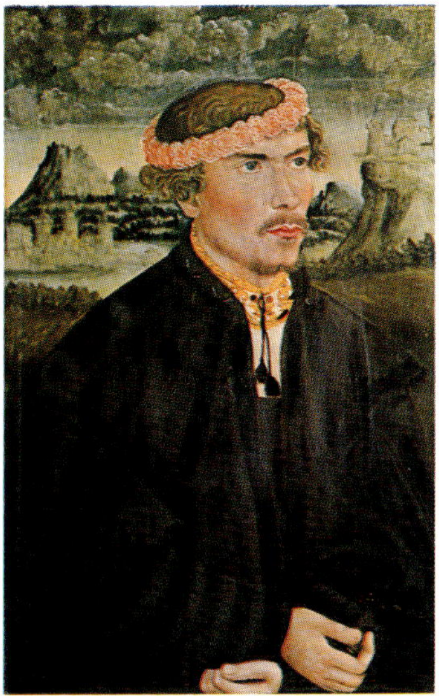

188

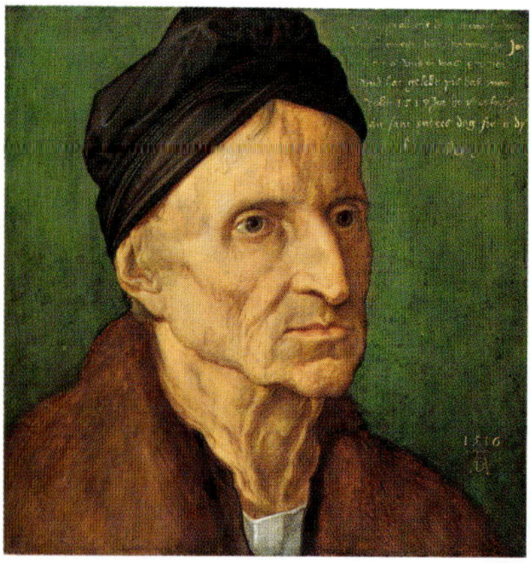

189

189 Bildnis des Malers Michael Wolgemut, 1516. Albrecht Dürer; Nürnberg 1471-1528. Gemälde auf Holz; 29:27 cm. Gm 885. Leihgabe B. Staatsgemäldesammlungen.
Mit fünfzehn Jahren kam Albrecht Dürer als Lehrling in die Werkstatt des Malers Michael Wolgemut, als 45jähriger schuf er das Bildnis seines alten Lehrers, versah es mit seinem Zeichen, der Jahreszahl 1516 und mit einer Inschrift, die uns die Lebensdaten Wolgemuts überliefert. Er behielt das Porträt in seinem eigenen Besitz und fügte 1519 eine Notiz vom Tod des Malers zu. Dürer hat seinen Lehrer gemalt, wie er ihn in der Werkstatt zu sehen gewohnt war: ein dunkelgraues, fast schwarzes Tuch zum Schutz der Haare gegen Farbspritzer fest um die Stirn geschlungen. Der braune Pelzbesatz der Schaube ergibt einen festen, dunklen Sockel, aus dem der faltige Hals aufwächst. Schonungslos vermerkt Dürers Pinsel alle Zeichen des Alters, um den ungetrübten, scharf zupackenden Blick des Malers um so stärker wirken zu lassen. Str

190 Kaiser Karl der Große im Krönungsornat, 1512/13. Albrecht Dürer; Nürnberg 1471-1528. Gemälde auf Holz; 215:115,3 cm (mit Rahmen). Gm 167/68. Leihgabe Stadt Nürnberg.
Der Rat der Stadt Nürnberg bestellte bei Dürer die Bilder der Kaiser Karl der Große und Sigismund für die Heiltumskammer am Hauptmarkt, in der die Reichskleinodien und -reliquien vor ihrer jährlichen Vorzeigung am zweiten Freitag nach Ostern aufbewahrt wurden. Inschriften auf den Rahmen und Rückseiten beziehen sich auf die Verbindung der Reichsinsignien mit Karl d. Gr. und ihre Überführung nach Nürnberg auf Anordnung Kaiser Sigismunds 1424. Dürer schuf unter Anlehnung an den Gottvatertypus ein Idealbildnis, das bis in das 19. Jahrhundert die Vorstellung vom Aussehen Kaiser Karls bestimmte. Die Abzeichen des Herrschers studierte er in Zeichnungen am Original und gab sie mit historischer Treue wieder. Str

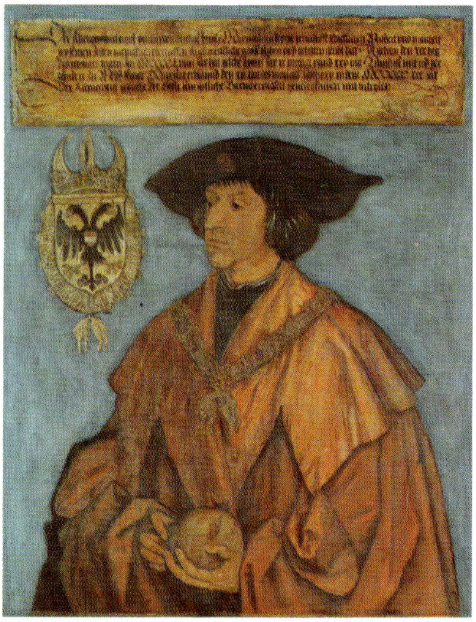

191

191 Bildnis Kaiser Maximilians I. (1459-1519), 1518/19. Albrecht Dürer; Nürnberg 1471-1528. Gemälde auf Leinwand; 83:65 cm. Gm 169.
Dürer konnte den Kaiser 1518 auf dem Reichstag in Augsburg zeichnen. Die Aufnahme wurde Gemälden und einem Holzschnittporträt zugrunde gelegt. Die auf Leinwand ausgeführte Fassung zeigt den Kaiser mit der Kette des ursprünglich burgundischen Ordens vom Goldenen Vlies, in der Hand, in Anspielung an das Herrschaftszeichen des Reichsapfels, sein persönliches Symbol, den vielkernigen Granatapfel. Dürer hatte wesentlichen Anteil an den künstlerischen Arbeiten, die der Habsburger zur Wahrung des Ruhms seiner eigenen Taten und der Geschlechterfolge seiner Familie in Auftrag gab. Mit einer Leibrente von jährlich 100 Gulden aus der Nürnberger Stadtsteuer belohnte der Kaiser die guten Dienste des Malers. Str

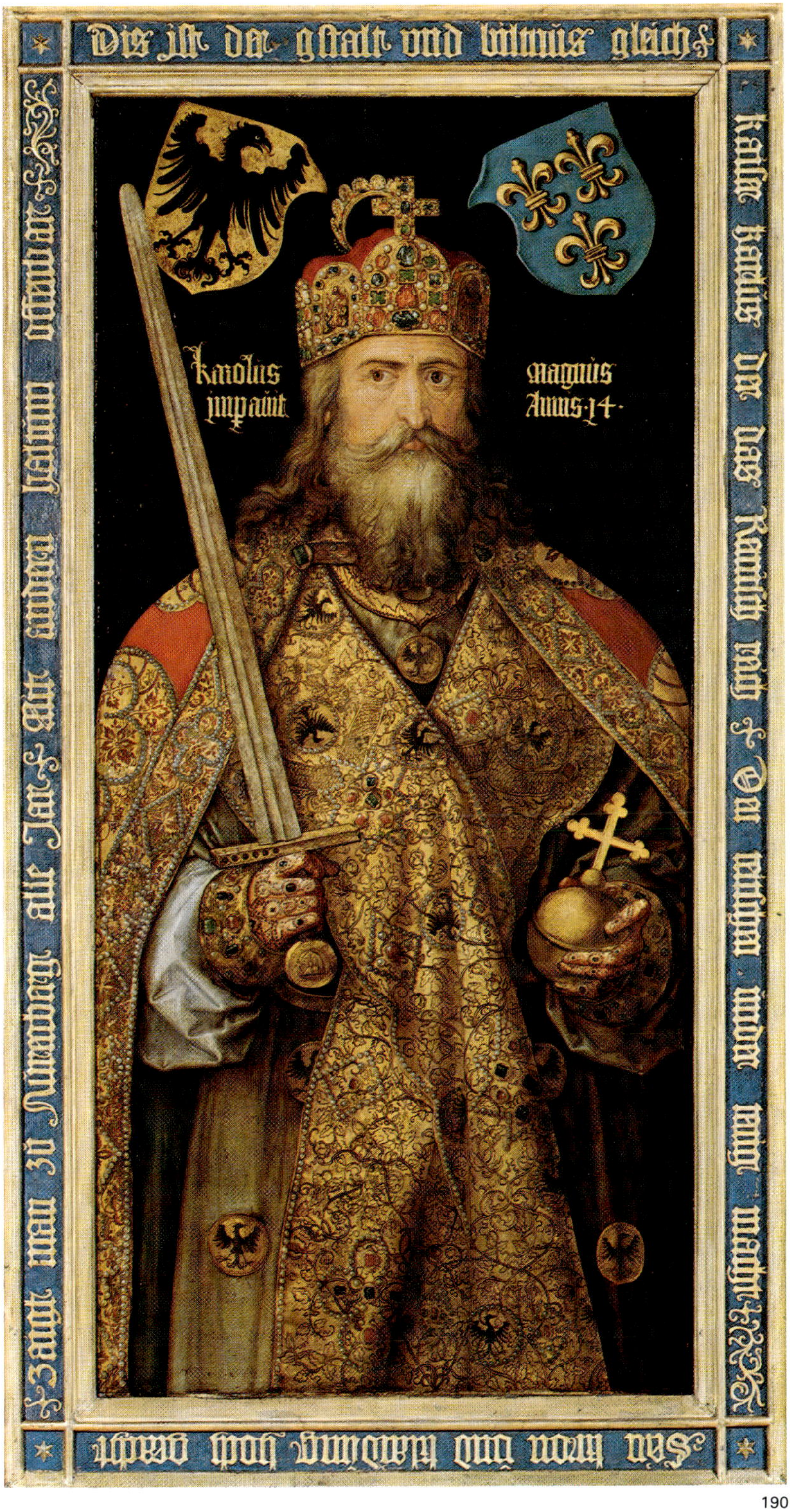
Dis ist der gstalt vnd biltnus gleich
karolus imparat
magnus Annus·14·

190

192 Herakles im Kampf gegen die stymphalischen Vögel, 1500. Albrecht Dürer; Nürnberg 1471-1528. Gemälde auf Leinwand; 87 : 110 cm. Gm 166. Leihgabe B. Staatsgemäldesammlungen.
Das Gemälde ist das einzige Dürers, dem einer der antiken Sagenstoffe zugrunde liegt, die im übrigen der Druckgraphik vorbehalten waren. Mit Temperafarben auf ein feines Gewebe gemalt, hat es durch den späteren Auftrag von Firnis etwas von dem spröden Reiz dieser von Dürer öfters geübten Technik verloren. Die Vertreibung der am See Stymphalos in Arkadien hausenden Vögel gehört zu den klassischen Taten des Helden. Für die muskulöse nackte Gestalt hat dem Maler ein italienisches Vorbild zur Verfügung gestanden, während er den Vögeln die halb menschliche, halb tierische Gestalt gibt, in der Dante die Harpyien schildert, griechische, den alles austrocknenden Südwind symbolisierende, menschenschädigende Fabelwesen. Str

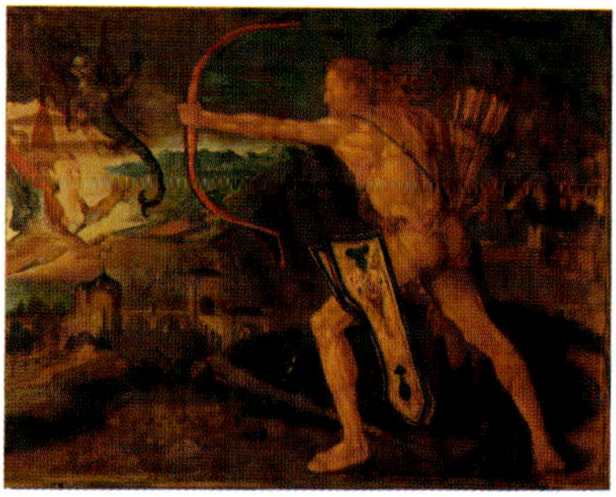

192

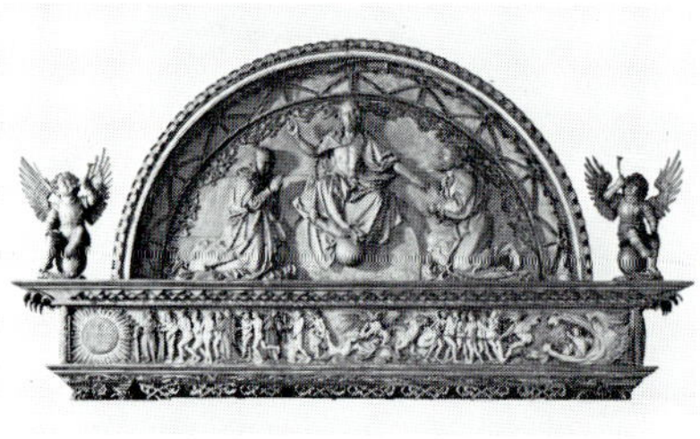

193

193 Rahmen zum Allerheiligenbild Albrecht Dürers (Ausschnitt). Nürnberg, 1511. Lindenholz, alt gefaßt; 284 : 213 cm. Pl 211. Leihgabe Stadt Nürnberg.
Für die von Matthäus Landauer gestiftete Kapelle des Zwölfbrüderhauses, eines Asyls für betagte Handwerker, schuf Dürer 1511 nach italienischem Vorbild diesen neuartigen Altar. Über einer Predella erheben sich auf kannelierten Säulen ein Gebälk und ein halbrundes Giebelfeld, die in geschnitzten Figuren eine Darstellung des Jüngsten Gerichts tragen. Die Mitte nahm eine heute in Wien befindliche Tafel mit der Anbetung der Hl. Dreifaltigkeit von Dürers eigener Hand ein. Der bedeutende Schnitzer des Rahmens folgte einem Entwurf Dürers von 1508. Um eine Vorstellung von der ursprünglichen stilistischen wie inhaltlichen Einheit zu vermitteln, wurde dem originalen Altar eine Kopie des Gemäldes eingefügt. Sta

194 Die Nürnberger Madonna, um 1515. Lindenholz, alt gefaßt; 150 cm. Pl 210. Leihgabe Stadt Nürnberg.
Die Marienfigur wurde wahrscheinlich als Teil einer Kreuzigungsgruppe konzipiert. Ihr gefühlsbetonter Aufblick fixiert den Standort unterhalb des Gekreuzigten. Auf dessen anderer Seite wäre der Evangelist Johannes zu denken. Das federnde Standmotiv, der relativ kleine Kopf und die flüssige Faltendraperie verleihen der Maria eine Eleganz, die ihre Volkstümlichkeit hinreichend erklärt. Das Motiv des schmerzerfüllten Ringens der Hände ist dem großen Nürnberger Zeitgenossen des unbekannten Bildhauers, Albrecht Dürer, entlehnt. Er steht hinter allem, was an dieser Figur als positive Errungenschaft zu werten ist: ihre »Klassizität«, ihre »Schönheit«. Sta

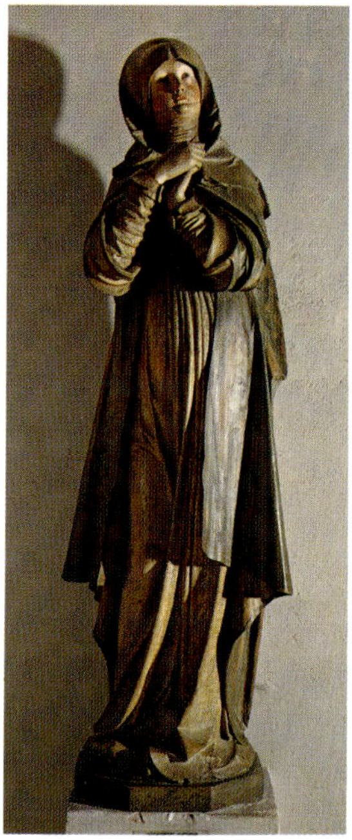

194

195 Die Beweinung Christi, um 1500. Albrecht Dürer; Nürnberg 1471-1528; Werkstatt. Gemälde auf Holz; 150:120 cm. Gm 165. Leihgabe Wittelsbacher Ausgleichsfonds.
Zu den Aufträgen, die an die Nürnberger Malerwerkstätten ergingen, gehören in großem Umfang die Gedächtnisbilder, auf denen in kleinen Figuren, gekennzeichnet durch die Wappen, die Stifter und ihre Angehörigen erscheinen (vgl. Nr. 86). Auch Albrecht Dürer steht in dieser Tradition. Die Totenklage der Angehörigen und Freunde am Leichnam des vom Kreuz abgenommenen Erlösers wird zum Vorbild für die Trauer um den 1480 verstorbenen Karl Holzschuher. Die Komposition schließt sich an ein Gedächtnisbild Dürers mit dem gleichen Thema für den Goldschmied Albrecht Glimm an (München, Alte Pinakothek). Die Ausführung wurde weitgehend einem Mitarbeiter der Werkstatt überlassen. Str

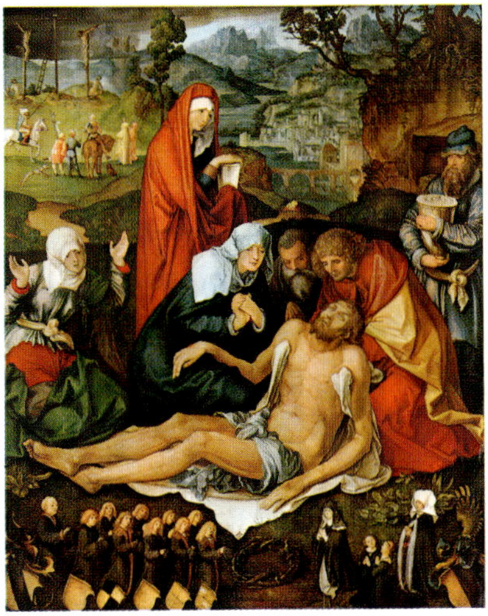

195

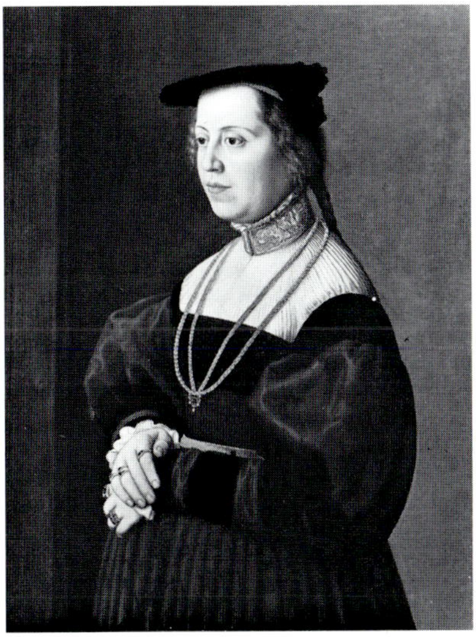

196

196 Bildnis einer jungen Frau, 1535. Barthel Beham; Nürnberg 1502-1540 Italien. Gemälde auf Holz; 78,5:59 cm. Gm 1611.
Gegen 1520 kam eine junge Generation von Nürnberger Künstlern zu Wort, unter denen das Dreigestirn Sebald und Barthel Beham und Jörg Pencz hervorragte. Die Form ihrer künstlerischen Aussage hat Dürers Werk zur Grundlage. Darüber hinaus verband die drei Künstler eine radikale Einstellung auf religiösem und sozialem Gebiet, die 1525 den Rat der Stadt zum Eingreifen und zur Verbannung der »gottlosen Maler« aus der Stadt zwang. Barthel Beham zog nach München. Von Dürers Porträtkunst ausgehend, betätigte er sich fast ausschließlich als Bildnismaler. Das Porträt der einunddreißigjährigen Frau verrät in seiner zurückhaltenden, auf Braun, Schwarz und Gold beschränkten Farbigkeit eine neue Zeit und die Wirkung italienischer Bildniskunst. Str

197 Die Taufe Christi, 1516/17. Wolf Traut; Nürnberg um 1480-1520. Gemälde auf Holz; 147,5:114,5 cm. Gm 181.
Die Tafel gehört zu den Altarbildern, die Wolf Traut und sein Vorgänger Hans Traut für die romanische Klosterkirche von Heilsbronn geschaffen haben. Als ein Werk Dürers angesehen, gelangte sie 1606 in die Sammlung Kaiser Rudolfs II. nach Prag. Mit der Darstellung der Taufe Christi vor einer »Jordanlandschaft«, die sich hinter der Figurengruppe weit in die Tiefe erstreckt, schließt sich der Maler an Albrecht Dürers Anbetung der Heiligen Dreifaltigkeit (Wien, Kunsthistorisches Museum) an. Für Dürer in den Jahren um 1515 als Mitarbeiter am Holzschnittwerk der Ehrenpforte für Kaiser Maximilian tätig, nähert sich auch die helle Buntfarbigkeit seiner Gemälde dessen koloristischen Vorstellungen der gleichen Zeit. Str

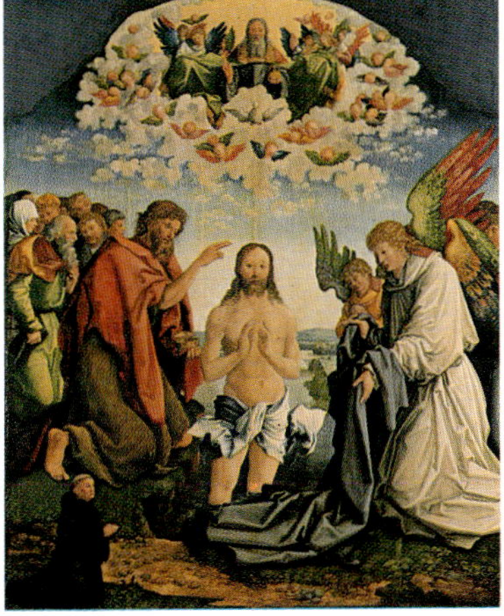

197

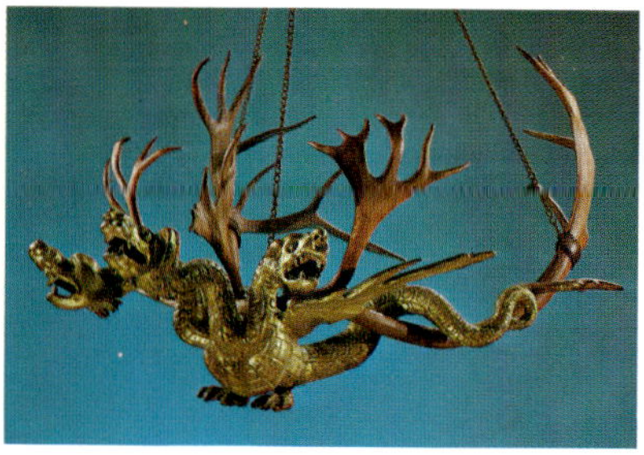

198

198 Drachenleuchter, 1522. Veit Stoß; Horb a. N. 1447 (?)-1533 Nürnberg; nach Entwurf von Albrecht Dürer; Nürnberg 1471-1528. Lindenholz, alt vergoldet, mit Rentiergeweih; 153:125 cm. HG 68.
Der Drachenleuchter wurde 1522 von Anton II. Tucher (1458-1524) in die Regimentsstube des Nürnberger Rathauses gestiftet. Es ist das einzige bekannte Kunstwerk, an dem sich der größte Maler und der größte Bildhauer Nürnbergs zu gemeinsamer Arbeit zusammenfanden. Veit Stoß schnitzte den Leuchter nach einem erhaltenen Entwurf Dürers (Konstanz, Wessenberg-Gemäldegalerie), der in einer alten Beischrift die Zusammenarbeit bestätigt. Der Maler, an allem Außerordentlichen interessiert, besaß selbst eine Sammlung von Geweihen. Dem Schnitzer gelang es, die Bewegung des Drachens noch zu steigern, der beim Flackern der auf seinen Krallen befestigten Kerzen wie lebend erschien. Sta

199 Erdglobus, 1492-1494. Entwurf: Martin Behaim, Nürnberg 1459-1507 Lissabon; Kugel: Ruprecht Kolberger; Bemalung: Georg Glockendon d. Ä., gest. 1514; Gestelländerung und Horizontring 1510.
Geleimte Stoffe, Pergament, Papier bemalt, Eisen geschmiedet, bemalt. Messing gegossen, punziert, graviert; 133 cm, Dm 51 cm. WI 1826
Der »Erdapfel« des Martin Behaim ist die älteste erhaltene Darstellung der Erde in Kugelgestalt. Vor der Reise des Kolumbus angefertigt, fehlt noch Amerika auf ihm. Er zeigt also den freien Seeweg nach Indien, das ursprüngliche Ziel des Kolumbus. Asien und Afrika sind nach Angaben früherer Reisender gezeichnet. Für China und angrenzende Gebiete gibt Behaim z. B. Marco Polo als Quelle an. Nach für seine Zeit neuesten Erkenntnissen ist hingegen die afrikanische Westküste wiedergegeben. Behaim, ein Nürnberger Patriziersohn, lebte in Portugal am Hofe des Königs Johann II. und hatte selbst mindestens eine Fahrt nach Afrika mitgemacht. Zur Regelung von Erbschaftsangelegenheiten in Nürnberg weilend, ließ er den Globus zunächst als Prototyp für eine Holzschnittausgabe anfertigen, gab ihn aber dann an den Nürnberger Rat weiter, der ihn im Rathaus aufstellen ließ. Wi

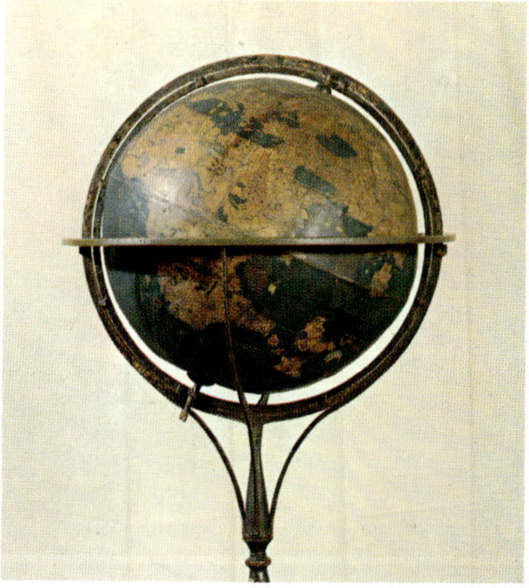

199

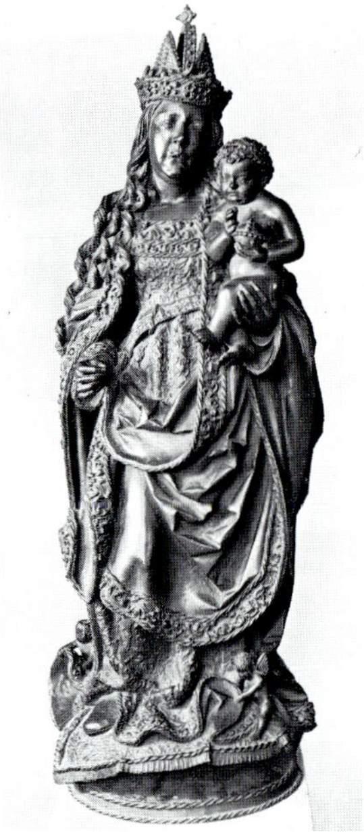

200

200 Stehende Muttergottes, um 1515-20. Leonhard Magt; seit 1514 in Mühlau/Tirol, gest. 1532. Bronze; 85 cm. Pl 2964. Leihgabe Sebalduskirche, Nürnberg.
Die mit einer hohen Krone und reich verzierten Gewändern ausgestattete Bronzefigur der Muttergottes aus dem Ostchor der Nürnberger Sebalduskirche steht in engem stilistischen Zusammenhang mit den Heiligenstatuetten für das Maximiliansgrabmal in Innsbruck. Der Stifter der Plastik war nach Ausweis einer in St. Sebald verbliebenen hölzernen Wappenkonsole der Nürnberger Patrizier Melchior Pfinzing, Propst an St. Sebald und in Mainz, Geheimsekretär Maximilians I. und Mitarbeiter am kaiserlichen Ritterepos »Theuerdank« (vgl. Nr. 353). Pfinzing hat die Gußwerkstätte des Stefan Godl, für den Leonhard Magt als Modellschnitzer arbeitete, in Mühlau wahrscheinlich bei seiner Innsbruckreise 1515 aufgesucht. Die fertige Figur wurde in Nürnberg vermutlich 1518 aufgestellt, spätestens aber 1521. Br

201 Bildnis eines jungen Mannes, um 1520. Hans Süss von Kulmbach; Kulmbach (?) um 1480-1522 Nürnberg. Gemälde auf Holz; 36:26 cm. Gm 1162.
Das Porträt zeigt Hans von Kulmbach im Bann des Bildnisstils seines Lehrers Albrecht Dürer unmittelbar vor dessen niederländischer Reise, doch beruht die künstlerische Qualität nicht auf der physiognomischen Deutung des Modells, das mit offenen Augen zu träumen scheint, sondern auf der feinen Kultur der Haltung des blauäugigen Mannes. Die Betonung der Horizontalen in Ausschnitt und Hemdrand gibt in Verbindung mit der festen Verspannung der Figur in der Bildfläche dem Dargestellten die innere Sicherheit des neuen Menschentyps der Renaissance. Str

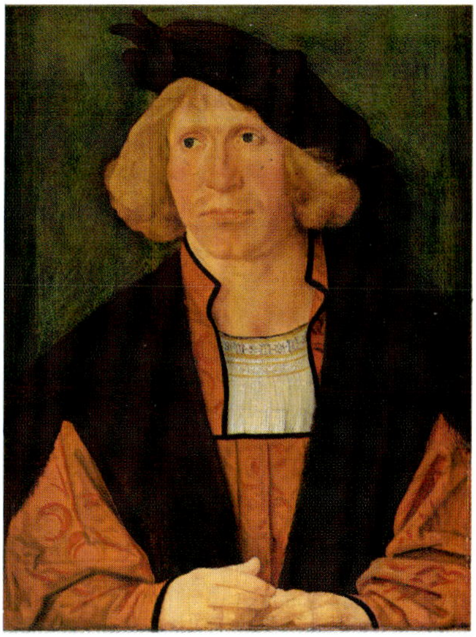

201

202 Bildnis der Anna Laminit aus Augsburg, um 1502/03. Hans Burgkmair; Augsburg 1473-1531. Gemälde auf Holz; 28,9:20,6 cm. Gm 1554.
Das kleine Bild gewinnt seine Bedeutung vor allem in der Person der Dargestellten. Wie die Inschrift in der oberen Ecke angibt, handelt es sich um die Hungerkünstlerin Anna Laminit, genannt das Amalitlen, die vorgab, allein vom Empfang der hl. Kommunion zu leben und deshalb weit über Augsburg hinaus als Heilige angesehen wurde. Bei einem Aufenthalt in München wurde sie 1511 von der skeptischen Erzherzogin Kunigunde entlarvt. Nachdem sie, 1514 verbannt, die Stadt mit Hilfe unerschütterlicher Anhänger verlassen hatte, nahm sie am Rhein ein übles Ende. Das Porträt erhält hier den Charakter eines historischen Dokuments. Str

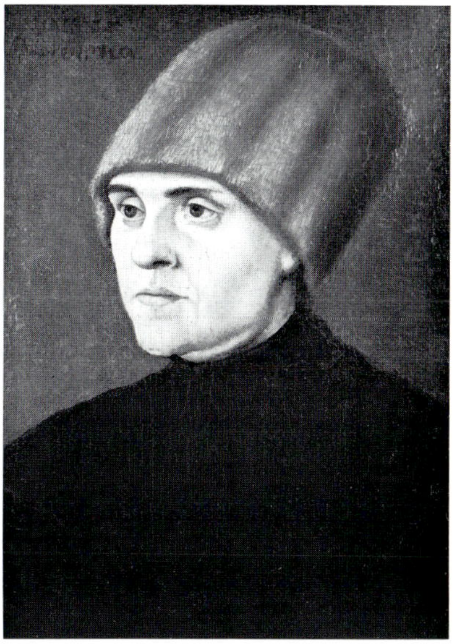

202

203 Die Madonna mit der Traube, 1510. Hans Burgkmair; Augsburg 1473-1531. Gemälde auf Holz; 40,5:28 cm. Gm 283. Leihgabe B. Staatsgemäldesammlungen.
Hans Burgkmair gehört zu den deutschen Malern, die den Einfluß italienischer Kunst unmittelbar erfahren haben. Ein Aufenthalt in Oberitalien in den Jahren 1504/05 läßt sich erschließen. Motiv und Komposition des Bildes erweisen sich dem Kreis der Nachfolger Leonardos da Vinci verpflichtet. Das Kolorit der Figuren, das starke Kontraste ungebrochener Farben vermeidet, und die Tonwerte der in mildes Licht getauchten Landschaft zeigen die Wirkung der venezianischen Farbkunst. Str

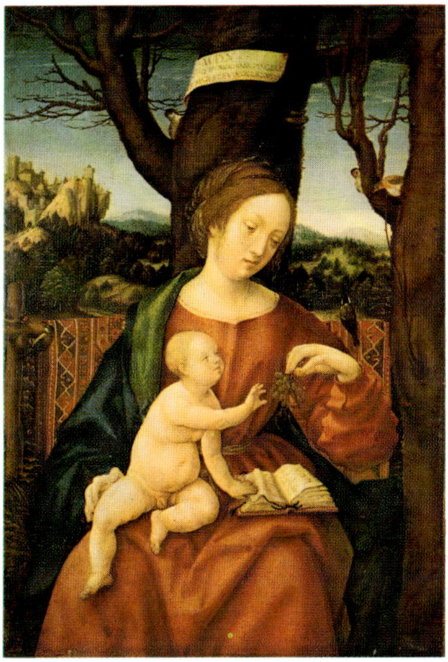

203

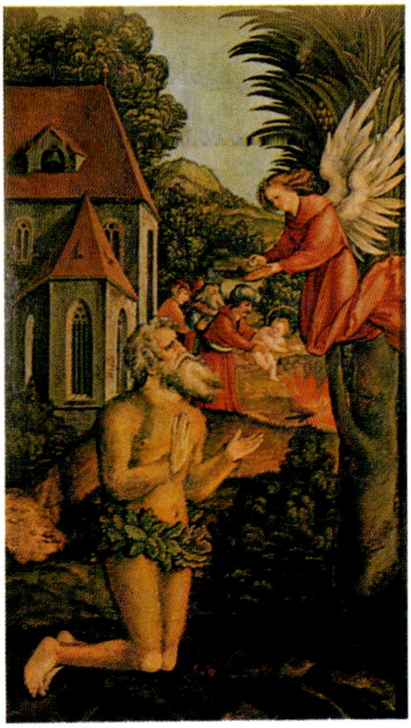

204

204 Die Kommunion des Hl. Onuphrius, um 1515/20. Hans Schäufelein; Nördlingen (?) 1480/85-1538/40 Nördlingen. Gemälde auf Holz; 128,4 : 73 cm. Gm 1106. Leihgabe Wittelsbacher Ausgleichsfonds. Die Tafel gehört wahrscheinlich zu einem Altar, der einst in dem Kartäuserkloster St. Peter in Christgarten stand. Der Eremitenorden der Kartäuser gedachte in besonderem Maße der heiligen Einsiedler. Nach der Legende soll dem in einem abgelegenen Felsenkloster von Göreme lebenden Onuphrius ein Engel an jedem Sonn- und Feiertag die Kommunion gereicht haben. Verbunden wurde mit ihm auch die Erzählung von der Vergewaltigung einer Königstochter, die in die Einsamkeit gelangt war, und von seiner Buße durch Verzicht auf Kleidung und aufrechten Gang (Gm 294). Der Künstler dürfte den Altar bald nach seiner Übersiedlung von Augsburg nach Nördlingen geschaffen haben, wo er seit 1515 Bürger und Stadtmaler war. Str

205 Christus am Kreuz, 1508. Hans Schäufelein; Nördlingen (?) 1480/85-1538/40 Nördlingen. Gemälde auf Holz; 102 : 51 cm. Gm 292. Leihgabe Wittelsbacher Ausgleichsfonds.
Nicht der historische Vorgang des Kreuzestodes Christi, wie ihn die Evangelisten schildern, ist dargestellt, sondern die Deutung des Ereignisses im Rahmen der Heilsgeschichte, die mit der Übergabe der Gesetzestafeln an Moses, die im Hintergrund zu sehen ist, beginnt. Unter dem Kreuz stehen an Stelle von Maria und dem Evangelisten Johannes, der Vorläufer Johannes d. T., der Christus das Lamm Gottes genannt hat, und König David, aus dessen Stamm nach den Propheten der Messias hervorgehen sollte. Stilistisch steht die Tafel noch unter dem Einfluß Albrecht Dürers, in dessen Werkstatt Schäufelein seit 1503/04 arbeitete, doch zeigt die weiche, tonige Farbigkeit bereits den Einfluß der Malerei in Augsburg, wohin sich der Künstler von Nürnberg aus begab. Str

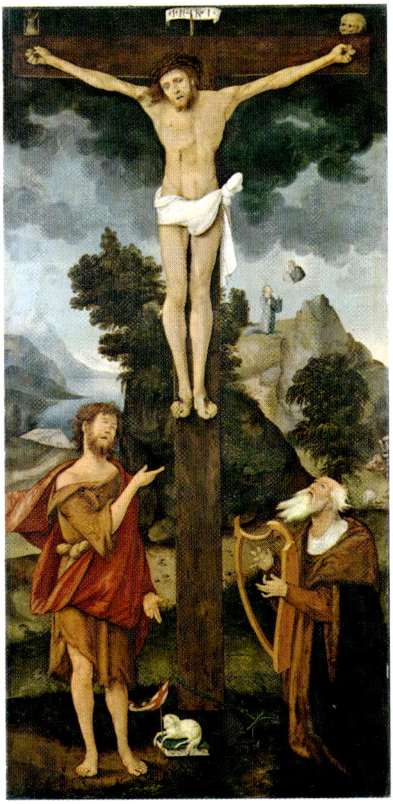

205

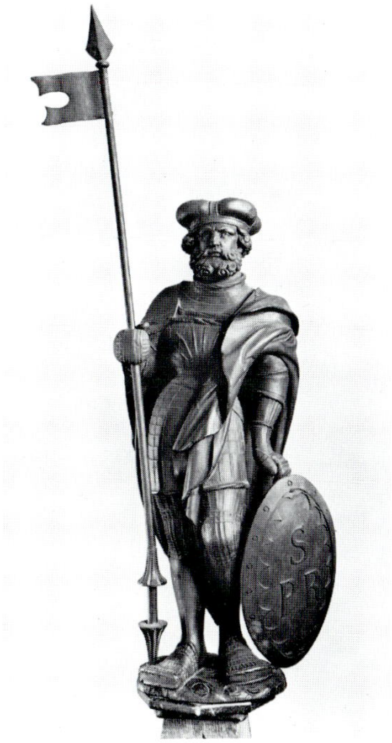

206

206 Der Hl. Wenzel. Nürnberg, um 1530; Bildschnitzer der Vischer-Werkstatt. Lindenholzmodell für Bronzeguß; 113,5 cm. Pl 216. Leihgabe Stadt Nürnberg.
Der heilige Schutzpatron von Böhmen ist – seiner fürstlichen Herkunft entsprechend – mit Herzogshut, Harnisch, Schild, Schwert und Fahne dargestellt. Die Figur, in deren Haltung sich fromme Zuversicht mit männlicher Festigkeit verbindet, ist vollrund ausgearbeitet und diente als Modell für den in der Wenzelskapelle des Prager Domes aufgestellten Wenzelsleuchter, einen der schönsten Bronzegüsse der Vischer-Werkstatt. Die Stiftung der Zunft der Brauer und Mälzer der Prager Altstadt zur Erinnerung an die hussitischen Kämpfe wurde wohl noch bei Peter Vischer d. Ä. bestellt. Sein Sohn Hans Vischer führte 1532 den Auftrag aus und fügte noch einen rahmenden Baldachin und Putten hinzu. P

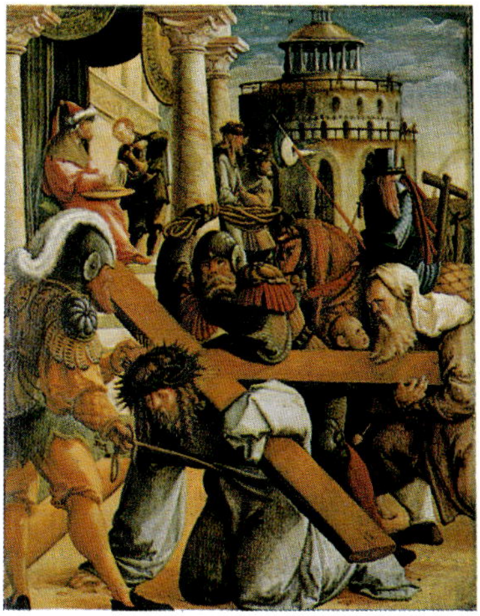

207

207 Christus fällt unter dem Kreuz, um 1530. Meister von Meßkirch; tätig 1. Hälfte 16. Jahrhundert in der Bodenseegegend. Gemälde auf Holz; 65 : 50 cm. Gm 304. Leihgabe Wittelsbacher Ausgleichsfonds.
Der Meister, der die Ausstattung der Stadtkirche in Meßkirch mit acht Altären geschaffen hat, ist wahrscheinlich identisch mit dem Maler Peter Strüb d. J. aus Veringenstadt bei Sigmaringen, der 1540 starb. Das Festhalten seines Auftraggebers, des Grafen Gottfried Werner von Zimmern, am alten Kult ermöglichte es dem Maler, noch einmal die Fülle der religiösen Themen zur Darstellung zu bringen. Stilistisch steht sein Werk merkwürdig zwiespältig in der Zeit. Plastisch durchgeformte, fest dem Boden verbundene Figuren werden unter Verzicht auf Bildtiefe eng verflochten und in den Vordergrund geschoben. Die farbige Gestaltung erweitert zwar die Skala der Töne, hält aber grundsätzlich an der Umschreibung des Überweltlichen durch den Eigenwert leuchtkräftiger Farbsubstanz fest. Str

208 Ehrenmedaille der Stadt Nürnberg für Kaiser Karl V., 1521. Hans Krafft d. Ä.; tätig in Nürnberg, gest. 1542/43; nach Entwurf von Albrecht Dürer; Nürnberg 1471-1528. Silber, gegossen, überprägt; Dm. 7,2 cm. Kreß 6. Leihgabe Stadt Nürnberg.
Die Medaille zeigt den jugendlichen Kaiser mit sorgfältig gesträhntem Haar, Krone und Harnisch. Auf der Rückseite erscheint der doppelköpfige Reichsadler mit dem österreichisch-burgundischen Schild auf der Brust, zu beiden Seiten auf erhöhtem Rand die Wappen jenes Reiches, »in dem die Sonne nicht unterging«. Der Rat der Stadt Nürnberg wollte die Medaille dem Kaiser auf dem für 1521 in Nürnberg geplanten Reichstag überreichen. Albrecht Dürer hatte dafür unter Beratung Willibald Pirckheimers »ein sauber und werklich fisir gestellt«, der kaiserliche Historiograph Johannes Stabius die Richtigkeit der Inschriften und Wappen geprüft. Die Medaille, ein Kleinkunstwerk von höchstem Rang, ist mit ihrem hohen Relief auch technisch eine große Leistung der reichsstädtischen Münzstätte Nürnberg. V

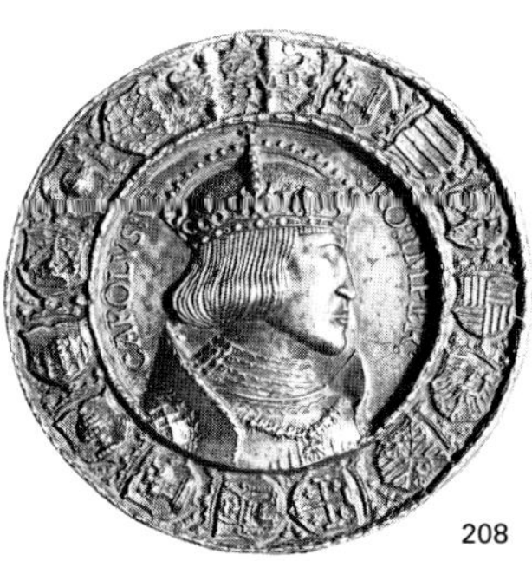

208

209 Porträtmedaille Jakob Welser, 1519. Hans Schwarz; Augsburg um 1492 – nach 1532 Niederlande (?). Bronzeguß; Dm. 5,7 cm. Med 8009.
Jakob Welser, Stifter der jüngeren Linie des bekannten Augsburger Handelshauses, wurde 1468 in Augsburg geboren, siedelte 1490 nach Nürnberg über und starb hier 1551. 1504 wurde er Mitglied des kleinen Rates. Der Großhandel, den er in Nürnberg begründete, hatte seinen Mittelpunkt in Antwerpen. Die Porträtmedaille zeigt J. Welser im 51. Lebensjahr. Auf der Rückseite erscheint in einem einfachen Schild die Lilie, das Wappenbild der Welser. Das Stück zählt zu den wenigen zweiseitigen Medaillen des Hans Schwarz, dessen Porträts das gesunde Selbstbewußtsein stolzer Handelsherren und die herbe Schönheit ihrer Frauen frisch und unbekümmert widerspiegeln, ohne sich im Detail zu verlieren. V

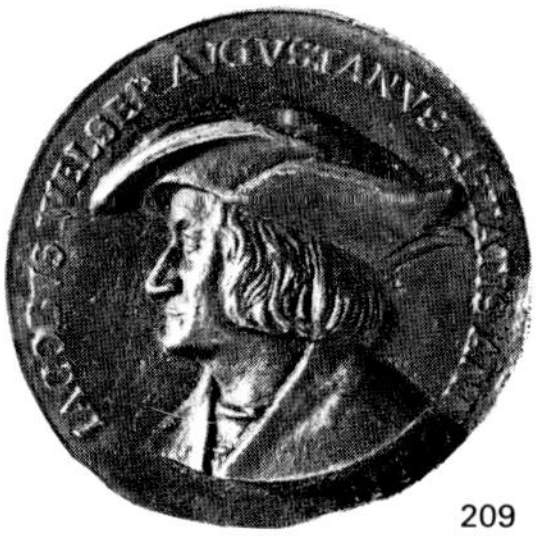

209

210 Porträtmedaille Albrecht Dürer, 1520. Hans Schwarz; Augsburg um 1492-nach 1532 Niederlande (?). Bronzeguß; Dm. 5,8 cm. Med 9401.
Das Porträt zeigt den deutschen Maler (PICTOR GERMANICUS) Albrecht Dürer (1471-1528) mit langem, gelocktem Haar, kurz gestutztem Vollbart und Pelzschaube, etwa in der Form, wie Dürer selbst sich auf dem Münchner Selbstbildnis darstellte. Das Modell schnitt Hans Schwarz im Auftrage Dürers für zwei Goldgulden in Buchsholz, wahrscheinlich während seines Aufenthalts in Nürnberg im Hause des Propstes von St. Sebald, Melchior Pfinzing. Die Tätigkeit von Schwarz als Bildhauer beeinflußte den Stil seiner Medaillen wesentlich, vor allem hatte sie ein hohes, großzügiges Relief zur Folge. Die Medaille wurde möglicherweise in der Vischerschen Gießhütte gegossen. Das für die italienische Medaille spezifische Wachsmodell fand in Deutschland erst seit 1550 Eingang. V

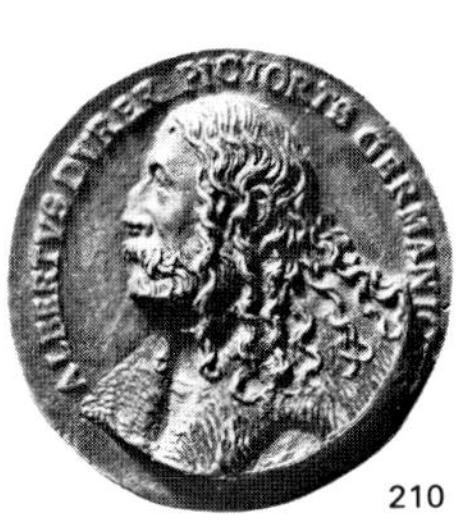

210

211 Porträtmedaille Albrecht von Brandenburg, 1526. Medailleur der Gruppe Nürnberg 1525/26 (Ludwig Krug ?). Bronzeguß; Dm. 10,5 cm. Med 3871.
Albrecht (1490-1545), jüngster Sohn des Kurfürsten Johann Cicero von Brandenburg, wurde 1513 Bischof von Magdeburg und Administrator des Bistums Halberstadt, 1514 Erzbischof und Kurfürst von Mainz; 1518 erhielt er die Kardinalswürde. Die Gebühren für diese Pfründenhäufung, für die Albrecht bei den Fuggern Geld aufgenommen hatte, sollte ein von Tetzel vertriebener Ablaß hereinbringen, gegen den Luther seine Thesen richtete. Der im 37. Lebensjahr porträtierte Kurfürst trägt das geistliche Habit. Er war ein Freund der Künste und des Humanismus, jedoch ohne tiefere Religiosität. Die wegen ihres großen Formats ungewöhnliche Medaille entstand in der Werkstatt eines Nürnberger Medailleurs, den wir mit Sicherheit nicht identifizieren können. Möglicherweise stammt das Modell von dem Goldschmied Ludwig Krug. V

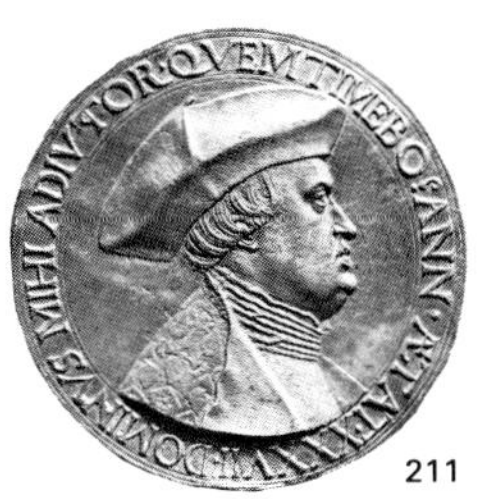

211

212 Modell der Porträtmedaille Matthäus Schwarz, 1527. Friedrich Hagenauer; Straßburg um 1500 – nach 1546 Köln. Lindenholz, später farbig gefaßt; Dm. 7,1 cm. Med 6722.
Matthäus Schwarz, geb. 1497, ein Vetter des Medailleurs Hans Schwarz (vgl. Nr. 209/10), Augsburger Kaufmann und Fuggerscher Buchhalter, hat sein Leben in Wort und Bild im Wolfenbüttler »Trachtenbuch« (Braunschweig, Herzog Anton Ulrich-Museum) ausführlich dargestellt. Seine Lehrzeit als Kaufmann verbrachte er in Mailand und Venedig. Die Medaille zeigt ihn in dem Kostüm, das er 1527 auf der Hochzeit Anton Fuggers trug. Der längere Zeit in München und Augsburg tätige Friedrich Hagenauer, Sohn eines Bildhauers, war möglicherweise Goldschmied, wofür die Zierlichkeit und Exaktheit seines Medaillenstils spricht. Er hat das vorliegende Medaillenmodell selbst geschnitten. V

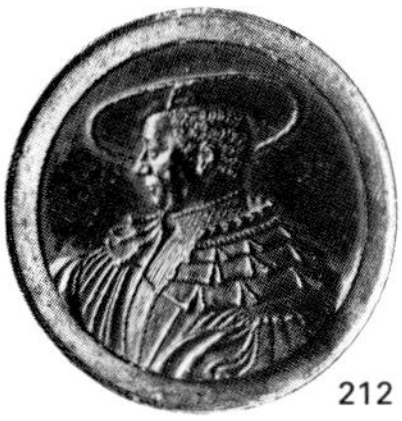

212

213 Gußform der Porträtmedaille Kurfürstin Susanne von der Pfalz, 1529. Hans Daucher; Ulm (?) um 1485-1538 Stuttgart. Ziegelmasse; Dm. 6,7 cm. Pl 626.
Susanne (1502-43), Markgräfin von Brandenburg-Ansbach, Tochter des Herzogs Albrecht IV. von Bayern, vermählt 1518 mit Markgraf Kasimir von Brandenburg-Ansbach, heiratete nach dessen Tod 1528 in zweiter Ehe den Pfalzgrafen Ottheinrich, den späteren Kurfürsten. Die Medaille zeigt sie mit Netzhaube, Barett und reichem Schmuck. Der Medailleur Hans Daucher erwarb 1514 in Augsburg die Handwerksgerechtigkeit. In der Folge arbeitete er dort, in Wien und am württembergischen Hof. Die Gußformen, von denen das Museum eine große Anzahl besitzt, wurden aus Sand oder einer Masse aus Ziegelmehl oder Gips mit Hilfe des Medaillenmodells, das Daucher in Stechstein (Solnhofener Stein) schnitt, oder eines Zwischenmodells in Blei hergestellt. V

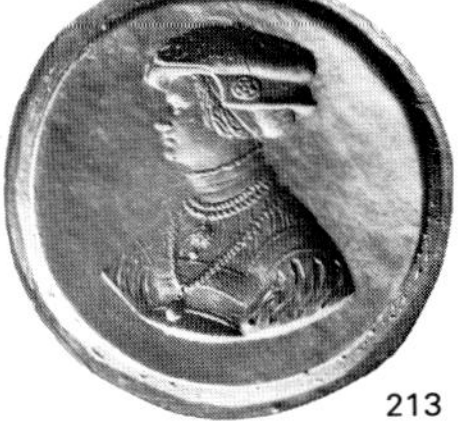

213

214 Porträtmedaille Johann d. Ä. Fernberger von Egenberg mit seinem Söhnchen Ulrich, 1532. Matthes Gebel; (?) um 1500-1574 Nürnberg. Bronzeguß; Dm. 3,9 cm. Med 8371.
Johann Fernberger von und zu Egenberg stammte aus einem alten Tiroler Adelsgeschlecht. Er war oberster Sekretär König Ferdinands I. und nahm als dessen Vertreter (Vitztum) am Augsburger Reichstag von 1530 teil. Die Bildnismedaille, die ihn im 38. Lebensjahr zeigt, ist kennzeichnend für Matthes Gebel, den wohl fruchtbarsten Medailleur der Renaissance. Äußerste Finesse in der Behandlung des Porträts und üppige Kostümdetails verbinden sich mit minutiös gearbeiteten Um- und Inschriften. Die in Solnhofener Stein subtil geschnittenen Modelle Gebels repräsentieren den Goldschmiedestil der Medaille, der im Gegensatz zur Bildhauermedaille steht, deren Modelle in großzügiger Form meist in Lindenholz gearbeitet sind. V

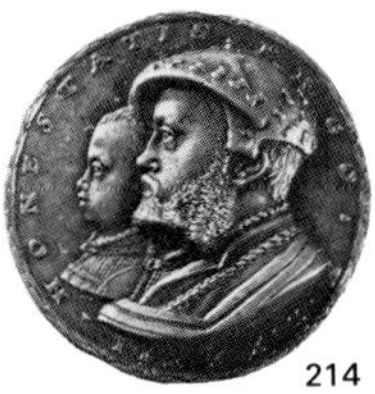

214

215 Bildnis der Regina Baumgartner geb. Honold, 1540. Christoph Amberger; Augsburg 1500/10-1561/62. Gemälde auf Holz; 61 : 49,8 cm. Gm 1714.
Im Jahre ihrer Hochzeit ließ sich Regina Honold vom bedeutendsten Maler ihrer Vaterstadt porträtieren. Das rote Prachtgewand, das mit Perlen besetzte Hemd, der überreiche Schmuck sprechen eine deutliche Sprache vom Reichtum und dem Aufwand der Augsburger Handelsherren, ihrer Frauen und Töchter. Die Identifizierung der Dargestellten wird durch das Wappentier, den Luchs, ermöglicht, das als Einlegearbeit in den Schmuck des Holzpilasters am linken Bildrand einbezogen ist. Der Ehebund hielt nur drei Jahre, dann verließ die Frau ihren Mann Anton Baumgartner, der ein Tunichtgut war. Im Werke Ambergers steht das Bild verhältnismäßig früh, als Eindrücke venezianischer Schönfarbigkeit für seinen Porträtstil relevant waren und zur Erhöhung der dargestellten Persönlichkeit dienten. Str

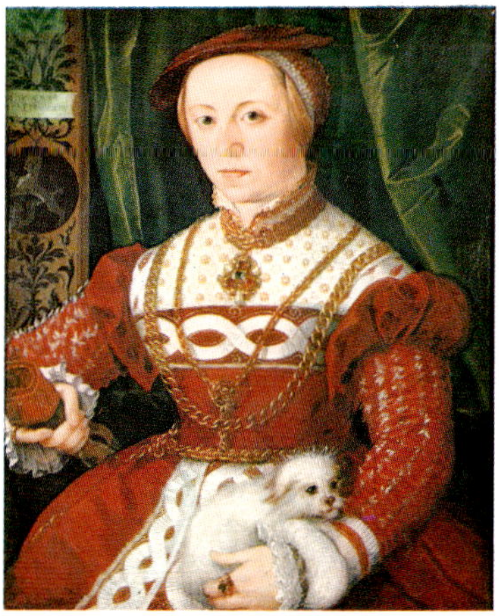

215

216 Bildnis des Sebald Schirmer, 1545. Georg Pencz; Nürnberg (?) um 1500-1550 Leipzig (?). Gemälde auf Holz; 123,8 : 96 cm. Gm 206. Leihgabe Stadt Nürnberg.
Im Bildnistypus und in der Farbigkeit im allgemeinen oberitalienischen Vorbildern folgend, wird der Dürerschüler Pencz hier in besonders treffender Weise dem Wesen des Feldhauptmannes der Stadt Nürnberg gerecht. Das breitbeinige Sitzen, die strenge Frontalität, das kühle Kolorit und die Schärfe der Konturen unterstreichen das Selbstbewußtsein dieses mit physischer Kraft und Willensstärke ausgestatteten Kriegsmannes. Die Treffsicherheit der Charakterzeichnung, gesteigert durch den Kontrast zwischen der leicht hingetupften Spiegelung des Gesichtes auf dem Helm und dem Derben der wuchtigen Gestalt, macht dieses Porträt zu einem Hauptwerk altdeutscher Bildniskunst. Ms

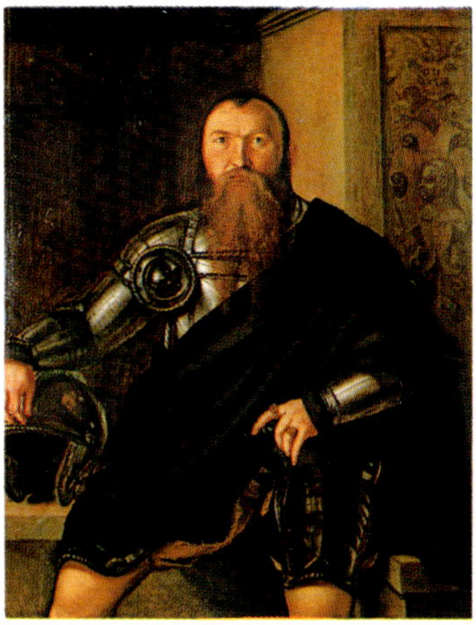

216

217 Teile einer Wandvertäfelung, 1546. Umkreis des Peter Flötner; im Thurgau zwischen 1486 und 1495-1546 Nürnberg. A 3199. Leihgabe Stadt Nürnberg.
Von der Wandvertäfelung aus dem Hause Hans-Sachs-Gasse 9 in Nürnberg haben sich nur Reste erhalten: die Umrahmung zweier nebeneinanderliegender Türen mit charakteristischen Muschelnischen, zwei Sockelbretter mit intarsierten Rundfeldern, eine Tür mit Architekturintarsien, drei Pilaster mit geschnitzten Ranken und Masken, die aus Vasen aufwachsen und die Jahreszahl 1546 tragen, der mit Stierschädeln geschmückte Giebel einer Wandnische und ein zweigeschossiger Wandschrank; seine Füllungen zeigen nach italienischer Manier Intarsien mit perspektivischer Architektur; die Köpfe auf den Pilastern ahmen Medaillen mit römischen Kaiserporträts nach. Die Ornamentik folgt bis ins einzelne graphischen Vorlagen Peter Flötners, insbesondere seinen 1533 veröffentlichten Entwürfen für prunkvolle Betten. Ka

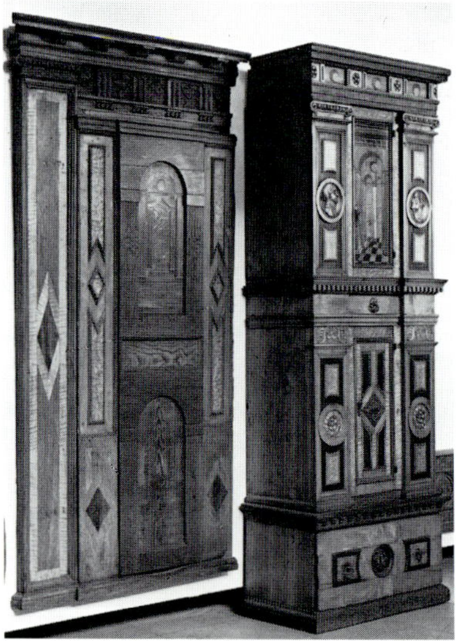

217

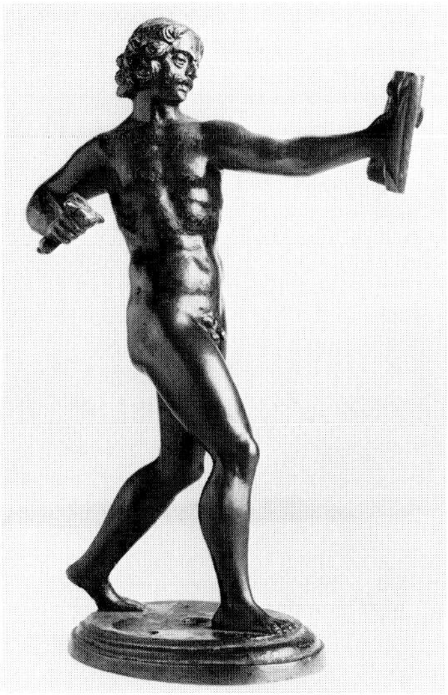

218

219 Der Hl. Mauritius als Brunnenfigur, um 1500. Modellschnitzer: Simon Lainberger; in Nürnberg seit 1478 tätig, gest. 1503; Erzgießer: Peter Vischer d. Ä.; Nürnberg um 1450-1529. Bronzehohlguß; 58 cm. Pl 2226. Leihgabe Stadt Nürnberg. 1495 goß Peter Vischer d. Ä. die große Grabtumba für Erzbischof Ernst im Magdeburger Dom, auf deren Seiten unter Baldachinen Apostel und Heilige stehen, darunter der Hl. Mauritius. Die Nürnberger Gießhütte Vischers wurde für die Entstehung der deutschen Renaissance-Statuette von entscheidender Bedeutung. Bereits im ausgehenden 15. Jahrhundert kamen aus ihr Figuren, die – obgleich noch in gotischem Gewand oder eng anliegender Rüstung –, wie dieses zweite Exemplar der Mauritiusstatue, auch außerhalb eines stützenden architektonischen Rahmens als selbständige Einzelkunstwerke aufgestellt werden konnten. Nach einem Modell des zu seiner Zeit berühmten Bildhauers Simon Lainberger geschaffen, diente dieser Guß der Mauritiusstatue als Brunnenfigur für das Stadthaus des Nürnberger Patriziers Peter Imhoff. P

220 Löwe, um 1510. Hermann Vischer d. J.; Nürnberg 1486-1517. Bronze; L. 50 cm. Pl 2221. Leihgabe Stadt Nürnberg. Der sehr lebendig und individuell durchgebildete Löwe gilt mit einem zweiten (Pl 2222) als Probeguß für das Bronzegrabmal des Grafen Hermann von Henneberg in der Stadtkirche von Römhild, das von vier Löwenfiguren getragen wird und seit 1507 bei Hermann Vischer d. J. in Arbeit war. Der jung verstorbene Künstler, der älteste Sohn Peter Vischers d. Ä., eine der künstlerisch eigenwilligsten Persönlichkeiten in Nürnberg zu Beginn des 16. Jahrhunderts, schuf zusammen mit seinem jüngeren Bruder Peter Vischer d. J. den Hauptanteil des figürlichen Schmuckes am Sebaldusgrab, wo – als Attribut einer Allegorie der Stärke – ein ganz ähnlich modellierter Löwe angebracht ist. P

218 Brunnenfigur eines fechtenden Kriegers. Nürnberg, um 1550; Modellschnitzer: Hans Peisser; Haßfurt um 1505- um 1571 Prag; Erzgießer: Pankraz Labenwolf; Nürnberg 1492-1563. Bronzevollguß; 22,3 cm. Pl 2851. Nürnberger Bronzebrunnen wurden während des ganzen 16. Jahrhunderts nicht nur an deutsche Höfe, sondern auch nach Italien und Dänemark geliefert. Die meisten gingen zugrunde, von einigen sind nur Einzelteile erhalten. In mehreren, übereinander stehenden Ordnungen führten die Brunnen der Spätrenaissance umfangreiche Bildprogramme vor, oft mit verschiedenen Themen. Es erscheinen Jagdszenen mit Jägern und Tieren, Göttergestalten, Figuren der Tugenden oder Kampfgruppen wie dieser Fechter und ein zugehöriger bogenschießender Türke (Pl 2948), zu denen noch weitere Kämpfer hinzuzudenken sind. Stilistisch wie auch in der Gußtechnik hängen beide Krieger mit dem Nürnberger Gänsemännchen und dem Rathausputto zusammen, deren Modelle Hans Peisser für die Gießhütte des Pankraz Labenwolf schnitzte. P

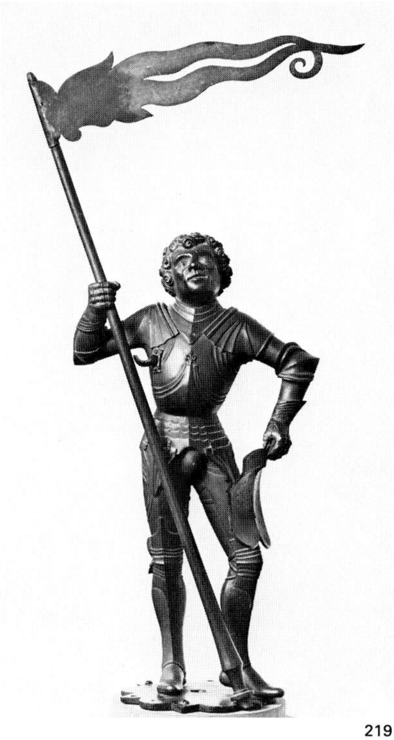

219

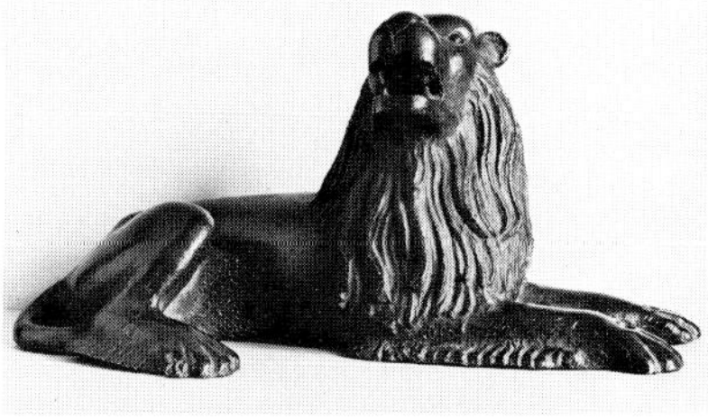

220

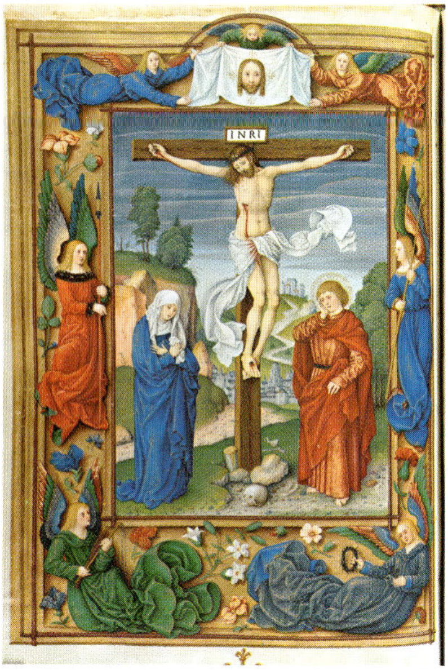

221

221 Kress-Missale, 1513. Jakob Elsner; Nürnberg um 1460-1517. Pergament, 234 Bll.; 35,5 : 24,7 cm. Hs 113264. Leihgabe Frhrn. v. Kress.
Dieses Fest- und Votivmissale schenkte der Nürnberger Patrizier Anton II. Kress von Kressenstein (1478-1513) der Pfarrkirche St. Lorenz zu Nürnberg, an der er als Propst wirkte. Schon 1623 ging der kostbare Band wieder in den Besitz der Familie des Stifters über. Der handgeschriebene, von Jakob Elsner reich illuminierte Pergamentcodex entstand zu einer Zeit, in der die meisten Bücher, auch solche liturgischen Inhaltes, bereits in den Werkstätten der ersten Buchdrucker hergestellt wurden. Für den roten Samtband über Holz fertigte der Goldschmied Paulus Müllner, in Nürnberg seit 1500 nachweisbar, gegossene und gravierte Beschläge aus vergoldetem Silber an. H

222 Pilgermantel, um 1571. Gelblicher Wollfilz, Bestickt, schwarzes Leder. T 550, 551. Leihgabe Friedrich von Praun'sche Familienstiftung.
Stephan III. Praun (Nürnberg 1544-1591 Rom), Sohn einer wohlhabenden Nürnberger Kaufmanns- und Ratsfamilie, nahm 1569 als sprachenkundiger Sekretär an einer offiziellen kaiserlichen Gesandtschaftsreise auf dem Balkan teil. Nach einem Aufenthalt am Hofe von Königin Elisabeth von England ging er 1570 an den spanischen Hof, pilgerte 1571 nach Santiago de Compostela, kämpfte 1572 in den Niederlanden, 1578 in Marokko gegen die Mauren, trat in den Jesuitenorden ein, kämpfte 1580 mit den Portugiesen gegen die Spanier, pilgerte schließlich 1585 in das Heilige Land, reiste von dort nach Syrien, auf die Halbinsel Sinai und durch ganz Nordafrika. Seine Ausrüstung als frommer Pilger, in der er sich um 1571 hat porträtieren lassen (Gm 655), wurde später zwischen Kunstwerken, Antiquitäten und allerlei Curiosa im berühmten Praun'schen Kabinet gezeigt. vW

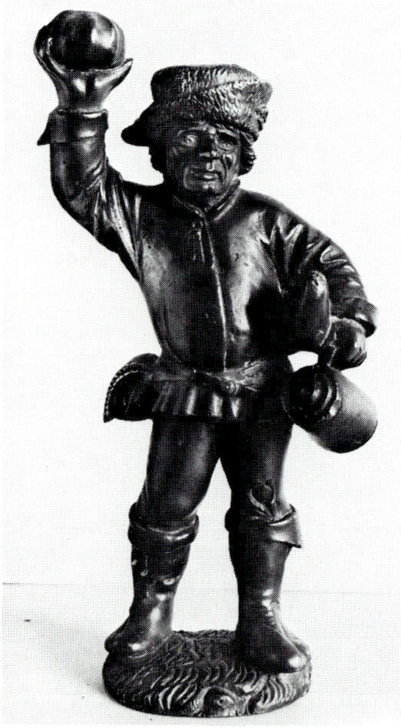

223

223 Bauer als Brunnenfigur. Nürnberg, um 1560; Meister der Labenwolf-Werkstatt. Bronzehohlguß; 28,4 cm. Pl 798.
Zu Göttern und Heroen der antiken Sagenwelt, den von der deutschen Renaissancekunst zunächst dargestellten Figuren, traten seit dem zweiten Viertel des 16. Jahrhunderts Gestalten aus den unteren Schichten, wie sie vor allem die Graphik der Nürnberger Kleinmeister verbreitete. Der volkstümlichste unter den Bronzegüssen dürfte das Nürnberger Gänsemännchen sein, das einen Landmann verkörpert, der in der Stadt seine Erzeugnisse feilbietet. Das kleinere, etwas später entstandene Gegenstück eines Käse (?), Brot und Milchkrug haltenden Bauern diente in einem Bürgerhaus gleichfalls als Brunnenfigur, was der Ausguß an der erhobenen rechten Hand bezeugt. P

224 Pilgerhut, um 1571. T552. Leihgabe Friedrich von Praun'sche Familienstiftung.
Der Hut aus schwarzem Wollfilz ist dicht besteckt mit den Abzeichen der Pilgerfahrt des Stephan Praun zum Heiligtum des älteren Jakobus im äußersten Nordwesten von Spanien. Die Muscheln, die den Pilgern als Trinkgefäße dienten, sind das Attribut des heiligen Pilgers Jakobus. Pilgerstäbe und Pilgerflaschen, aus Elfenbein in Miniaturformat gedrechselt, bildeten in gleicher Weise Erinnerungsstücke wie die Figuren aus glänzendem schwarzen Erdpech (Gagat, Asphalt). Diese Masse, die bereits in heißem Wasser weich wird, läßt sich leicht kneten und schneiden. vW

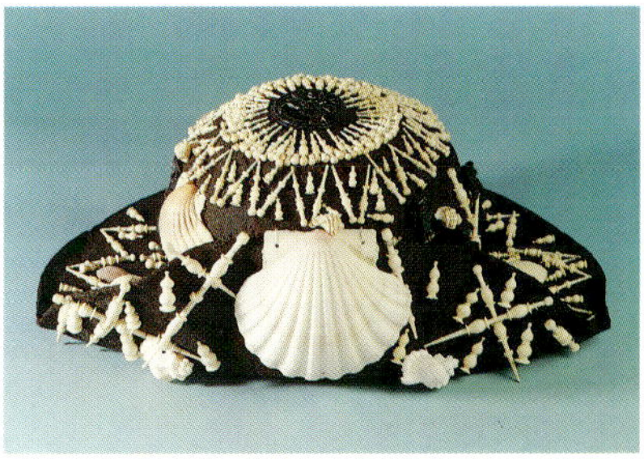

224

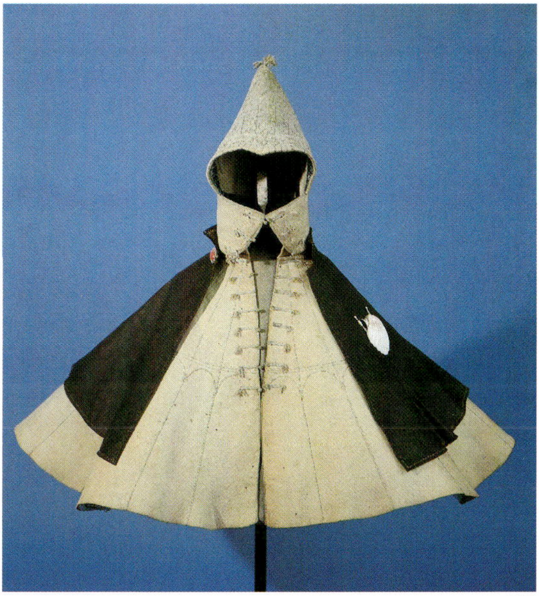

222

225 Bildnis des Wolfgang Münzer von Babenberg (1524-77), um 1565. Nicolaus Neufchatel; Grafschaft Bergen/Hennegau um 1525- nach 1573 an unbekanntem Ort. Gemälde auf Leinwand; 198 : 98,5 cm. Gm 1076. Leihgabe Stadt Nürnberg.
Das Porträt in ganzer Figur, zunächst nur Ausnahme und dem Fürsten vorbehalten, wurde mit zunehmender Bedeutung und Selbstsicherheit des Bürgertums auch von diesem okkupiert. Mit Nicolaus Neufchatel, der als Kalvinist seine Heimat verlassen mußte und in Nürnberg Asyl fand, begann in der Stadt eine neue Tradition der Bildniskunst, nachdem die alte Überlieferung mit dem Auszug des Jörg Pencz, des letzten Dürerschülers, 1550 abgerissen war. Unter dem Vorbild der spanischen Hoftracht verdunkeln sich die Farben auch in der Frauenkleidung, werden laute Übertreibungen vermieden. Für den Mann verkürzt sich die Schaube, kurze, weite Hosen lassen die Beine bis über die Knie frei. An die Stelle des Baretts tritt meist ein runder Hut mit hohem Kopf. Str

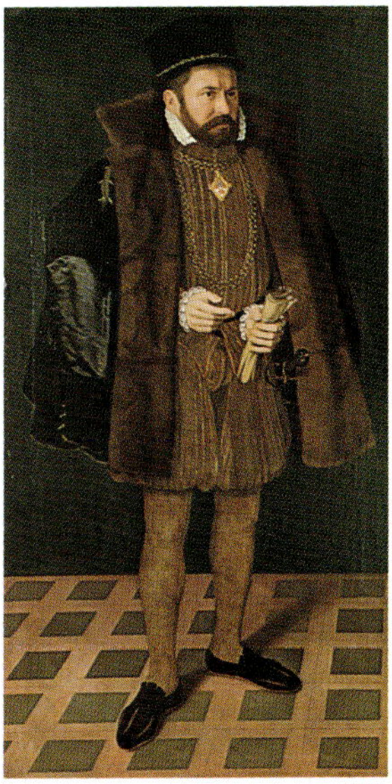

225

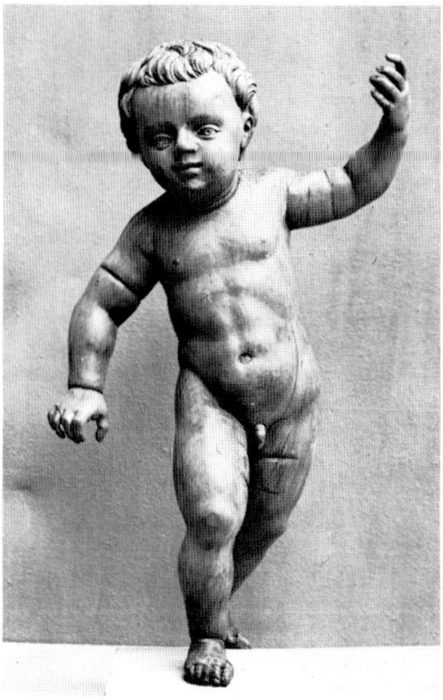

226

226 Modell zum Putto des Nürnberger Rathausbrunnens, um 1555. Hans Peisser; Haßfurt a.M. um 1505- um 1571 Prag. Lindenholz, ungefaßt; 53 cm. Pl 565.
Natürliche Ungezwungenheit und Frische zeichnen die Gestalt des rundlich-kräftigen nackten Knäbleins aus, das sich, halb spielerisch, halb tastend ausschreitend, balancierend im Gleichgewicht hält. Die auf den ersten Blick sonderbar anmutende Haltung der Arme erklärt sich aus der Funktion des Putto als Schildhalter und Bannerträger, wie sie am ausgeführten Brunnenmonument abzulesen ist. Der Gießer der von der Reichsstadt Nürnberg bestellten Renaissance-Brunnensäule war Pankraz Labenwolf. Als Modellschnitzer des Putto, aber vielleicht auch der Architekturteile, ist auf Grund neuer Stilvergleiche Hans Peisser, der für mehrere Jahrzehnte mit Nürnberg verbunden war, ins Gespräch gebracht worden. Br

227 Mars und Venus als Liebespaar, um 1520. Konrad Meit; Worms um 1480-1550/51 Antwerpen (?). Bronzehohlguß; Mars 34,3; Venus 23,6 cm. Pl 2886.
Die einst noch deutlicher gemachte erotische Verbundenheit der beiden Götter wurde durch Auseinanderrücken der Figuren gelockert, wodurch auch die formale Komposition der Gruppe eine beeinträchtigende Änderung erfuhr und die künstlerische Absicht Konrad Meits verunklärt wurde. Der Künstler, seit 1514 als Hofbildhauer der Margarethe von Österreich in Mecheln tätig, griff, auf der künstlerischen Höhe der Zeit stehend, ein Thema auf, das einerseits das verfeinerte Leben einer höfischen Gesellschaft widerspiegelt und ein Schönheitsideal nordeuropäischer Renaissance entwikkelt, andererseits eine Auseinandersetzung mit bekanntgewordenen antiken Skulpturen ermöglichte, indem mit der sitzenden Marsfigur eine Ergänzung des berühmten Torso von Belvedere versucht wurde. P

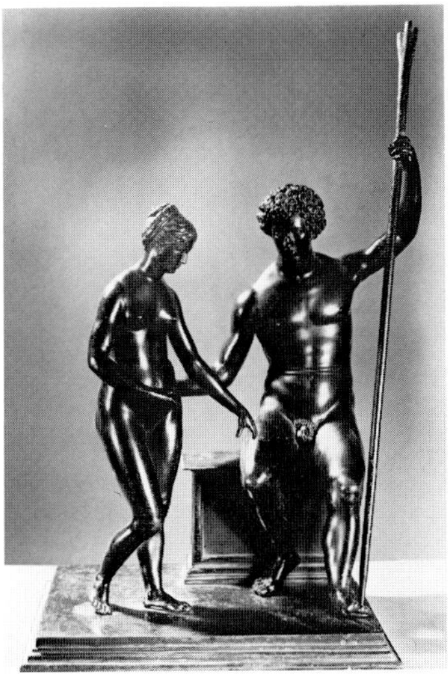

227

228 Aphrodite, Hera und Athena aus einer Gruppe des Paris-Urteils. Flandern, um 1600. Buchsbaumholz; 18 bzw. 19 cm. Pl 2777-2779.
Nach der griechischen Sage warf Eris, die Göttin der Zwietracht, weil sie zur Hochzeit von Peleus und Thetis nicht geladen war, einen goldenen Apfel mit der Aufschrift »der Schönsten« unter die versammelten Göttinnen. Dies führte zu einem Streit zwischen Hera, Athena und Aphrodite, den Paris entscheiden sollte und an dem sich der Trojanische Krieg entzündete. Der Paris dieser Gruppe – meist ist er sitzend mit dem Zankapfel in der Hand wiedergegeben – blieb nicht erhalten, hat aber bereits Aphrodite den Eris-Apfel zuerkannt, den diese in der Linken hält. Der Meister dieser Göttergestalten, der gleichermaßen in der Darstellung der Figuren wie in der Wiedergabe der Gewandung und des Beiwerks brilliert, läßt deutlich flämische Schulung erkennen. P

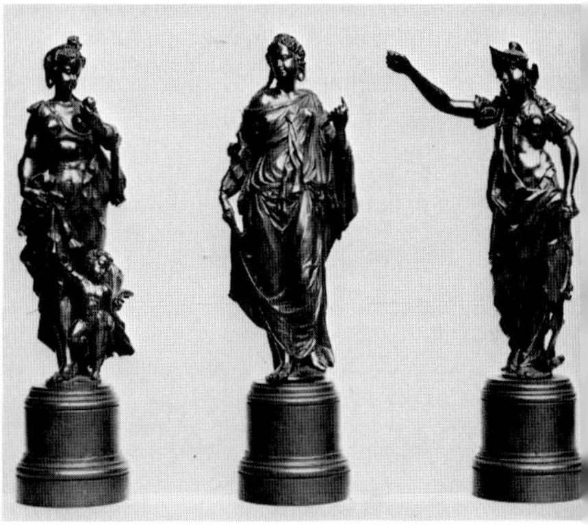

228

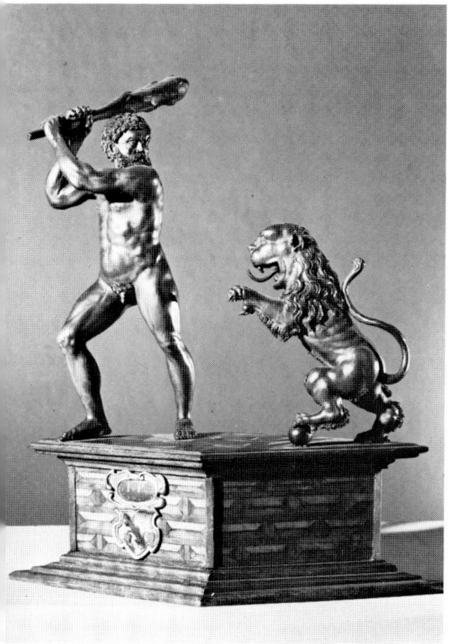

229

229 Herakles im Kampfe mit dem nemeischen Löwen. Nürnberg, um 1580. Holz, ungefaßt; 42 cm. Pl 563.
Die Gruppe, ein typisches Beispiel der seit dem späteren 16. Jahrhundert für fürstliche und bürgerliche Sammler geschaffenen Kleinskulpturen, stammt aus dem Praunschen Kunstkabinett in Nürnberg, einer Gründung des Patriziers Paul von Praun (1584-1616). Geschildert wird die erste der zwölf Arbeiten, die Herakles verrichtete, um die von Zeus versprochene Freiheit und Unsterblichkeit zu erlangen. Die mythologische Darstellung ist angelegt wie ein Bühnenauftritt. Das auf den Hinterbeinen stehende Untier, eine Mischgestalt aus Fabelwesen und stilisiertem Wappenlöwen, kontrastiert mit der Aktfigur des muskulösen keulenschwingenden Mannes, den seine untersetzte Statur ebenso als Geschöpf der deutschen Spätrenaissance ausweist wie seine Haar- und Barttracht. Br

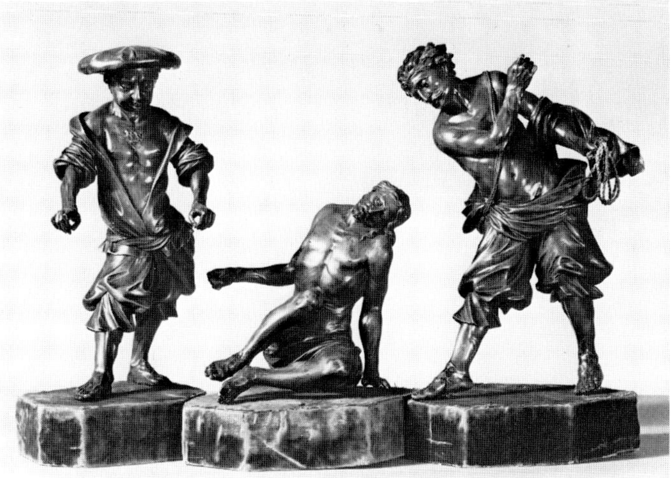

230

230 Die Geißelung Christi, um 1630. Georg Petel; Weilheim 1601/2-1634/35 Augsburg; und Nachfolger. Birnbaumholz; Christus 14 cm; Schergen 23 und 23,8 cm. Pl 2893 a-c.
Erbarmungslos schlagen die Schergen, deren Roheit durch die aufgeblähten Gewänder unterstrichen wird (die Marterwerkzeuge sind zu ergänzen), auf die in tiefstem Schmerz zu Boden gesunkene Gestalt des Erlösers ein, dessen leidendes Antlitz die ganze Passion erahnen läßt. Während in der nur mit einem Lendentuche bekleideten Christusfigur körperlicher Schmerz und seelisches Leiden ergreifend zum Ausdruck gebracht sind, bleibt die Charakterisierung der vielleicht von einem Nachfolger Georg Petels herrührenden Schergenfiguren eigentümlich vordergründig und auch in den grinsenden Gesichtszügen des einen äußerlich.
P

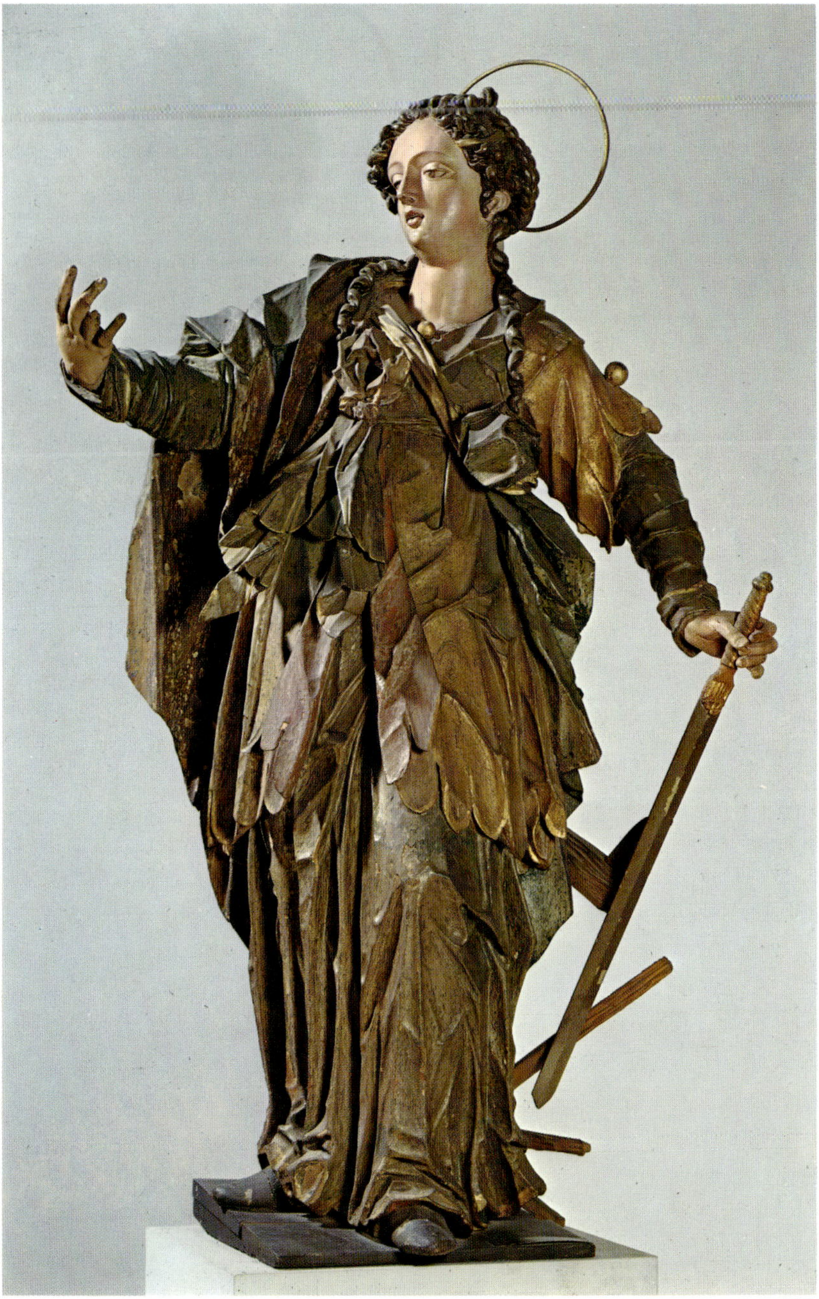

231

231 Die Hl. Katharina von Alexandrien, um 1625. David Zürn; Waldsee um 1598-1666 Wasserburg a.I. Lindenholz, farbig gefaßt; 164 cm. Pl 2163.
Die christliche Blutzeugin vom Anfang des 4. Jahrhunderts war ihrer Legende nach eine Frau von ungewöhnlicher Geisteskraft. Unsere lebensgroße, mit den expressiven Mitteln des Frühbarocks gestaltete Figur umschreibt das Charakterbild der Hoheit und Anmut vereinenden Erscheinung durch eine kunstvoll ungezwungene Gebärdensprache. In der raumgreifend ausgestreckten Rechten hielt die Patronin der Philosophen und gelehrten Schulen ehedem ein Buch. Rad und Schwert, die Zeichen ihres Martyriums, finden sich zu ihrer Linken. Stilistische Eigenheiten, etwa das knittrig-spröde Faltenwerk der Gewandung, stützen die Zuschreibung der Figur an David Zürn, ein Mitglied der zwischen Bodensee und Inn tätigen berühmten Bildhauerfamilie. Br

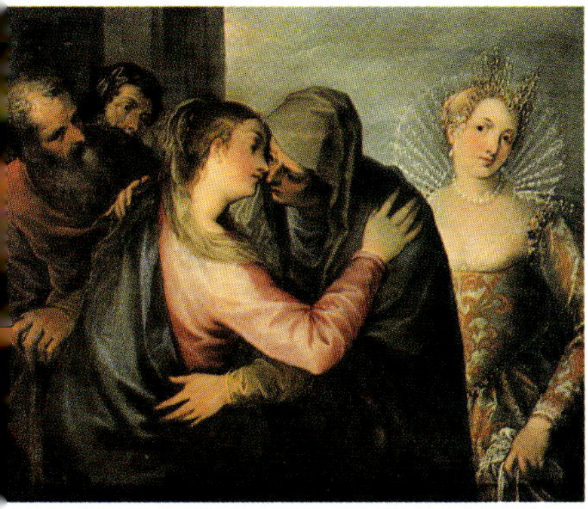

232

232 Die Heimsuchung Mariä, 1596. Hans Rottenhammer; München 1564-1625 Augsburg. Gemälde auf Leinwand; 73: 85,7 cm. Gm 1594.
Die auffälligste Erscheinung im Bild ist eine junge Frau, die rechts die Begrüßung der werdenden Mütter, Maria und Elisabeth, anteilnehmend beobachtet. Während die übrigen Figuren in die zeitlosen Gewänder biblischer Historie gekleidet sind, trägt sie zeitgenössische venezianische Mode in extravaganter Form. Der Engländer Thomas Coryat beschrieb 1608 eine stadtbekannte venezianische Schönheit und erwähnt dabei auch die Frisur, die der Haartracht dieser seltsamen Begleiterin Mariens entspricht: »Silberne Netze legen ihr Haar zu zwei gekräuselten, hochstehenden Spitzen auseinander, die wie niedliche Pyramiden aussehen«. Das Bild steht am Anfang eines zehnjährigen Aufenthalts des Malers in Venedig. Str

233 Die Muttergottes in der Glorie, 1580/81. Christoph Schwarz; München um 1548-1592. Gemälde auf Holz; 198: 153,5 cm. Gm 900. Leihgabe B. Staatsgemäldesammlungen.
Venezianische Form- und Farbenkunst legten den Grund für die Darstellung der Verherrlichung der Gottesmutter im Bild des am Hof Wilhelms V. zu München arbeitenden Meisters. Dieser Altar wurde durch den zeitgenössischen Arzt und Volksschriftsteller Guarionius als ein nachzueiferndes Exempel einer »geistigen, ehrlichen und gottseligen Kunst« bezeichnet. Das Wesen Mariens als Jungfrau und Gottesmutter sei vollkommen zum Ausdruck gebracht. Damit war ein bedeutsames Anliegen gegenreformatorischer Religiosität erfüllt. Die Flankierung der unter dem Christusmonogramm thronenden Maria durch die Patrone der Studierenden, die Hll. Katharina und Hieronymus (Gm 901/02), entspricht der Aufgabe des Altars am alten Standort, dem Münchner Jesuitengymnasium. Ms

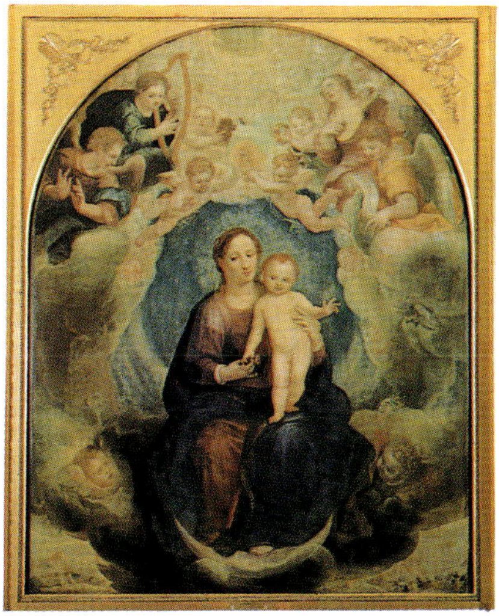

233

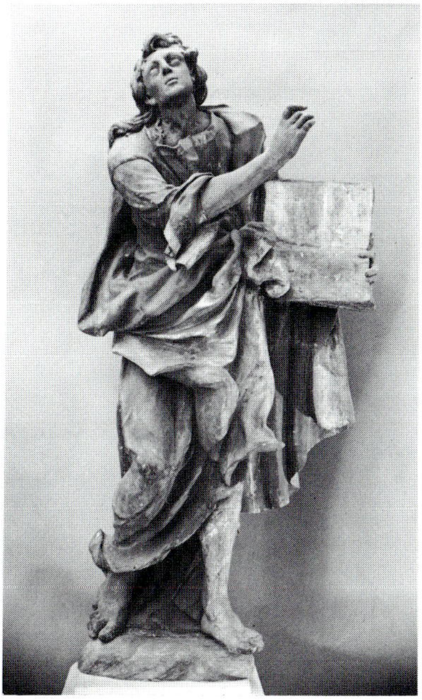

234

234 Der Evangelist Johannes, 1697. Ehrgott Bernhard Bendl; Pfarrkirchen/Niederbayern um 1660-1738 Augsburg. Lindenholz, farbig gefaßt; 191 cm. Pl 2296.
Die Figur des Evangelisten Johannes ist eines von den sechs mächtigen »Bildnussen« – vier Evangelisten, der Apostel Paulus und eine Darstellung Christi als Salvator –, die 1697 in der spätgotischen Klosterkirche von St. Georg zu Augsburg »aufgericht« wurden, geschaffen von dem damals bedeutendsten Bildhauer der Stadt, E. B. Bendl. Johannes ist im Zustand der Inspiration gegeben, den Blick nach oben gerichtet, in der erhobenen Rechten (ehemals) einen Federkiel, in der Linken das Evangelienbuch mit den eben niedergeschriebenen Anfangsworten »In principio erat verbum«. Konzipiert für eine Anbringung in beträchtlicher Höhe, sind die Statuen überlebensgroß und auf starke Untersicht angelegt. Charakteristisch für Bendl sind ihr schweres Pathos und die brodelnde Bewegung der Gewandmassen. Br

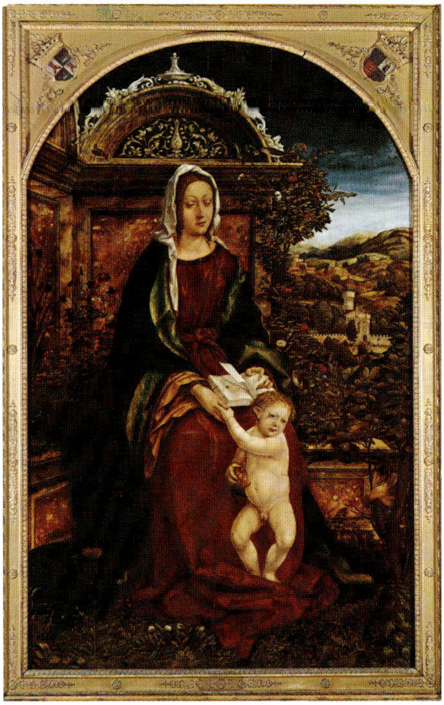

235

235 Die Muttergottes in der Landschaft, 1509. Hans Burgkmair; Augsburg 1473-1531. Gemälde auf Holz; 162,5: 100,5 cm. Gm 282. Leihgabe Stadt Nürnberg.
Das Thema des Bildes ist aus Martin Schongauers Darstellungen der Gottesmutter im Freien entwickelt. In früher Jugend war Burgkmair um 1488 bei dem Meister in Kolmar zur Ausbildung gewesen. Die Erfahrungen des Anfängers wurden überlagert durch die Eindrücke einer Reise nach Oberitalien, die sich in der Komposition, dem Ornament und der herrlichen Landschaft der großen Tafel mit aller Deutlichkeit widerspiegeln. Durch die Hoheit der aufrechten Haltung der Madonna, die Kostbarkeit des Materials ihres Sitzes, die Größe des »umschlossenen Gartens«, dessen zinnenbewehrte Mauer fern im Hintergrund mit einer Toranlage sichtbar ist, wird der Charakter der vom intimen Beisammensein von Mutter und Kind bestimmten Darstellungen Schongauers verwandelt und auf königliche Repräsentation ausgerichtet. Str

236 Die Hl. Anna Selbdritt. Ulm, um 1520. Lindenholz, alte Fassung abgelaugt; 78 cm. Pl 199.
Der ältere Typus der Hl. Anna Selbdritt behandelte Maria mit ihrem Sohn als Attribut zur Kennzeichnung der Hl. Anna und gab sie verkleinert, wenn auch in der richtigen Altersstufung, wieder (vgl. Nr. 53). In der Ulmer Gruppe macht sich ein neuzeitlicher Realitätsbezug geltend. Es wird ein Vorgang zwischen den drei Generationen geschildert, der in anderen schwäbischen Darstellungen als »der erste Schritt des Jesuskindes« von der Mutter zur Großmutter ausgebildet ist. Die bewegte Gewandstruktur, besonders der weit ausgelegte Mantel Mariä mit dem Faltenwirbel in der Mitte des niedrigen Sockels, ist bezeichnend für die in Ulm geschaffenen Werke aus dem Kreis von Daniel Mauch, der bis 1529 in der Stadt lebte. Sta

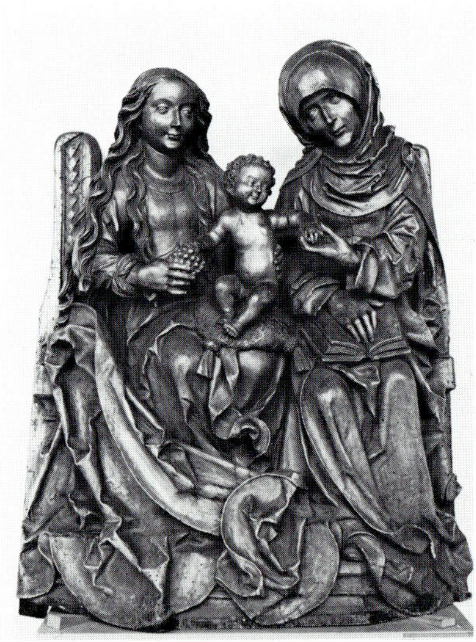

236

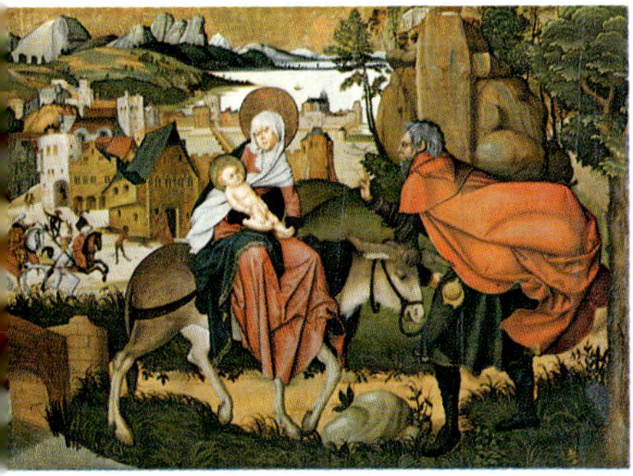

237

237 Die Flucht nach Ägypten, 1501. Jörg Breu d. Ä.; Augsburg 1475/76-1537. Gemälde auf Holz; 92,5 : 127,5 cm. Gm 1153.
Die Tafel stammt von einem Altar mit Szenen aus der Passion Christi und dem Marienleben, den 1501 der junge Augsburger Maler Jörg Breu für die Kartause Aggsbach geschaffen hat. Die Komposition wird beherrscht durch die im Vordergrund bildparallel vorbeiziehenden Flüchtlinge, hinter denen sich die Landschaft fast bis zum oberen Bildrand erstreckt, so daß nur ein schmaler Streifen für den Goldbelag übrigbleibt, der das Blau des Himmels ersetzt. Die Schilderung des Schauplatzes ist Zeugnis einer neuen Natursicht, die in den ersten Jahren des 16. Jahrhunderts im Donauraum Gestaltung findet. Die Landschaft wird aus der bloßen Hintergrundsfunktion gelöst und zum wesentlichen Mitträger der Bildstimmung erhoben. Str

238 Bitte um Abwendung von Pestgefahr, um 1513. Martin Schaffner; Ulm 1477/78- um 1547. Gemälde auf Holz; je 167,8 : 49,5 cm. Gm 1103/4. Leihgabe B. Staatsgemäldesammlungen.
Uralten Vorstellungen folgend, denen schon Homer am Beginn der Ilias Ausdruck verliehen hat, werden Pfeile göttlichen Zorns zum Symbol des plötzlichen Auftretens von Seuchen. Deshalb ist auch Sebastian, der durch Pfeile getötet wurde, ein großer Helfer gegen die Pest und mit ihm Rochus, der in Rom die Sterbenden pflegte, um endlich selbst ein Opfer der Krankheit zu werden. Mit ihrer Fürsprache vereinigt sich die Bitte der Gottesmutter, die dem Sohn die Brust weist, die ihn genährt hat. In den Wolken aber kniet Christus selbst als Schmerzensmann vor dem richtenden und rächenden Vater und zeigt ihm die Erlöserwunden. Ihrer aller Flehen läßt die Pfeile, die von Engeln abgeschossen werden, brechen oder ihr Ziel verfehlen. Str

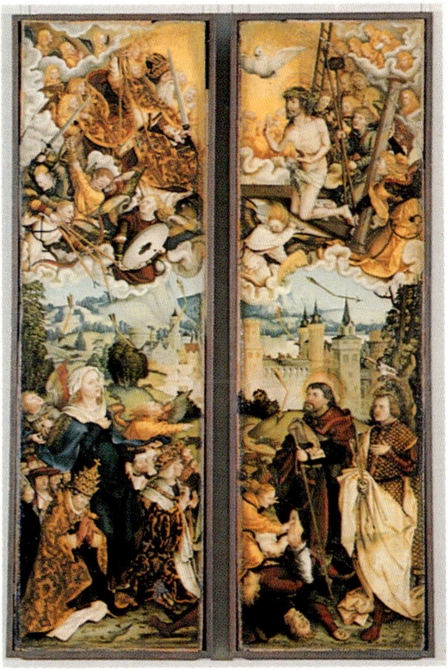

238

239 Die Anbetung der Hll. Drei Könige, um 1510/14. Martin Schaffner; Ulm 1477/78- um 1547. Gemälde auf Holz; 78 : 87 cm. Gm 267. Leihgabe Wittelsbacher Ausgleichsfonds.
Martin Schaffner führte die Malerei in Ulm zur neuen Bildgestaltung der Renaissance. Hervorgehend aus der großen spätgotischen Tradition seiner Vaterstadt bildete er seinen Stil an der Graphik Dürers und dessen Schule und an den Malwerken zunächst Hans Holbeins, dann Hans Burgkmairs in Augsburg, der zur Entwicklung der weichen tonigen Farbigkeit und der dekorativen Wirkung seiner Bilder entscheidend beigetragen hat. Diese Anpassung an die Errungenschaften des auch künstlerisch mächtig aufstrebenden Augsburg wird bereits deutlich auf dem Altarbild aus Heiligkreuztal, das die Heiligen Drei Könige in etwas plumpen, aber aus echter Zuneigung kommenden Gesten der Verehrung zeigt. Str

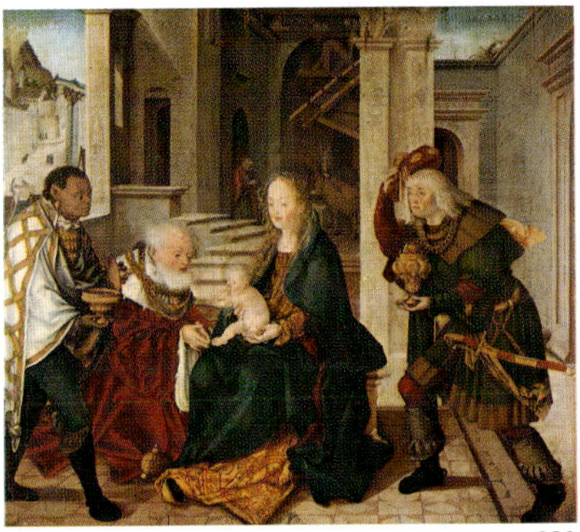

239

240 Die heilige Familie, nach 1505. Bernhard Strigel; Memmingen 1460/61-1528. Gemälde auf Holz; 78 : 55 cm. GM 259. Leihgabe Wittelsbacher Ausgleichsfonds. Die Tafel gehört zu einem Altar aus der Annakapelle der St. Stephanskirche in Mindelheim, die von der Familie Rechberg ausgestattet wurde. Dargestellt war auf den Flügeln wie in der Altarmitte in Einzelbildern die weitere Familie Christi, nach der Aufstellung in der Legenda aurea des Jakobus de Voragine, der wichtigsten und von den Malern immer wieder ausgeschöpften Legendenquelle des Mittelalters. Im Zentrum dieser Genealogie stehen Maria und ihr Sohn, beide durch große Goldnimben mit Namensinschriften ausgezeichnet. Im Gegensatz zu den übrigen Gruppen des Altars ist die Gottesmutter nicht einer Familienszene einbezogen, sondern beschäftigt sich allein mit ihrem Sohn, während Nährvater Joseph als Zimmermann an der Hobelbank arbeitet. Str

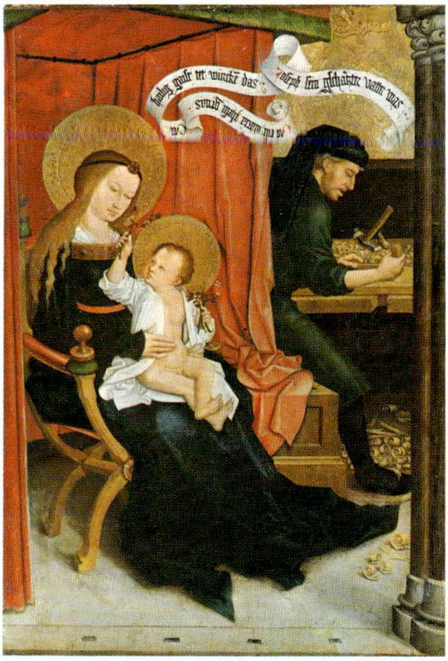

240

241 Der Hl. Johannes Ev., um 1525. Meister H. L.; tätig am Oberrhein, gest. 1533 (?). Lindenholz, ungefaßt; 150 cm. Pl 2205. Die Figuren des Täufers und des Evangelisten Johannes bildeten ursprünglich wohl die Innenseiten der Flügel eines verschollenen Altars. Der bisher nicht mit Sicherheit zu identifizierende, mit H. L. signierende Meister, dem auch Kupferstiche zugeschrieben werden, war am Oberrhein tätig. Das Hauptwerk dieses wohl größten Virtuosen der deutschen Schnitzkunst ist der 1526 vollendete Hochaltar des Münsters zu Breisach. Die Handschrift des Schnitzers ist unverwechselbar. Die Gewänder seiner Figuren sind nicht allein Körperhüllen, sondern führen als abstrakte Gebilde ein Eigenleben. Sta

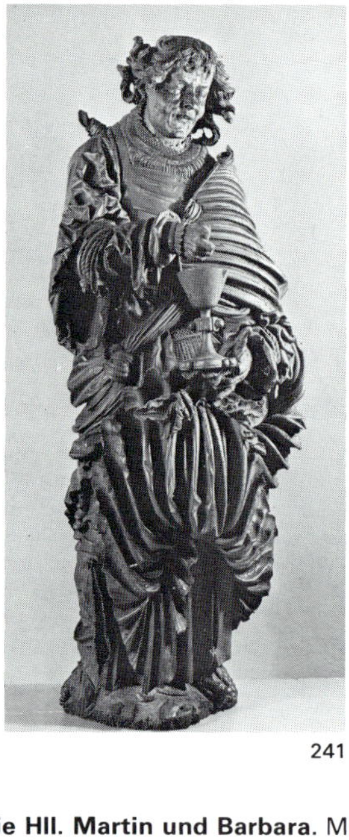

241

242 Die Hll. Martin und Barbara. Meister von Ottobeuren, um 1515. Lindenholz, alt gefaßt; 176 cm. Pl 131.
Das Relief bildete mit dem Gegenstück (den Hll. Gereon und Katharina) einst das Flügelpaar eines (verlorenen) Schreinaltars. Der Meister gehört zu den großen Unbekannten der Dürerzeit. Im schnitztechnischen Können ist er einem Veit Stoß ebenbürtig, zeigt indes mehr Sinn für das rein Dekorative. Einerseits durch monumentalen Gruppenaufbau, andererseits durch detaillierte Behandlung von Kostüm und reichlich wiedergegebenem Schmuck unterstreicht er seine Eigenart. Das zeitbedingte Stilelement der Parallelfalten steigert er – ohne in spielerisches Abstrahieren zu verfallen – zu kühnen Linienfigurationen von rhythmischer Vollendung. Sta

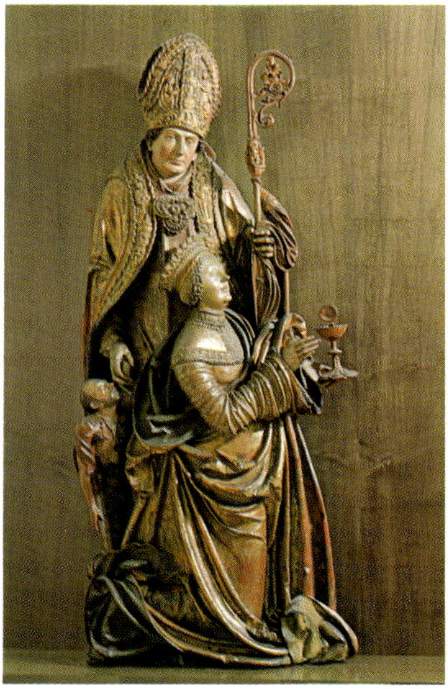

242

243 Die Marter des Hl. Sebastian, 1507. Hans Baldung Grien; Schwäbisch Gmünd 1484/85-1545 Straßburg. Gemälde auf Holz; 121,5 : 79,2 cm. Gm 1079.
Als junger Maler verbrachte Hans Baldung von 1503 ab einige Jahre in der Werkstatt Albrecht Dürers. Über Nürnberg lief wohl auch die Bestellung von zwei 1507 vollendeten Altären für Halle, die sich in der von Kardinal Albrecht von Brandenburg 1523 geweihten Kollegiatskirche, dem sog. Dom, befanden, doch bereits von dessen Vorgänger Erzbischof Ernst, dem Bruder des sächsischen Kurfürsten Friedrich, bestellt wurden. Der Nürnberger Schulung dankt Baldung die starke, leuchtende Farbigkeit des Bildes, doch zeigen Einzelheiten, daß ihm im sächsischen Bereich auch Werke des am Wittenberger Hof tätigen Lukas Cranach bekannt waren. Selbstsicher hat sich der Maler hinter dem Heiligen dargestellt, im grünen Gewand, mit dem er wohl auf seinen Spitznamen »Grün Hansen« anspielte. Str

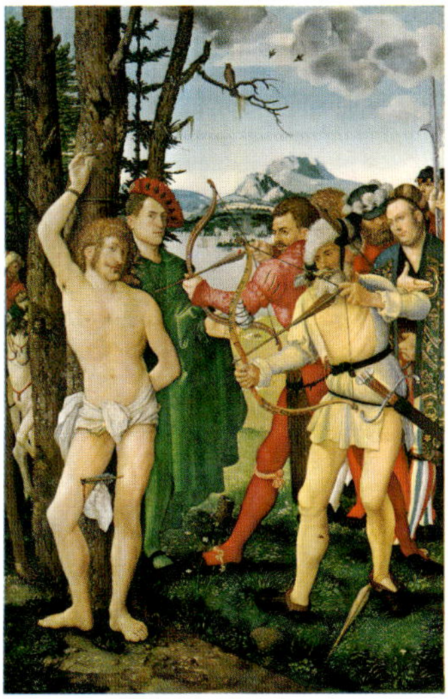

243

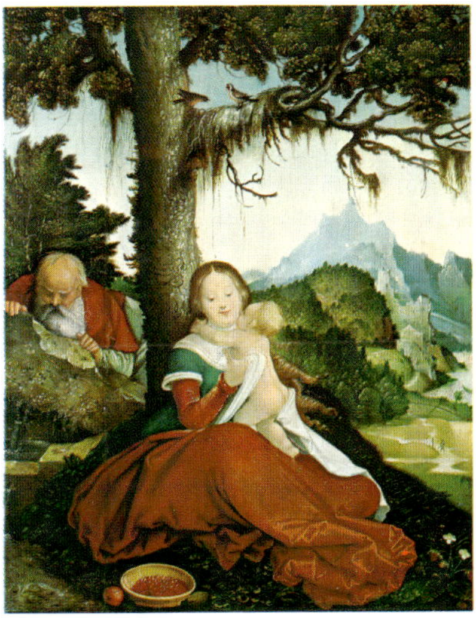

244

244 Die Ruhe auf der Flucht nach Ägypten, um 1511. Hans Baldung Grien; Schwäbisch Gmünd 1484/85-1545 Straßburg. Gemälde auf Holz; 48,6 : 38,8 cm. Gm 344. Leihgabe Stadt Nürnberg.
Die Rast der heiligen Familie auf der Flucht vor Herodes wird mit dem 16. Jahrhundert ein bevorzugtes Thema der deutschen Kunst, da es den Malern Gelegenheit bietet, in freier Anlehnung an die Legenden eines apokryphen Matthäus-Evangeliums die Schilderung von Natur und Landschaft in die Heilsgeschichte einzubeziehen. Die Anwesenheit des göttlichen Kindes hat die Welt in ein neues Paradies von idyllischer Schönheit verwandelt. Früchte dienen zur Erquikkung der Mutter, eine Quelle ist für die Wanderer dem Boden entsprungen. Dürers Aquarelle aus Südtirol und der Umgebung von Nürnberg, die Baldung während seines Aufenthalts in Nürnberg kennenlernen konnte, haben seinen Blick für die koloristischen Werte einer im hellen Sonnenlicht verschwimmenden Landschaft geschärft. Str

245 Die Muttergottes im Gemach, 1516. Hans Baldung Grien; Schwäbisch-Gmünd 1484/85-1545 Straßburg. Gemälde auf Holz; 48 : 37 cm. Gm 903.
Zu Beginn des 16. Jahrhunderts erweiterte sich der Themenkreis der Tafelmalerei. Mit den Vorwürfen aus der antiken und biblischen Historie wurden nicht nur neue Gegenstände darstellungswürdig, auch die Ereignisse der Heilsgeschichte wurden neu überdacht und ihre Ikonographie ausdeutend ergänzt. So steht auch dieser Beitrag Baldungs außerhalb des traditionellen Bilderkreises um die Gottesmutter. In einem zeltartigen Raum erscheint in leuchtender Glorìole die Taube des Heiligen Geistes über Maria, die kniend das Kind an sich drückt. Der Geist ist es, der sie die Weissagungen verstehen läßt, die im vor ihr liegenden Buch vom zukünftigen Schicksal des Sohnes handeln. Durch Gegensätze im Dinglichen wie in der Farbgebung wird die Szene als Vision begreifbar gemacht, der kein überliefertes reales Ereignis zugrunde liegt. Str

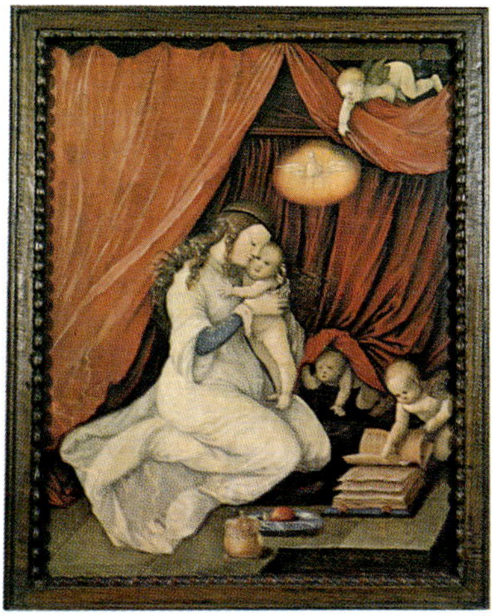

245

246 Die Madonna mit den Papageien, um 1525/28. Hans Baldung Grien; Schwäbisch-Gmünd 1484/85-1545 Straßburg. Gemälde auf Holz; 91,5 : 65,3 cm. Gm 1170.
Nur der feine Kreuznimbus des Kindes und der kleine Engel, der sich schwebend im hauchdünnen Schleier der Gottesmutter verfangen hat, lassen aus der Bildtradition darauf schließen, daß es sich bei der Darstellung einer jungen Frau, die, von zwei Papageien umspielt, ihrem kräftigen Söhnchen die Brust reicht, um ein Thema aus dem religiösen Bereich handelt. Schönheit und vornehme Lebensart, ehedem nur Ausdruck des hohen Rangs der Gottesgebärerin, werden unter dem Einfluß des neuen Menschenbilds der Renaissance zu selbständigen Werten. Eigene Wege geht der Maler auch im Einsatz seiner koloristischen Mittel, die in der Unabhängigkeit der Farbwerte gegenüber dem Naturvorbild auf den Manierismus zuführen. Str

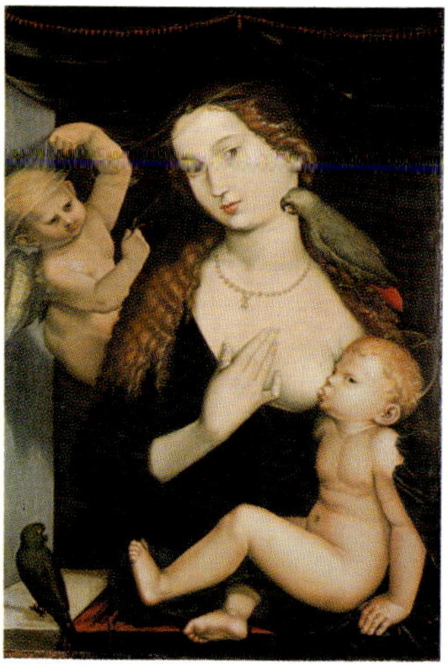

246

247 Judith mit dem Haupt des Holofernes, 1525. Hans Baldung Grien; Schwäbisch Gmünd 1484/85-1545 Straßburg. Gemälde auf Holz; 208,5 : 71,5 cm (ohne spätere Anstückungen). Gm 1093.
Die Nacktheit des antiken Gottes und Heros überträgt Baldung auf die Heldin des Alten Testaments. Nach der biblischen Erzählung tötete Judith den Feldherrn des feindlichen Belagerungsheeres, Holofernes, in seinem Zelt. Der Künstler konzentriert das mythische Ereignis auf die Person der Frau, die das Haupt des Getöteten und die blutige Tatwaffe als kennzeichnende Attribute in der Hand hält. Ihr mächtiger Leib steht nicht im klassischen Kontrapost fest auf dem Boden, sondern ist in einer Gegenbewegung der Körperhälften verwunden. In einem Rückgriff auf das Schweben der gotischen Figur wird das Standmotiv durch die Verschränkung der Schenkel der Drehung angeglichen und seine Statik aufgehoben. Str

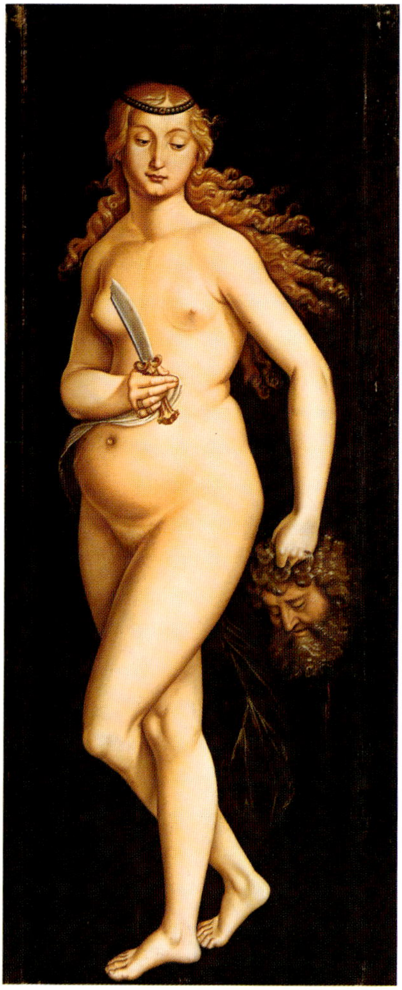

247

248 Muttergottes, um 1515-20. Hans Leinberger; nachweisbar in Landshut 1511-1530. Lindenholz, mit erneuerter Fassung; 105 cm. Pl 2892.
Sanft und doch sicher hält Maria mit beiden Händen das nackte, strampelnd sich an sie schmiegende Jesuskind, dessen Spiel mit einem Granatapfel symbolisch auf die Auferstehung nach Tod und Finsternis hinweist. Der Gegensatz zwischen der ruhigen Haltung der ahnungsvoll in sich gekehrten Mutter und der geschmeidig-kräftigen Bewegung des Kindes, der dem Bildwerk innere Spannung verleiht, findet seine Entsprechung im kontrastreichen Faltenspiel der Gewandung Mariens, dessen Ausgewogenheit sich freilich nur noch erahnen läßt, da die Unterpartie der Skulptur verloren ist. Die ursprünglich in einem Altarzusammenhang zu denkende Muttergottes ist ein ebenso eindrucksvolles wie typisches Zeugnis für die Schnitzkunst des Hans Leinberger, der mit seinen Werken dem Kunstkreis der Donauschule zuzurechnen ist. Br

249 Bildnis des Johannes Zimmermann (Xylotectus), 1520. Hans Holbein d. J.; Augsburg 1497/98-1543 London. Gemälde auf Holz; 57 : 43,3 cm. Gm 1195.
Der Sohn des älteren Hans Holbein verließ 1515 Augsburg und ließ sich in Basel nieder, um später nach London auszuwandern. Als Erbe des Vaters hatte er den scharfen Blick und eine wahre Leidenschaft für das Porträt mitgebracht, auf das sich sein Werk als Maler zunehmend konzentrierte. Mit kühlem Verstand, der sich nur selten persönlich engagierte, musterte er die Honoratioren und Gelehrten in Basel, die Kaufleute und den Hof in London. Das Bildnis des dreißigjährigen Angehörigen einer Luzerner Patrizierfamilie, der sich als Humanist Xylotectus nannte und schon 1526 an der Pest starb, ist mit Symbolen befrachtet. Als Sänger mit Harfe ließ sich der junge Gelehrte vor dem Gerippe des Todes mit der fast abgelaufenen Sanduhr malen. Die über dem Portal stehenden Verse kleiden die Todesahnung in Worte. Str

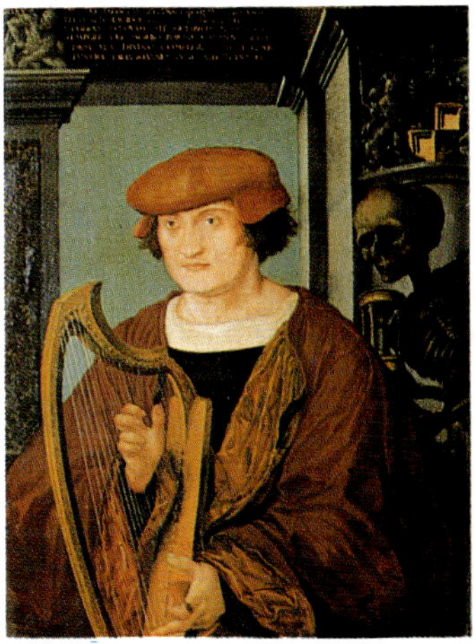

249

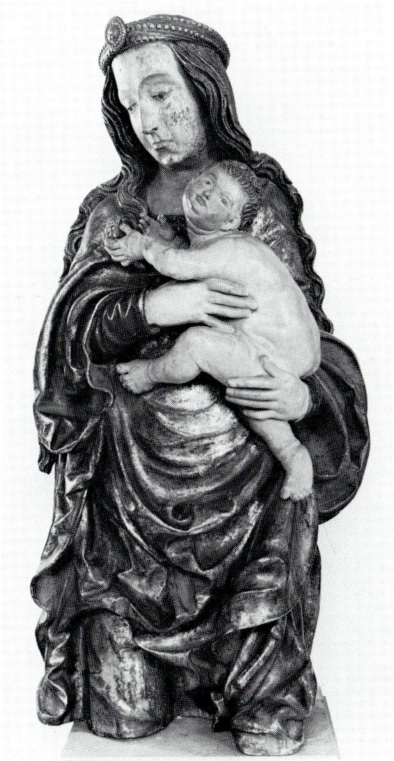

248

250 Muttergottes. Hildesheim, um 1515. Lindenholz, alte Fassung mit Ergänzungen; 114 cm. Pl 2492.
Für die niederdeutsche Skulptur beendete das frühe 16. Jahrhundert, die »Dürerzeit«, eine langdauernde Orientierung an den Niederlanden. Auch der unbekannte Hildesheimer Meister, dessen Bedeutung ein umfangreiches Œuvre bezeugt, muß die neue Anziehungskraft der Bildhauerkunst südlich des Mains erfahren haben. Eine Schulung bei Tilman Riemenschneider, auch Kenntnis von Werken des Veit Stoß erscheinen als möglich und könnten hinter dem anmutigen Typus seiner Muttergottes und der Anordnung der Falten mit langen, scharf gezogenen Stegen stehen. Effektvoll setzt die Fassung die blauen Umschläge des Futters gegen das Gold der Oberseite des Mantels ab, dessen Umriß auf beiden Seiten flügelartig ausbricht. Sta

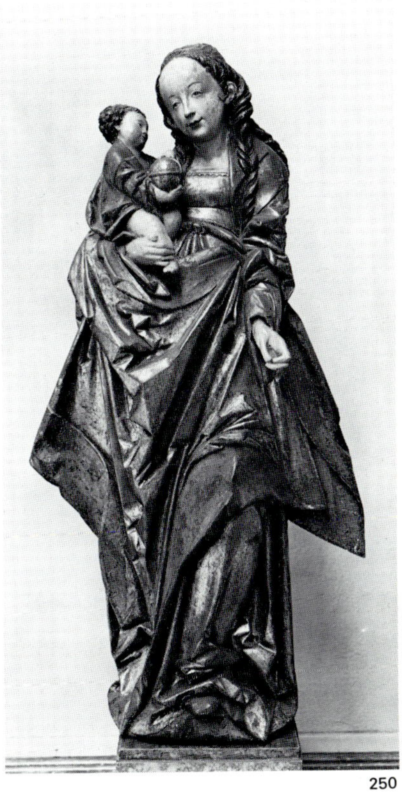

250

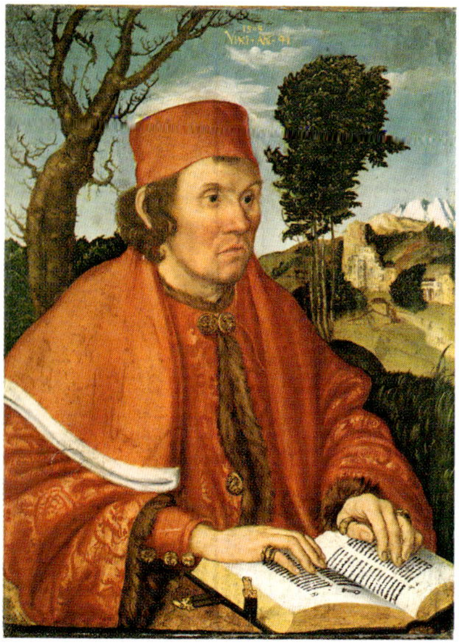

251

251 Bildnis des Johann Stephan Reuß, 1503. Lukas Cranach d. Ä.; Kronach 1472-1553 Weimar. Gemälde auf Holz; 54,1 : 39 cm. Gm 207.
Um 1500 wanderte der junge Lukas Cranach, Eindrücke von der Kunst Albrecht Dürers sowie bayerischer und österreichischer Maler aufnehmend, nach Wien. Zu den Spuren, aus denen seine Tätigkeit in der Donaustadt erschlossen werden kann, gehört das Bildnis des 41jährigen Juristen der Wiener Universität. Durch eine leichte Drehung etwas vom Beschauer abgewandt, ist der Gelehrte unmittelbar konfrontiert. Im Bezug der Föhnstimmung mit den nahegerückten Schneegipfeln, der dunklen Silhouette des Baumes, der windbewegten Blattkronen, der abweisenden Mauern der Burg auf die herben Züge des geröteten Gesichts und das aggressive Rot des Talars vollendet sich die Verbindung zwischen Mensch und Natur zu wechselseitiger Steigerung des Ausdrucksgehalts. Str

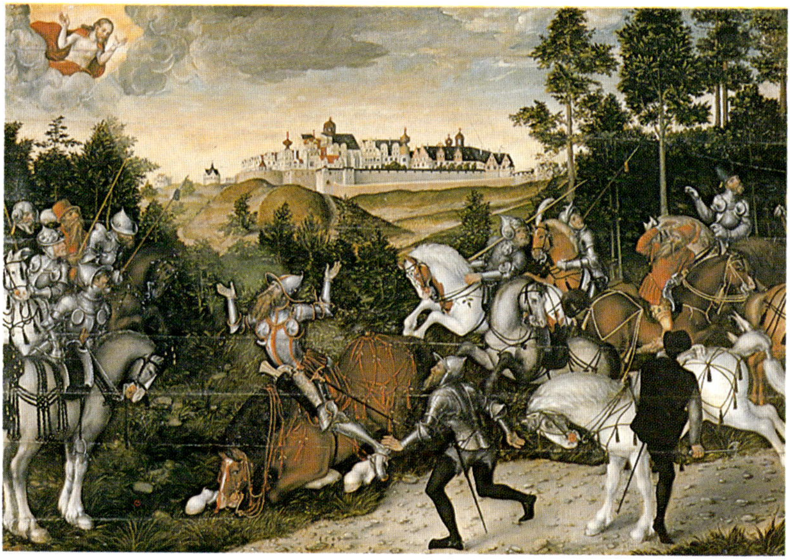

252

252 Die Bekehrung Pauli, 1549. Lukas Cranach d. J.; Wittenberg 1515-1586 Weimar. Gemälde auf Holz; 114,7 : 167 cm. Gm 226. Leihgabe Wittelsbacher Ausgleichsfonds.
Die Tafel diente ursprünglich wohl als Gedächtnisbild für den 1546 auf einem Kriegszug Karls V. verstorbenen und in Stuttgart begrabenen Wolff I. von Mansfeld. Die Erzählung der Apostelgeschichte, wie aus Saulus Paulus wurde, ist in die Gegenwart des verstorbenen Mansfelders versetzt. Die gewaltige Schloßanlage des Familiensitzes bildet den Hintergrund der Szene. Als Ritter auf einem Ausritt mit Standesgenossen und Knechten wird Paulus von der Erscheinung Christi getroffen, die ihn mit seinem Pferd stürzen läßt. Hastige Bewegungen von Mann und Roß erfüllen die Reitergruppe mit einem nervösen Leben und lassen in dem Bild ein Werk des jüngeren Lukas Cranach erkennen. Str

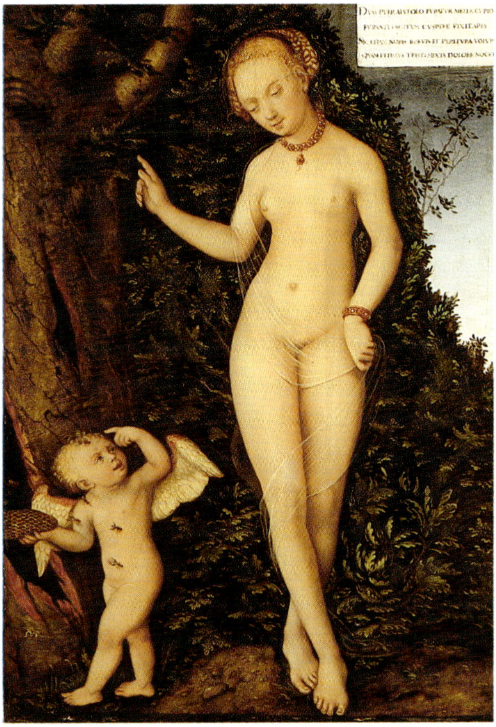

253

253 Venus mit Amor als Honigdieb, um 1530. Lukas Cranach d. Ä.; Kronach 1472-1553 Weimar. Gemälde auf Holz; 50,1 : 34,4 cm. Gm 213.
Das Bild zeigt Cranachs späteren Stil in der Darstellung antiker Stoffe und weiblicher Schönheit mit manieristisch abgewandelten gotischen Formmitteln. Von einer Blattkulisse abgeschirmt, mit überkreuzten Beinen tänzerisch schwebend, belehrt Venus ihren Sohn Amor, der, bei dem Versuch fremden Honig zu schlecken, von den Bienen überfallen wird. Als einzige Hülle dient der Liebesgöttin ein durchsichtiger Schleier, der sich vom Kopf bis zu den Füßen schlingt. Die lateinische Inschrift wendet das Thema, das auf eine antike Idylle zurückgeht, ins Moralische: Während der Knabe Cupido den Honig stiehlt aus dem Stock/Sticht in den Finger die Biene mit ihrem Stachel den Dieb. Also suchen auch wir oft begehrlich vergängliche Freuden / Die mit Schmerzen gemischt uns nur Schaden bereiten.
Str

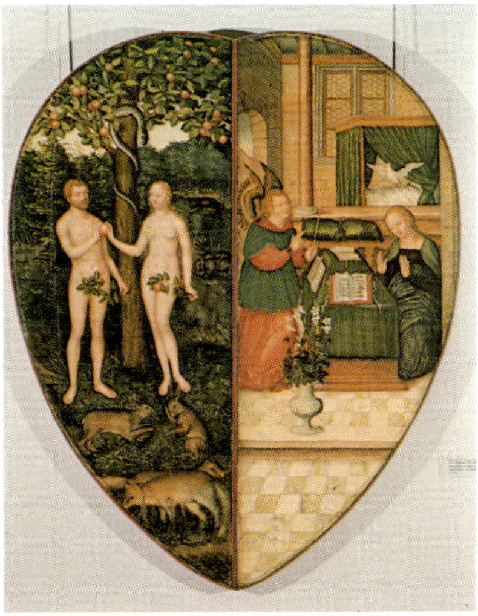

254

254 Der Sündenfall. Die Verkündigung an Maria, 1584. Lukas Cranach d. J.; Wittenberg 1515-1586 Weimar. Gemälde auf Holz; je 154 : 62 (größte Breite) cm. Gm 1116. Leihgabe Wittelbacher Ausgleichsfonds.
Im Raum der lutherischen Kirche richteten sich Bemühungen auf die Schaffung eines der evangelischen Lehre und ihrem Kult entsprechenden Bildschemas. Dabei wurde auf die mittelalterliche Gegenüberstellung von Ereignissen des alten Testaments, die als Vorausdeutungen angesehen wurden, und ihrer Erfüllung in Christus zurückgegriffen. Der in der Schloßkapelle zu Colditz errichtete Altar wies bereits durch die äußere Form auf das Herz Jesu, dessen Verehrung auch im protestantischen Kirchenlied zum Ausdruck kommt. Auf der Außenseite des geschlossenen Altars war der Verführung der Stammeltern Maria gegenübergestellt, auf die Gottes Verheißung in der Verwünschung der Schlange bezogen wurde. Str

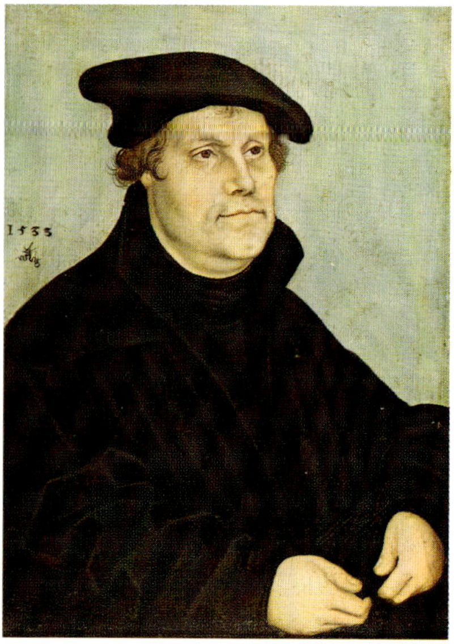

255

255 Bildnis Martin Luthers, 1533. Lukas Cranach d. Ä.; Kronach 1472-1553 Weimar. Gemälde auf Holz; 21 : 15 cm. Gm 216. Leihgabe B. Staatsgemäldeslg.
Die Kenntnis vom Aussehen Martin Luthers wird durch die Bildnisse vermittelt, die Lukas Cranach zu verschiedenen Zeiten, die zugleich Entwicklungsstufen im Leben und Wirken des Reformators bedeuten, von diesem geschaffen hat. Das Porträt war in dieser Zeit zum Kampfmittel in den politischen und religiösen Auseinandersetzungen geworden. Es sollte in seiner Wirksamkeit in die Zukunft nicht nur den Ruhm des Dargestellten überliefern, sondern auch in der Gegenwart seine Bedeutung hervorheben. Dazu mußte es vervielfacht werden, was mit Druckgraphik erfolgen konnte, oder, wie bei Cranach, durch die Wiederholung in zahlreichen Repliken in einer leistungsfähigen Werkstatt. Str

256 Das Neue Testament. Deutsch von Martin Luther. Wittenberg, September 1522. Gedruckt von Melchior Lotter. Verlegt von Christian Döring und Lukas Cranach d. Ä. Bibliothek N 271.
Die anonym erschienene Erstausgabe von Luthers Bibelübersetzung mit Illustrationen zur Apokalypse wird »September-Testament« genannt, da bereits im Dezember 1522 eine wenig revidierte zweite Auflage erschien. Als auffälligste Abweichung wurden für die spätere Ausgabe die aggressiv antipäpstlichen Darstellungen der Holzschnitte abgeschwächt. Nur in der Erstausgabe tragen die Drachen und die babylonische Hure die päpstliche Tiara. Das Dezember-Testament wandelte diese Insignie in einen einfachen Kronreif ohne symbolische Bedeutung um. Die Illustrationen entstanden in der Werkstatt von Lukas Cranach d. Ä. in Anlehnung an Dürers Apokalypse. R

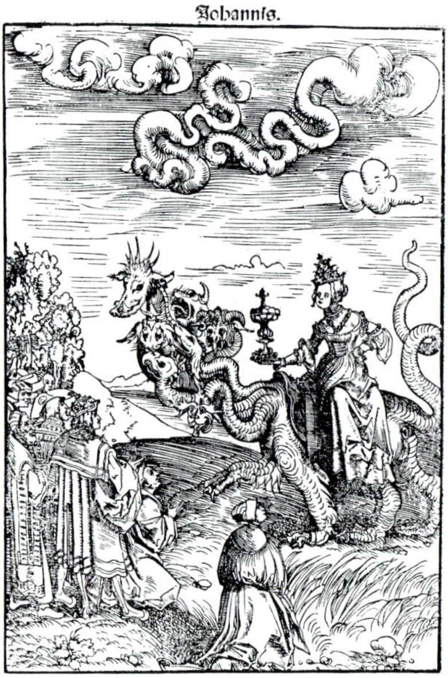

256

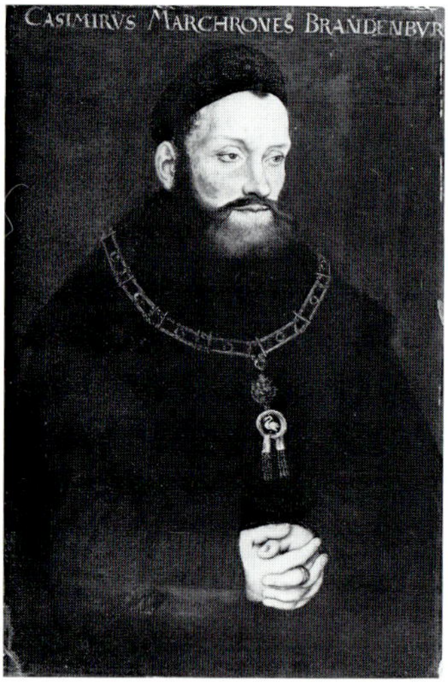

257

257 Bildnis des Markgrafen Kasimir von Brandenburg (1481-1527), um 1522. Lukas Cranach d. Ä.; Kronach 1472-1553 Weimar. Gemälde auf Holz; 61,8 : 39,9 cm. Gm 215. Leihgabe B. Staatsgemäldesammlungen.
Cranach hat den kriegerischen Fürsten, der sich mehrfach als Heerführer in kaiserlichen Diensten ausgezeichnet und es verstanden hatte, zwischen den religiösen Parteien eine neutrale Haltung einzunehmen, als frommen, in sich gekehrten Beter dargestellt, eine Attitüde, die sich nur schwer mit den Stationen des Lebenslaufs in Einklang bringen läßt. Um den Hals trägt der Markgraf Kette und Symbol des Schwanenritterordens, einer von den Brandenburger Fürsten ins Leben gerufenen ritterlichen Vereinigung, wie sie im »Herbst des Mittelalters«, während das Rittertum seine praktische Bedeutung schrittweise verlor, mehrfach gegründet wurden. Str

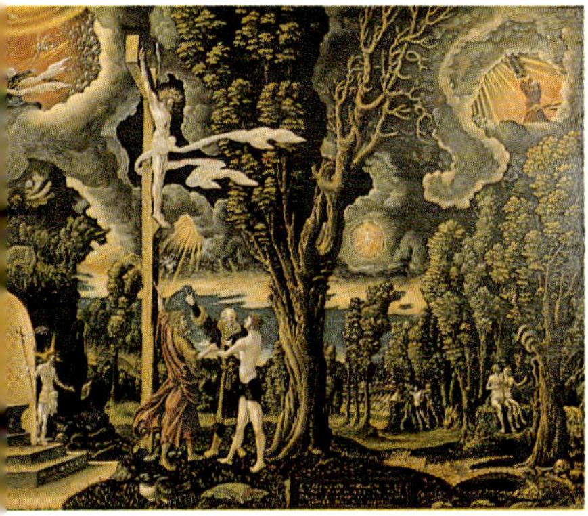

258

258 Sündenfall und Erlösung, 1535. Georg Lemberger; Landshut (?) um 1495-um 1540 Leipzig (?). Gemälde auf Holz; 67:80 cm. Gm 1601.
Der wahrscheinlich in Landshut geborene, jedenfalls an der Kunst Albrecht Altdorfers gebildete Maler überträgt die Natursicht der Donauschule nach Mitteldeutschland. Seine Bedeutung liegt vor allem in den umfangreichen Folgen von Holzschnittillustrationen zum Alten und Neuen Testament, die er für die reformierten Bibelausgaben schuf. Auch in dem mit seinem Zeichen signierten Gemälde übernimmt er die lehrhafte Behandlung des Stoffes, die sich im Raum der lutherischen Glaubensverkündigung, auf älteren Versuchen basierend (vgl. Nr. 205), bildete. Die Landschaft, in die das Geschehen eingestellt ist, zeigt, wie mit der zeitlichen und räumlichen Entfernung vom Ausgang der Donauschule die stilbildende Kraft nachgelassen hat. Str

259 Allegorie vom christlichen Heilsweg, 1534 (?). Peter Dell d. Ä.; Würzburg um 1490-1552. Ahornholz; 51:72 cm. Pl 2069. Leihgabe Stadt Nürnberg.
Peter Dell, Lehrling bei Tilman Riemenschneider und Geselle bei Hans Leinberger, führte vor der endgültigen Niederlassung in Würzburg ein bewegtes Wanderleben, das ihn mit dem Gedankengut der Reformation in Berührung brachte. Davon zeugt auch unser Relief, in welchem alles Figürliche und Gegenständliche als Bedeutungsträger durch Beischriften erklärt ist. Im Mittelpunkt der Darstellungen steht das Schiff »Fleisch und Blut«, getrieben von dem Segel »Der Leib«, gelenkt von der Frau »Die Geduld« mit dem Ruder »Das cristelich Leben«. Das Schiff ist umlauert von personifizierten Gefahren. Am linken Bildrand steht der Apostel Paulus, rechts vor dem tempelartigen Bau »Das ewich Vaterlant« der Heiland mit der Kreuzesfahne. Sta

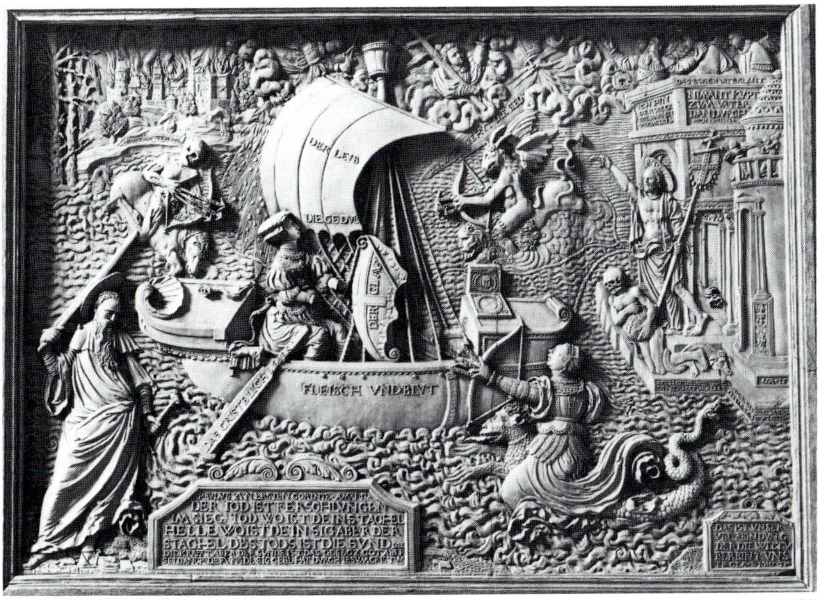

259

260 Die Festnahme des Hl. Florian auf der Ennsbrücke, um 1520-25. Albrecht Altdorfer; Regensburg (?) um 1480-1538 Regensburg. Gemälde auf Holz; 76,5 : 64,1 cm. Gm 314. Leihgabe Wittelsbacher Ausgleichsfonds.
Während der Christenverfolgung unter Kaiser Diocletian wurde Florian, ein hoher Verwaltungsbeamter der römischen Provinz Noricum, in Lauriacum (Lorch b. Linz a.d. Donau) vor den Statthalter Aquilinus gebracht und nach Martern in der Enns ertränkt. An der Stelle seines Grabes wurde später das Augustiner-Chorherrenkloster St. Florian bei Linz errichtet. Für einen unbekannten Auftraggeber schuf Albrecht Altdorfer eine Folge mit Darstellungen aus den Ereignissen um den Tod des Heiligen. Die Übernahme der realen topographischen Situation der zur Stadt Enns gewordenen römischen Ansiedlung in die erste Szene des Dramas betont die fortdauernde Bedeutung des historischen Ereignisses. Str

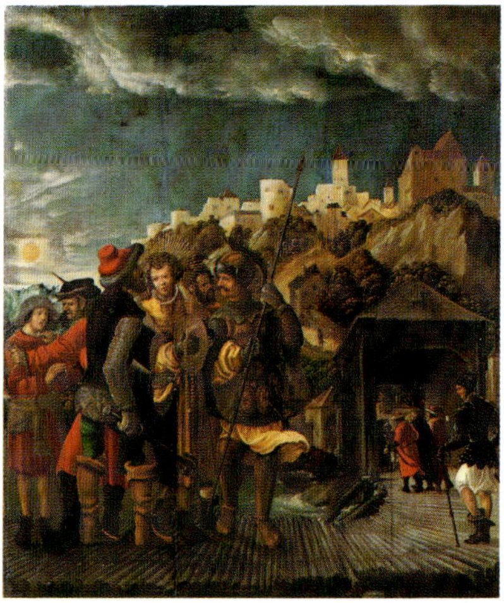

260

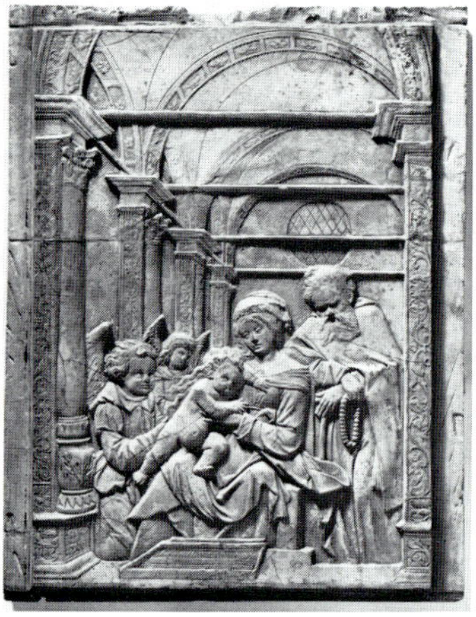

261

261 Die heilige Familie, um 1510-15. Hans Daucher; Ulm (?) um 1485-1538 Stuttgart. Solnhofener Stein; 28 : 22 cm. Pl 2380. Leihgabe Stadt Nürnberg (Stadtbibliothek).
Die Städte Augsburg und Nürnberg waren nicht nur Rivalinnen im Handel mit Italien, sondern wetteiferten als Kunstzentren auch in der Aneignung italienischen Formenguts. Zu den in Augsburg tätigen Bildhauern, die als erste italienische Anregungen verarbeiteten, nicht nur in der äußeren Anwendung neuer Dekorationsformen, sondern der sinnlichen Vergegenwärtigung des Figürlichen folgten, gehört Hans Daucher. Seinem formkünstlerischen Ehrgeiz entsprach die Arbeit an Kleinreliefs profanen, aber auch religiösen Gehalts, die der privaten Andacht ebenso dienten wie der ästhetischen Freude am Kunstbesitz. Daucher wurde von dem Handelshaus der Fugger zur Ausstattung der Familienkapelle bei St. Anna herangezogen, für die auch Dürer als Entwerfer tätig war. Sta

262 Kaiser Karls Streit vor der Stadt Regensburg, 1518. Albrecht Altdorfer; Regensburg (?) um 1480-1538; und Werkstatt. Bemalte Tischplatte; 110,5 : 122 cm. Gm 1682.
Dargestellt ist eine sagenhafte Schlacht Karls d. Großen gegen die Ungläubigen vor den Toren Regensburgs, die nach drei Tagen durch das Eingreifen eines Engels mit dem Sieg der Christen endete. Noch im 16. Jahrhundert wurde in Erinnerung an dieses Ereignis jährlich ein Dankgottesdienst in den Regensburger Niederlassungen der Schotten-Mönche gehalten. Es kann angenommen werden, daß die Tischplatte ein Geschenk der Stadt Regensburg an Kaiser Maximilian I. war anläßlich des Reichstages 1518 in Augsburg, auf dem endlich energische Anstrengungen gegen die wachsende Türkengefahr beschlossen werden sollten. Die Ausführung erfolgte in der Werkstatt Albrecht Altdorfers durch Kräfte, die vorher die großen Miniaturen eines Triumphzuges Maximilians I. mit zahlreichen Schlachtendarstellungen geschaffen hatten. Str

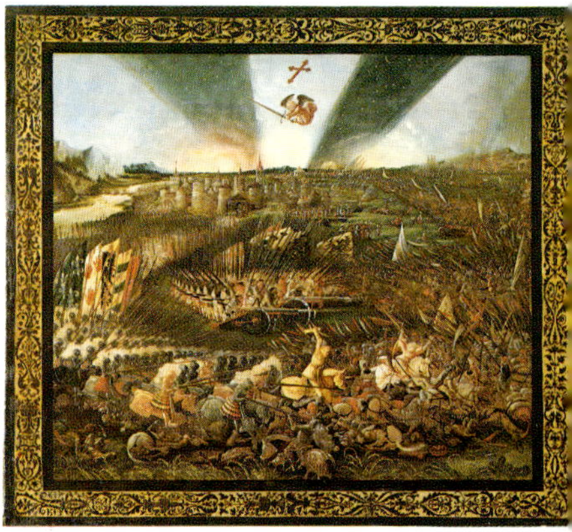

262

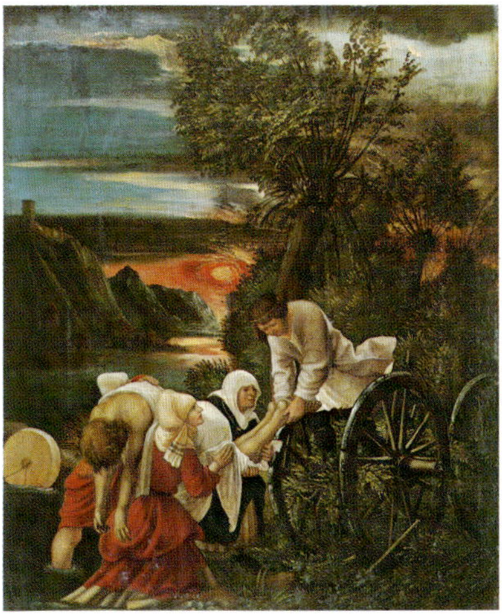

263

263 Die Bergung des Leichnams des Hl. Florian, um 1520-25. Albrecht Altdorfer; Regensburg (?) um 1480-1538 Regensburg. Gemälde auf Holz; 79,5:64 cm. Gm 315. Leihgabe Wittelsbacher Ausgleichsfonds.
Durch ein Wunder schwimmt der Mühlstein, an den der Heilige gefesselt wurde, auf dem Wasser der Enns, so daß der Leichnam geborgen werden kann. Der Horizont und die Tiefe des Flußtals mit hohen Bergen auf dem einen Ufer, Weiden und niedrigem Gebüsch auf dem anderen wird vom Licht der untergehenden Sonne rot gefärbt. Durch Auswahl und Sicht der Naturgebilde wird eine Landschaft geformt, deren Stimmungswerte unmittelbar auf das Bildgeschehen und damit auf die handelnden Menschen bezogen sind. Diese im Donauraum entwikkelte Natursicht vollendet sich im Werk des Regensburger Meisters. Str

264 Der Kalvarienberg, 1526. Albrecht Altdorfer; Regensburg (?) um 1480-1538 Regensburg. Gemälde auf Holz; 41:33 cm. Gm 312. Leihgabe Wittelsbacher Ausgleichsfonds.
Die Komposition des Bildes ist auf die Figur Christi ausgerichtet, die als das geistige Zentrum, von dem alles ausgeht, erkannt wird, obwohl sie, den Gesetzen der Perspektive unterworfen, klein erscheint. Die Landschaft bestimmt den Platz der Figuren in der Tiefe. Die Gruppe um Maria ist ganz nach vorn gerückt. Daneben kniet, von hinten gesehen, Magdalena, die den Blick nicht von Christus wenden kann und damit auch den Betrachter zu den hohen Kreuzen hinführt. Eine scheinbare zweite Rückenfigur, in Wahrheit Hut, Mantel und Dolch, die der Scherge auf der Leiter abgelegt hat, bildet mit einem kräftigen Farbakzent auf dem Grün des Bodens die Verbindung zu den streitenden Knechten im Hintergrund. Str

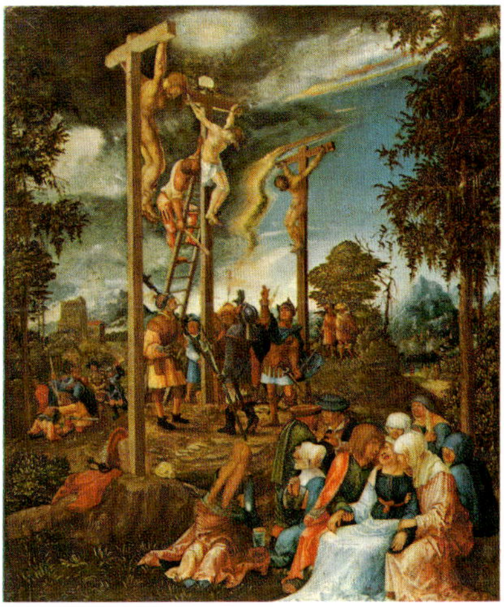

264

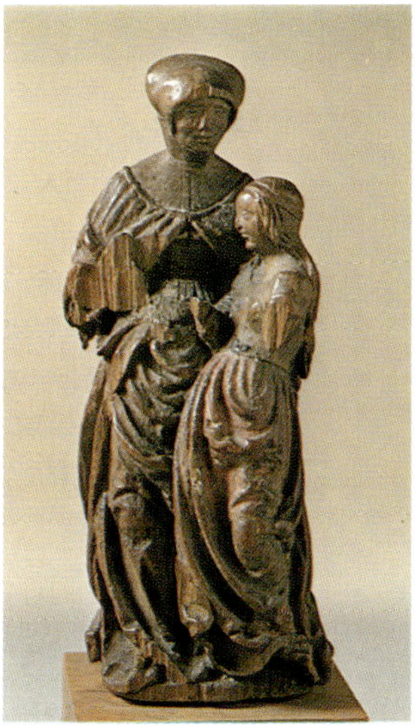

265

265 Die Hl. Anna Selbdritt. Niederbayern, um 1515. Lindenholz, mit Resten alter Fassung; 9,5 cm. Pl 2486.
Die miniaturhaft kleine Gruppe ist zeitweilig als Modell für ein größeres Bildwerk angesehen worden, doch handelt es sich wohl eher um eine für den Bereich privater Andacht bestimmte Kleinplastik. Der als Matrone gegebenen Mutter Anna ist die stehende Gestalt der jugendlichen Maria zugeordnet. Verloren ist das auf dem rechten Arm der Anna zu denkende Jesuskind. Die Sorgfalt und künstlerisches Feingefühl verratende Schnitzarbeit gehört dem Kunstkreis der Donauschule an, in dem nach Typus und Stil verwandte Figuren mehrfach vorkommen. Die engste Beziehung besteht zum »Meister der Altöttinger Türen« und seiner Werkstatt. Br

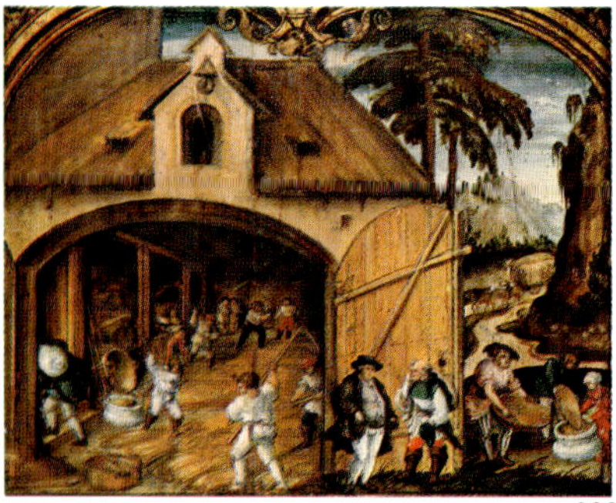

266

266 Der Monat August; aus einer Folge von Monaten und Jahreszeiten. Hans Wertinger; Landshut (?) um 1465/70-1533 Landshut. Gemälde auf Holz; 31,7 : 39,2 cm. Gm 1238.
Monatsbilder mit der realistischen Schilderung typischer Beschäftigungen sind als Kalenderillustrationen seit dem 15. Jahrhundert häufig zu finden. Auch dem Zyklus Wertingers haftet noch etwas vom besonderen Charakter der Miniaturmalerei an. Wahrscheinlich waren die Bilder in die Holzverkleidung eines Zimmers eingelassen. Der Auftraggeber der Folge, die in einer Verbindung von bäuerlicher Arbeit und höfischem Lebensstil in Fest und Jagd noch in der Tradition des Spätmittelalters steht, ist im Kreis des herzoglichen Hofes in Landshut zu suchen. Str

267 Bischof Philipp von Freising und Naumburg, Pfalzgraf bei Rhein, 1524. Loy Hering; Kaufbeuren um 1485- um 1554 Eichstätt. Solnhofener Stein; 17,5 : 12,8 cm. Pl 559. Leihgabe Stadt Nürnberg.
Im Mittelpunkt von Loy Herings Lebenswerk stehen Grabdenkmäler und Altäre aus feinporigem Kalkschiefer, wie er unweit seiner Eichstätter Werkstatt in Solnhofen gebrochen wurde. Dieser Stein läßt sich glatt polieren und war deswegen für die in der Zeit so beliebten Arbeiten kleinen Formats geeignet, zu denen auch dieses Reliefbildnis gehört. Das Brustbild des Bischofs im Linksprofil ist auf einen Schriftsockel gesetzt, dem Name und Ämter des Dargestellten zu entnehmen sind. Ohne das Figürliche zu beeinträchtigen, füllen Familienwappen und Tafel mit der Devise die oberen Ecken. Diese Form des Porträts, die eine nach antikem Vorbild gestaltete Büste in ein Profilrelief überträgt, ist nicht nur durch Münz- und Medaillenbilder beeinflußt, sondern lehnt sich auch an Bildnisse der vervielfältigenden Graphik an. Sta

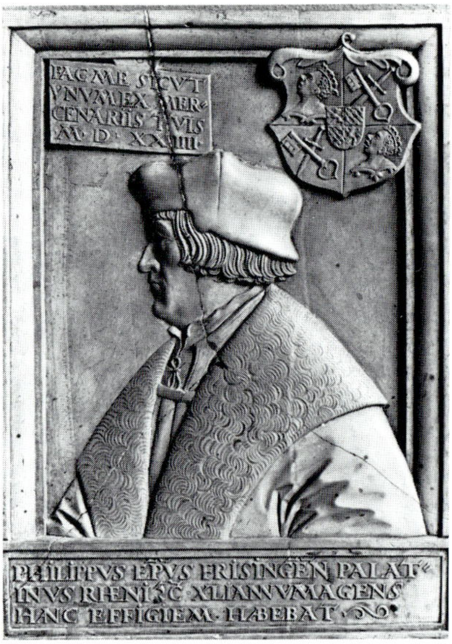

267

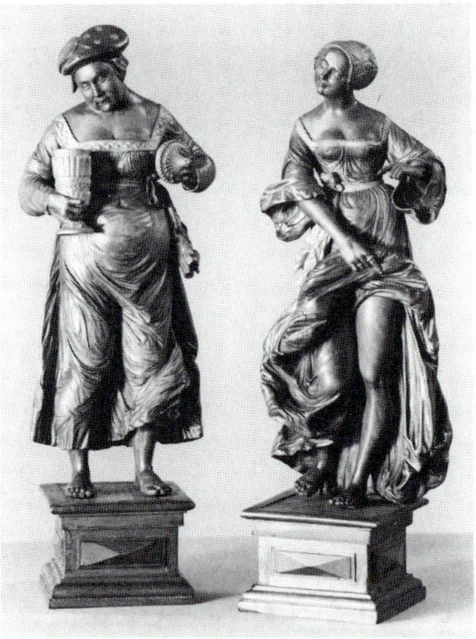

268

268 Unkeuschheit und Völlerei, um 1535. Peter Dell d. Ä.; Würzburg um 1490-1552. Birnbaum, gebeizt und teilvergoldet; ca. 28 cm. Pl 773, 768.
Über Peter Dell ist etwas vom altbayerischen spätgotischen »Barock« in die kunstgeographische Domäne Riemenschneiders gedrungen. Nach den Wirren des Bauernkriegs sahen sich die Schnitzer vielfach auf Arbeiten im kleinen Format verwiesen. Die Darstellung der sieben Todsünden als Frauengestalten – erhalten haben sich aus der Folge Dells nur sechs – ist zwar im Rahmen christlicher Begriffsallegorien entstanden, wird aber in der hier dargebotenen Form durch den Geschmack des privaten Kunstsammlers bestimmt. Sta

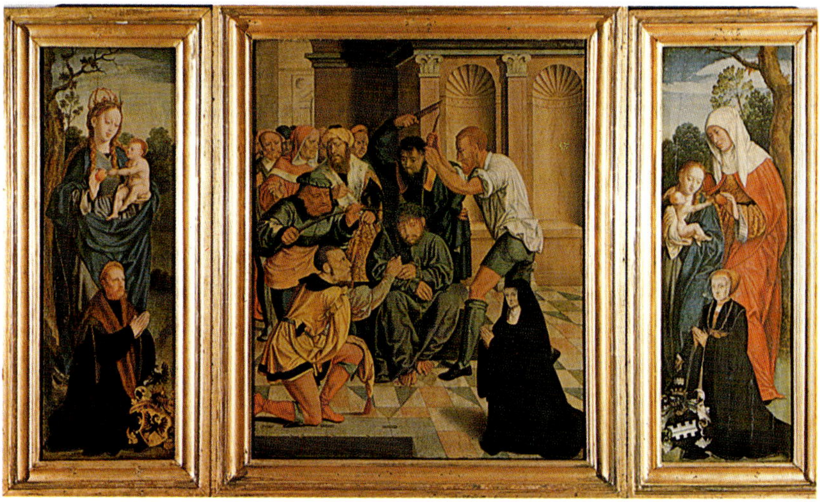

269

269 Die Dornenkrönung Christi mit der Stifterin Anna Rinck. Auf den Flügeln die Stifter Hermann Rinck und seine Gemahlin Sibilla, geb. Kannegießer; 1538. Bartholomäus Bruyn; Wesel (?) 1493-1555 Köln. Gemälde auf Holz; Mitte 76 : 62 cm; Flügel je 75 : 26 cm. Gm 48-50. Leihgabe Wittelsbacher Ausgleichsfonds.
Bis in die ersten Jahrzehnte des 16. Jahrhunderts entwickelte in Köln die Spätgotik eine außerordentlich differenzierte Malerei von hoher Qualität. Erst mit B. Bruyn, der mehr als zwanzig Jahre jünger war als Dürer, kam gegen 1512 ein Maler nach Köln, der, angeregt durch Werke niederländischer Italienkenner und durch Stiche nach Raffael, Form und Geist der neuen Kunst in der Stadt heimisch werden ließ. Da Rat und Geschlechter der römischen Kirche und deren Kultformen fest verbunden blieben, stellten sich dem Meister in Andachtsbild und Flügelaltar noch einmal die alten Themen der Heilsgeschichte. Der von der Familie Rinck gestiftete Altar stand ursprünglich in der Kölner Kirche St. Mauritius. Str

270 Die Muttergottes auf der Mondsichel. Mittelrhein, um 1515. Lindenholz, Fassung abgelaugt; 140 cm. Pl 2242.
Die virtuose Schnitzkunst des Meisters H. L. (vgl. Nr. 241), die in den ersten Jahrzehnten des 16. Jahrhunderts der oberrheinischen Skulptur das Gepräge gab, hatte am Mittelrhein ihre Entsprechung im Werk des 1519 in Mainz verstorbenen Bildhauers Hans Backofen. Zu seiner Schule gehört der unbekannte Schnitzer unserer Muttergottes. Innerhalb der Stilrichtung des »spätgotischen Barock« sprechen Ober- und Mittelrhein ihre Dialekte, deren jeweilige Eigenart besonders in der leidenschaftlichen Faltensprache zum Ausdruck kommt. Sta

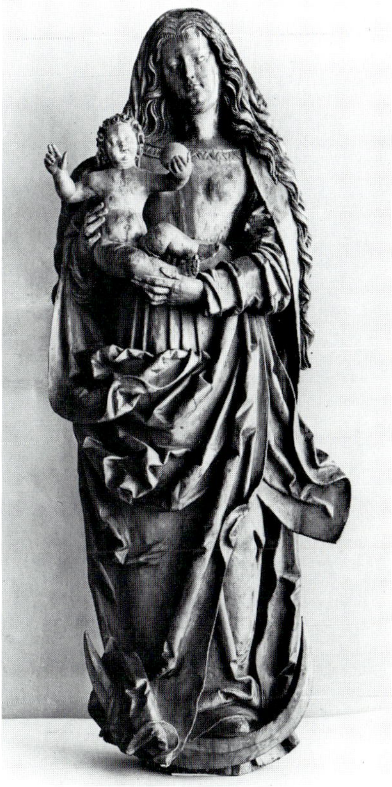

270

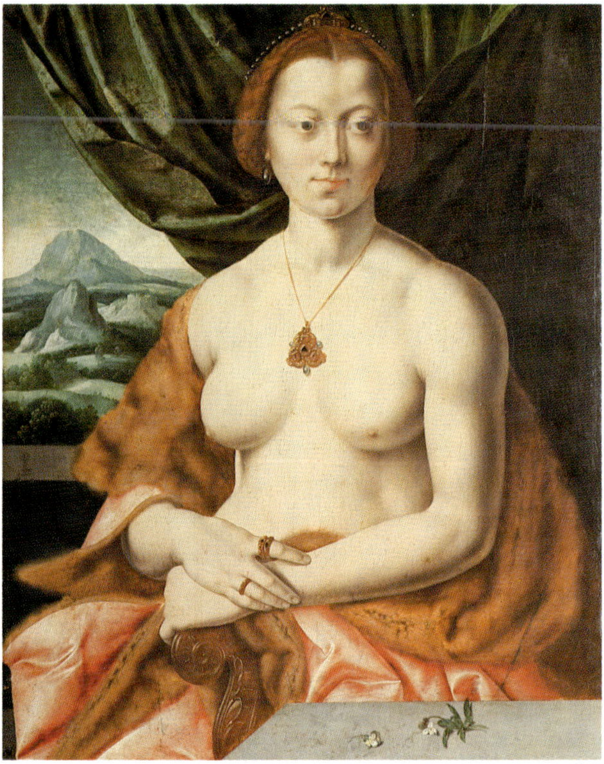

271

271 Bildnis einer jungen Frau mit nacktem Oberkörper, um 1535. Bartholomäus Bruyn; Wesel (?) 1493-1555 Köln. Gemälde auf Holz; 71 : 54 cm. Gm. 47.
Trotz der Freizügigkeit der Darstellung ist das Bild als echtes Porträt anzusehen. Der Bildtypus ist wohl in der Nachfolge Leonardos da Vinci in der Umgebung des französischen Hofs entstanden, wo er dann von der Schule von Fontainebleau aufgenommen wurde. An Barthel Bruyn wurde er durch den Antwerpener Maler Joos van Cleve vermittelt, der sich, einem Ruf König Franz' I. folgend, um 1529 wohl längere Zeit in Frankreich aufhielt.
Str

272 Narrenzepter. Deutsch (?), 2. Hälfte 16. Jahrhundert. L. 37 cm. T 1294.
Das von einem in Elfenbein – oder auch in Holz – geschnitzten Narrenkopf bekrönte Zepter, die Marotte, war seit dem späten 15. Jahrhundert das Herrschaftszeichen des Anführers der besonders in Frankreich und den Niederlanden beliebten ausgelassenen Narrenfeste sowie das Abzeichen des Hofnarren. Der lange, bunte, mit Glöckchen besetzte Zipfelkragen stellt das gescheckte Narrengewand vor. Indem der Narr sich selbst im Zepter führte, bekräftigte er bildhaft seinen auf Satire und Spott beruhenden Anspruch.
vW

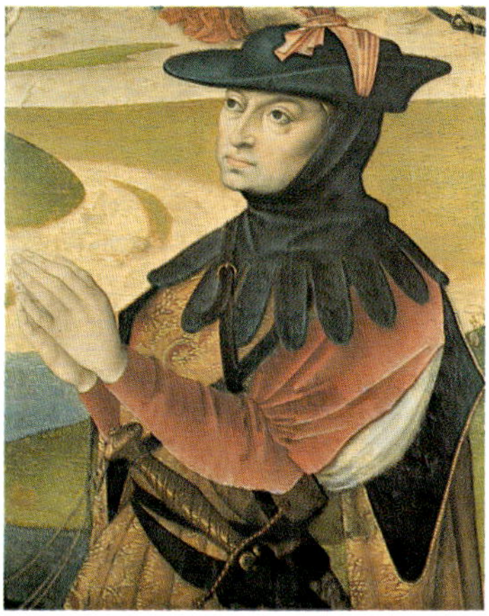

273

273 Betender Stifter, um 1520. Jan Baegert (Meister von Kappenberg); Wesel (?) um 1470-1530/35 Wesel. Gemälde auf Holz; 33 : 25 cm. Gm 34. Leihgabe B. Staatsgemäldesammlungen.
Die Darstellung des prächtig gekleideten, möglicherweise zu Pferde sitzenden Mannes gehörte wohl als Stifterbildnis einem größeren Zusammenhang, vielleicht einem Kalvarienberg, an. Die individuellen Züge des Mannes, die den bei seinem Vater Derick (vgl. Nr. 127) ausgebildeten Maler als guten Porträtisten erweisen, lassen den fragmentarischen Zustand der Tafel vergessen und geben ihr den Charakter eines selbständigen Bildnisses.
Str

274 Salomon betet im Tempel, um 1610-20. Isaak van dem Blocke; in Danzig nachweisbar ab 1589, vor 1626 gest. Dekkengemälde auf Leinwand; 225:185 cm. Gm 1193.
Das neunteilige Deckengemälde soll aus der Rosenau bei Danzig stammen. Das ursprüngliche Programm des wohl nicht vollständig erhaltenen Plafonds läßt sich nicht mehr deuten. Es enthält neben Allegorien auf Zustände und menschliche Tugenden und Laster Szenen aus dem Alten und Neuen Testament. Durch Scheinarchitekturen öffnet der Maler die Decke und weitet dadurch den Raum.
Str

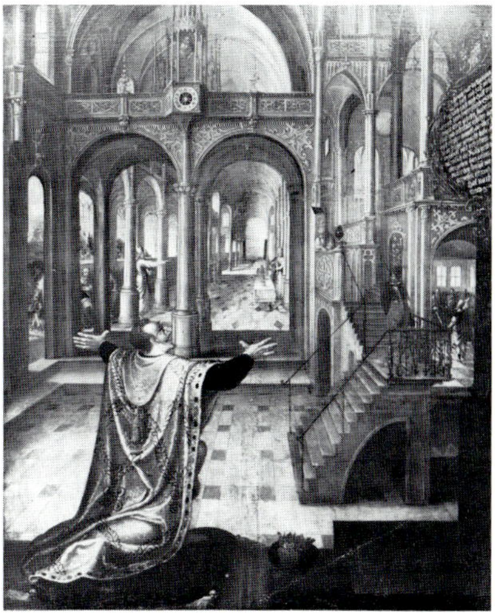

274

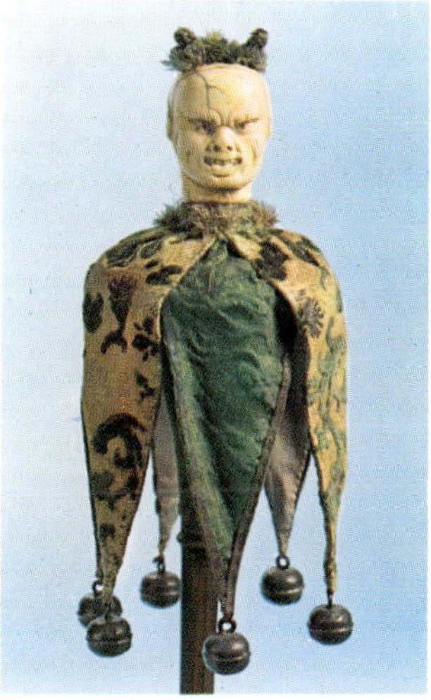

272

275 Bildnisdiptychon, 1518. Meister Michel; in Danzig nachweisbar 1510-26. Gemälde auf Holz; mit dem alten Rahmen je 77,2:58,1 cm. Gm 1613.
Von der traditionellen Anordnung (vgl. Nr. 188) abweichend, verbindet das Diptychon das Porträt eines Mannes auf der Außenseite mit zwei noch nicht voll gedeuteten Szenen auf den Innenseiten. Die linke gibt den Porträtierten bei Tisch im getäfelten Wohngemach wieder, umgeben von seiner Familie, bedient durch sechs auffallend gewandete junge Frauen, während die rechte noch einmal dieselben Frauen in einem gewölbten, durch Säulen geteilten Raum zeigt. Die kostbaren »Kirchenpelze« und die mit Hermelin besetzten Umhänge bringt der Danziger Maler Anton Möller in seinem Frauentrachtenbuch von 1601 als die Kleidung einer vergangenen Zeit. Schon Jakob Praun, der das Diptychon dem Kabinett seines Bruders zufügte und (heraldisch) links das Familienwappen anbrachte, konnte das ältere Wappen nicht auflösen. Str

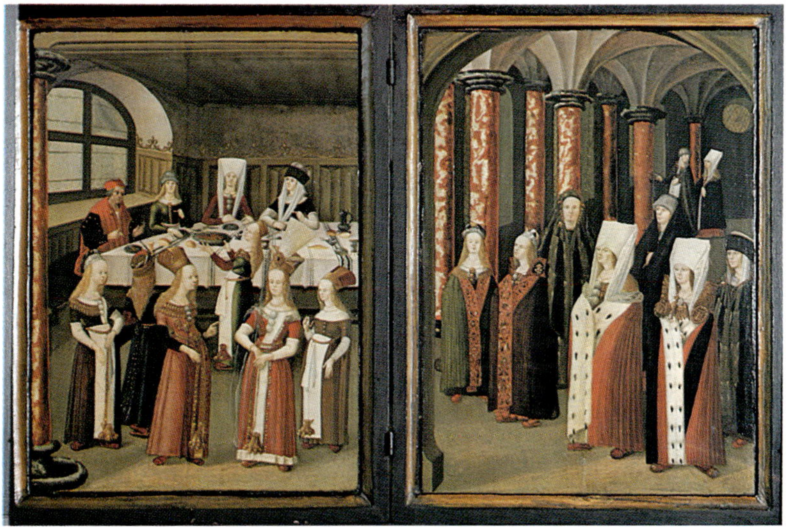

275

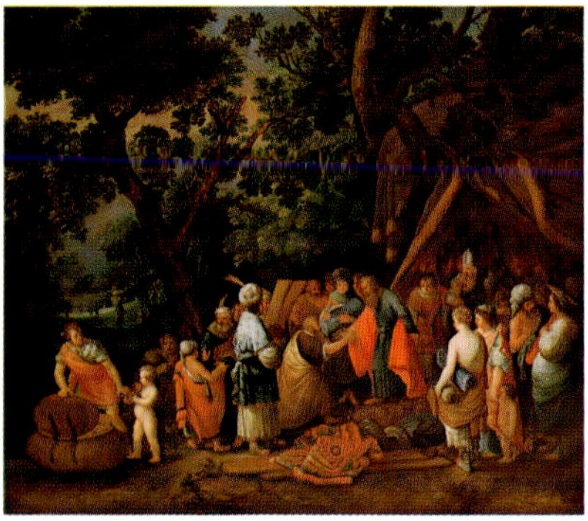

276

276 Die Israeliten spenden für den Bau der Stiftshütte. Nach Adam Elsheimer; Frankfurt a. M. 1578-1610 Rom. Gemälde auf Holz; 48 : 55 cm. Gm 432.
Im zweiten Buch Moses wird berichtet, daß die Israeliten kostbare Gaben zur Errichtung und Ausstattung des Stiftszeltes darbrachten. Zur Ausführung der Arbeit wurden Beseleel und Ooliab berufen, denen Moses das Opfer des Volkes aushändigte. Der Maler ist dem Text der Schrift eng gefolgt. Moses, ausgezeichnet durch den Mantel in hellem Zinnober, neigt sich zu dem vor ihm knienden Beseleel, hinter dem sich die Kurve der Bewegung zu dem in Weiß und Blau orientalisch-prächtig gewandeten Ooliab erhebt, der ein Modell des Zeltes in den Händen trägt. Das Original des Bildes ist verschollen, die Kopie wurde dem vlämischen Maler A. van Stalbemt zugeschrieben. Der in Venedig und Rom tätige Elsheimer übte auf die Entwicklung der europäischen Malerei entscheidenden Einfluß aus. Str

277 Waldweiher, um1620-25. Johann König; Nürnberg um 1586-1642. Gemälde auf Kupfer; 44 : 44,2 cm. Gm 1405.
Als ein Stück Natur, das aus unmittelbarer Nähe gesehen ist, hat König den im Waldschatten liegenden Weiher wiedergegeben. Kein zufälliger Ausschnitt aus einer identifizierbaren oder wenigstens charakteristischen Landschaft tut sich auf, sondern ein aus Bäumen und Sträuchern gebautes Phantasiegebilde. Entscheidend für die Bildstimmung wie für die Tiefenwirkung ist das von rechts vorn einfallende Licht, das Blätter und Rinde einer Ulme, ein Stückchen von Ufersand und Wasserfläche aufleuchten läßt und auch noch über das rückwärtige Waldstück spielt. Von 1610 bis 1613 lebte J. König, bevor er sich in Augsburg niederließ, in Rom und wurde durch die Werke des dort 1610 verstorbenen Adam Elsheimer nachhaltig beeinflußt. Str

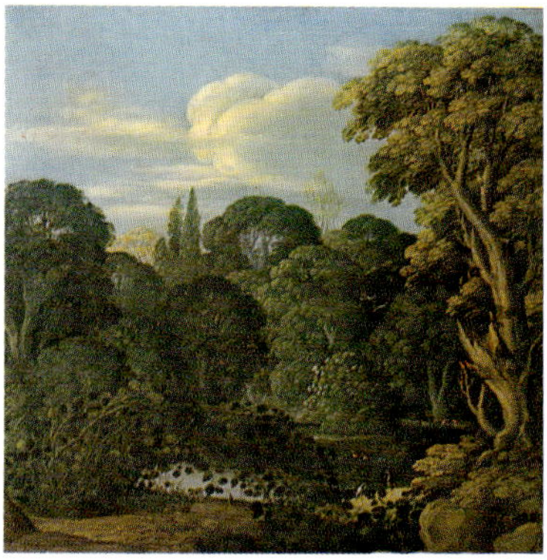

277

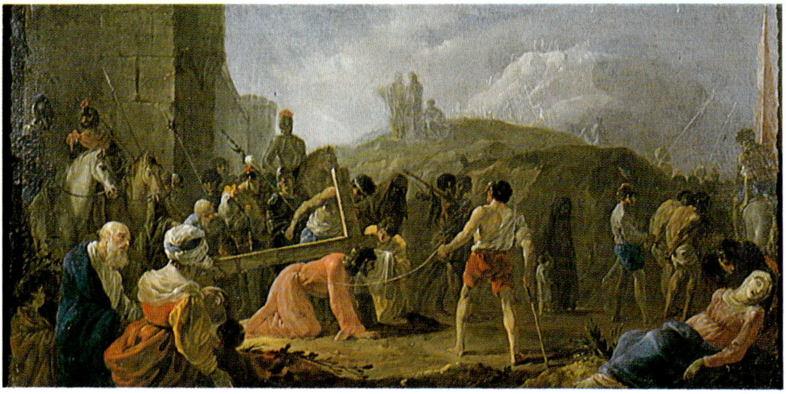

278

278 Die Kreuztragung Christi, um 1650. Johann Heinrich Schönfeld; Biberach 1609-1682/83 Augsburg. Gemälde auf Leinwand; 26,7 : 53,3 cm. Gm 1561.
Der Augsburger Meister gehört zu den wenigen bedeutenden deutschen Malern des 17. Jahrhunderts. Nach einem längeren Aufenthalt in Neapel in Rom tätig, schuf er dort vermutlich auch dieses Bild. Die transparente Malweise läßt die Dinge schwerelos und unwirklich erscheinen. Flackerndes Licht umfängt die Gestalten und steigert das Dramatische der Handlung. Das schwärmerisch Exaltierte religiöser Gestaltung in Neapel wird durch Verinnerlichung des visionär gesehenen Geschehens ins Spirituelle transponiert. In der Vielfältigkeit der Phantasie und der Freiheit des gestalterischen Vermögens bewahrt Schönfeld noch etwas von der Empfindsamkeit des vergangenen nordischen Manierismus gegenüber dem Pathos des italienischen Hochbarock. Ms

279 Der Hl. Paulus im Nachdenken (Rembrandts Vater), um 1630. Rembrandt Harmensz van Rijn; Leyden 1606-1669 Amsterdam. Gemälde auf Holz; 47 : 39 cm. GM 392.
Dieses frühe, Ende der zwanziger Jahre entstandende Bild kennzeichnet eine Stufe der künstlerischen Entwicklung des Malers, in der Darstellungen historischer Begebenheiten eine Vertiefung des Stimmungsgehaltes erfahren. Mildes Licht als Träger spiritueller Eingebung umfängt den im Nachdenken versunkenen Apostel, der in der Ruhe und Gelassenheit des weise gewordenen Alters in seiner Zelle meditiert. In der Unmittelbarkeit der Erfassung einer menschlichen Situation durch die Konzentration auf das Wesentliche zeigen sich Rembrandts Möglichkeiten der psychologischen Einfühlung. Ms

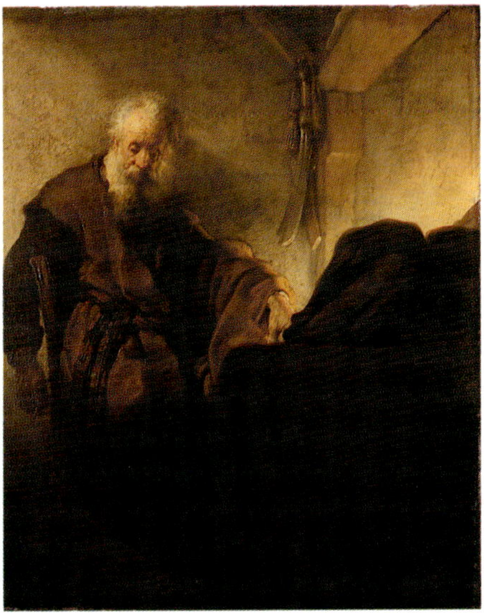
279

280 Stilleben mit Obst und Backwerk, um 1615. Georg Flegel; Olmütz 1563-1638 Frankfurt a. M. Gemälde auf Leinwand (von Holz übertragen); 30 : 37,5 cm. Gm 1564.
Bereits seit der zweiten Hälfte des 15. Jahrhunderts findet sich auf Tafelbildern die Darstellung künstlerisch geordneter Gegenstände des täglichen Lebens, die im Bildganzen einen gewissen Eigenwert erlangen. Aber erst an der Wende vom 16. zum 17. Jahrhundert wird, nachdem das isolierte Blumenstilleben vorausgegangen ist, die Zusammenstellung von Nahrungsmitteln, meist erweitert durch die Zufügung von Schalen und Gefäßen, Tischgeräten, Tieren oder Blumen, selbständiger und vollgültiger Bildinhalt. Die neue Gattung nimmt ihren Anfang in Haarlem und Antwerpen, gleichzeitig aber auch, und wohl unbeeinflußt von den niederländischen Ateliers, in Frankfurt a. M., im Werk Georg Flegels. Str

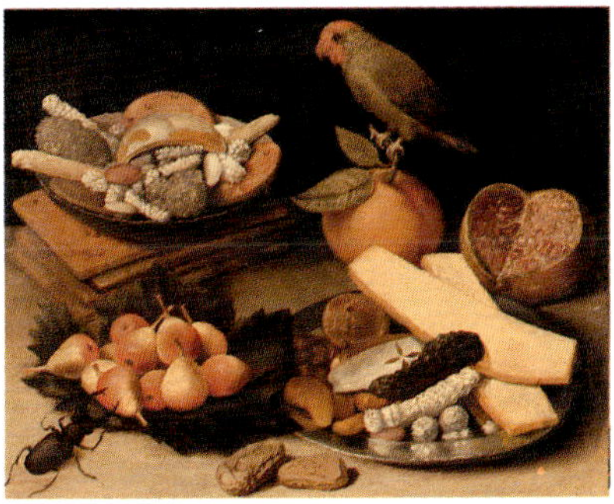
280

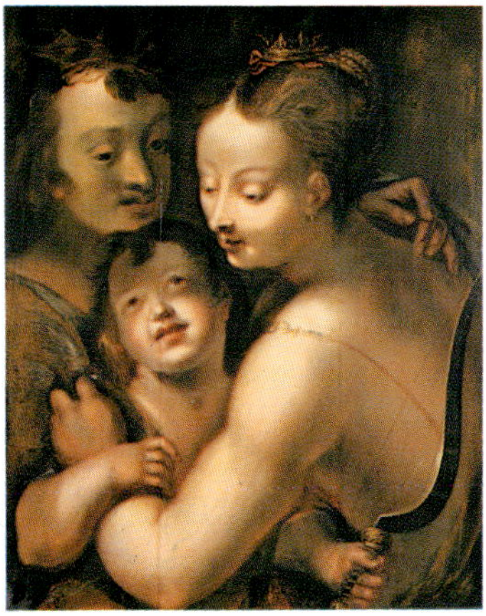
281

281 Venus, Amor und Bacchus, nach 1597. Hans von Aachen; Köln 1552-1615 Prag. Gemälde auf Holz; 67,4 : 52,1 cm. Gm 1200.
Von Bartholomäus Spranger, der entschiedensten Persönlichkeit des Künstlerkreises um Rudolf II., unterscheidet sich Hans von Aachen, Kammermaler und Kunstagent des Kaisers, durch das weiche, flackernde Licht, das seine Gestalten überzieht und deren Körperlichkeit aufzuweichen beginnt. Im Gebrauch des mythologischen Themenschatzes, der sich weitgehend von den Texten der antiken Vorlagen gelöst hat und eigenwertig geworden ist, bleibt der Maler, der während eines Aufenthalts in München auch zahlreiche Altarbilder mit den traditionsgebundenen religiösen Stoffen schuf, weniger einfallsreich als Spranger. Ms

282 Die Einladung (Offizier und junge Frau), um 1663. Pieter de Hooch; Rotterdam 1629 – nach 1683 Amsterdam. Gemälde auf Leinwand; 59 : 66 cm. Gm 406. Leihgabe Stadt Nürnberg.
Grundlegende menschliche Bedürfnisse nach Geborgenheit und nach Freiheit zugleich erfaßt P. de Hooch in der Darstellung behaglicher Innenräume mit Ausblicken in helle Nachbarräume oder ins Freie. Dabei setzt er die miteinander korrespondierenden Hell/Dunkelwerte in Farbwerte um, die dann als Farbtriaden von Blau, Rot und Gelb über die Angabe des rein Gegenständlichen hinausgehen. Durch die feine Abwägung der farbigen Grundwerte innerhalb des Halbdunkels des Raums zugunsten der Einheitlichkeit der Fläche entsteht ein Bild, bei dem trotz des Vorrangs elementarer Schönfarbigkeit ein hoher Grad an Wirklichkeitsnachahmung gewahrt ist. Ms

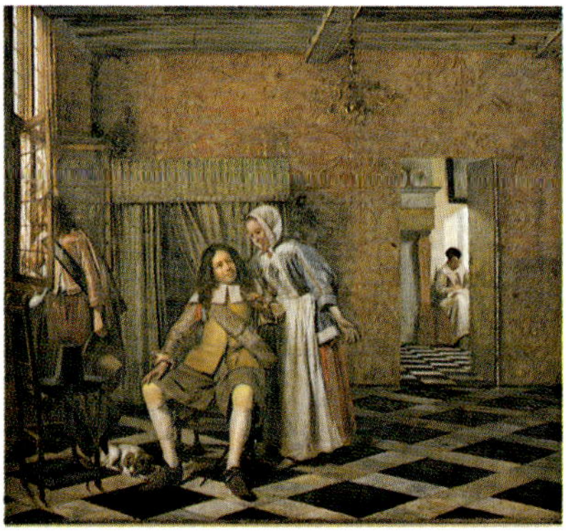

282

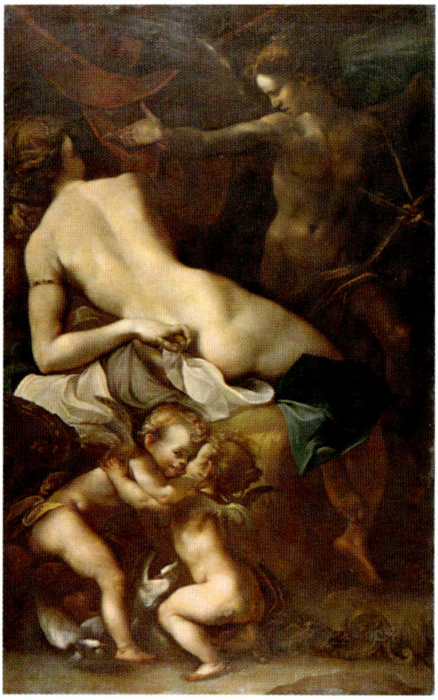

283

283 Venus und Amor, nach 1603. Joseph Heintz d. Ä.; Basel 1564-1609 Prag. Gemälde auf Leinwand; 177,5 : 111,4 cm. Gm 1118.
Mit dem Hauptmeister Bartholomäus Spranger aus Antwerpen und mit Hans von Aachen vervollständigt der aus Basel stammende Joseph Heintz die Gruppe der Maler mythologisch-erotischer Szenen um Rudolf II. Die im Mittelalter gewahrte Distanz zwischen dem Heilsgeschehen als Bildinhalt und dem Betrachter wird im Manierismus aufgelöst. Der profanierte Mythos fördert die Einbeziehung des Beschauers in das Bildgeschehen. Seine Anwesenheit bestätigt das listige Blinzeln des einen der scherzend ringenden Putti. Ihm offenbart sich die weibliche Schönheit im hellbeleuchteten, mit der Bilddiagonale korrespondierenden Rückenakt der Venus. Ms

284 Susanna im Bade. Cornelis von Haarlem; Haarlem 1562-1638. Gemälde auf Leinwand; 126 : 102 cm. Gm 1109. Leihgabe B. Staatsgemäldesammlungen.
Die umlaufende Mauerbrüstung der Brunnenarchitektur steigert in ihrer Umklammerung den Eindruck der Hilflosigkeit der Überfallenen gegenüber der Zudringlichkeit der Alten und gibt gleichzeitig die Nacktheit des Frauenkörpers wie auf einer Bühne preis. Dieser Doppelschichtigkeit manieristischer Kompositionsweise fügen sich alle Bildelemente ein. In Spannung zueinander treten das Häßliche und das Schöne, das Vorwärtsdrängen und das Zurückweichen, das Begehren und das Entfliehen, getragen von dem Willen, bei größtmöglicher Ausdruckskraft der Bewegung und einer delikaten Blässe der Farbe, der Szene einen erotischen Charakter zu geben. Ms

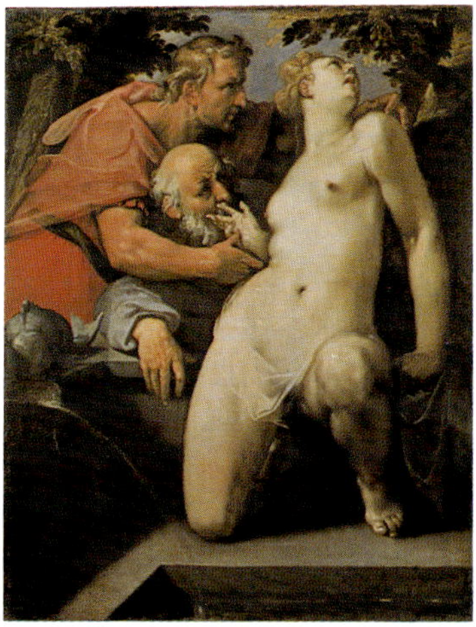

284

285 Venus, Merkur und Amor, 1597. Bartholomäus Spranger; Antwerpen 1556-1611 Prag. Gemälde auf Leinwand über Holz; 89,1 : 69,1 cm. Gm 1167.
Das Bild vertritt inhaltlich wie stilistisch die Spätphase des Manierismus, wie sie sich am Prager Hof unter dem persönlichen Einfluß Kaiser Rudolfs II. entwickelte. An die Stelle des Kriegsgottes Mars, des mythologischen Liebhabers der Venus, ist Merkur als Schirmherr der Künste getreten, zu deren erster Aufgabe der Lobpreis weiblicher Schönheit gehört. Durch die kühle Farbigkeit des Fleisches erhält das erotische Element seinen besonderen Charakter. Nach einem zehnjährigen Aufenthalt in Italien, den er hauptsächlich in Rom verbrachte, war Spranger seit 1575 für Kaiser Maximilian II. und anschließend für seinen Nachfolger Rudolf II. tätig, dessen bevorzugter Maler er wurde. Str

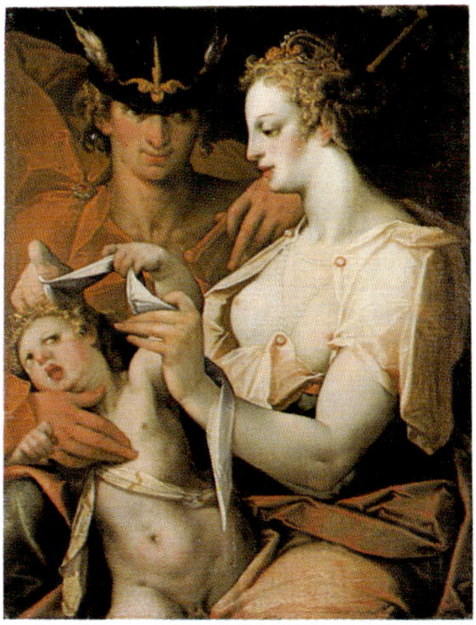
285

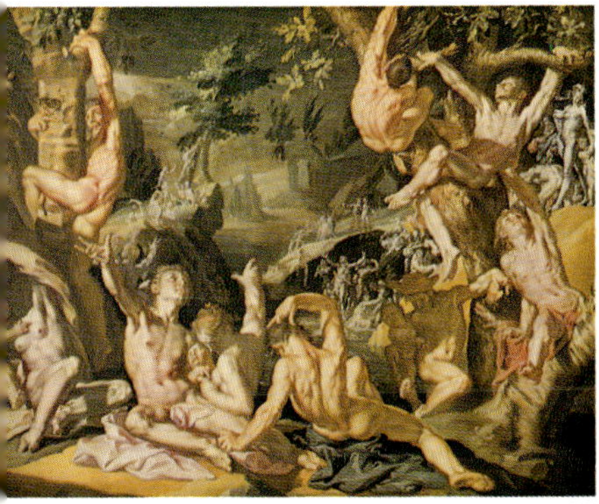
286

286 Die Sintflut, um 1585. Joachim Antonisz Wtewael; Utrecht 1566-1638. Gemälde auf Leinwand; 148 : 183 cm. Gm 1212.
Der Enkelschüler des damals berühmtesten Vertreters des Antwerpener Romanismus, Frans Floris, leitet mit seinem reifen Werk schon zum Barock über. In der Schwerfälligkeit der sich um komplizierte Stellungen bemühenden Figuren und in der Robustheit der noch vom Körpervolumen der Gestalten Michelangelos beeinflußten Formen charakterisiert dieses Bild die typischen Stileigentümlichkeiten des Utrechter Spätmanierismus, in dem substantiell aufgefaßte anatomische Studien in Kontrast zu einem entmaterialisierten, schemenhaften Raum geraten. Ms

287 Hannibal schwört den Römern ewige Feindschaft, um 1660. Johann Heinrich Schönfeld; Biberach 1609-1682/83 Augsburg. Gemälde auf Leinwand; 98 : 185,5 cm. Gm 1319.
Das Thema ist dem römischen Schriftsteller Titus Livius entnommen, der am Anfang seiner Schilderung des zweiten Punischen Krieges das umgehende Gerücht erzählt, Hannibal habe mit neun Jahren seinem Vater Hamilkar vor den Altären einen heiligen Eid geschworen, der Feind der Römer zu werden. Die Poesie der Erzählung, die großgesehene, vom Pantheon und römischen Barockbauten beeinflußte Architektur, die virtuose Behandlung des Helldunkels und die Beherrschung der Massenszene kennzeichnen Schönfeld als einen Maler, der italienische Kunst gesehen und die Anregungen ebenbürtig verarbeitet hat. (Vgl. Nr. 278.) Str

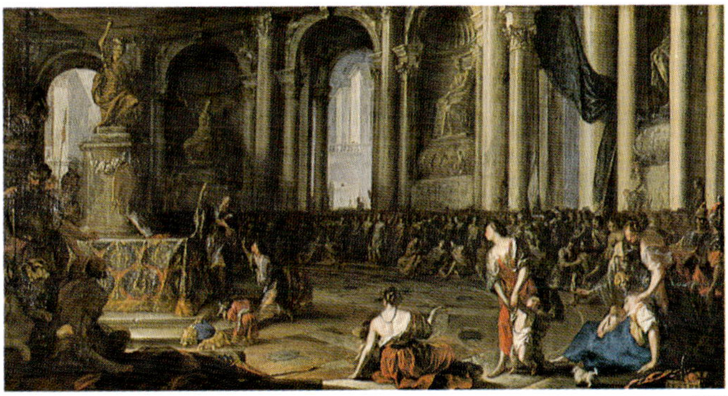
287

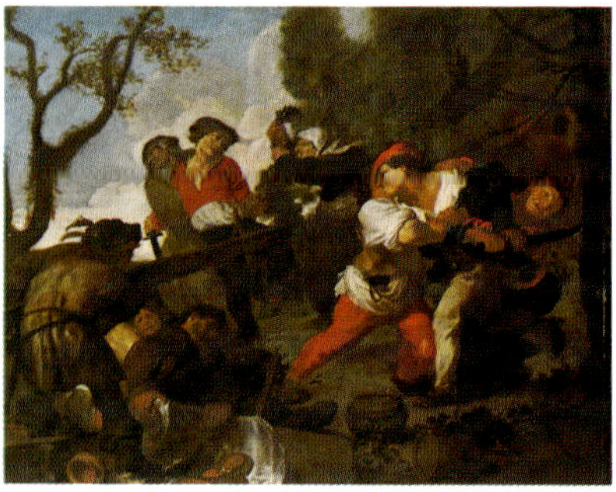

288

288 Raufende Bauern, um 1620. Johann Liss; Oldenburg (Holstein) um 1597-1629 Venedig. Gemälde auf Leinwand; 67,4:83 cm. Gm 1163.
Die erste Würdigung von Persönlichkeit und Kunst des Jan Liss wird Joachim von Sandrart verdankt, der mit dem Maler in Venedig einige Zeit zusammenwohnte. In seiner »Teutschen Akademie« gedenkt er zweier Bilder des Malers, von denen eines eine Dorfhochzeit darstellt, das andere »der bezechten Bauern Uneinigkeit, die erbärmlich untereinander mit Mistgabeln und Hacken zuschlagen; darzwischen ihre Weiber rennen und hinterrucks die zornige, ganz erbleichte Männer aufhalten; der Zechtisch stürzet einen alten trunknen Bauern zur Erden, samt anderen vielen unhöflichen Bauernbräuchen«. Das Bild schließt sich im Thema niederländischen Bauernszenen an, mit denen der Maler bekannt wurde, ehe er über Frankreich nach Rom und Venedig ging. Str

289 Der Triumph der Flora, 1683. Johann Heiss; Memmingen 1640-1704 Augsburg. Gemälde auf Leinwand; 129:92 cm. Gm 1673.
Jede Figur des Bildes ist als Zeichen zu deuten. Auf einem bekränzten Stier, dem Monatszeichen für April/Mai, reitet die Göttin der Blumen ein, begleitet vom geflügelten Zephyr (Westwind). Tellus (Mutter Erde), die Mauerkrone auf dem Kopf, der Hermes, hier als Bild der Sonne, die Hand auf die Schulter legt, erwartet sie. Bacchanten feiern ihre Ankunft. Zwillinge (Mai/Juni) spielen im Schutz der bekränzten Mutter auf dem Boden. Der Winter befindet sich auf dem Rückzug. Ein altes Weib flieht auf einem Steinbock (Dezember/Januar), gefolgt vom drachenleibigen Boreas (Nord-Ostwind). Der Wassermann (Januar/Februar), dessen Gewässer die Fische (Februar/März) entstammen, wird angegriffen durch drei Putten, von denen einer den Widder (März/April) in den Kampf reitet. Str

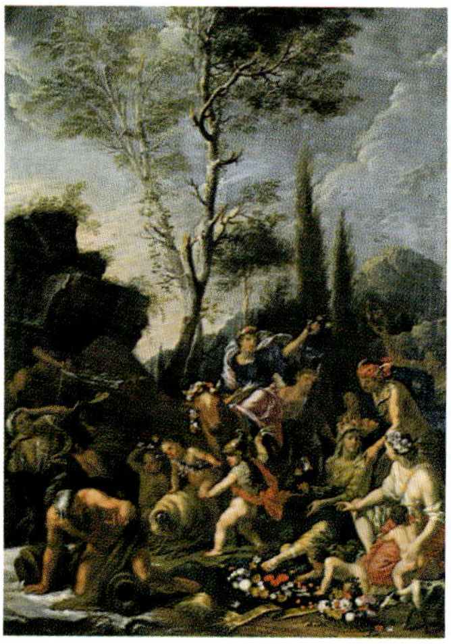

289

290 Landschaft mit Zisterziensermönchen, 1667. Michael Willmann; Königsberg 1630-1706 Kloster Leubus. Gemälde auf Leinwand; 114,7:173 cm. Gm 1614.
Entscheidend für die künstlerische Entwicklung Willmanns wurde die enge Bindung an die schlesischen Zisterzienserklöster Leubus und Grüssau. In einem zehn Jahre (1650-60) währenden Aufenthalt in den Niederlanden war er nicht nur mit der Kunst Rembrandts und der holländischen Landschaftsmaler vertraut geworden, sondern hatte auch das gegenreformatorische Pathos des katholischen Flandern kennengelernt. Als einzigem der deutschen Maler in der zweiten Hälfte des 17. Jahrhunderts gelang es ihm, die gewonnenen Erfahrungen zu einer gegenüber den Vorbildern selbständigen, kraftvollen Natursicht zu verarbeiten. Der moorige Grund, verwachsene, rissige Stämme und vermorschte Strünke geben seinem Wald etwas urtümlich Unberührtes, mit dem er sich nachdrücklich von dem besiedelten Hintergrund abhebt. Str

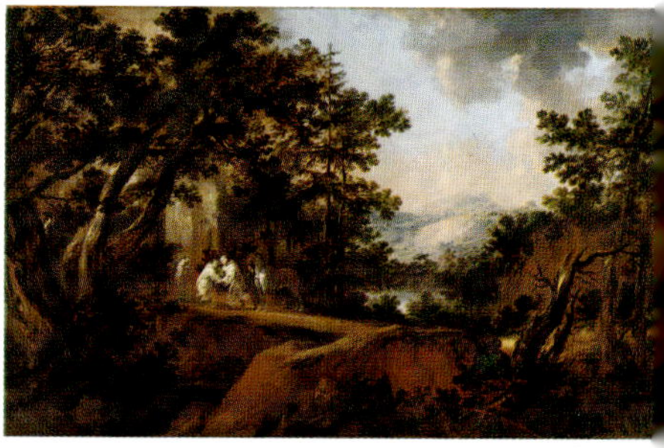

290

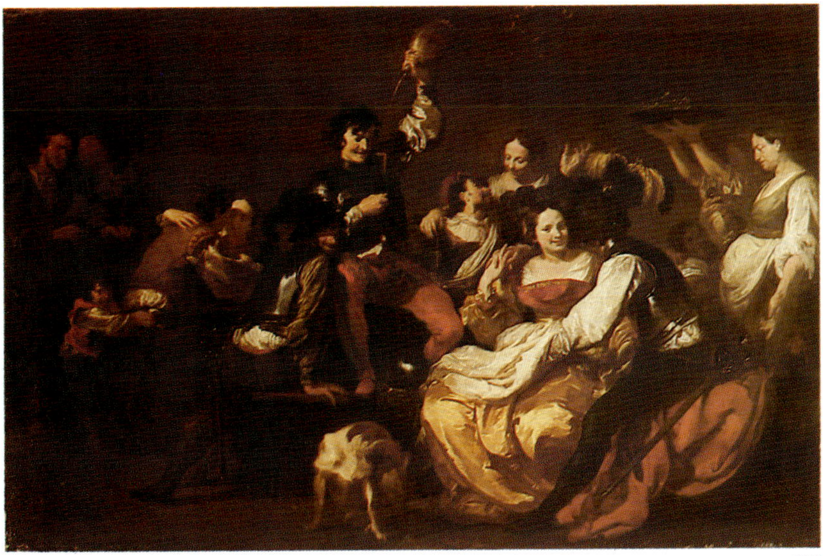

291

291 Gelage von Soldaten und Dirnen, um 1622. Johann Liss; Oldenburg (Holstein) um 1597-1629 Venedig. Gemälde auf Leinwand; 160 : 240 cm. Gm 1182. Joachim von Sandrart erwähnt auch diese Komposition in seiner »Teutschen Akademie« als eine der »Conversationen geharnischter Soldaten mit Venetianischen Courtisanen, da unter lieblichem Seiten- und Kartenspiel bey einem ergötzlichen Trunk jeder nach seinem Gefallen conversirt und im Luder lebt«. Es war der Holsteiner Liss, der die Tradition der venezianischen Farbkünstler des 16. Jahrhunderts als die bedeutendste Kraft in der Stadt weiterführte und mit den barocken, in Rom von Caravaggio entwickelten neuen Möglichkeiten einheitlicher, die Gestalten plastisch rundender Lichtführung verband. Str

292 Pellerschiff. Herrman Severin, Lübeck, 1603 und spätere Ergänzungen. Holz, Messing, Eisen, bemalte Leinwand; L. 132,4 cm. HM 1000.
Das Schiff ist die modellmäßige Nachbildung eines mittelgroßen deutschen Küstenschiffes aus dem Ostseeraum und darf als eines der ältesten deutschen Schiffsmodelle angesehen werden. Seinen Namen hat es aufgrund des Wappens des Nürnberger Großkaufmanns Martin Peller, in dessen 1603 erbautem berühmten Hause es vielleicht von Anfang an aufbewahrt war. Obwohl nicht exakt maßstabsgerecht nachgebildet, gibt das Pellerschiff doch Aufschluß über eine Reihe sonst nicht überlieferter Konstruktionselemente des historischen Schiffbaus. P

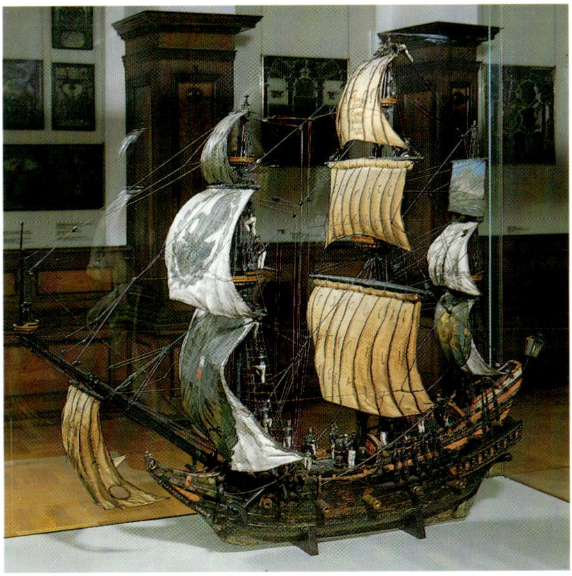

292

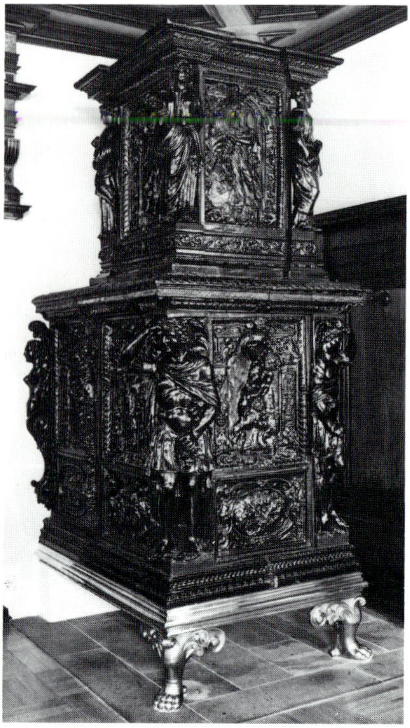

293

293 Ofen. Nürnberg, um 1620-30. Ofenverlag des Georg Leupold; gest. 1632 Nürnberg. Ton, schwarz glasiert; 280 : 100 : 145 cm. A 3012.
Das schwarz glasierte, ursprünglich reich vergoldete Ofen aus dem Hause Hauptmarkt 11 in Nürnberg ist ein typisches Erzeugnis der in Süddeutschland neben Augsburg führenden Nürnberger Ofenkunst des Hochbarock. Er stammt aus der Ofenfirma, im Sprachgebrauch der Entstehungszeit dem Ofenverlag der Familie Leupold, die während des 17. Jahrhunderts durch sieben Generationen in Nürnberg die erste Stellung einnahm. Dies verdankte sie vor allem den auch bei diesem Ofen verwendeten Modeln des Creußner Bossierers Georg Vest (gest. vor 1638), der für sie als Entwerfer tätig war. Die großen Kacheln zeigen Herkules und die Vertreter der vier großen Monarchien der Welt: Nimrod von Assyrien, Kyros von Persien, Alexander als König der Griechen und Julius Cäsar für das Römische Reich. Ka

294 Wandvertäfelung eines Zimmers. Nürnberg, 1591/92. 6,10 : 7,90 : 3,70 m. A 3387. Ofen A 3413.
Die aus dem zweiten Stock des Hauses Karlstraße 3 in Nürnberg stammende Wandvertäfelung, ein charakteristisches Beispiel Nürnberger Wohnkultur, gefertigt aus geflammter ungarischer Esche, ist mit vorgelegten Säulen, Blendarkaden, Nischen und verkröpftem Gesims reich gegliedert; die beiden Türen sind durch freistehende Säulen, Giebelfelder, ursprünglich mit den Wappen der Besitzer, zu aufwendigen Portalanlagen ausgebildet. Die fünf Gemälde zwischen Vertäfelung und Decke mit den sieben Werken der Barmherzigkeit und dem Opfer Abrahams stammen von dem Nürnberger Maler Franz Hein (geb. 1569, nachweisbar bis 1607), der Ofen, der in den Ornamentformen und den Darstellungen der Planetengottheiten auf Vorlagen Peter Flötners (vgl. Nr. 217) zurückgeht, kommt aus dem Nürnberger Ofenverlag des Wolfgang Leupold (gest. nach 1620). Ka

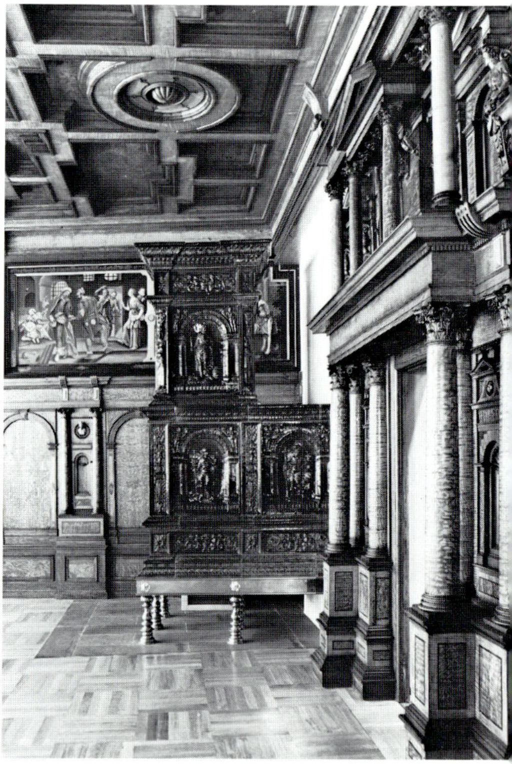

294

295 Das Reichswappen und die beiden Nürnberger Wappen, 1658. Johann Schaper; Hamburg 1621-1670 Nürnberg. Glasmalerei; 62:55 cm. MM 510. Leihgabe Stadt Nürnberg.
Vor einem reichen Architekturrahmen und zwei zum Ruhme Nürnbergs mit Posaunen blasenden Engeln stehen neben dem doppelköpfigen, nimbierten kaiserlichen Adler links der Nürnberger Jungfrauenadler und rechts das sogenannte kleine Nürnberger Wappen. Schaper, der 1658 Meisterrecht bei den Nürnberger Glasern erhielt, wurde hier der früheste Vertreter der holländisch-niederdeutschen Graumalerei mit wenig bunten Details, einer Technik, die er von der Glasmalerei auch auf Hohlgläser und Fayencekrüge übertrug (vgl. Nr. 430). Der Nürnberger Wappenscheibe, zu der eine zweite mit dem Wappen der Septemvirn des Nürnberger Rates gehört, ist in Technik und Stil ein Scheibenzyklus mit dem Leben des Hl. Bruno eng verwandt, den Schaper 1658-67 für die Kartause Prüll bei Regensburg schuf. Ka

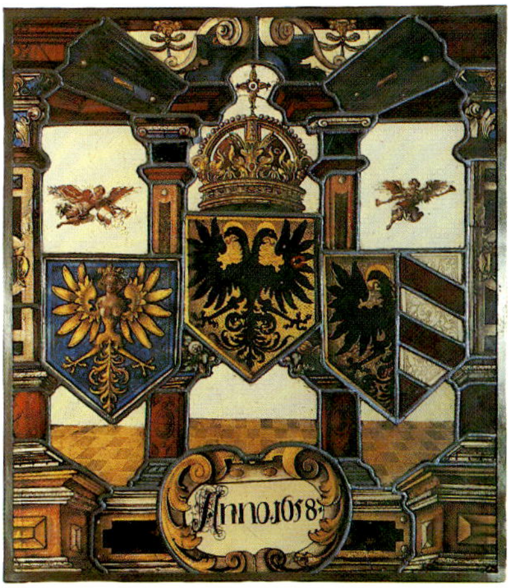

295

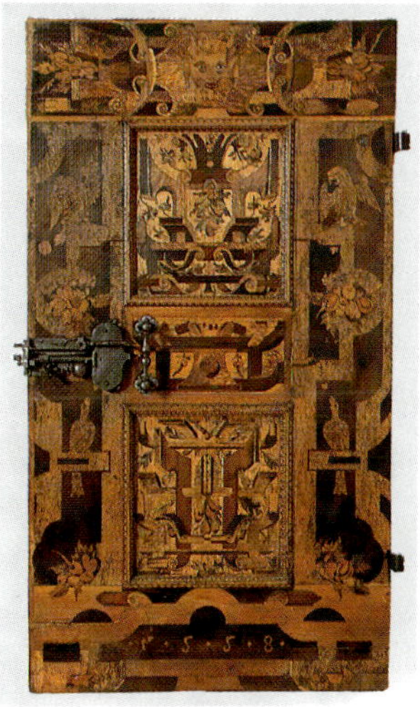

296

296 Zimmertür. Süddeutschland, 1558. Erlenholz, mit verschiedenen Einlagen und Brandmalerei; 177:94 cm. A 3179.
Wichtigste Ziertechnik der Möbelkunst des 16. Jahrhunderts waren Intarsien. Neben perspektivischen Architekturansichten in Form eingelegter Bilder (vgl. Tür des Meisters HG von 1565 unterhalb der Treppe) gab es auch abstrakte Gestaltungen, die bei den zwei gezeigten zusammengehörigen Türen aus sich vielfach durchdringendem Rollwerk bestehen. Zentrum der Herstellung aufwendiger Intarsienmöbel war in Süddeutschland offenbar Augsburg. Aus Nürnberg sind dagegen bis jetzt nur relativ bescheidene Arbeiten bekannt. Während in Augsburg fast nur einheimische Hölzer verwendet wurden, sind bei diesen Türen zahlreiche exotische Hölzer eingelegt, neben Ahorn und verschiedenen Nußbaumsorten vor allem Palisander, Mahagoni, Zitrone, Zeder und Thuja. Ka

297 Samson und Delila. Rheinland, um 1510-30. Glasmalerei; Dm. 28 cm. MM 250.
Während in Deutschland und den meisten europäischen Ländern monumentale Glasmalerei für Kirchenfenster nach dem ersten Viertel des 16. Jahrhunderts nicht mehr entstand, erfreuten sich kleine Kabinettscheiben, die in die Butzenscheibenfenster bürgerlicher Häuser eingesetzt wurden, noch lange größter Beliebtheit. Als Grisaillen unter Verwendung von Silberlot auf einer durchgehenden, nicht durch Bleiruten gestörten Glasscheibe entstanden im späten 15. und in der ersten Hälfte des 16. Jahrhunderts, vor allem im Rheinland, solche Scheiben mit der Darstellung moralischer Exempel aus Bibel und antiker Sage bei besonderer Bevorzugung des Bilderkreises der Weiberlisten. In späteren Jahrhunderten wurden Kabinettscheiben mit überwiegend heraldischen Kompositionen eine Besonderheit Schweizer, aber auch Nürnberger Kunsthandwerks. Ka

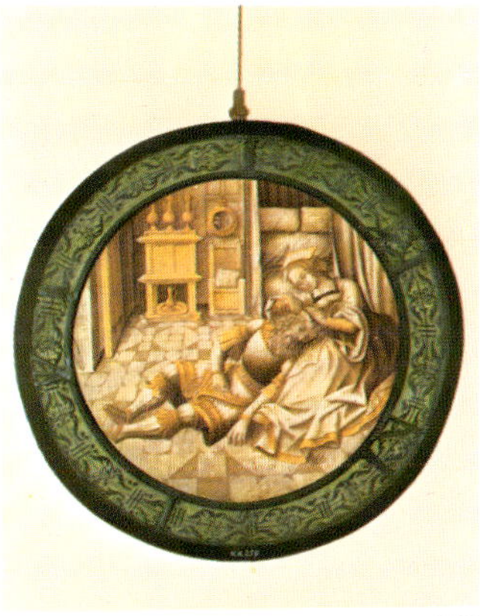

297

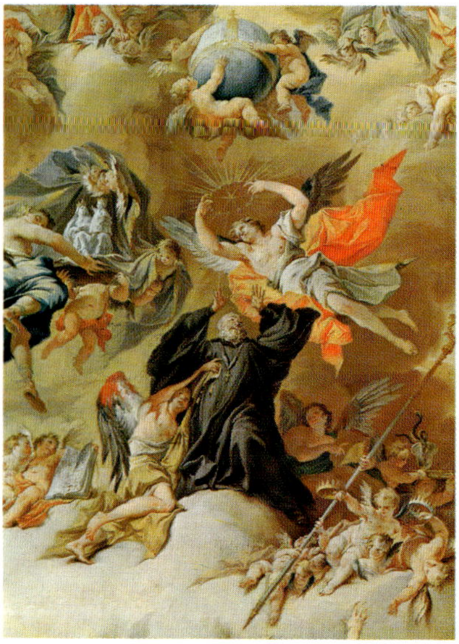

298

298 Der Hl. Benedikt in der Glorie (Ausschnitt), um 1752. Johann Jakob Zeiller; Reutte/Tirol 1708-1783. Gemälde auf Leinwand; 135:199 cm. Gm 1320.
Der unweit Oberammergau im Graswangtal gelegene Benediktinerkonvent Ettal wurde 1330 von Kaiser Ludwig dem Bayern als Dank an Maria für die glückliche Heimkehr vom Romzug gegründet. Bereits die erste Kirche entstand als ein zwölfeckiger Zentralraum. Der nach einem verheerenden Brand ab 1744 errichtete Neubau übernahm den Zentralbaugedanken und überwölbte den Hauptraum der Kirche mit einer Kuppel von 36 Meter Spannweite. In dieses Abbild des Himmels malte der aus Wien berufene Johann Jakob Zeiller eine Apotheose des Benediktiner-Ordens. Bewegung und Farbe, die Elemente barocker Malerei, gestalten die Verherrlichung des Ordens zu einem rauschenden Triumphgesang, der seinen vollen Ton allerdings erst in der Ausführung im Kirchenraum, im Zusammenklang mit Architektur und Liturgie finden kann. Str

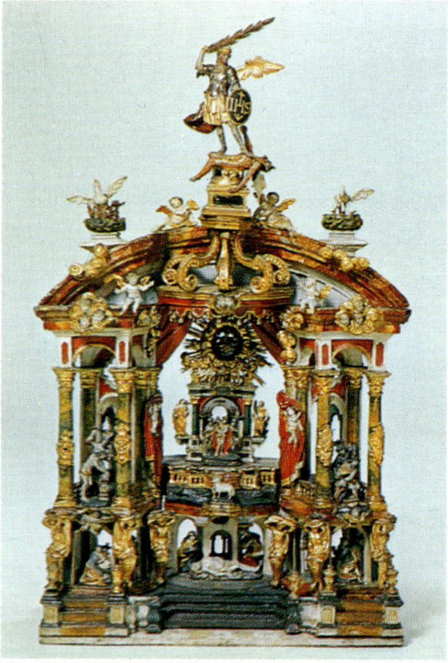

299

299 Heiliggrab-Theatrum. Österreich, frühes 18. Jahrhundert. Holz, gefaßt, vergoldet; 68 cm. KG 756.
Das in der Art eines Altaraufbaus gestaltete Modell zeigt eines der Schaugerüste, die in der Barockzeit während der Kartage in den Kirchen Bayerns und Österreichs aufgeschlagen wurden. Im Zentrum der Scheinarchitektur des zweigeschossigen Theatrums befindet sich unten in einer Grotte das Heilige Grab mit dem Leichnam Christi. Das Obergeschoß enthält zwischen Geißelung und Dornenkrönung als Hauptszene die Darstellung Christi als Ecce homo. Auf Opfer und Auferstehung weisen symbolisch das Lamm Gottes in der Bühnenmitte sowie Phönix und Pelikan in der Giebelzone, auf der sich als Bekrönung die Statue des über den gestürzten Satan triumphierenden Erzengels Michael erhebt. Br

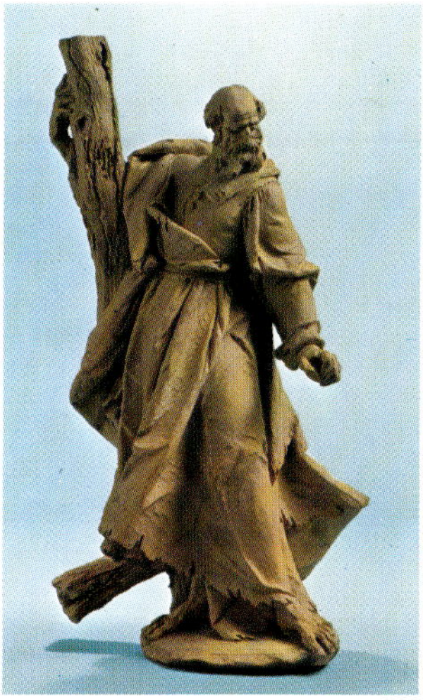

300

300 Der Hl. Petrus, 1765. Ignaz Günther; Altmannstein/Oberpfalz 1725-1775 München. Ton, gebrannt; 33,5 cm. Pl 2496.
Die Figur diente als Modell für eine der riesenhaften Holzskulpturen am Hochaltar der heute zu Freising gehörenden Prämonstratenser-Klosterkirche Neustift St. Peter und Paul. Der erhaltene Altar zeigt neben den Titelheiligen der Kirche die Ordenspatrone Norbert und Augustin, deren in Berlin (Staatl. Museen Preuß. Kulturbesitz) bewahrte Bozzetti rückseitig die Jahreszahl 1765 tragen. In einer kraftvollen Drehung, die Körper und Gewand divergieren läßt, wendet sich Petrus nach links der Altarmitte zu. Mit der Rechten umgreift er das zum Boden gekehrte Kreuz, das Zeichen seines Martyriums. Als weiteres Attribut sind in der linken Hand, entsprechend der ausgeführten Skulptur, die in allen Hauptzügen dem Modell folgt, die Schlüssel zu denken. Br

301 Vesperbild. Bamberg, um 1760. Lindenholz, ungefaßt; 32 cm. Pl 2373.
Das zu Beginn des 14. Jahrhunderts unter dem Einfluß der Mystik entstandene Vesperbild (vgl. Nr. 129) blieb auch für die nachmittelalterliche Kunst ein wichtiger Typus des Andachtsbildes. Bei unverändertem Grundthema, der Klage der Mutter um den toten Sohn, zeigt sich der Wandel in der Auffassung durch die Wahl der Ausdrucksmittel. Unsere Gruppe aus Bamberg, wohl Modell für eine größere Arbeit, verdeutlicht Erschütterung und Schmerz nicht durch Erstarrung, sondern durch langsam fließende Bewegung, die die Leblosigkeit des der Mutter halb entgleitenden Christuskörpers ebenso unterstreicht wie die Gebärdensprache der tränenblind aufblickenden Maria. Typisch für die religiöse Bamberger Kunst der Zeit ist die lastende Schwere der Gestalten, der deutliche Verzicht auf nervöse Feinfühligkeit und Eleganz. Br

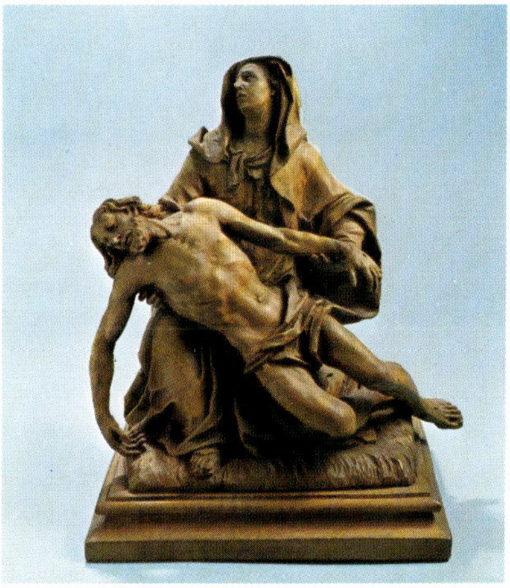

301

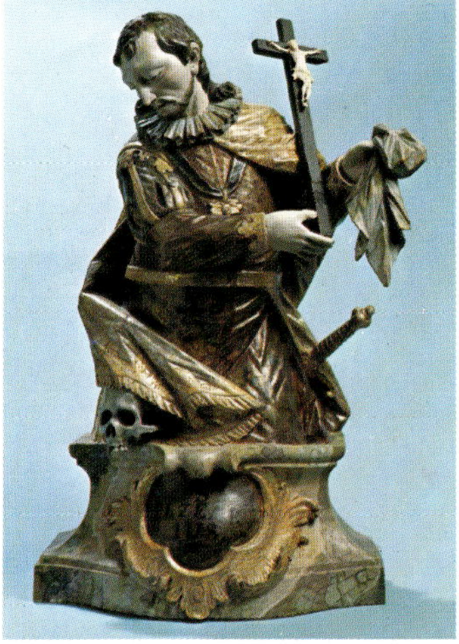

302

302 Der Hl. Elzearius, um 1770. Joseph Götsch; Längenfeld/Tirol 1729-1793 Aibling. Lindenholz, alt gefaßt; 47 cm. Pl 2523.
Auf den Rokokosockel der Dreiviertelfigur ist in Kartuschenrahmen die Inschrift »S. Elzearius« gemalt. Elzear von Sabran, 1323 mit etwa 38 Jahren verstorben, Graf von Ariano, Kriegsmann und Diplomat, gottesfürchtig, keusch und als Freund der Armen lebend, wird hier als Edelmann in den besten Mannesjahren dargestellt, gekleidet in ein von Renaissance und spanischer Hoftracht inspiriertes Phantasiekostüm. Sein Blick deutet Demut an; der unter dem Mantel sichtbar werdende Totenkopf gemahnt an die Vergänglichkeit der eitlen Welt. Die Plastik ist zusammen mit der ähnlich gearbeiteten Figur der Hl. Elisabeth dem zur gleichen Zeit wie I. Günther in Rott am Inn tätigen J. Götsch zugeschrieben worden, aus dessen Aiblinger Werkstatt zahlreiche Altäre für die Kirchen im Alpenvorland hervorgingen.
Br

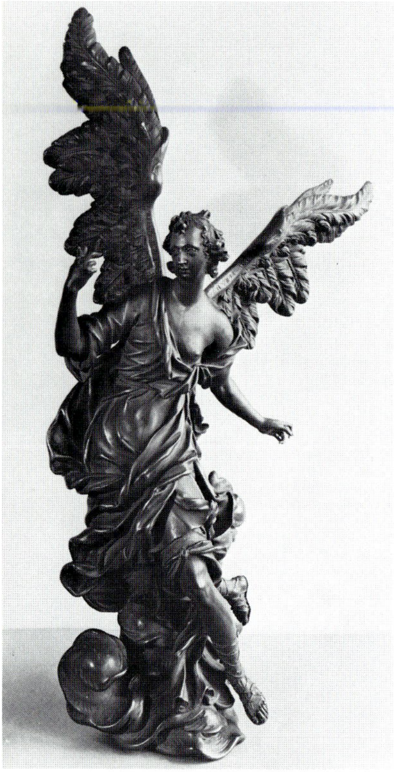

303

303 Der Engel der Verkündigung. Österreich, um 1700. Buchsbaum, ungefaßt; 48 cm. Pl 301.
Der Erzengel Gabriel, der auf Wolken heranschwebend Maria die himmlische Botschaft von ihrer Auserwähltheit als künftige Mutter des Gottessohnes überbringt – eine entsprechende Marienfigur ist als ursprüngliches Gegenstück zu denken –, erscheint als graziles Wesen voll jugendlicher Anmut. Leicht gewandet, Sandalen mit hoher, die Waden umspannender Schnürung an den bloßen Füßen, wirkt er den geflügelten Genien der Antike nicht unähnlich. Der seiner Nachricht zukommenden Bedeutung verleiht der Erzengel Nachdruck durch den traditionellen Gestus der aufwärtsweisend erhobenen Rechten.   Br

304 Maria Immaculata, um 1790. Roman Anton Boos; Bischofswang/Allgäu 1733-1810 München. Ton, gebrannt; 53 cm. Pl 2721.
Geprägt von der Vorstellung, daß Maria als künftige Mutter des Erlösers unbefleckt, ohne den Makel der Erbsünde, in die Welt hineingeboren worden sei, entstand im späten 16. Jahrhundert der neue Bildtypus der Immaculata. Maria steht auf der von einer Schlange umwundenen Weltkugel und tritt mit dem rechten Fuß auf das Tier, das – mit dem Apfel vom Baum der Erkenntnis im Maul – die Erbsünde darstellt. Die als Modell für eine Großplastik geschaffene Statuette des Münchner Hofbildhauers R. A. Boos ist in Bewegung und Ausdruck bereits berührt von der strengen Kühle des Klassizismus. Um reichlich ein Jahrzehnt früher entstand das gleichfalls ausgestellte Modell für die Minerva im Park von Nymphenburg.   Br

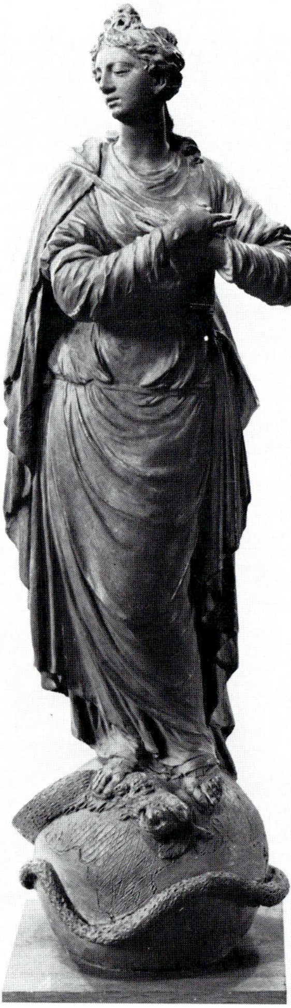

304

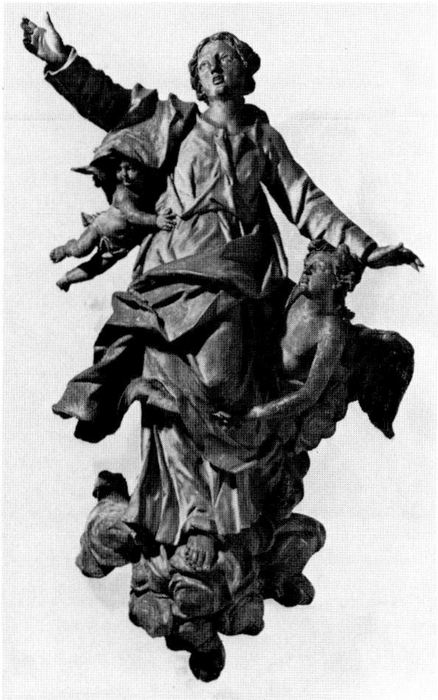
305

305 Die Himmelfahrt Mariä. Mainz, um 1780. Holz, farbig gefaßt; 150 cm. Pl 2246.
Den Blick in die Höhe gerichtet, die Füße auf eine Wolkenbank gesetzt, umfangen und getragen von einem Engel, dem sich ein kleiner Putto als Helfer beigesellt hat, schwebt Maria mit ausgebreiteten Armen und wehendem Gewande empor. Das schon für die Kunst des Mittelalters bedeutsame Thema der leiblichen Aufnahme Mariens in den Himmel fand in Renaissance und Barock illusionistisch kühne Interpretationen. In unserem an der Wende zum Klassizismus entstandenen Werk wird das Transitorische des Vorgangs weniger durch emphatische Bewegtheit als vielmehr durch eine Umsetzung in ruhige Zuständlichkeit anschaulich gemacht. Br

306 Der Hl. Joseph mit dem Jesuskind, um 1775. Johann Georg Dirr; Weilheim 1723-1779 Mimmenhausen. Alabaster; 43 cm. Pl 2726.
Gehüllt in ein weites Gewand, hält der mit schmerzlichem Gesichtsausdruck emporblickende Heilige mit beiden Händen das nackte Jesuskind. Ein Engelputto präsentiert zu Josephs Füßen sein Attribut, das Winkelmaß des Zimmermanns. Den Nährvater Jesu als Einzelgestalt abzubilden, wurde erst mit dem Aufschwung seines Kultes im 17. Jahrhundert üblich. Das Mittelalter zeigte ihn fast ausschließlich als Assistenzfigur in Szenen aus dem Leben der Hl. Familie. Stilistisch ist unsere frühklassizistische Figur jenen Alabasterskulpturen verwandt, die J. G. Dirr für den Hochaltar der Klosterkirche von Salem in der letzten Phase seiner langen Tätigkeit für dies reiche Kloster in der Nähe des Bodensees schuf. Br

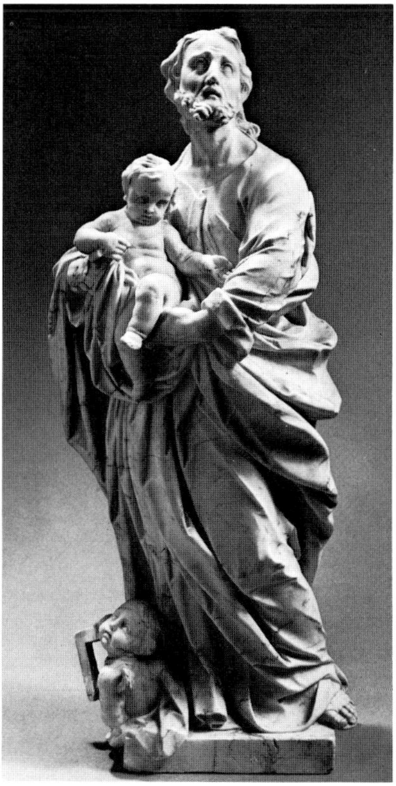
306

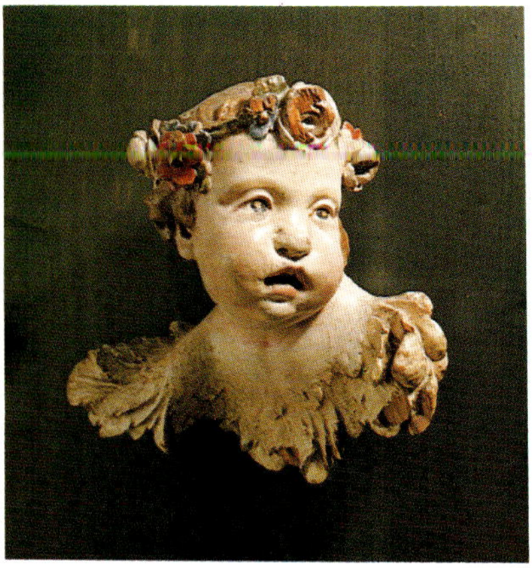

307

307 Geflügeltes Puttenköpfchen, um 1760-70. Ignaz Günther; Altmannstein/Oberpfalz 1725-1775 München. Lindenholz, farbig gefaßt; 27 cm. Pl 2719.
Den Scharen der Engelkinder zugehörig, die zwischen Wolken sich tummelnd, die Kirchen des Barock und Rokoko bevölkern, dürfte unser Putto ursprünglich für einen Altarzusammenhang geschaffen worden sein. Zuschauer oder auch Assistenzfiguren bei heiligem Geschehen, teils in ganzer Figur, teils als Köpfchen mit Flügelansatz gegeben, agieren die Putten mit heiterer Unschuld. Das Mienenspiel der niedlichen Erscheinungen drückt freilich nicht nur fröhliche Unbekümmertheit aus. Erstaunen und Unbehagen, Schmerz und Trauer, die reiche Skala menschlicher Empfindungen kann sich, je nach der Fabulierfreude des Künstlers, auf den altklugen Gesichtern widerspiegeln, Begleitmusik zur eigentlichen Handlung in der Form von Paraphrase und Kommentar. Br

308 Kopf eines Hl. Bischofs, um 1750-60. Joseph Anton Feuchtmayer; Linz 1696-1770 Mimmenhausen. Alabasterstuck, hochglänzend poliert; 67 cm. Pl 2736.
In seiner ausdrucksstarken Physiognomie ist das Antlitz des hervorragend gearbeiteten Kopfes ein charakteristisches Zeugnis für die virtuose Modellierkunst Feuchtmayers. Der breite Rücken der kräftigen Nase, die gewulsteten Augenbrauen und Stirnfalten, die vorspringenden Backenknochen und schließlich der von Bartgewirr überschattete, offenstehende Mund machen das Gesicht des Heiligen einer zerklüfteten Felslandschaft nicht unähnlich. Der monumentale Kopf scheint das einzig erhaltene Fragment einer überlebensgroßen Statue zu sein, die unter bewußter Überzeichnung der Einzelheiten vor allem auf Fernwirkung angelegt war. Br

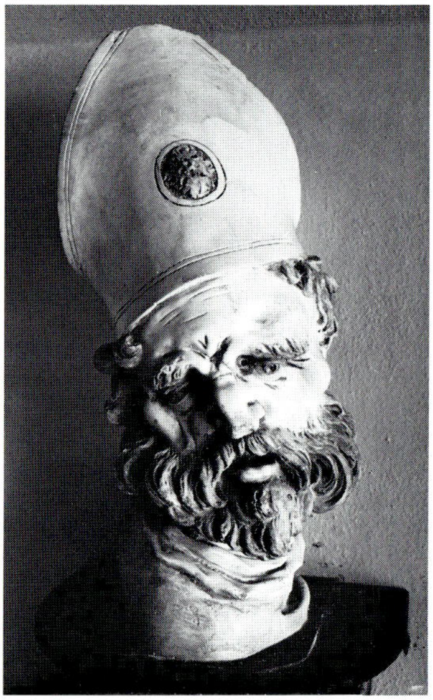

308

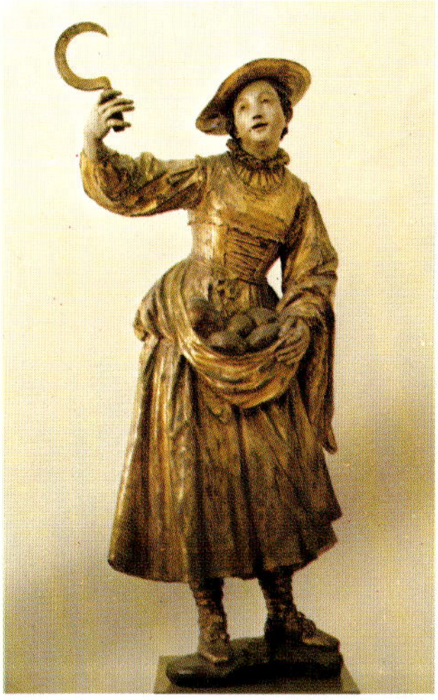

309

309 Die Hl. Notburga. Bayer. Schwaben, um 1770. Lindenholz, gefaßt, vergoldet; 142 cm. Pl 302.
Die heilige Dienstmagd trägt die sonntägliche ländliche Tracht der Frauen ihres Standes. Die (erneuerte) Sichel in ihrer erhobenen Rechten weist auf ihre Legende. Gewohnt sich am Vorabend eines kirchlichen Festes im nahen Kirchlein auf den Feiertag vorzubereiten, wurde sie einmal von ihrem Dienstherren aufgefordert, nach dem Vesperläuten weiterzumähen, worauf sie die Sichel für eine Weile in die Luft hing. Die Verehrung der um 1268 in Rattenberg geborenen Notburga gewann in der Barockzeit in Tirol und den benachbarten Teilen Bayerns und Österreichs große Verbreitung. Unsere dem späten Rokoko angehörende Figur vereint den Ausdruck frommer Empfindsamkeit mit heiter gelöster Bewegung. Br

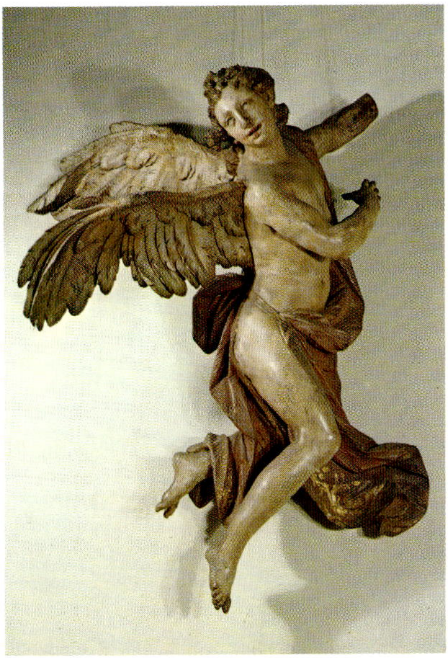

310

310 Schwebender Engel, um 1770. Ignaz Günther; Altmannstein/Oberpfalz 1725-1775 München. Lindenholz, mit teilweise erhaltener Fassung; Figur ohne Flügel 134 cm. Pl 2510.
Die Figur stammt, zusammen mit zwei weiteren Engeln, aus der im 19. Jahrhundert abgebrochenen Knöbl'schen Hauskapelle in München. Günthers Engelgestalten bezeichnen einen letzten Höhepunkt des Rokoko, einer Kunstepoche, die mit den Mitteln bühnenmäßiger Illusion ein Ineinanderfließen von Schein und Sein, von Ideal und Wirklichkeit erstrebte. Es sind Geistwesen ohne Schwere, Boten einer in ihrer Unendlichkeit nicht erfahrbaren himmlischen Welt und zugleich ephebenhafte Gestalten aus Fleisch und Blut, mit weich modellierten Körpern, deren Nacktheit halb verhüllt, halb freigegeben wird von lose flatternden Tüchern. Obwohl von sinnlicher Schönheit, bleiben diese Engel doch überirdische Gestalten, hoheitsvoll und unnahbar. Br

311 Die Anbetung der Hll. Drei Könige, um 1705. Dominicus Stainhart; Weilheim 1655-1712 München. Elfenbein; 17:13,5 cm. Pl 2967.
Die Anbetung des Christkindes durch die Hll. Drei Könige vollzieht sich vor einer mit zwei Säulenstümpfen und Teilen eines Baumes knapp angedeuteten Raumkulisse. Während am Himmel aus den Wolken, einen Kometenschweif nachziehend, der Stern von Bethlehem hervorbricht, bändigt hinter den knienden Königen ein Kamelführer die Reittiere. Ausgehend von der Wölbung des Elefantenzahns, erzielte der virtuos arbeitende Schnitzer, dem ein Stich des römischen Malers Carlo Maratta als Vorlage diente, durch geschickte Materialausnutzung und tiefe Unterschneidungen für sein Relief eine beinahe freiplastische Wirkung. Ähnlich gearbeitet ist die zugehörige Platte mit der Verkündigung an Maria. Br

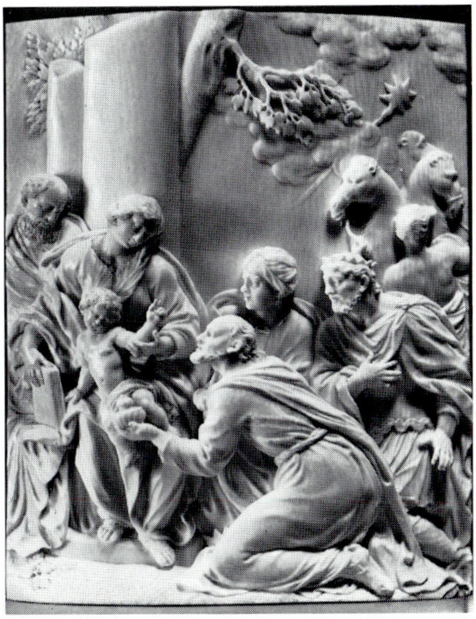

311

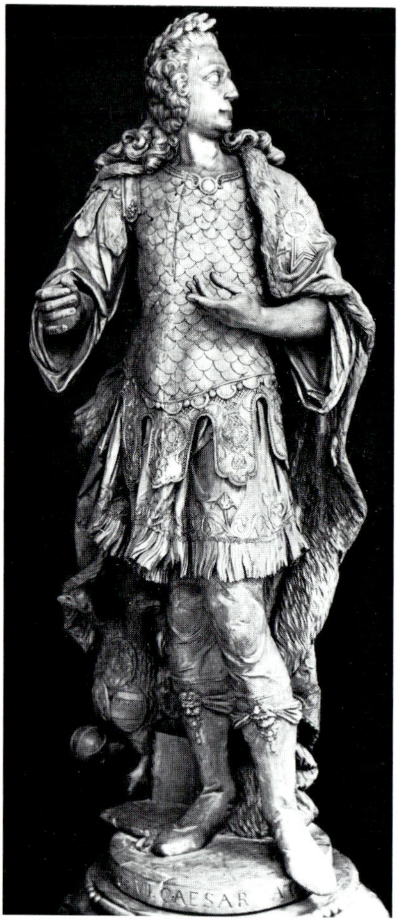

312

312 Kaiser Karl VII., um 1780-90. Franz Scheucher; Nassereit/Tirol um 1756-1803 Freising. Lindenholz, ehemals goldbronziert; Figur ohne Sockel 158 cm. Pl 1833. Antikisch gewandet, über der Lockenperücke den Lorbeerkranz, wird der Herrscher aus dem Hause Wittelsbach, der 1742-45 deutscher Kaiser war, nach Kostüm und Haltung als römischer Caesar Augustus dargestellt, als welchen ihn auch die Sockelinschrift nennt. Als Großmeister des von ihm 1729 erneuerten bayerischen St. Georgs-Ordens trägt Karl auf seinem hermelingefütterten Mantel das Ordenskreuz. Das Buch mit den Statuten des Ordens steht neben ihm auf einem Kissen am Boden; darüber fliegt der doppelköpfige Reichsadler. Die auf einem mit antiken Ornamenten verzierten Rundpostament stehende Figur hat Denkmalcharakter. Erst mehrere Jahrzehnte nach Karls Tode geschaffen, dürfte sie für ein Schloß oder Kloster in Bayern bestimmt gewesen sein. Br

313 Landschaft in Niederösterreich mit dem Schloß von Schloßhof, 1774. Johann Christian Brand; Wien 1722-1795. Gemälde auf Leinwand; 63,5 : 115,3 cm. Gm 1196.
Die Landschaft ist durch den im Hintergrund sichtbaren Bau von Schloßhof als das Marchfeld erkennbar. Vor dem tiefen Horizont verschwimmen in der Ferne die Anlagen des 1725-29 von Lukas von Hildebrandt für Prinz Eugen gebauten Schlosses. Das Interesse des Malers gilt nicht der Pracht barocker Architektur, sondern den Formationen einer Sandgrube, die, nach rechts abfallend, den Vordergrund beherrscht. Dabei zeigt der Künstler in den feinen Nuancen der koloristischen Werte eine intensive Beobachtung von Sand und Stein in ihrem wechselnden Erscheinungsbild entsprechend ihrer Beschaffenheit und Beleuchtung.
Str

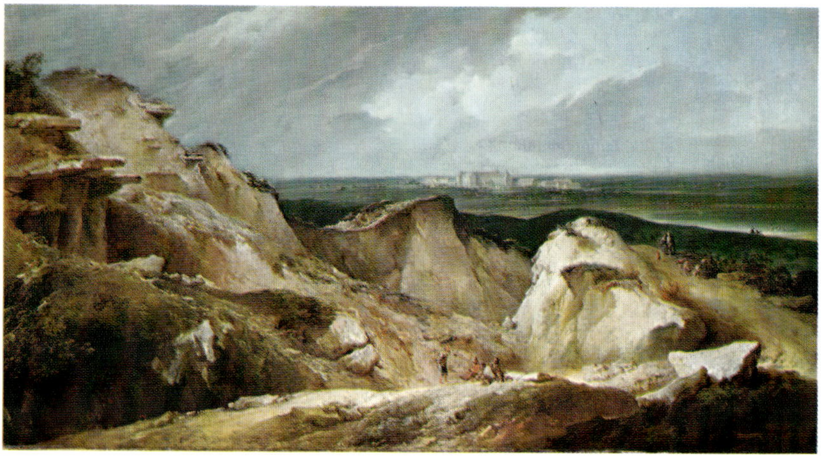

313

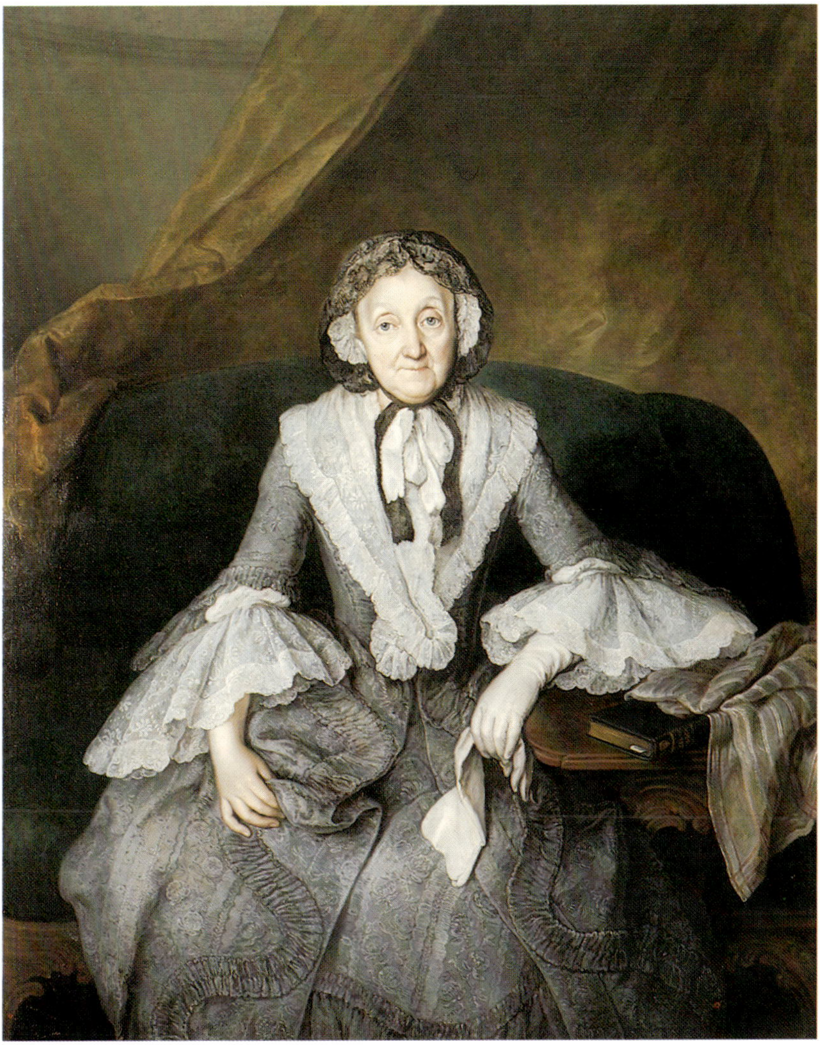

314

314 Bildnis einer alten Dame, um 1755. Joachim Martin Falbe; Berlin 1709-1782. Gemälde auf Leinwand, 158,5 : 127 cm. Gm 1048.
Mit dem Bildnis einer Matrone ist J. M. Falbe ein ebenso einprägsames wie anrührendes Werk gelungen. Die auf einem Sofa sitzende Dame trägt den schwarzen Spitzenschleier der Witwe. Das Grau des Seidenkleides verbindet sich mit dem Weiß der Spitzen an Kragen und Manschetten und dem Goldgelb des Vorhanges zu einem erlesenen Farbklang. Das Arrangement ist vornehm und geschmackvoll, aber das eigentlich Anziehende ist der Kopf: ein freundliches Altfrauengesicht mit müde gewordenen Augen und schmalen Lippen, um die der Anflug eines Lächelns spielt. Das 18. Jahrhundert, die Zeit der Aufklärung, hatte für das Physiognomische einen feinen Blick. Ohne Schmeichelei, aber mit Takt hat Falbe die Würde und Melancholie des gebrechlichen Alters eingefangen. Gerne wüßte man, welchem Kreis die Dame zugehört, auf deren Frömmigkeit das Gesangbuch und auf deren gesellschaftlichen Anspruch das Kostüm, die Draperie und auch das sehr stattliche Bildformat hinweisen. Lö

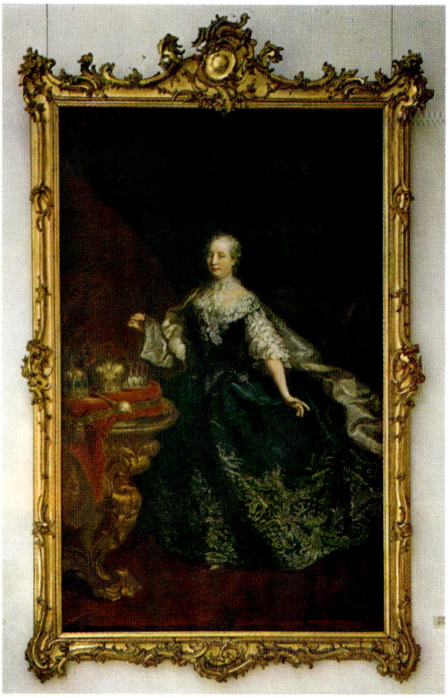

315

315 Bildnis der Kaiserin Maria Theresia (1717-80), um 1745. Martin van Meytens d. J.; Stockholm 1695-1770 Wien. Gemälde auf Leinwand; 259,5 : 161,3 cm. Gm 1154.
Kaum ein Porträtmaler war so umworben wie Meytens. Angebote vom Zaren Peter d. Gr. und vom König von Schweden ausschlagend, wurde er der Lieblingsmaler Maria Theresias. Die in Lebensgröße dargestellte Kaiserin – im Bildnis Kaiser Franz I. (Gm 1155) im Habit des Ordens vom Goldenen Vlies ihr Pendant findend – war eine Zentralfigur in der europäischen Politik des 18. Jahrhunderts. Die auf sie vereinigte Machtfülle manifestiert sich in den Hoheitszeichen auf dem Tisch neben ihr: der habsburgischen Kaiserkrone, der ungarischen Königskrone, der österreichischen Erzherzogskrone und dem böhmischen Kurhut. Unter ihrer Regierung gewann der österreichische Spätbarock beispielgebende Gültigkeit.
Ms

316 Landschaft mit dem Gleichnis vom barmherzigen Samariter, um 1700. Anton Faistenberger; Salzburg 1663 – Wien 1708. Gemälde auf Leinwand; 170 : 224 cm. Gm 1306.
Zwei Typen von Landschaftsdarstellungen bilden sich im 17. Jahrhundert aus. Die meist kleinformatigen, die Weite der holländischen Ebene spiegelnden Naturwiedergaben der niederländischen Maler und die italienischen Phantasielandschaften, die oft mit Zeugnissen der vergangenen Antike und, nach dem Vorbild Claude Lorrains, mit kleinen Szenen aus der Mythologie oder Bibel ausgestattet sind. Beide Auffassungen verbinden sich im Werk zahlreicher, zeitweise in Italien tätiger holländischer und flämischer Künstler. Im Durchblick durch das Laub, im Spiel des Lichts auf Wasser und Waldboden gewinnt Faistenbergers Bild, dessen Staffagefiguren wie üblich von anderer Hand ausgeführt wurden, auch bei Verwendung vorwiegend italienischer Motive eigenständigen Charakter. Str

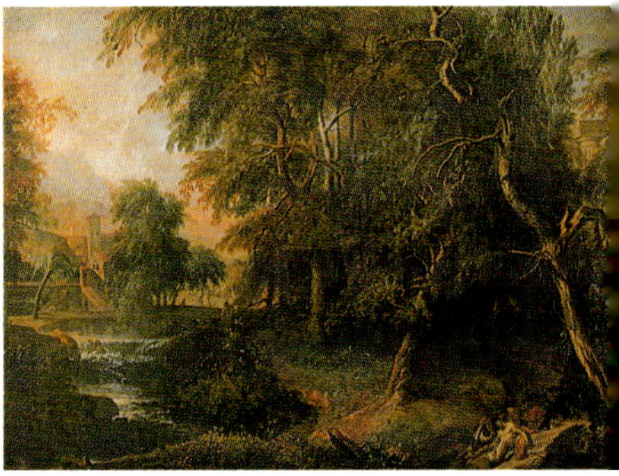

316

317 Konsoltisch. München, um 1730; nach Entwurf von Joseph Effner; Dachau 1687-1745 München. Holz, geschnitzt, vergoldet; Marmorplatte; 86 : 162 : 65,5 cm. HG 9255.
Mit suggestiver Kraft bestimmen bärtige Blattmasken an den oberen Ansätzen der vier geschwungenen Beine die gebändigte dekorative Pracht des Möbels. Seine Streben münden in ein sich breit aufbäumendes, durchbrochenes Zierstück, das – auf dem Boden aufstehend – mit Akanthuslaub überzogen und von einer Palmette bekrönt wird. Die mittlere Kartusche der geschweiften hohen Zarge fassen Akanthus- und Gitterwerk ein. Mit seiner geschweiften Formung, der Effner die vielfältigen dekorativen Elemente mit hervorragender künstlerischer Befähigung verschmolzen hat, weist der aus Simbach am Inn stammende Konsoltisch über die Möbel hinaus, die jener bis 1729 für die Münchner Residenz und Schloß Schleißheim entworfen hat. vW

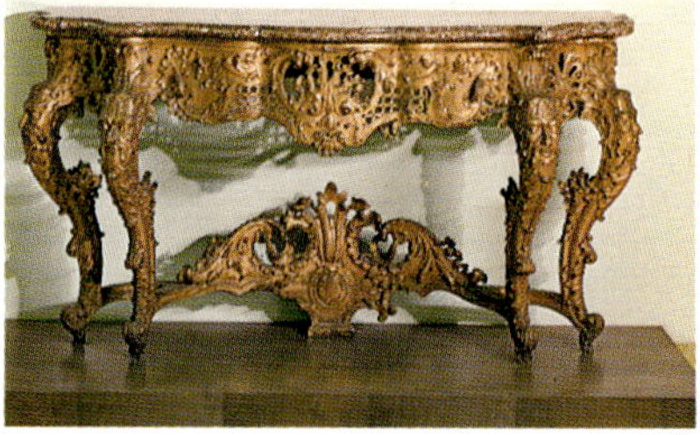

317

318 Flora und Venus, 1747. Anton Kern; Tetschen 1710-1747 Dresden. Gemälde auf Holz; 86,5 : 61,3 cm. Gm 1283.
Das Bild läßt ein neues Verhältnis zur antiken Götterwelt erkennen. Venus, als Nymphe im Freien ruhend, hat zusammen mit Diana und Bacchus, die auf dem Gegenstück zu sehen sind, die alten Götter verdrängt und ist zur Herrscherin des Olymps geworden als Göttin tändelnder amouröser Erlebnisse, die insbesondere von der französischen Kunst des Rokoko in immer neuen Varianten dargestellt wurden. Eine Gruppe von zwei sich umarmenden Putten auf einer Säule im verschwiegenen Gebüsch des Hintergrundes bildet das Attribut der Göttin, der Amor die schönsten Blumen der Flora überbringt. Mit ähnlichen Darstellungen war wohl auch der Brautwagen geschmückt, den Kern im gleichen Jahr zur Hochzeit des sächsischen Kurfürsten Friedrich Christian mit Maria Antonia von Bayern geschaffen hat. Str

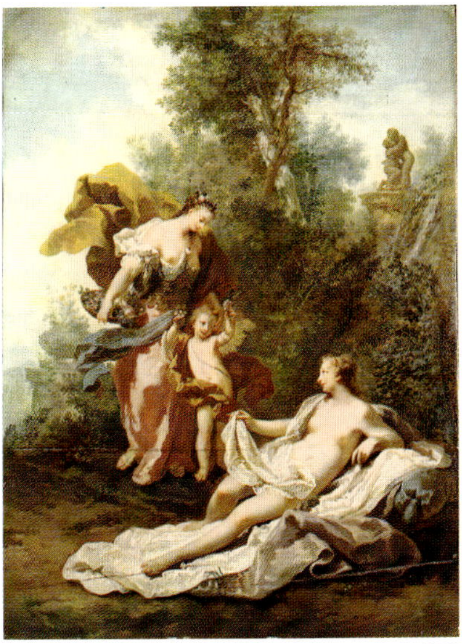

318

319 Prunkschreibtisch. Franken, um 1720. Verschiedene Hölzer; Intarsien: Schildpatt, Metall, Perlmutt; 205 : 137 : 84 cm. HG 9018.
Der Schreibtisch ist in seinem Aufbau und in seinen Formen einem Ferdinand Plitzner zugeschriebenen in Schloß Pommersfelden so eng verwandt, daß die bisher behauptete Herkunft aus Schloß Schleißheim und die Deutung des Monogramms an der Tür auf den bayerischen Kurfürsten Max Emanuel nicht mehr aufrechterhalten werden können. Die Vielfalt der Intarsien, ihre Feinheit und hohe Qualität weisen auf einen in Paris geschulten Meister, wobei der in Ansbach von 1702 bis 1731 tätige »Kammer-Ebenist« Johann Matusch in Frage käme. Die Vorlagen für die Intarsien lieferten die Stichwerke von Daniel Marot und Jean Bérain. vW

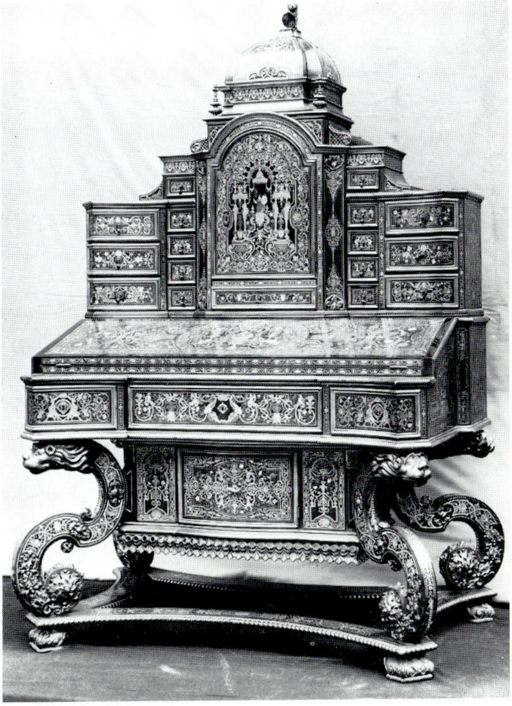

319

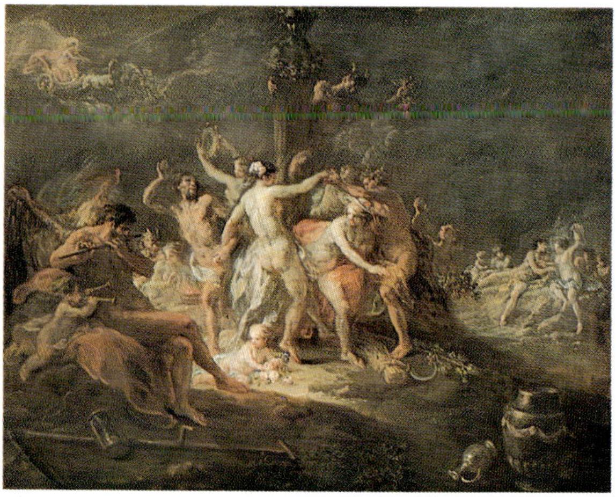

320

320 Ein Bacchanal, 1790. Martin Johann Schmidt, gen. Kremserschmidt; Grafenwörth 1718-1801 Stein. Gemälde auf Leinwand; 76,5 : 93 cm. Gm 1166.
Einem Rausch der Freude hingegeben, umtanzen Nymphen und Satyrn eine Herme. Chronos spielt die Querflöte. Ein neben ihm sitzender Putto bläst den Doppelaulos. Links oben fährt Sol auf dem Sonnenwagen über den Himmel. Unirdisches Licht hebt die schemenhaften Gestalten aus dem Dunkel. Schwebend leicht wirken die wie aus einer Traumwelt herausgelösten Erscheinungen. Bei aller Abhängigkeit von Rubens liegt das Besondere dieses Spätwerks in der Empfindsamkeit der Wiedergabe der mythologischen Szene, die als ein subjektiv erlebtes Ereignis verstanden wird. Ms

321 Die Ernte. Norbert Grund; Prag 1717-1767. Gemälde auf Holz; 20,9 : 32,3 cm. Gm 1593.
Abweichend von den holländischen Landschaftsdarstellungen des 17. Jahrhunderts, die dem Künstler vertraut waren, ist es nicht allein die Erscheinung von Luft und Licht in einer weiten Ebene, die der Maler sichtbar machen will, auch geht es nicht in erster Linie um die Darstellung von Landleben und Feldarbeit, sondern um die Erzeugung einer Stimmung, die nicht vom Bildthema abhängig ist und als etwas Selbständiges hinzutritt. Sie erwächst aus der eigentümlichen Farbigkeit der großen braunen und graubraunen Flächen von Feld und Boden und dem wie staubig wirkenden Blau des Himmels, vom Gegenständlichen her aus der Tafel an einer langen, durch Pfosten gestützten Stange. Da deren Funktion nicht erkennbar wird, bleibt dem Bild etwas Irrationales, das die Eigenart der Kunst des Pragers trotz aller westlichen Einflüsse bestimmt. Str

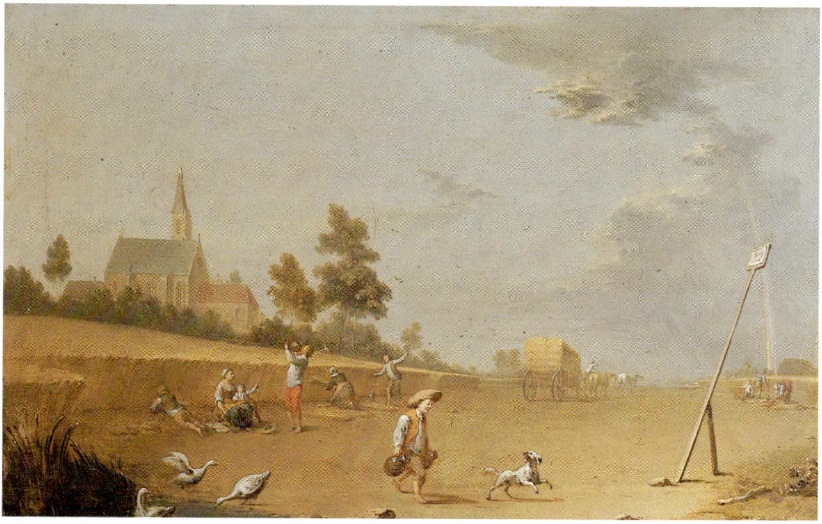

321

322 Bildnis des Roman Anton Boos, um 1780. Josef Georg Edlinger; Graz 1741-1819 München. Gemälde auf Leinwand; 60 : 45 cm. Gm 1397.
In der Verbindung einer kraftvollen, auf niederländischen Vorbildern basierenden pastosen, frei und zügig gestaltenden Malweise mit einem geradezu rücksichtslosen Realismus vermochte J. G. Edlinger die Gefahren des beginnenden akademischen Klassizismus zu überwinden. Die Unmittelbarkeit, menschliche Nähe und Lebendigkeit seiner Schilderung des Bürgertums setzen seine Bildnisse von gleichzeitigen Werken anderer Künstler ab. Das Porträt zeigt den kurfürstlich-bayerischen Hofbildhauer Roman Anton Boos auf dem Höhepunkt seiner Schaffenskraft und seiner künstlerischen Erfolge. Mit scharfem und skeptischem Blick schaut er in die Welt, in der sich entscheidende Veränderungen anbahnten, die auch an seinem Werk nicht vorbeigingen, ohne ihre Spuren zu hinterlassen (Vgl. Nr. 304). Ms

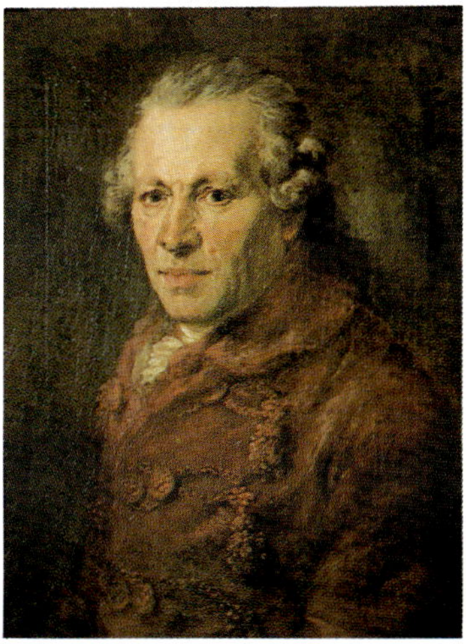
322

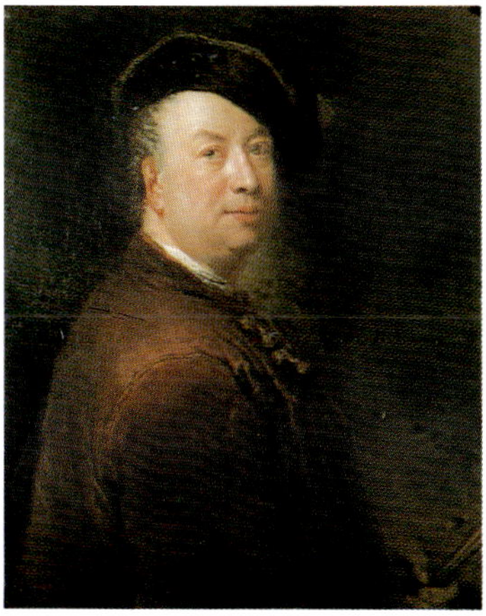
323

323 Selbstbildnis im Alter von etwa 45 Jahren, um 1728. Antoine Pesne; Paris 1683-1757 Berlin. Gemälde auf Leinwand; 79,4 : 64,5 cm. Gm 1123.
Die Selbsteinschätzung des Künstlers im 18. Jahrhundert ist auch aus zahlreichen Selbst- und Fremdbildnissen zu erkennen, die sich von Malern und Bildhauern dieser Zeit erhalten haben. Den internationalen Verflechtungen der Barockkunst und ihrer fürstlichen Träger entspricht eine freie Beweglichkeit der Künstler, die sich nicht nur zu Studienzwecken in Europa umsehen, sondern auch außerhalb ihrer Heimatländer mit wichtigen Aufträgen bedacht werden. So wird der Franzose A. Pesne zum wichtigsten Porträtisten im Preußen Friedrichs I., der ihn 1710 nach Berlin berief, Friedrich Wilhelms I. und Friedrichs II., des Großen, und überliefert in einer Unzahl von Bildern das Aussehen von Adel und Bürgern jener Epoche. Str

324 Der Landschaftsmaler Franz Joachim Beich, 1744. Georg Desmarées; Österby/Schweden 1697-1776 München. Gemälde auf Leinwand; 65 : 48,5 cm. Gm 1098.
Helles Weinrot und Gelb dominieren im Brustbild des 78jährigen Landschafters aus Ravensburg, der als kurfürstlicher Hofmaler in München tätig war. Nach einer ersten Ausbildung in der Malschule des Martin van Meytens in Stockholm, Besuch der Nürnberger Akademie, Studienreisen nach Venedig und Rom, arbeitete Desmarées in der bayerischen Residenzstadt. In starkfarbigen, dekorativ wirksamen Bildnissen malte er die Mitglieder des Münchner Hofes und den bayerischen Adel, daneben aber auch die eigene Familie und Malerkollegen, wobei ihm, vom Zwang fürstlichen Repräsentationsbedürfnisses befreit, unter diesen bürgerlichen Bildnissen einige seiner ansprechendsten und unmittelbarsten Porträtleistungen gelangen. Str

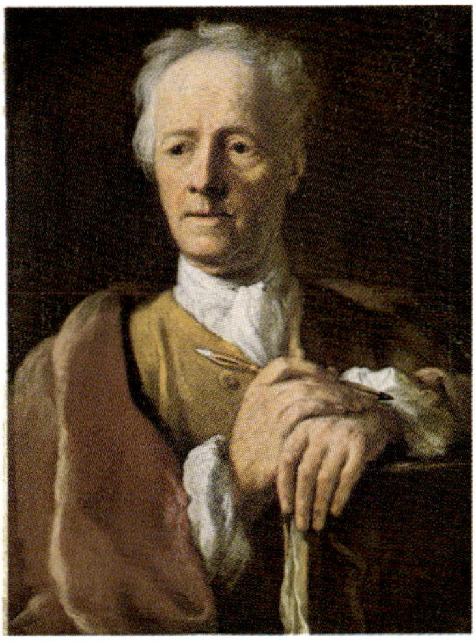
324

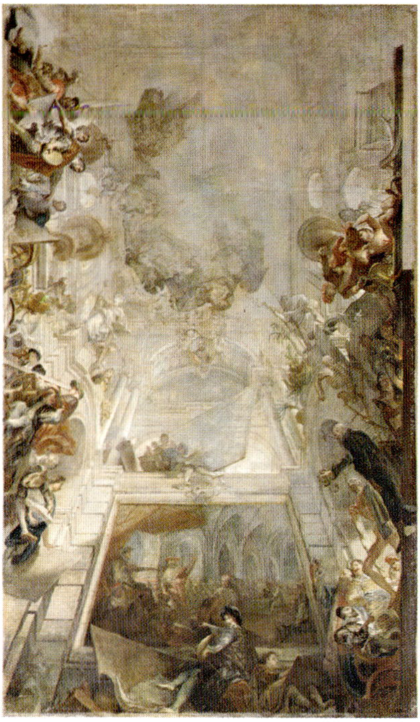

325

325 Die Künste und Wissenschaften, um 1739. Johann Evangelist Holzer; Burgeis/Etsch 1709-1740 Schloß Clemenswerth b. Meppen. Ölskizze auf Karton; 88 : 51 cm. Gm 1331.
In der Dekoration der Galerie der Würzburger Residenz als einer Kunstkammer zeigt J. E. Holzer auch die Repräsentanten verschiedener geistiger Berufe bei charakteristischen Tätigkeiten, wobei das Schwergewicht auf die Naturwissenschaften gelegt ist. An der östlichen Längswand führt ein Arzt in der historischen Tracht des frühen 17. Jahrhunderts eine Unterredung mit Äskulap, dessen Statue über einem Anatomie-Skelett erscheint. Eine alchemistische Szene schließt sich an. Die gegenüberliegende Wandseite zeigt die Gruppe der Mathematiker und Physiker und die der Himmelskundigen mit Vertretern der Kriegswissenschaften. Auf der nördlichen, der Kunst vorbehaltenen Schmalwand vollendet ein Maler ein Bild mit der Belehnung Bischof Herolds mit dem Herzogtum Franken 1168 durch Friedrich Barbarossa. Ms

326 Die Aufnahme Mariens in den Himmel, nach 1778. Januarius Zick; München 1730-1797 Ehrenbreitstein. Ölskizze auf Leinwand; 30,3 : 36 cm. Gm 1088.
1778 wurde Januarius Zick, damals Trierscher Hofmaler, mit der Oberleitung der Inneneinrichtung der nach ersten Entwürfen von Johann Michael Fischer durch Johann Georg Specht erbauten Abteikirche von Wiblingen betraut. Der an der Schwelle des Klassizismus stehende, aus drei Raumabschnitten mit zentrierenden Tendenzen bestehende Bau wird durch große Deckengemälde Zicks nach oben geöffnet und die im übrigen weiß gehaltene Architektur farbig belebt. Der vorliegende kleine Entwurf ist für das linke der flachen Spiegelgewölbe bestimmt, von denen die Hauptkuppel auf beiden Seiten begleitet wird, und nimmt im Thema auf den darunterstehenden Marienaltar Rücksicht. Str

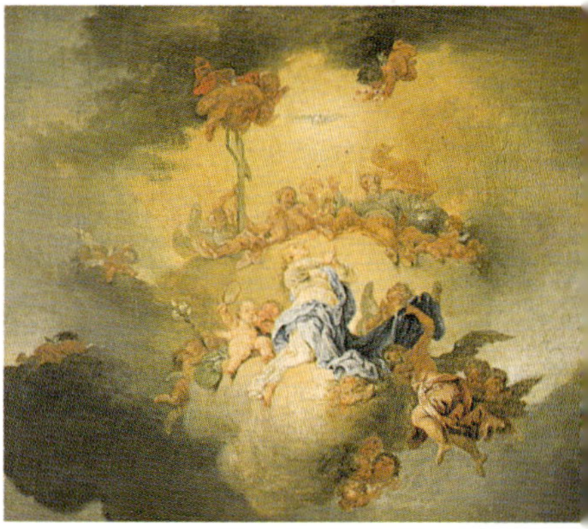

326

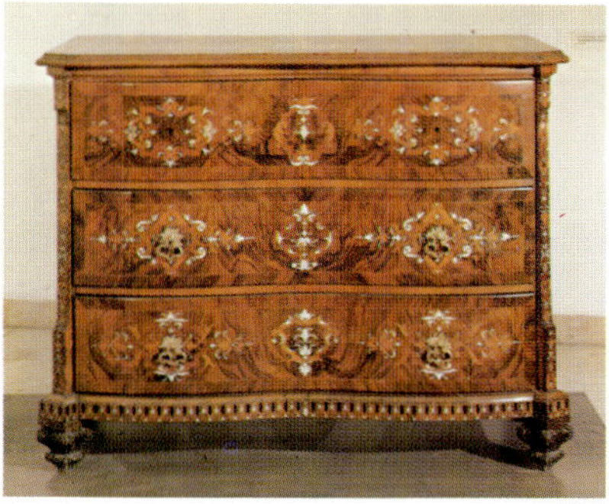

327

327 Kommode, um 1720-24. Ferdinand Plitzner; Franken (?) 1678-1724 Eyrichshof. Nußbaumholz; Intarsien: Elfenbein u. a.; 80 : 102 : 61 cm. HG 7357.
Nach einer wahrscheinlichen Pariser Lehrzeit arbeitete F. Plitzner seit 1702 in der Werkstatt des Ansbacher Hofschreinereiinspektors Johann Matusch. Seit 1706 war er für den Grafen von Rotenhan in Eyrichshof, seit 1709 für Kurfürst Lothar Franz von Schönborn, vor allem für dessen neues Schloß Pommersfelden, tätig. Die Auswahl der Intarsienhölzer (Zeder, Ebenholz, Mahagoni) und ihre Verbindung mit Elfenbein weisen die Kommode als seine Arbeit aus. Bei sonst ganz strengem Aufbau bestimmt die Schweifung der Vorderfront sie als Spätwerk Plitzners. vW

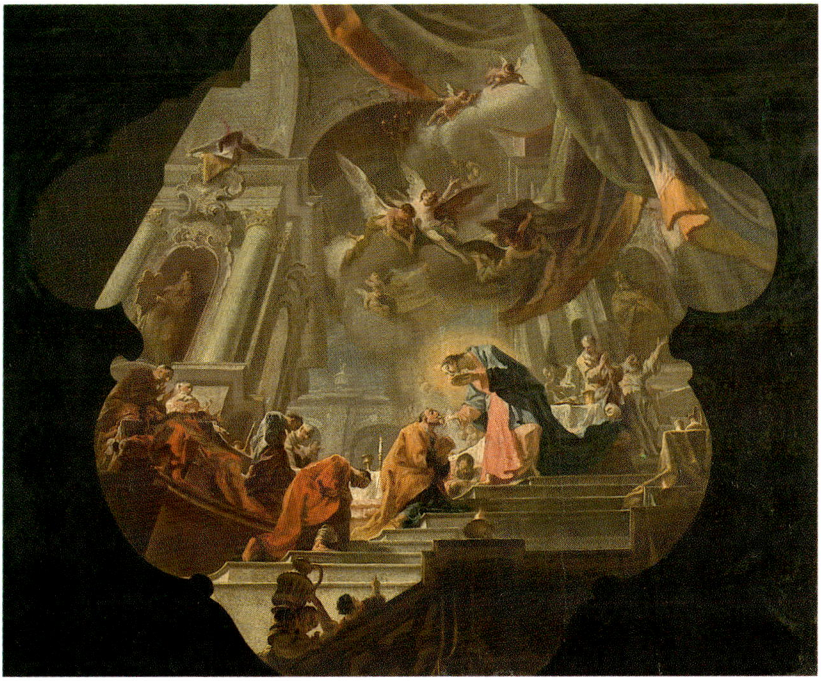

328

328 Die Kommunion der Apostel, um 1745-50. Matthäus Günther; Unterpeißenberg/Oberbayern 1705-1788 Haid/Oberbayern. Gemälde auf Leinwand; 65: 71 cm. Gm 1184.
Zahl und Wirkung der kirchlichen und profanen Aufträge, die ihm in Altbayern, Schwaben, Franken und Tirol zufielen, lassen M. Günther als einen der bedeutendsten Freskanten des schwäbisch-bayerischen Rokoko erscheinen. Die Darstellung des letzten Abendmahls als Kommunion der Apostel war in der Kunst der Ostkirche stets üblich gewesen. Die Teilnehmer am Mahl erheben sich vom Lager an der halbrunden Tafel und empfangen das Brot aus der Hand Christi. Die Szene erhält ihr Licht aus der Gloriole, die hinter Christus aufglänzt, so daß die Figuren im Gegenlicht stehen und sich der visionäre Charakter der Darstellung vollendet. Str

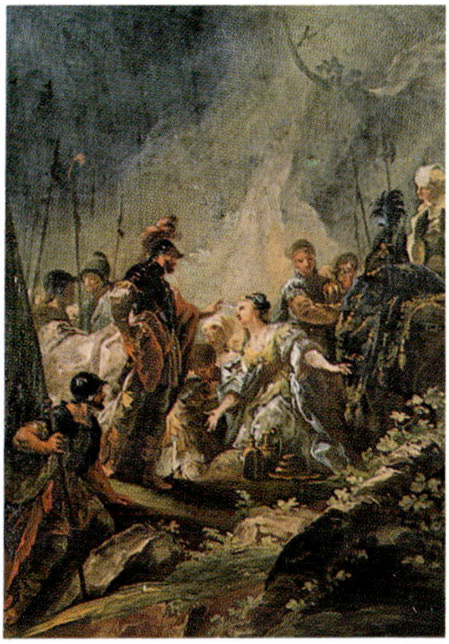

329

329 Abigail vor David, um 1770. Thomas Christian Wink; Eichstätt 1738-1797 München. Ölskizze auf Kupfer; 48,5:33,8 cm. Gm 1150.
Ölskizzen als Entwürfe für Deckengemälde hatten einen solchen Eigenwert bekommen, daß ihre flotte, nicht zur Durchführung von Details verpflichtende Malweise auch auf Bilder übertragen wurde, die nicht für die monumentale Ausführung bestimmt waren. Das Gemälde des vielbeschäftigten Freskomalers und sein Gegenstück, die Begegnung Abrahams mit Melchisedek (Gm 1151), sind solche in Format und Durchführung den Ölskizzen angeglichenen Werke. Abigail überbringt David und seinem Heer die Nahrungsmittel, die ihr Mann Nabal hochmütig verweigert hatte. Die Verbindung zum Gegenstück wird durch die Betonung des Opfercharakters der Speisen hergestellt. Str

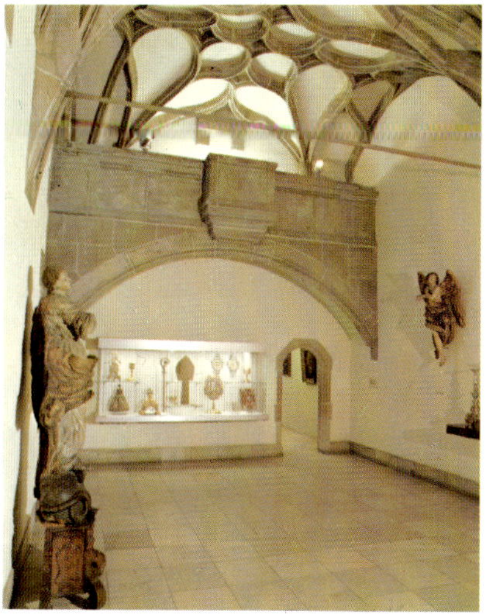

330

330 Kapelle aus dem Ebracher Hof in Nürnberg, 1483. Hans Beer zugeschrieben; tätig in Nürnberg 4. Viertel 15. Jahrhundert. 9,20 : 5,20 m. A 3426.
Die zweijochige Kapelle mit Empore, zwei Fensterlaibungen und reichem Schlingrippengewölbe stammt aus dem Stadthof der Zisterzienserabtei Ebrach in der Karolinenstraße. Sie galt bereits im 18. Jahrhundert wegen der Ähnlichkeit ihrer Gewölbe mit der 1479-84 durch Hans Beer errichteten, 1816 abgebrochenen Augustinerkirche als Werk desselben Baumeisters. Die Gewölberippen, die sich am mittleren Ansatz zwischen den beiden Jochen phantasievoll durchschneiden, bilden, nach Art von Maßwerkformen, fächerartig von den Rippenanfängen aufsteigende große Schlingen; die Mitte der Gewölbefelder ist durch vier der Kreisform angenäherte kleinere Schlingen gefüllt. Ka

331 Reliquiar. München, um 1740; Johann Christoph Steinbacher; München, Meister 1719, gest. 1746. Silber, gegossen, getrieben, teilvergoldet; Kupfer, vergoldet; 48 cm. KG 842.
Während das Kreuz Christi schon in frühchristlicher Zeit verehrt wurde, setzte die Verehrung des Herzens Jesu erst im 15. Jahrhundert ein. Wie die Inschrift besagt, barg die Herzkapsel des Reliquiars einen Splitter des Baumes, an dem Christus im Hof des Hohenpriesters Annas gegeißelt worden sein soll, und wurde bei besonderen Anlässen den Gläubigen gewiesen. Deshalb hat der Goldschmied eine Schauseite ausgearbeitet und den Fuß nur auf der Vorderseite geschmückt. Über diesem halten drei Putten das Herz, aus dem das Kreuz wächst. Von Steinbacher sind weitere ähnliche Goldschmiedearbeiten, Reliquiare und Monstranzen im Stil des frühen Rokoko, erhalten. Ke

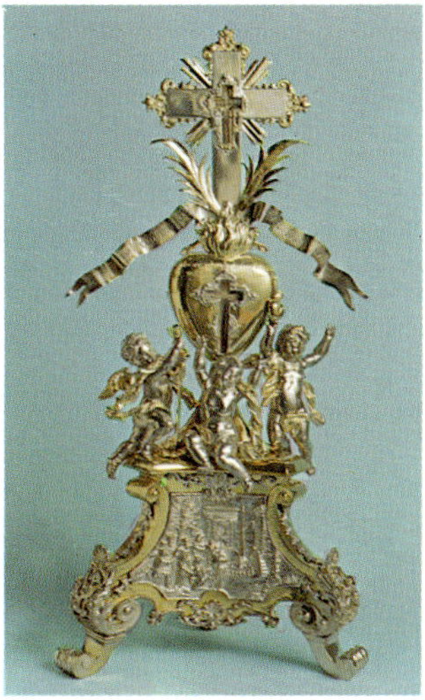

331

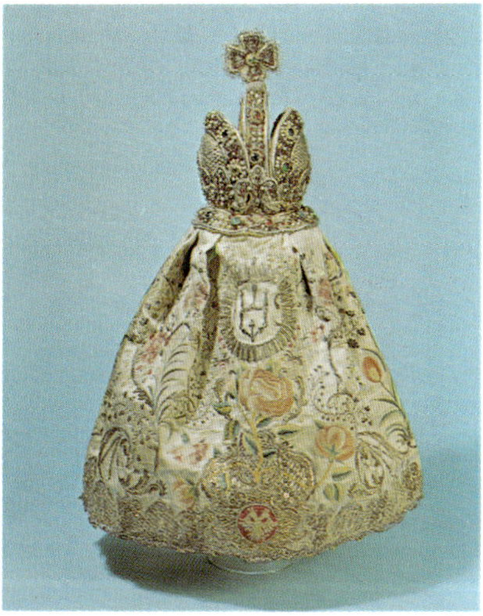

332

332 Ziboriumsmäntelchen. Süddeutschland, um 1730. Seide, bestickt mit Seiden- und Goldfäden, Flitter; Glasperlen, Steine; 42 cm. KG 775.
Das Ziborium, das Deckelgefäß, in dem die Eucharistie aufbewahrt wird, ist von einem Mäntelchen meist aus Leinen umkleidet. Die hier zugehörige, von einem Kreuz überhöhte Krone entspricht dem Ziboriumsdeckel. Doch, abgesehen von dem Monogramm Jesu IHS und wohl auch von den Weintrauben auf der Rückseite, hat die bunte zeittypische Stickerei mit Blumenranken und breiter Gitterwerkborte keine Beziehungen zur Funktion dieser Hülle des Allerheiligsten. Der Doppeladler mag den Stifter angeben.
vW

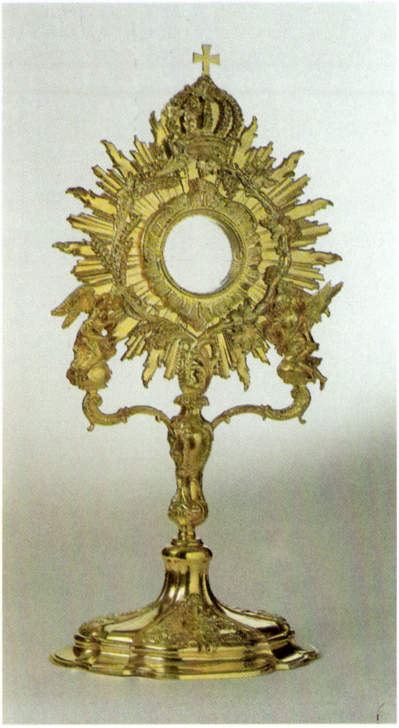

333

333 Strahlenmonstranz, Danzig, 1760. Johann Gottfried Schlaubitz 1707-1771. Silber, gegossen, getrieben, ziseliert, vergoldet. 74 cm. KG 1251.
Das prunkvolle liturgische Gerät zeigt in reicher getriebener Arbeit Rocailledekor. Zwei Engel knien vor dem Strahlenkranz der Gloriole, die von zwei Ranken aus Weizenähren und Weinreben umgeben ist, die das Altarsakrament der Eucharistie symbolisieren. J. G. Schlaubitz ist der bedeutendste unter den Danziger Goldschmieden des 18. Jahrhunderts; für seinen Stil ist charakteristisch der stets reich ornamentierte Rahmen und die Verwendung plastischer Elemente mit Figuren von großem bildnerischem Schwung, starker Bewegung und Ausdruckskraft. P.

334 Sechs Altarleuchter. Breslau, 1704. Tobias Plackwitz; Breslau 1657–1727. Silber gegossen, getrieben, innen Eisenkern; 88, 78 bzw. 69 cm. KG 1200. Leihgabe Bundesrepublik Deutschland.
Nur in ihrer Größe in drei Paare unterschieden, wiederholt sich auf jedem der von reichem Akanthuszierat beherrschten, von strengem Umriß bestimmten Leuchter Inschrift, Wappen und Jahreszahl. Danach hat sie Anna Helena von Ruswitz 1704 für den Altar der evangelischen Friedenskirche von Groß-Glogau gestiftet. T. Plackwitz war einer der meistbeschäftigten Breslauer Goldschmiede, von dem zahlreiche Arbeiten – zumal für den Dom und andere Kirchen in Breslau – überliefert sind. P

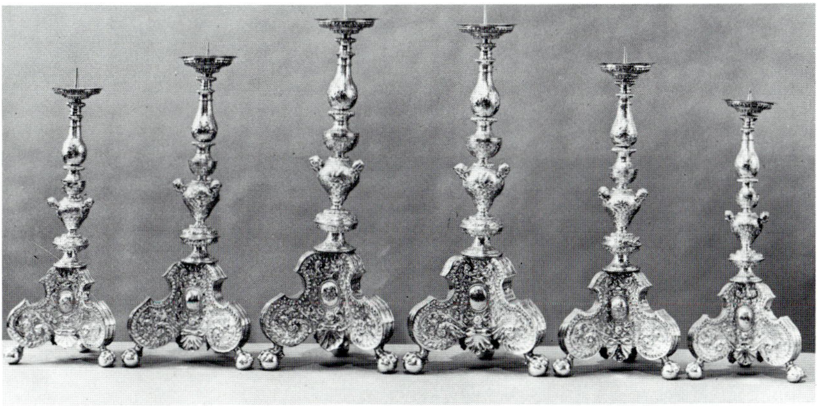

334

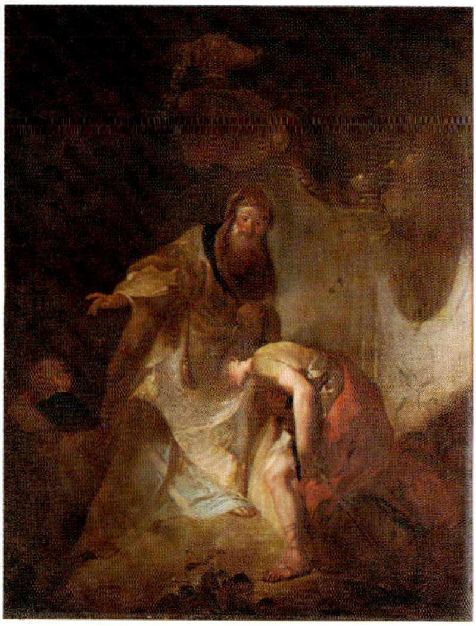

335

335 Die Salbung Sauls, um 1754. Franz Anton Maulbertsch; Langenargen 1724-1796 Wien. Gemälde auf Leinwand; 94,7 : 73,3 cm. Gm 1183.
Mit Hilfe von Licht und Farbe gelingt dem Maler eine geheimnisvolle Verinnerlichung des Vorgangs. Ein Lichtschein, der nur aus der Weihe der Handlung, nicht aus natürlichen Gegebenheiten erklärbar ist, läßt die getroffenen Farben aufleuchten. Helles Blau rieselt über das goldbraune Gewand des Propheten. Gelb und Rot stützen die kräftige Gestalt des jungen Hirten Saul, der ausgezogen war, die Eselinnen seines Vaters zu suchen. In einer Gebärde höfischer Devotion, wie sie in solcher Ungezwungenheit nur dem Rokoko zur Verfügung stand, neigt er sich vor der erhabenen Gestalt Samuels, der ihm den Willen des Herrn eröffnet und ihn zum König salbt, indem er ein Gefäß mit Öl über sein Haupt ausgießt. Str

336 Der Hl. Joseph von Calasanza, 1757. Franz Anton Maulbertsch; Langenargen 1724-1796 Wien. Ölskizze auf Leinwand; 57,4 : 41,8 cm. Gm 1188.
Die Skizze ist ein Modell für das Hochaltarbild der Piaristenkirche Maria Treu in Wien. Das Thema, die Fürsorge des Heiligen, der 1597 im römischen Stadtviertel Trastevere die erste unentgeltliche Volksschule errichtete, für die Kinder der Armen, wird durch Licht und Farbe eindringlich gemacht. Raum und Figuren verlieren ihre Dinglichkeit zugunsten der Spiritualisierung einer im Grunde alltäglichen Szene. Aus der Höhe vom Licht getroffen, blicken Frauen trostsuchend zu dem Heiligen auf, der im Schwarz seines Ordensgewandes vom Helldunkel des Kirchenschiffs umflossen wird. Rechts in der Zone der Verheißung und Hilfe blühen die Farben zu lichtem Gold, Rot und Blau auf und schwingen sich zu Maria empor. Str

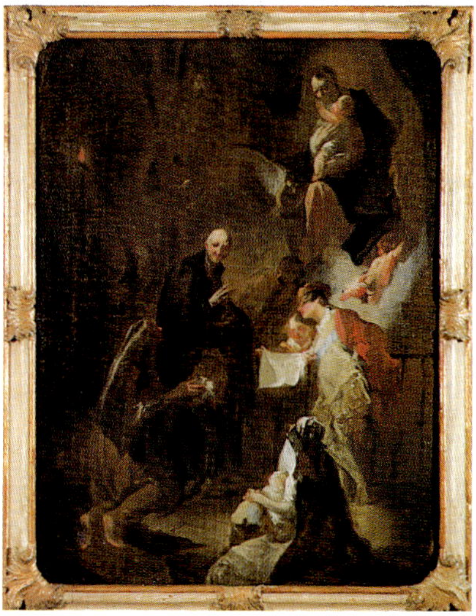

336

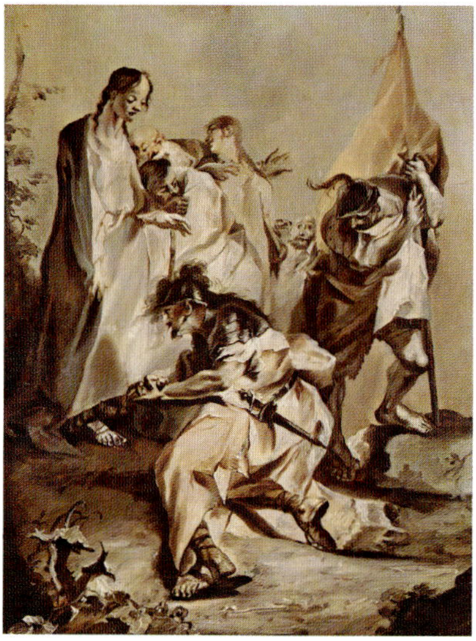

337

337 Christus und der Hauptmann von Kapernaum, um 1762. Franz Anton Maulbertsch; Langenargen 1724-1796 Wien. Ölskizze auf Papier (auf Leinwand aufgezogen); 45 : 34,2 cm. Gm 1089.
Die mit höchster Sorgfalt ausgeführte Ölskizze ist der Entwurf für eine der wenigen Radierungen, die Maulbertsch ausgeführt hat. Die Flucht der Apostel in den Schutz des Meisters, ihr nicht eindeutig definiertes Gebaren gegenüber der von Rom gestützten militärischen Macht, wie auch das maskenhafte Gesicht im Hintergrund, bringen etwas Unheimliches, eine nervöse Spannung in das Bild, die vom Thema her, der wunderbaren Heilung des Sohnes des gläubigen Soldaten, nicht gegeben ist. Die auf einer Skala von Grautönen beschränkte farbige Gestaltung verrät höchste koloristische Meisterschaft. Vom Grauschwarz der tiefsten Schatten bis zum fast reinen Weiß im hellsten Licht reichen die Abstufungen, während im bläulichen Himmel und in der rosafarbenen Fahne die Grenze des Bunttons erreicht ist. Str

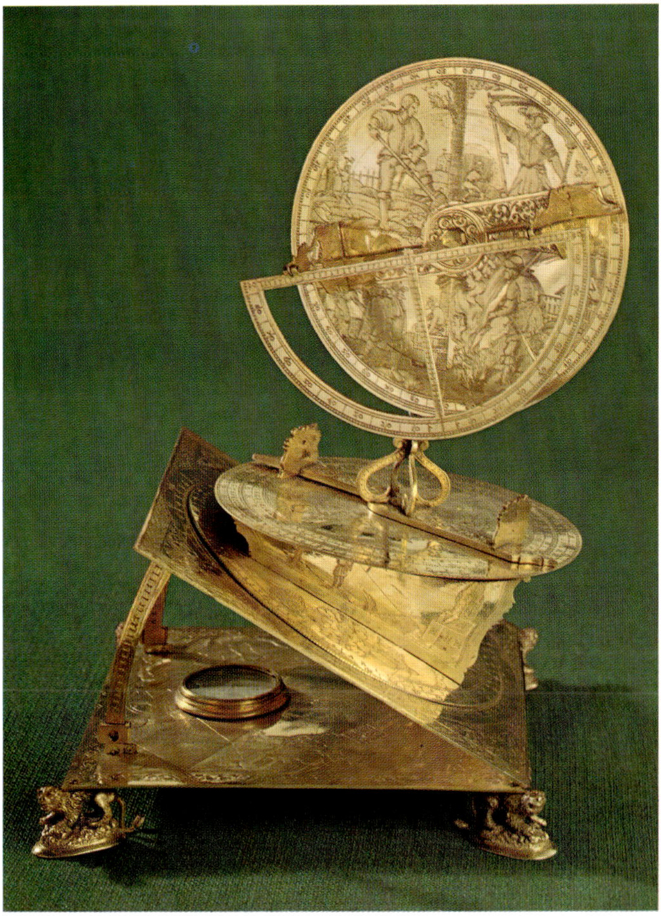

338

338 Torquetum, 1568. Johannes Praetorius (Richter); St. Joachimsthal 1537-1616 Altdorf. Messing, graviert, vergoldet; 17 : 17 cm. WI 33. Leihgabe Stadt Nürnberg. Das Torquetum stammt, obschon sein deutscher Name vor der Übersetzung ins Lateinische »Türkengerät« lautete, nicht aus dem islamischen Kulturkreis und auch nicht aus der Spätantike. Es diente zur Sonnenbeobachtung und damit zur Zeitbestimmung, ferner zur Messung der Höhe eines Gegenstandes und der Länge und Breite der Sternpositionen. Bedeutende Astronomen und Mathematiker, wie Johannes Regiomontanus und Johann Schöner, befaßten sich mit Konstruktion und Verbesserung dieses Instruments. Da Torqueten in der Herstellung sehr teuer waren und auch nicht sehr oft hergestellt wurden, sind heute nur noch wenige erhalten. Das Torquetum des Praetorius verbindet auf glücklichste Weise feinmechanische Präzision und kunsthandwerkliches Können. Wi

339 Astrolabium. Saragossa, 1079/80. Ahmad ibn Muhammad an-Naqqash. Messing, graviert; Dm. 11,5 cm. WI 353.
Funktion und Gestaltung bestimmen den besonderen Reiz wissenschaftlicher Instrumente, der sie über ihre Zweckbestimmung hinaus zu beliebten Objekten fürstlicher und bürgerlicher Kunstkammern werden ließ. Mit dem in der Antike erfundenen und von der Welt des Islam überlieferten Astrolab kann man die Sonnenstellung ablesen, bei Nacht die Zeit messen, die Zeitpunkte von Auf- oder Untergang eines Gestirns, die Dauer von Tag und Nacht, Zeitpunkt und Dauer der Dämmerung sowie die Richtung, in der ein bevorstehendes astronomisches Ereignis zu erwarten ist, feststellen. Außerdem lassen sich damit Winkelmessungen durchführen. Da für die Anwendung die Polhöhe des Beobachtungsortes wichtig ist, tragen die meisten Geräte mehrere Einlegescheiben für die Beobachtung an verschiedenen Orten. Dieses maurische Astrolab, das während der arabischen Besetzung Spaniens in Saragossa entstanden ist, gehört zu den ältesten erhaltenen Geräten dieses Typs. Wi

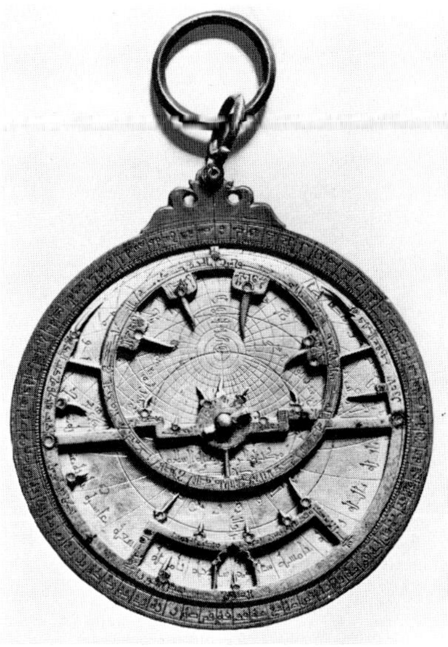

339

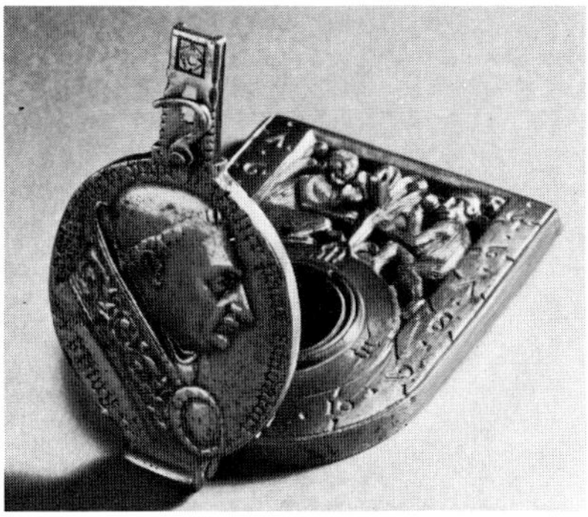

340

340 Klappsonnenuhr. Süddeutschland, vor 1471. Messing, gegossen, graviert, punziert; 4,2 : 6 cm. WI 7. Leihgabe Stadt Nürnberg.
In der Mitte des 15. Jahrhunderts war von Georg Peuerbach in Wien die Abweichung des magnetischen vom geographischen Nordpol entdeckt worden. Dadurch konnten genauere Sonnenuhren, vor allem Reisesonnenuhren, konstruiert werden. Die Klappsonnenuhr stammt vermutlich aus dem Besitz des berühmten Astronomen und Mathematikers Johannes Regiomontanus (1436-76). Wohl nach seinen Angaben hergestellt, ist sie, wie die Widmungsinschrift um das Reliefporträt von Papst Paul II. vermuten läßt, das Modell für ein wahrscheinlich in Edelmetall ausgeführtes Geschenk an den Papst gewesen. Wi

341 Markscheidegerät. Meister (?) W. P., um 1600. Grundplatte Pflaumenholz, mit gravierten Beineinlagen, Aufsatz Messing, abgedreht, graviert, punziert; 17,7 : 22,3 cm. WI 1033.
Der stark gestiegene Metallbedarf des 15./16. Jahrhunderts machte eine Intensivierung des Bergbaus nötig. Sie führte u. a. zu einer Verbesserung der Bergbauplanung und -vermessung. Die »Markscheidekunst«, wie die Vermessung unter Tage genannt wurde, hatte mit nur kurzen einsehbaren Wegstrecken bei häufigen Abwinklungen des Meßwegs zu rechnen, da man den verästelten Erzgängen folgen mußte. Der untere Kreis, in der für die Markscheidekunst typischen Einteilung in 24 Grade, diente der horizontalen, der obere Kreis, in zweimal zwölf Grade geteilt, der vertikalen Winkelmessung. Zur genauen Einrichtung besitzt das Gerät ein Senklot am Aufsatz und zwei Kompasse in der Grundplatte. Wi

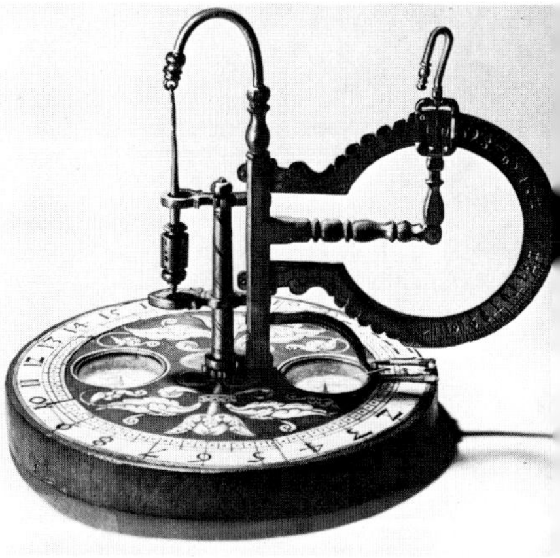

341

342 Erdglobus. Bamberg, 1520. Johann Schöner; Karlstadt 1477-1547 Nürnberg. Holzkugel bemalt, Holzgestell; Dm. 87 cm. WI 1. Leihgabe Stadt Nürnberg.
Der Schöner-Globus ist der zweitälteste bemalte Erdglobus. Die Entdeckungsreisen seit der Entstehung des Behaim-Globus (1491/92; vgl. Nr. 199) haben auf ihm ihren Niederschlag gefunden. So ist Südamerika erstaunlich genau dargestellt, jedoch fehlt Nordamerika fast völlig; stattdessen ist Kuba riesengroß abgebildet. Wegen des viel zu lang dargestellten Mittelmeeres erscheint, nach Berücksichtigung der bereits bekannten Distanz Europa-Amerika, der Pazifik nur als ein schmaler Kanal zwischen »Zipangri« (Japan) und Amerika. Das asiatische Festland ist in großen Zügen nach den damaligen Kenntnissen wiedergegeben. Der Behaim- und der Schöner-Globus sind die bedeutendsten Zeugnisse für das geographische Weltbild am Beginn der Neuzeit. Wi

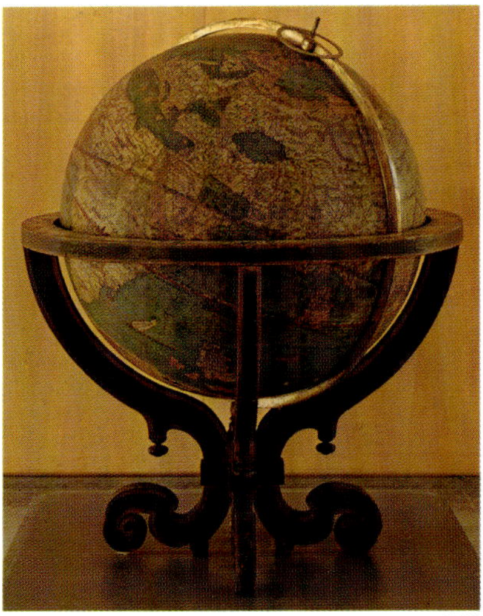

342

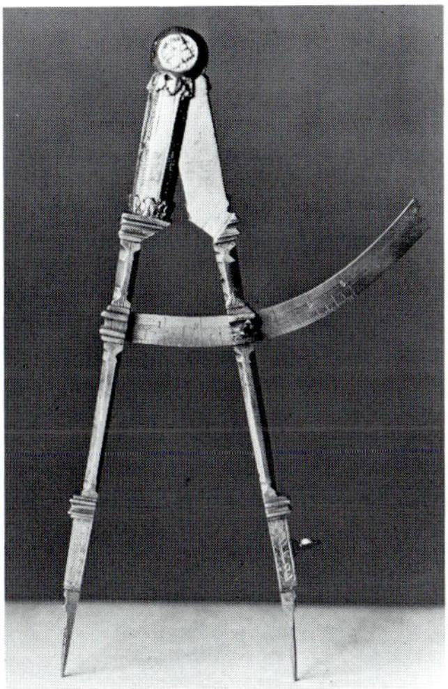

343

343 Bogenzirkel, 17. Jahrhundert. Messing, gegossen, gefeilt, graviert, punziert, vergoldet; 19 cm. WI 239.
Der Zirkel zeigt die für alte wissenschaftliche Geräte typische Verbindung von guter Form, Ornament und Präzision. Das im 16./17. Jahrhundert einsetzende starke Interesse für naturwissenschaftliche Probleme beeinflußte auch die Herstellung der dafür benötigten Instrumente, die jetzt in größeren Mengen bei gleichbleibender Qualität hergestellt werden mußten. Wi

344 Schlaguhr mit Wecker. Nürnberg, 1. Hälfte 15. Jahrhundert. Eisen, geschmiedet, gefeilt, beim Zifferblatt bemalt; Gewichte ergänzt; 42 : 29 : 25 cm. WI 999.
Räderuhren in der Größe von Turmuhren zu bauen, war im 15. Jahrhundert mit großen technischen Schwierigkeiten verbunden. Die Zeit wurde deshalb meist von einem Türmer durch Glockenschläge angezeigt. Zur Zeitbestimmung erhielt er eine Weckeruhr mit Stundenschlag. Die Noppen an den Stundenzeichen und der Dorn ganz oben dienten ebenso wie die Ausbildung des Zeigers als Pfeil zum Ablesen bei Nacht. Das Zifferblatt ist bei dieser Uhr aus einem Turm der Nürnberger Sebalduskirche der damaligen Zeiteinteilung in der Reichsstadt entsprechend mit sechzehn Stunden versehen. Da nach St. Sebald die anderen Uhrglocken geschlagen werden mußten, war diese unter Aufwand aller feinmechanischen Kenntnisse der Zeit gebaute Uhr gleichsam die Nürnberger Normaluhr des 15./16. Jahrhunderts. Wi

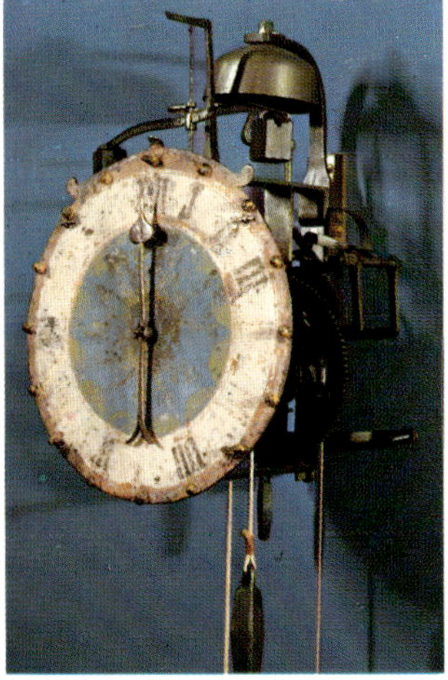

344

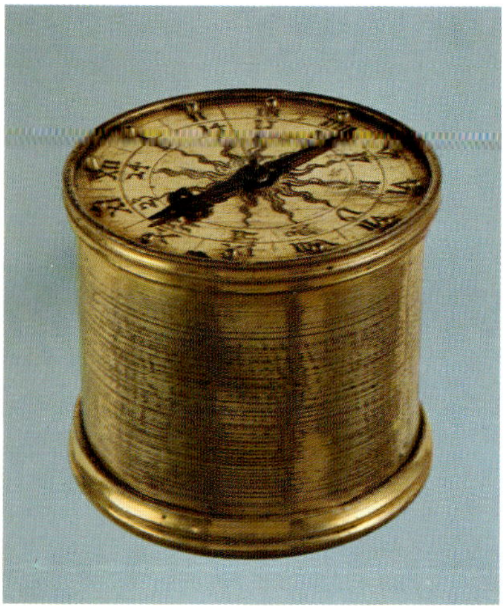

345

345 Dosenförmige Taschenuhr, um 1510. Peter Henlein (?); Nürnberg um 1485-1542. Werk Schmiedeeisen, gefeilt; Gehäuse und Zifferblatt Messing, graviert, vergoldet; 4,5 : 5 cm. WI 1265.
Seit dem 13./14. Jahrhundert gab es Räderuhren, allerdings, bedingt durch das Fehlen feinmechanischer Technologien, meist von sehr großem Format. Sie waren durch ihre »Waag«-Unruhe und den Gewichtsantrieb vollkommen von der Schwerkraft abhängig und deshalb als tragbare Uhren nicht funktionsfähig. Im 15. Jahrhundert wurden der schwerkraftunabhängige Federantrieb, um 1500 die schwerkraftunabhängige Unruhe erfunden und damit die Uhren transportabel gemacht. Dem Nürnberger Uhrmacher Peter Henlein werden die Verkleinerung des Werks und gewisse Verbesserungen der Unruhe zugeschrieben, so daß man von nun an wirklich »von Taschenuhren« sprechen konnte. Die Uhr hier ist zwar nachträglich mit »Petrus Hele« (Henlein) signiert, kann aber sehr gut seiner Werkstatt entstammen. Wi

346 Sternuhr, sog. Nokturnal, um 1500. Buchsbaumholz, mit Papier bezogen, beschriftet, bemalt; 17 cm. WI 1255.
Zur exakten astronomischen Beobachtung ist die genaue Uhrzeit notwendig. Da nachts natürlich Sonnenuhren sinnlos sind, andererseits die mechanischen Uhren jener Zeit nicht die benötigte Genauigkeit besaßen, benutzte man die scheinbare Drehung der Sterne am Himmel um den Polarstern zur Zeitbestimmung. Durch das Mittelloch des Geräts visierte man den Polarstern an, der Zeiger wurde als Lineal an die beiden hellsten Sterne des großen Bären gelegt. Bei Berücksichtigung des jeweiligen Datums ließ sich dann am Zackenrand des Geräts die genaue Uhrzeit ertasten. Obschon im Mittelalter ein großer Teil der astronomischen Instrumente aus Holz war, zählen heute solche Geräte zu den allergrößten Seltenheiten. Wi

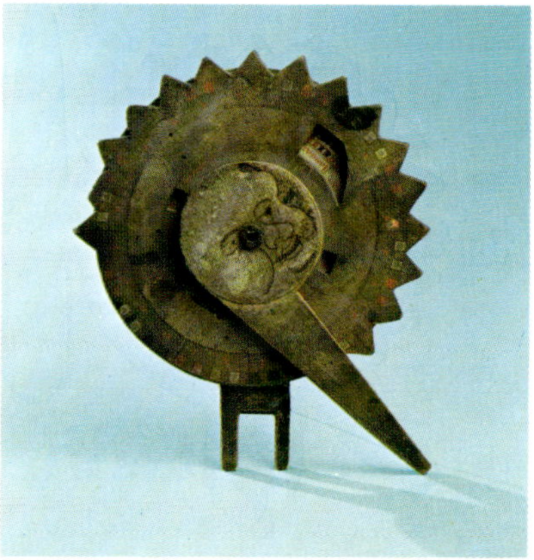

346

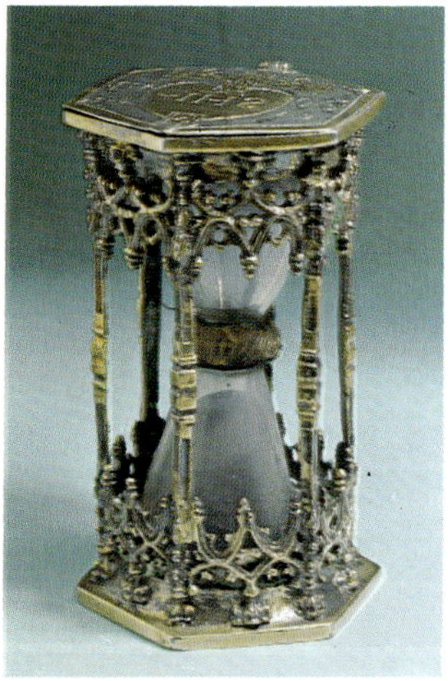

347

347 Sanduhr, 1506. Gehäuse Silber, gegossen, graviert, teilweise vergoldet; der die Sandgläser verbindende Wulst mit grüner Seide und Goldfäden bezogen; 8,5 cm. WI 1955.
Wann die Sanduhr erfunden wurde, ist unbekannt. Im Mittelalter war sie jedenfalls viel in Gebrauch. Größere Zeiträume mißt sie nur ungenau, deshalb wurde sie nur für Stunden oder Viertelstunden konstruiert. Da sie einen begrenzten Zeitabschnitt anzeigt, wurde die abgelaufene Sanduhr seit dem Mittelalter ein Symbol für den Tod. Im kirchlichen Bereich fand sie zur Zeitmessung im Gottesdienst Verwendung, wie auch die abgebildete, reich verzierte Uhr, die auf der Oberseite ein Herz und ein Kreuz eingraviert trägt. Alte Sanduhren bestehen immer aus zwei getrennten Gläsern, die zusammengebunden wurden. Zwischen ihnen befindet sich eine metallene Lochscheibe, die den Sandfluß reguliert. Wi

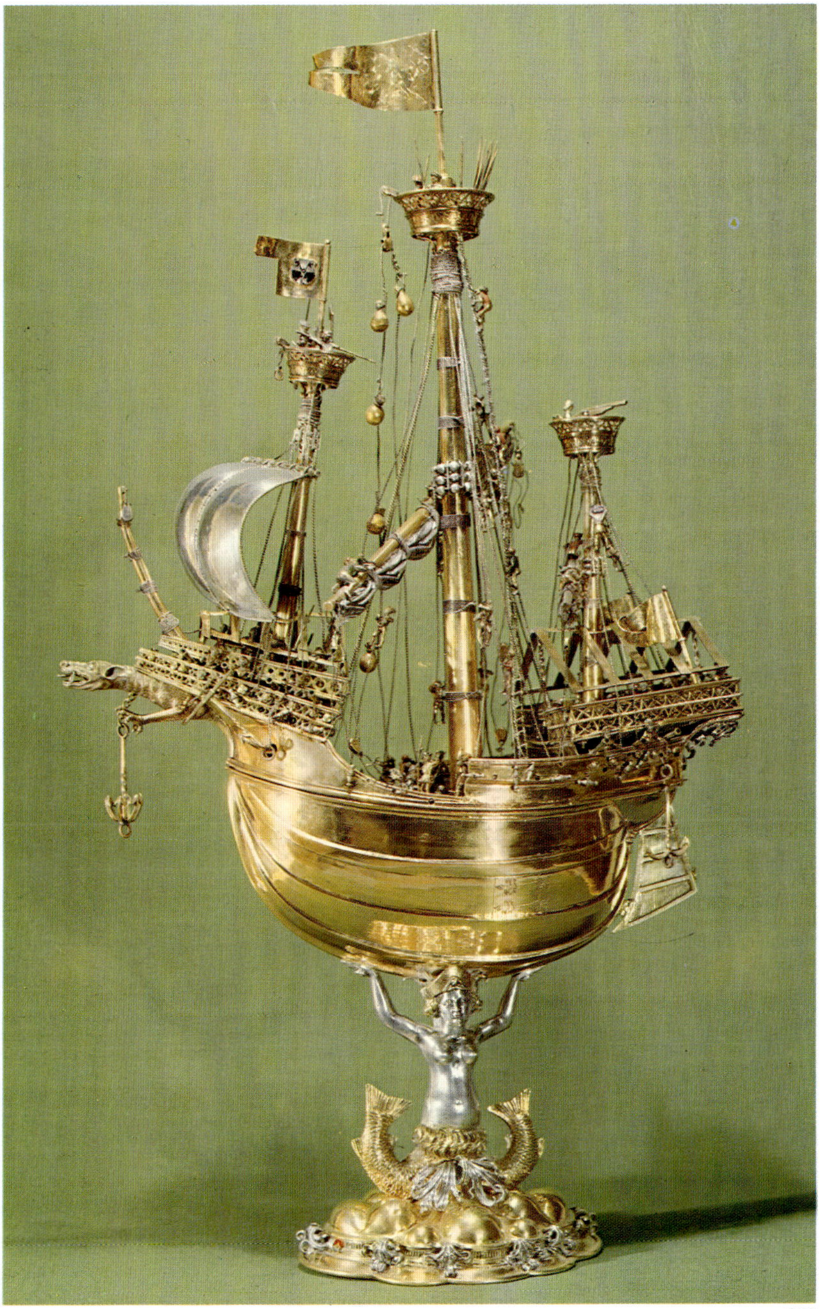

348

348 Das Schlüsselfelder Schiff. Nürnberg, vor 1503. Silber, getrieben, Einzelteile gegossen, teilweise vergoldet, Figuren mit kalter Bemalung; 79 cm. HG 2146. Leihgabe Schlüsselfeldersche Stiftung, Nürnberg.
Tafelaufsätze in Schiffsform waren seit dem 14. Jahrhundert beliebt. Lange Zeit fürstlichen Personen vorbehalten, dienten sie zur Aufnahme von Bestecken und giftanzeigenden Mitteln. Später wurden sie auch als Trinkgefäße benutzt, was bei diesem Schiff nach Abnahme der Aufbauten ebenfalls möglich war. Nach Ausweis des emaillierten Wappens am Fockmast wurde dieses größte bekanntgewordene, fast sechs Kilogramm schwere Silberschiff für die Nürnberger Patrizierfamilie Schlüsselfelder gearbeitet. Auf dem zugehörigen Lederfutteral steht die Jahreszahl 1503. Ein als Sockel dienendes Meerweib trägt den Tafelaufsatz in Form eines großen Kauffahrteischiffes mit vollständiger seefester Ausrüstung, Geschützen, Ballastsäcken und 74köpfiger Besatzung. Ka

349 Standuhr Herzog Philipps des Guten von Burgund. Burgund, um 1430. Messing, vergoldet; 48 cm. HG 9771.
Die Uhr in Gestalt einer zweitürmigen Kathedralfassade ist auch im einzelnen bis in die reichen Sterngewölbe der Türme durch Architekturformen geprägt, wie dies bei Goldschmiedewerken, vor allem bei Monstranzen und Reliquiaren, im 14. und 15. Jahrhundert häufig der Fall war. Im Gegensatz zur Technik der Goldschmiede ist das Gehäuse aber nur zu geringen Teilen aus gegossenen Stücken zusammengesetzt. Das meiste ist aus ausgesägten Messingblättchen gebildet, die in bis zu sieben Schichten übereinanderliegen. Da diese älteste erhaltene Uhr mit Räderwerk und Federzug zum Antrieb keiner Gewichte mehr bedurfte, konnte sie als tragbares Gerät ausgebildet werden. Auf dem Turm hinter dem Zifferblatt und dem Tabernakel zwischen den Türmen befanden sich bewegliche Automatenfiguren. Ka

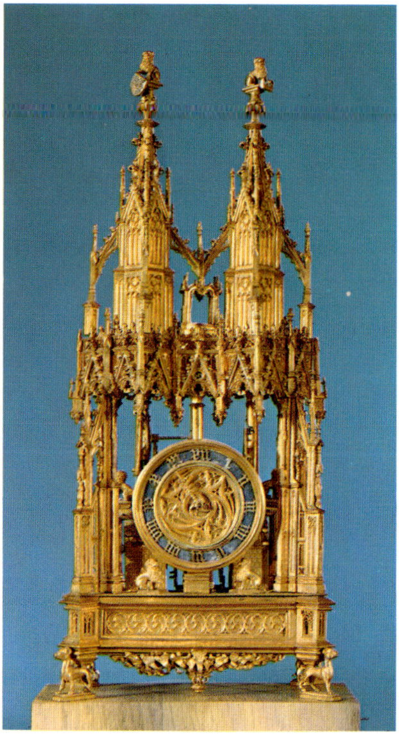

349

350 Goldwaage mit Etui. Nürnberg, 1497. Silber, vergoldet; bemalter Holzkasten. HG 11 161. Leihgabe Frhrl. v. Harsdorfsche Familienstiftung.
Der Querbalken des Hauptständers trägt auf der einen Seite die Waage. Am Ende der anderen Seite ist ein Faden befestigt, der unten durch den Fuß des Hauptständers über eine Rolle läuft, um zu einem kastenförmigen Gewicht zu führen, mit dem die Auf- und Abbewegungen des Waagebalkens reguliert werden können. Zu der Waage gehörten ursprünglich zwei weitere Paare von Waagschalen, außerdem 27 kleine und fünf größere Gewichte, von denen noch siebzehn vorhanden sind, schließlich die erhaltene Pinzette. Die Malerei des Kastendeckels zeigt zwei Landsknechte mit den Wappen Harsdorf und Nützel. Diese älteste, aus dem Mittelalter auf uns gekommene Feinwaage gehörte nach Wappen, Initialen und einem beiliegenden Zettel Hans Harsdörfer (gest. 1511), der zeitweilig oberster Münzmeister des Königreiches Böhmen war. Ka

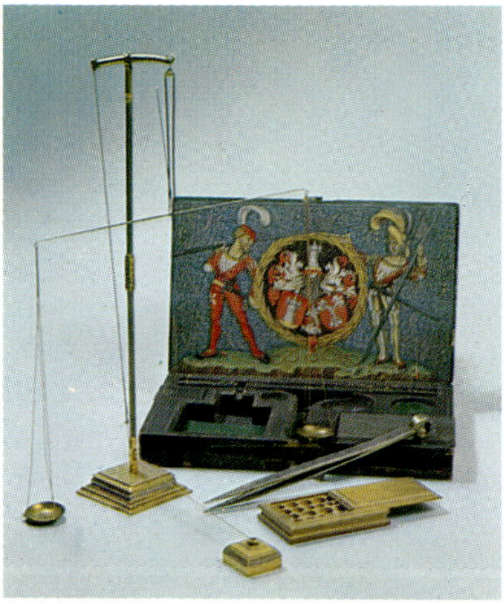

350

351 Der Hl. Bartholomäus, 1509. Paulus Müllner; Bürger in Nürnberg 1500-46. Silber, in Teilen gegossen, verlötet, teilweise vergoldet; 45 cm. Pl 2452. Leihgabe Bartholomäuskirche, Nürnberg-Wöhrd.
In einer Inschrift auf der Fußplatte des Sockels, der ursprünglich eine Reliquie barg, sind Stifter und Entstehungsjahr der Statuette genannt. Als Meister kann der seit 1501 in Nürnberg vielbeschäftigte Goldschmied Paulus Müllner erschlossen werden, der für Kurfürst Friedrich den Weisen von Sachsen u. a. neben dreißig Silberkreuzen mehrere formal engverwandte Silberstatuetten schuf, von denen sich Abbildungen erhalten haben. In den Jahren 1517/18 arbeitete er für das Würzburger Domkapitel eine silberne Kiliansbüste nach einem Holzmodell von Tilman Riemenschneider. Wegen der Ähnlichkeit in Gesichts- und Gewandbildung des Bartholomäus mit Reliefs auf dem Bamberger Kaisergrab wurde auch für diese Figur ein Holzmodell Riemenschneiders angenommen. Ka

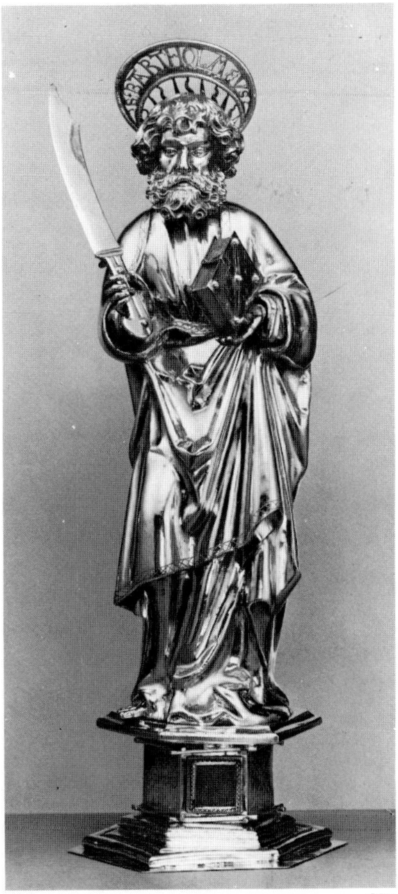

351

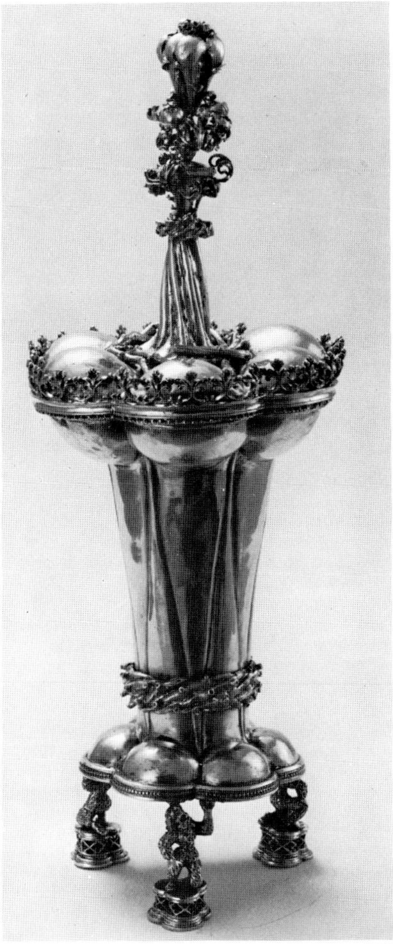

352

352 Deckelpokal. Süddeutschland, um 1460. Silber, getrieben, teilweise vergoldet; 36,5 cm. HG 11 355.
Drei auf Dreipaßsockeln kniende Wilde Männer tragen den Rand des sechsfach gebuckelten Fußes, von dem aus sich der Körper des Gefäßes in spitzwinklig gegeneinander gesetzten Flächen konisch aufbaut, um sich dann, dem Fuß entsprechend, zu sechs großen Buckeln zu erweitern. Die sechs Buckel des Deckels sind zu einem mittleren gedrehten Zapfen zusammengezogen, der, von Blattwerk umspielt, einen Granatapfel trägt. Der vergoldete naturalistische Astkranz erweckt spielerische Assoziationen an die Urform solcher Gefäße, den durch geflochtene Astkränze zusammengehaltenen hölzernen Daubenbecher. Die scharf gegeneinander abgesetzten Einzelformen und die kantige Härte der Gesamtgestalt sind für Goldschmiedegefäße des zweiten und dritten Viertels des 15. Jahrhunderts bezeichnend. Ka

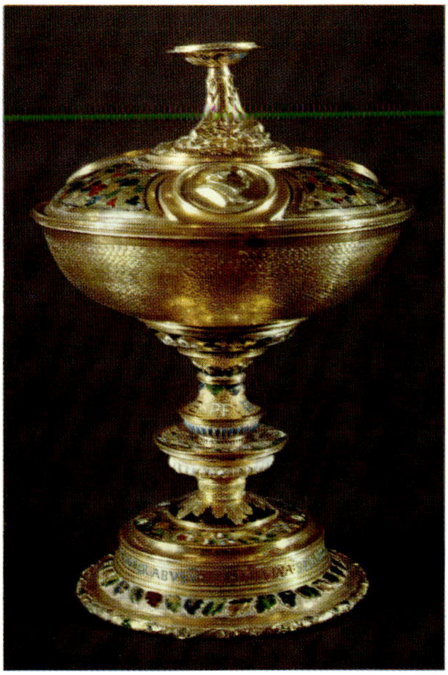

353

353 Gedächtnispokal für Melchior Pfinzing. Nürnberg, 1534-36. Melchior Baier; Meister 1525, gest. 1577 Nürnberg. Gold mit Email; 17,5 cm. HG 8397. Leihgabe Stadt Nürnberg.
Die von Melchior Pfinzing (1481-1535), Propst an St. Sebald (vgl. Nr. 200), in Auftrag gegebene Schale gehört zu den wenigen erhaltenen Nürnberger Goldarbeiten. Ihr Schöpfer Melchior Baier steht ebenbürtig neben den berühmtesten Goldschmieden der Stadt, Ludwig Krug und Wenzel Jamnitzer. In erlesener Emailtechnik überzieht der Dekor mit farbig geschmelzten Blättern die Oberfläche des zierlichen Gefäßes. Die Oberseite des gewölbten Deckels enthält Nachgüsse von Bildnismedaillen der drei Brüder des Melchior Pfinzing, die den Pokal nach dessen Tod vollenden ließen, von Matthes Gebel. Die Inschrift »Optima res vinum et bonus usus; at aufer abusum non vina nocent, sed nocet ebrietas« weist auf den rechten Genuß des Weines. P

354 Stückleinkette. Nürnberg, um 1530-40. Edelsteine in Goldfassung, Perlen; L. 39,2 cm. T 4188.
Die Stückleinkette gehörte zum Schmuck der Nürnberger patrizischen Kronbraut. Als achteckige Glieder sind Achate von verschiedener Farbe, je ein Karneol, Moosachat, hellgrüner Chrysolith, Lapislazuli, Granat, Saphir, Smaragd, Malachit, Opal, Koralle, Edeltopas, Amethyst, Turmalin, Madeiratopas, Türkis, Bergkristall und eine geschnittene Muschelgemme – entweder gemugelt oder in Facettenschliff – gefaßt und durch Ösen mit durchstifteten Perlen verbunden. Solche Ketten, die auch als Armbänder (T 4695) – wie üblich paarweise – getragen wurden, gehen auf venezianische Vorbilder des späten 15. Jahrhunderts zurück. Die Hl. Agnes auf der Tafel vom Meister des Bartholomäus-Altares (Nr. 111) besitzt einen ähnlichen, noch reicher gefaßten Halsschmuck mit einem Glied als Anhänger. vW

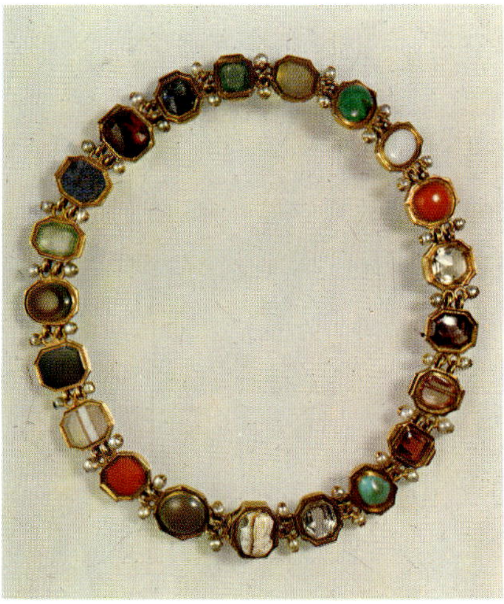

354

355 Kopfschmuck, Ausschnitt. Nürnberg, um 1600. Goldfiligran, Perlen; Dm. 26 cm. T 3683. Leihgabe Stadt Nürnberg.
Das zierliche Filigran und rund vierhundert Perlen bilden sieben Blütenkränze, jeweils mit großer Mittelrosette, die durch langgestielte Blüten getrennt und zugleich zu dem im Halbkreis gelegten Band verbunden sind. Wie ein Diadem bekrönte der patrizische Kopfschmuck die Frisur, die hoch aufgetürmt sein mußte, um die aufgerichtete, breite, steife Halskrause, die um die Wende des 16. zum 17. Jahrhundert den Kopf wie ein großer Blütenkelch einfaßte, überragen zu können. vW

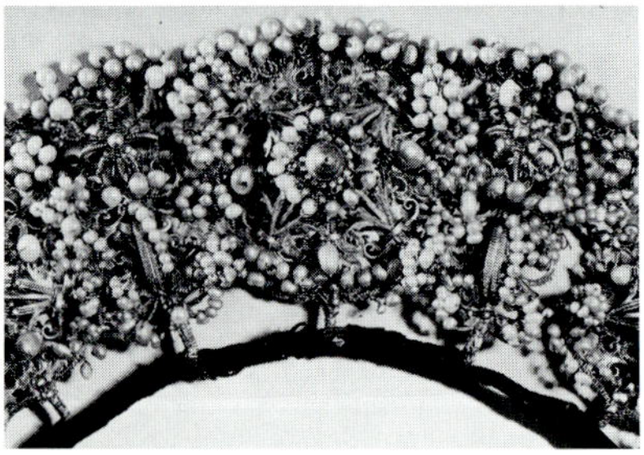

355

356 Pokal einer Kaufmannsgilde. Augsburg um 1595; Georg Brechtel (1564/65-1632). Meister 1593. Silber, gegossen, getrieben, ziseliert, vergoldet. 465 cm. HG 12215.
Mit Roll- und Schweifwerk reich verzierter Pokal auf glockenförmigem Fuß mit Einschnürung. Auf der konischen Gefäßwandung die nach manieristischem Ideal gelängten, üppigen Gestalten der Juno, Minerva und Diana in feingetriebenem Relief. Als Bekrönung des Pokals ist Fortuna auf dem Deckel über die anderen Göttinnen mit wehendem Segel gestellt. Im Deckelinnern zeigt ein Reliefmedaillon den Caduceus und den Flügelhelm Merkurs, des Herrn der Kaufleute, und weitere auf den Handel bezügliche Attribute: Ein Schiff auf dem Meere, ein Gewicht, ein Faß, Warenballen und für die fernen Güter eine Kokospalme. P

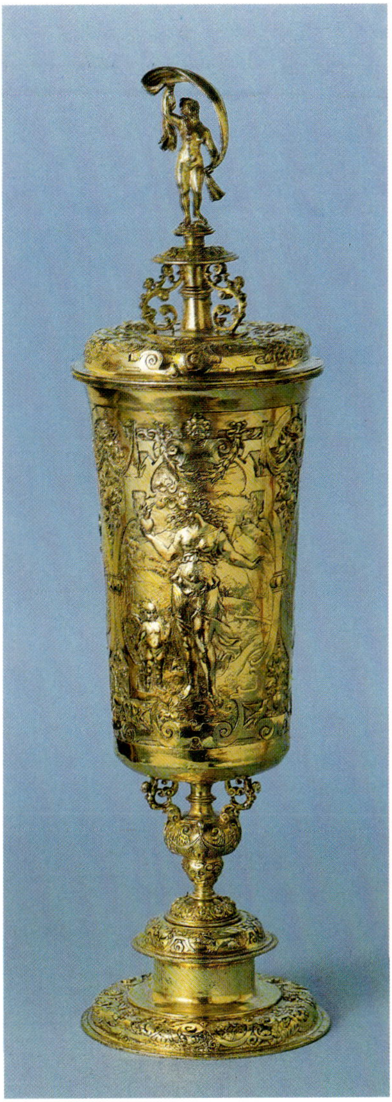

356

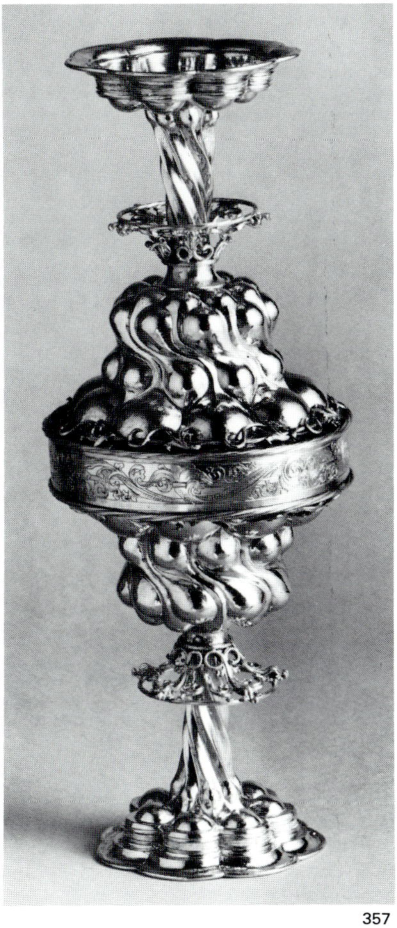

357

357 Doppelscheuer. Nürnberg, Anfang 16. Jahrhundert. Silber, getrieben, gegossen, vergoldet; 37,2 cm. HG 615.
In den Schenkbüchern des Nürnberger Rats taucht seit dem Ende des 14. Jahrhunderts häufig ein Trinkgeschirr auf, das meist mit »zween vergolt Köpf obeinander« beschrieben wird. Als Willkomm diente es als das offizielle Geschenk des Stadtregiments und wurde Kaisern, Fürsten und Bischöfen bei deren erstem Besuch in der Stadt verehrt. Die Form des knorrigen, aus zwei fast gleichgroßen Hälften zusammengesetzten Buckelpokals ist seit dem 15. Jahrhundert gebräuchlich, während des ganzen 16. mit zahlreichen Beispielen belegt und noch bis zum Ende des 17. Jahrhunderts beibehalten worden. Die Doppelscheuer ist ein Nürnberger Gewächs, das aber frühzeitig an anderen Orten nachgebildet worden ist. P

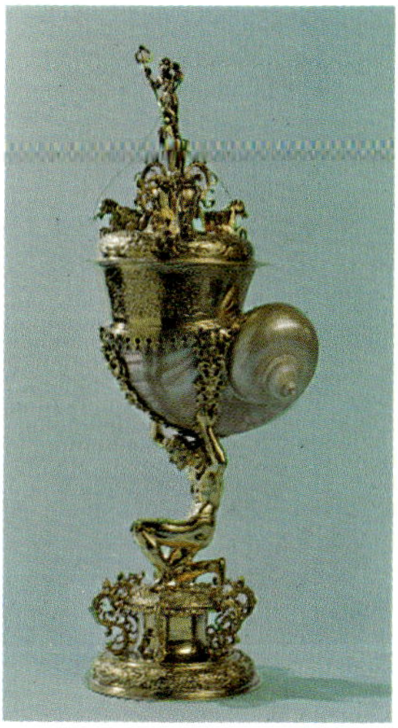

358

358 Nautiluspokal. Nürnberg, 1595. Friedrich Hillebrandt; Nürnberg, Meister 1580, gest. 1608. Silber, gegossen, getrieben, graviert, punziert, vergoldet; Turboschnecke; 38,5 cm. HG 2147. Leihgabe Schlüsselfeldersche Stiftung.
Hillebrandt, einer der leistungsfähigsten unter den vielen um 1600 in Nürnberg tätigen Goldschmieden, kombinierte bei seinen Arbeiten – meist Trinkgefäßen in Gestalt eines Rebhuhns, Schwans, Hahns oder Papageis – Silber und Gold mit edlen Naturstoffen. Als Spätwerke manieristischer Goldschmiedekunst kennzeichnet seine Erzeugnisse, von denen sich heute noch zahlreiche in aus fürstlichen Kunstkammern hervorgegangenen Museen befinden, das Nebeneinander der verschiedenen Goldschmiedetechniken, der plastische Zierat – hier Neptun mit Seepferden auf dem Meere – sowie eigenwillige Formvorstellungen. Auch das Nürnberger Patriziat schätzte den Meister, wie das feinpunzierte Wappen der Schlüsselfelder und Löffelholz mit der Jahreszahl 1595 im Deckel bekundet. P

359 Kleinod der »Gesellschaft der brüderlichen Liebe und Einigkeit« in Kursachsen. Dresden, 1592. Gold, emailliert; 4,8 cm. T 519.
Herzog Friedrich Wilhelm I. von Sachsen-Altenburg, 1591-1601 Administrator von Kursachsen, führte diese Gesellschaft für die Söhne von Kurfürst Christian I. ein, für Christian II. (1583-1610), Johann Georg (1585-1656) und August (1589-1615). Das Kleinod zeigt auf beiden Seiten Frieden und Gerechtigkeit als zwei sich umarmende weibliche Gestalten mit einem Palmzweig bzw. mit einer Waage. Der Rahmen enthält zwischen den Wappenschilden des sächsischen Kurhauses den 1. Vers von Psalm 133: ECCE QVAM BONVM ET QVAM IVCVNDVM HABITARE FRATRES IN VNVM (Siehe, wie fein und lieblich ist's, daß Brüder einträchtig beieinander wohnen). – Solche Gesellschaftsstücke waren damals – in Anlehnung an mittelalterliche Ordenszeichen – in Sachsen beliebt und wurden stets in mehreren Stücken hergestellt und vergeben. vW

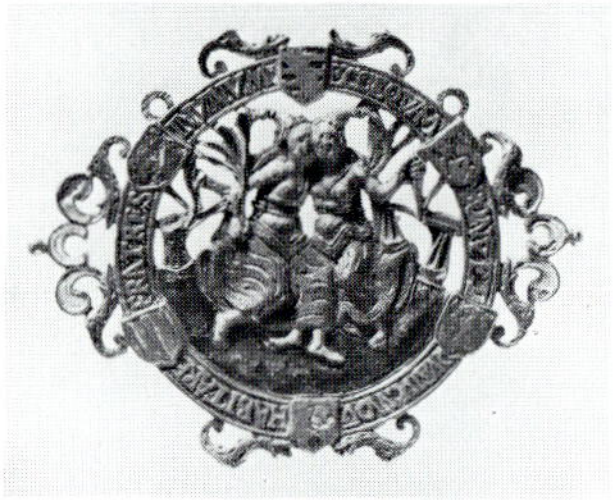

359

360 Ornamentale Füllung. Nürnberg, um 1570. Birnbaumholz (?); 8,7 : 11,5 cm. Pl 553. Leihgabe Stadt Nürnberg.
Die mit Rollwerk, weiblicher Maske und Fruchtgehängen geschnitzte Füllung gehört zu einer über verschiedene Sammlungen verteilten Gruppe von kleinen Holzmodellen nürnbergischen Ursprungs. Seit Peter Flötner waren hier immer wieder Bildschnitzer die Zulieferer von Goldschmiedemodellen, die zu einem Teil tatsächlich benutzt wurden, überwiegend aber schon frühzeitig – wie die Bronze- und Bleiplaketten – als kleine Kunstgegenstände Liebhaber fanden und in Nürnberger Kunstkabinette aufgenommen wurden. Die Nürnberger Herkunft einiger dieser Modellstücke ist gesichert, ohne daß man sie freilich mit einem bestimmten Bildschnitzernamen verbinden könnte. P

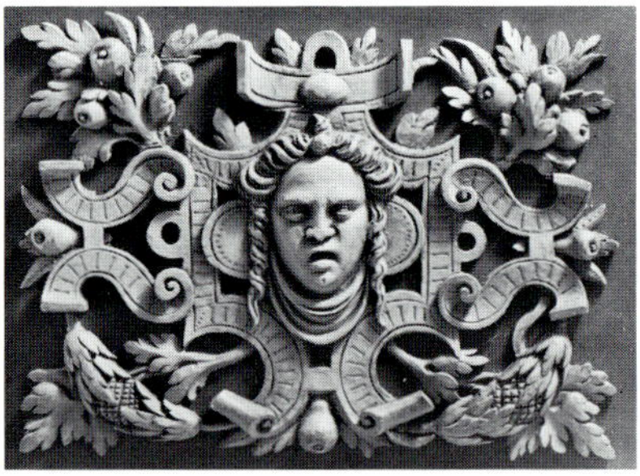

360

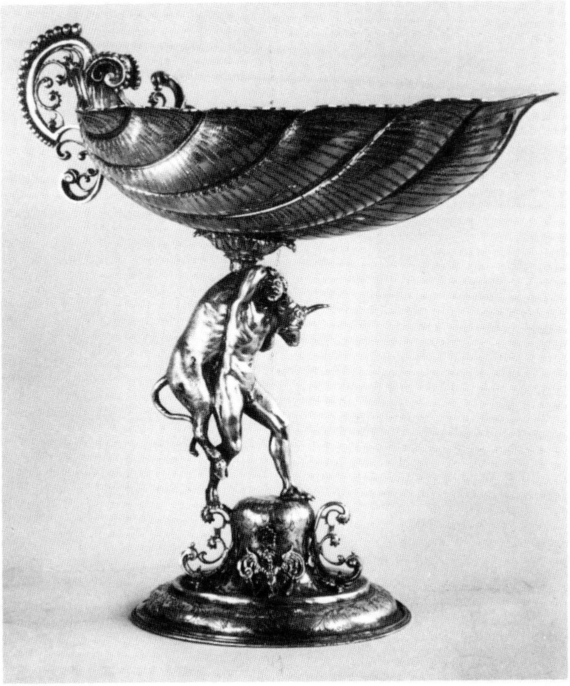

361

361 Muschelschale mit Milon von Kroton. Nürnberg, 1616. Christoph Jamnitzer; Nürnberg 1563-1618. Silber, gegossen, getrieben, geätzt, graviert, vergoldet; 22 cm. HG 8393.
In der handwerklichen Ausführung der verschiedenen hier vorgeführten Goldschmiedetechniken zeigt sich Christoph Jamnitzer, der letzte bedeutende Vertreter der bekannten Nürnberger Goldschmiedefamilie, ebensosehr als Meister wie in der künstlerischen Verbindung von Fußschale, Dekor und Figur des Milon. Sein Werk spiegelt die reichen Möglichkeiten der zeitgenössischen Bestrebungen des europäischen Manierismus wider. Eine geätzte Inschrift auf dem Boden weist das Gefäß als Patengeschenk aus, wofür sich die Geschichte des Milon als Beispiel der Beharrlichkeit vorzüglich eignet: Er trug Tag für Tag ein Kalb auf dem Rücken, bis es zum Stier geworden war. P

362 Muster des Meisterbechers der Goldschmiede. Nürnberg, 1573. Silber, gegossen, getrieben; 20,5 cm. Z 2181. Leihgabe Stadt Nürnberg.
Schon im 15. Jahrhundert bildeten die Goldschmiede in Nürnberg eines der größten Gewerke, die strengen Handwerksgesetzen unterworfen waren. Wer Meister werden wollte, mußte drei Meisterstücke anfertigen, darunter »ein Trinkgeschirr, seines Namens Ageley Blumen von Silber«. 1573 wurden die Muster für den Meisterbecher erneuert und drei neue Stücke angefertigt. Sie wurden dem »Gernmeister«, dem Gesellen, der Meister werden wollte, mehrfach gezeigt; ohne sonstige weitere Hilfe mußte er ein gleichartiges Stück anfertigen, von der gleichen Grundgestalt, nur die getriebenen oder gravierten Zierate konnten variiert werden. Im Museum befinden sich zwei dieser Musterbecher, die nicht mit Marken versehen und nicht vergoldet sind. P

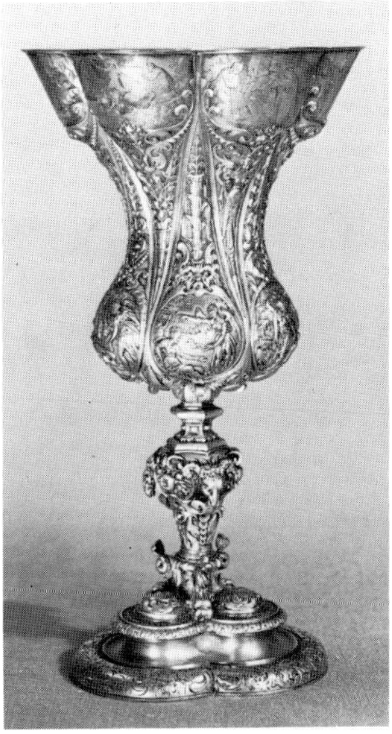

362

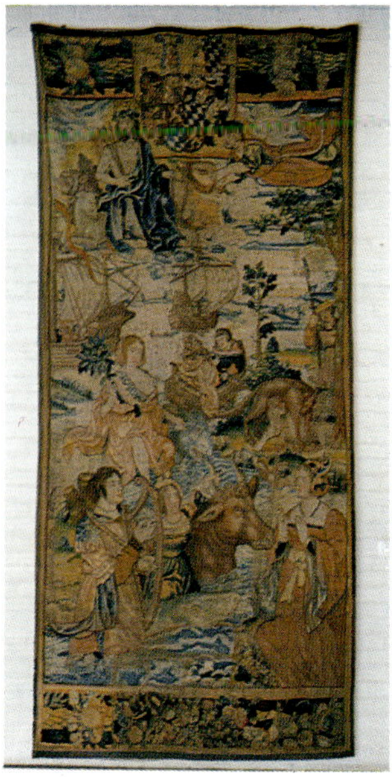

363

363 Das Wirken der Fortuna. Brüssel, gegen 1530. Wandteppich aus Wolle und Seide; 378 : 177 cm. Gew 3946.
Das große Wappen an der oberen Kante des Teppichs ist das des Auftraggebers, des Kurfürsten Ottheinrich von der Pfalz. Eine Meereslandschaft vereint alle die, die von Fortuna, dem günstigen Geschick, geleitet worden sind. Vorn reitet gegenüber von Dido der Sänger Arion – wie hinter ihm Melantho – auf einem Delphin, dazwischen Europa auf dem Stier. In einem Boot sitzt Cäsar, der den Rubikon überquerte; zwei Segelschiffe befördern die Mannschaft des Äneas. Am Ufer säugt die Wölfin Romulus und Remus. In den Lüften thront Phoebus als Sonnengott, begleitet von dem Windgott Äolus. Der Teppich gehörte mit zwei weiteren zu einer Art Triptychon; erhalten ist nur noch der mittlere, größere, mit Prudentia (Klugheit; Heidelberg, Kurpfälzisches Museum). vW

364 Brauttruhe. Oberfranken, um 1583. Eichenholz; Intarsien: Nußbaum, Linde, Ahorn; 104 : 199 : 89 cm. HG 58.
Nach Ausweis des oberen Wappenfrieses wurde die Truhe für Christoph von Wiesenthau und Cordula von Aufseß – wahrscheinlich aus Anlaß ihrer Hochzeit – angefertigt. Die vorgeblendete Front verbindet eine kleinteilige architektonische Gliederung von hohem Relief mit Schnitzerei und intarsiertem Dekor. Die beiden intarsierten Frauengestalten in den von Hermen flankierten Giebelfeldern stellen Justitia (Gerechtigkeit) und Fides (Glaube) vor. Der hohe Sockel und die Deckplatte sind nach altem Vorbild ergänzt. vW

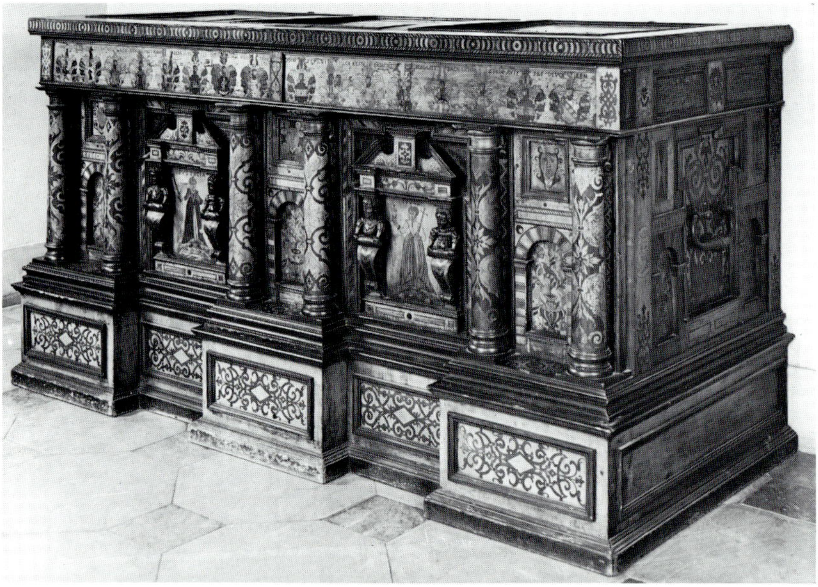

364

365 Salomon und die Königin von Saba. Wismar, um 1555-60. Wandteppich aus Wolle und Seide; 312 : 230 cm. Gew 4157. In antikisierender Rüstung und mit Mantel thront Salomon unter einem Baldachin. Vor ihm kniet die Königin von Saba, ihm ihre Geschenke darbringend. Der schmale untere Bildstreifen zeigt – von einem Wilden Mann und einer Wildfrau flankiert – das Urteil Salomonis über die beiden Frauen, die sich um ein Kind streiten. Für die vom Mecklenburger Herzog um die Mitte des 16. Jahrhunderts ins Leben gerufene Wandteppichproduktion in Wismar haben zunächst emigrierte niederländische Weber gearbeitet. So zeichnet unseren Teppich ein starker niederländischer Stileinfluß aus und hebt ihn ab von den späteren Wismarer Arbeiten, die zwar das gleiche Thema bevorzugten, aber zumeist sehr volkstümlich abwandelten. vW

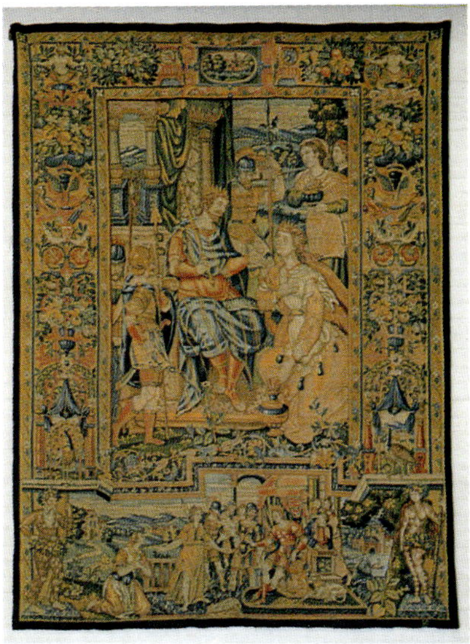

365

366 Zweigeschossiger Schrank, 1541. Nach Entwurf von Peter Flötner; im Thurgau zwischen 1486 und 1495-1546 Nürnberg. Tannen- und Eichenholz; Furnier: ungarische Esche; 235 : 175 : 88 cm. HG 1702.
Die strenge Symmetrie des wohlproportionierten Schrankes ist nur in den aufeinanderbezogenen, geschnitzten Türfeldern des Obergeschosses durchbrochen. Auf diese Weise wird das ausgewogene Verhältnis von aufsteigenden Senkrechten und ruhenden Waagerechten etwas aufgelockert. Vasen mit hohen Blatt- und Blütenständen, Schildtrophäen, Akanthusranken, Delphine, Tierschädel, Triglyphen gehören zum klassischen Ornamentschatz der Renaissance und wurden durch P. Flötner als Dekor des einheimischen deutschen Kunsthandwerks eingeführt. Der Schrank soll ehemals der Nürnberger Patrizierfamilie Holzschuher gehört haben. vW

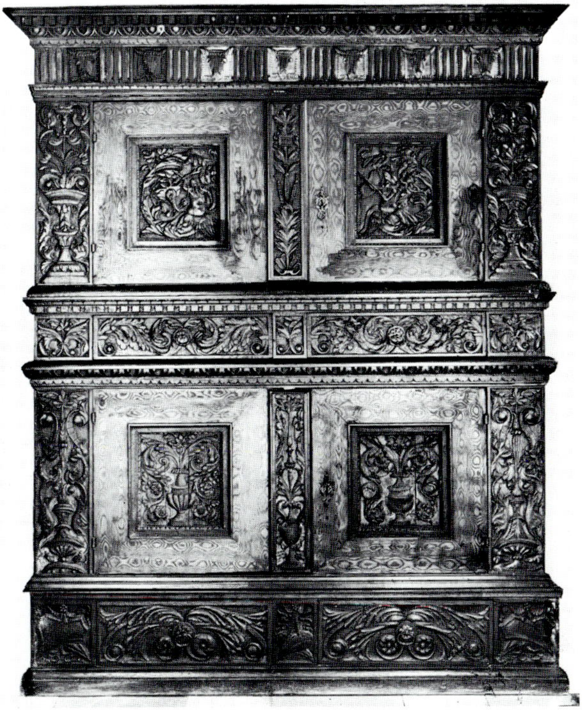

366

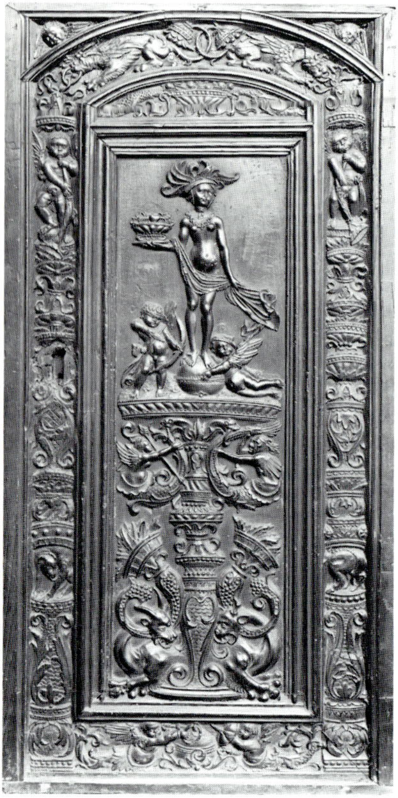

367

367 Zimmertür. Augsburg, 2. Viertel 16. Jahrhundert. Lindenholz; 170 : 84 cm. A 157.
Die Tür, wohl Bestandteil einer Zimmervertäfelung eines reichen Augsburger Hauses, zeigt im Rahmen einer letztlich auf venezianische Vorbilder zurückgehenden Ornamentik ein typisch humanistisch gefärbtes Programm, in dem die Liebe mit der Macht des blinden Schicksals verbunden wird. Venus, angetan nur mit großem Federhut, Halskette und losem, vor dem Schoß flatterndem Schleier, balanciert auf dem Erdball, ihn zugleich beherrschend und doch nur unsicheren Halt findend. Amor verschießt mit verbundenen Augen seine Pfeile. In einer großen Schale trägt die Liebesgöttin das Opfer dieser blindwütigen Liebesmacht, ein von den Pfeilen Amors durchbohrtes menschliches Herz. Der Figurenstil weist auf das Werk des führenden Augsburger Bildhauers der Zeit Hans Daucher (um 1485-1538). Vgl. Nr. 261. Ka

368 Henkelkrug, um 1550. Werkstatt des Paulus Preuning; Nürnberg, tätig ab 1539 bis nach Mitte 16. Jahrhundert. Buntglasierte Hafnerkeramik; 36 cm. Ke 1690.
Neben dem Steinzeug und der aufkommenden Fayence war im 16. Jahrhundert noch die seit alters her bekannte schwach gebrannte Hafnerkeramik, jetzt jedoch meist glasiert, verbreitet. Während bei Fayence und Porzellan die weißglasierten Gefäße mit dem Pinsel bunt bemalt werden, wird bei der Hafnerkeramik der noch ungebrannte Scherben mit farbiger Glasur überzogen. Die Glasurmasse kann durch Zinnoxyd deckend weiß und durch andere Metalloxyde u. a. blau, gelb oder grün gefärbt werden. In der Werkstatt des Paulus Preuning in Nürnberg entstanden vor allem große Krüge mit figürlichen und ornamentalen plastischen Auflagen, einzeln ausgeformten aufgelegten Landsknechten, biblischen Gestalten, kleinen Löwen, Blättern und weißen Stegen, zur Trennung der verschiedenfarbigen Glasuren. Ka

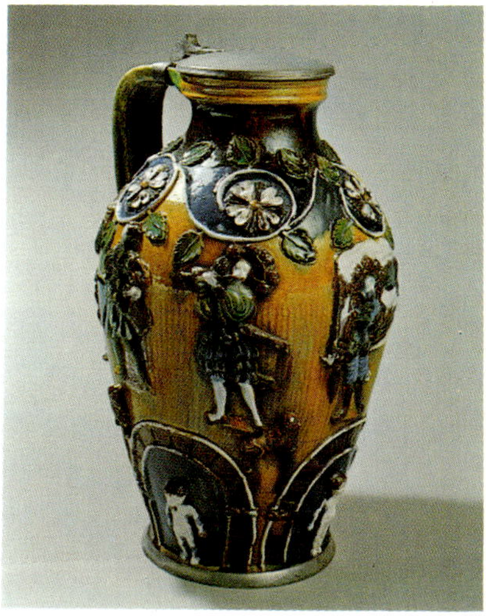

368

369 Schauteller. Schlesien (?), 1608. Buntglasierte Hafnerkeramik; Dm. 37 cm. HG 5392.
Der zum Aufhängen an der Wand bestimmte Zierteller mit der Umschrift »Is was gar ist trink was klar ist 1608« gehört zu einer kleinen Gruppe schlesischer Hafnerkeramik, hauptsächlich Schautellern, die, nach Bodenfunden zu urteilen, möglicherweise in Neiße hergestellt wurden. Im Gegensatz zu den überwiegend transparenten und stark fließenden Nürnberger Glasuren ist bei ihnen durch Zusatz von Zinnoxyd eine undurchsichtige Glasurschicht erreicht, der auch ein völlig anderes farbiges Erscheinungsbild entspricht: Türkis, Stahlblau und Weiß sind die wichtigsten Farben. Eingeritzte Linien trennen die einzelnen Farbflächen scharf voneinander. Ka

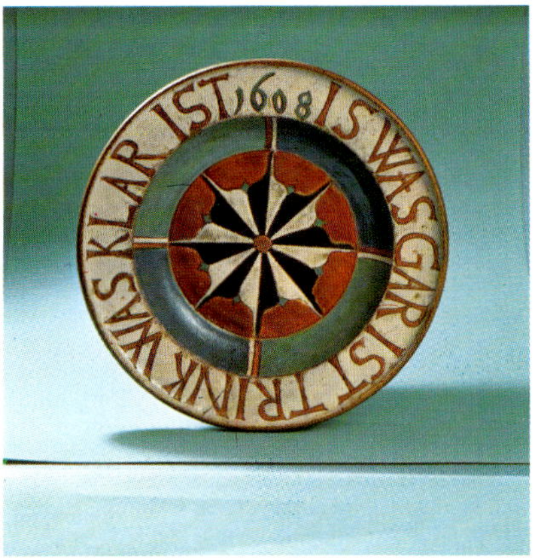

369

370 Teller. Nürnberg, 1530. Fayence, graugelber Scherben, weiß glasiert, blau bemalt; Dm. 41 cm. Ke 2124.
Von einer breiten, mit lockerem Rankenwerk geschmückten Fahne eingefaßt, zeigt der Fond eine noch spätgotisch drapierte, auf der Mondsichel schwebende Muttergottes mit dem Kind im Strahlenkranz. Dieser Teller gehört mit weiteren Stücken des Museums zu den ältesten erhaltenen deutschen Fayencen. Diesseits der Alpen wurden die ersten in Tirol und in Nürnberg hergestellt, die Vorbilder waren aus Venedig importiert und vor allem als Hochzeitsschüsseln beliebt. In Nürnberg fertigte die Werkstattgemeinschaft des Augustin Hirschvogel mit Hans Nikkel und Oswald Reinhard, der in Venedig selbst die Kunst des »Schmelzens« erlernt hatte, ebenso wie die Werkstatt des Paul Preuning Albarelli, Schalen und Flaschen. F

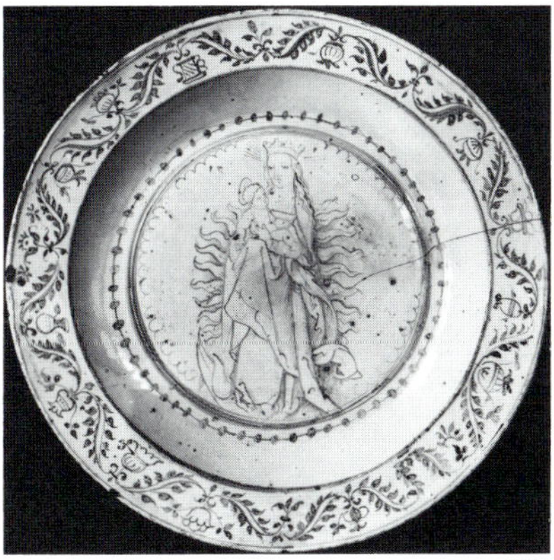
370

371 Schale. Faenza, um 1560-70. Virgiliotto Calamello; tätig in Faenza bis gegen 1570. Majolika, gelber Scherben, weiß glasiert, bemalt; Dm. 46 cm. Ke 1892.
Die Fahne und Spiegel zusammenfassende Malerei führt die neun Lebensalter des Mannes in symmetrischem Auf- und Absteigen vor. Nach deutschem graphischen Vorbild sind sie in das Weltgericht eingestellt, zwischen Christus und den Höllenschlund, aus dem links erlöste Seelen aufsteigen und in den rechts verdammte hinabstürzen. Um 1540 verdrängte die auf weißer Glasur skizzenhaft aufgetragene Malweise allmählich die bis dahin in Faenza geübte Technik der polychromen Majoliken. Der Anstoß kam von dem damals in größeren Mengen eingeführten ostasiatischen Porzellan, das man nachzuahmen trachtete. V. Calamello ist vor allem durch sein Service aus dem Jahre 1556 für Aloisio d'Este bekannt. F

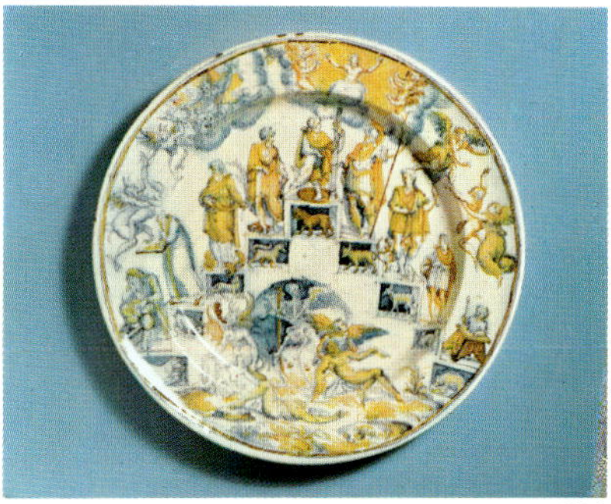
371

372 Reichsadlerhumpen. Deutschland oder Böhmen, 1596. Grünliches Glas, Emailmalerei; 26,6 cm. Gl 433.
Die Wandung des zylindrischen Humpens zeigt den Reichsadler (Doppeladler), vor dessen Brust ein Kruzifix schwebt und auf dessen Flügeln nach dem Vorbild eines Holzschnittes von Hans Burgkmair 56 Wappen von Gliedern des Reiches nach Quaternionen geordnet und mit Beischriften versehen sind. Die Reichsadlerhumpen erfreuten sich bis zum Ende des 17. Jahrhunderts großer Beliebtheit. Das Fassungsvermögen solcher Gefäße – drei bis vier Liter – vermittelt einen Einblick in die Trinkgewohnheiten der Zeit. Wie die Ochsenkopfgläser, entstanden vielleicht auch diese im Fichtelgebirge, wo die Hütte von Bischofsgrün das Zentrum der Glasmacherei bildete. F

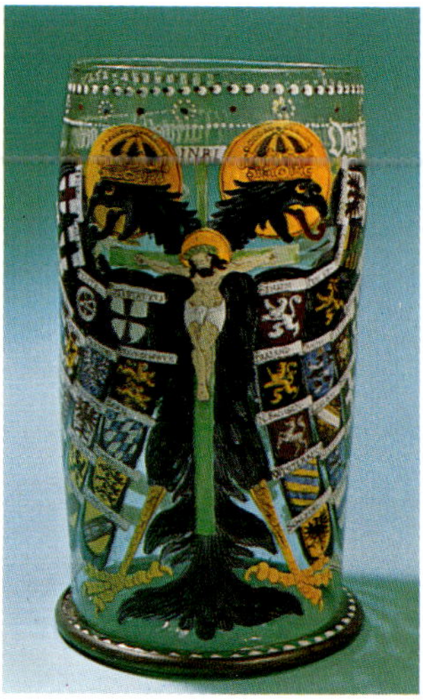

372

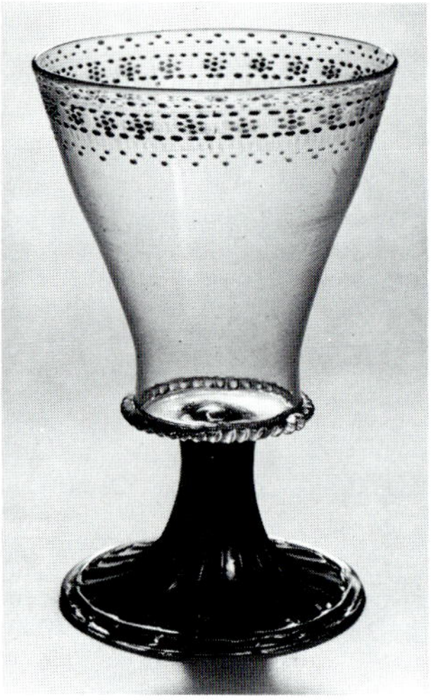

373

373 Pokal. Murano, 1. Hälfte 16. Jahrhundert. Farbloses und dunkelblaues Glas, Emailmalerei, Vergoldung; 11 cm. Gl 164.
Durch die engen Beziehungen Venedigs zu Byzanz und dem Orient erhielten auch die dortigen Glasmacher bedeutende Anregungen. Bereits seit 1383 waren diese den Künstlern gleichgestellt und hochgeehrt. Um 1500 gelang es ihnen, das reine, farblose Glas herzustellen. Als begehrtes Handelsobjekt ging das »Cristallo« in nahezu alle Länder Europas, bis – trotz der schweren Strafen, die entflohenen Glasbläsern drohten – mit deren Hilfe auch nördlich der Alpen eigene Hütten gegründet wurden. Die Form des Pokals weist auf Vorbilder aus der Goldschmiedekunst, bei der in gleicher Weise Fuß und Kuppa voneinander abgesetzt sind. F

374 Ochsenkopfglas. Fichtelgebirge, 1688. Grünes Glas, Emailmalerei; 32,6 cm. Gl 399.
Der Humpen mit dem Wappen des Carl Erdmann von Falkenstein zeigt den dicht bewaldeten, von Tieren bevölkerten Ochsenkopf, der damals als höchster Berg des Fichtelgebirges angesehen wurde; seine Schätze verschließt eine goldene Kette. Von ihm entspringen die Flüsse Eger, Saale, Main und Naab. Inschrift: »Ich bin der Edle Fichte Bergk, darinn gott schuff manch schöneß werck, den Silber, gold unnd Edle stein, In mir Recht Ann Zu treffen sein, doch findtet da nicht einfalt das, weiln desen schatz ohn underlaß ümbgeben Ist mit einer kett Inn den der stark qual besteht, außden mayn, Eger, Naab und saal endt springen und-den all Zu mahl, hin lauffen in vier endt der welt, drumb suche Recht wen dirß gefält den schlüssl, so wirstu allein, der Reichst in diesen landte sein, wie oft du nun drinckst auß mir, so gibe den höchsten danck darfür. ANNO 1688.« F

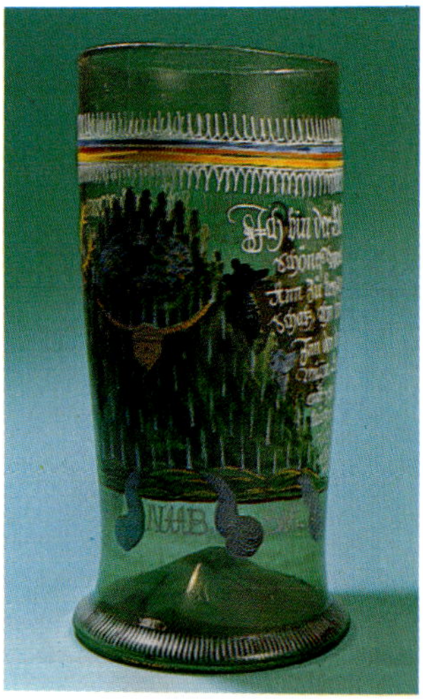

374

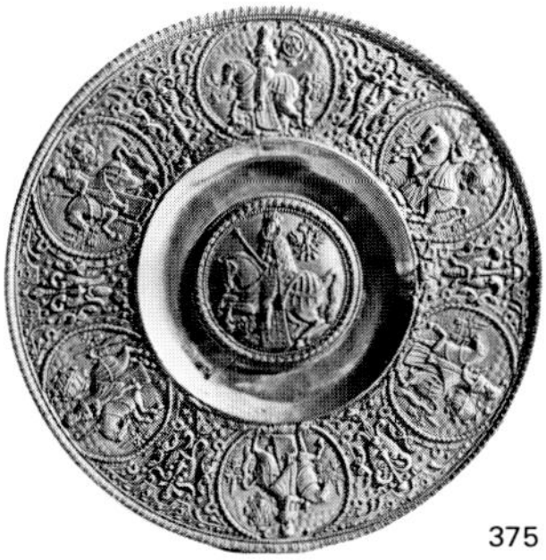
375

375 Teller mit Kaiser Ferdinand III. Nürnberg, um 1637. Michel Hemersam; Nürnberg 1596-1658. Reliefzinn; Dm. 20 cm. HG 458.
Während Gegenstände des täglichen Gebrauchs im 16. Jahrhundert auch mit Reliefzierat versehen wurden, bildet sich zu Beginn des 17., wohl zuerst in Nürnberg und unter dem Einfluß Caspar Enderleins, die Gepflogenheit heraus, handspannengroße Zinnteller mit Reliefzierat zu gießen, die der bloßen Betrachtung dienen sollten. Neben biblischen Themen, wobei meist kleine Rundbilder von spätmanieristischem Dekor gerahmt sind, fanden die sog. Krönungsteller mit den Kaisern Ferdinand II. bzw. Ferdinand III. und den Kurfürsten – 1637 bei Krönung des letzteren gleich neun Modelle – souvenirartige Verbreitung; seltener erscheinen König Gustav Adolf von Schweden oder der Türkenkaiser. Diese figürlichen Motive blieben wie die Blumenfriese bis ins 18. Jahrhundert auf Zinntellern beliebt. P

376 Schüssel mit Muttergottes. Nürnberg, 1611. Formschneider Caspar Enderlein; Basel 1560-1633 Nürnberg; Gießer Sebald Stoy; Nürnberg um 1580-1623. Reliefzinn; Dm. 46,4 cm. HG 1709. Leihgabe Lorenzkirche, Nürnberg.
Wie mancher andere große Kunsthandwerker ist C. Enderlein 1584 von auswärts zugezogen und wurde dann 1586 in Nürnberg Meister. Die von ihm hier entfaltete maßgebliche Tätigkeit bestand vor allem darin, daß er – zu einem guten Teil nach Werken des Franzosen François Briot – neugestaltete Formen für andere Nürnberger Zinngießer schnitt. Besonders gefragt war offensichtlich seine Temperantiaschüssel, zu der – als Gießgarnitur oder als Taufgerät verwendet – stets eine Kanne gehört. Die Marienschüssel der Lorenzkirche variiert diesen Typus und zeigt in der Mitte statt der Temperantia die Muttergottes, umgeben von den vier Elementen und den Freien Künsten auf den Spiegeln des Randes. P

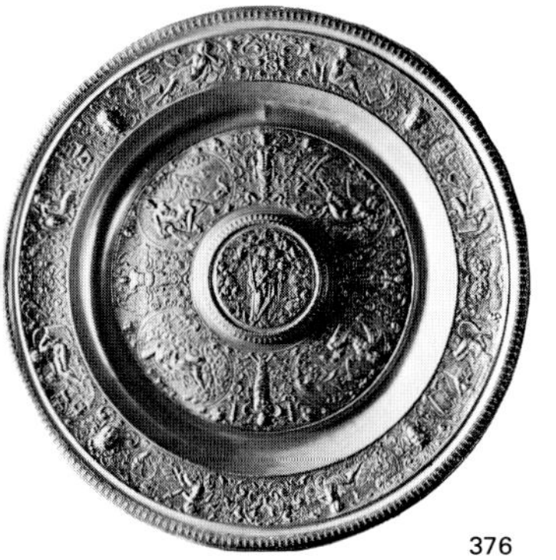
376

377 Bartmannkrug. Köln, um 1540. Braunes salzglasiertes Steinzeug; 33,5 cm. Ke 2295.
Wappenkrug. Raeren, 1598; Werkstatt des Jan Baldems Mennicken. Braunes salzglasiertes Steinzeug, Zinnmontierung; 51 cm. Ke 2312.
Schnelle (Trinkgefäß). Siegburg, 1573; Töpfer L.W. Weißes salzglasiertes Steinzeug; 35 cm. Ke 2330.
Die auf der Scheibe geformten Tongefäße wurden durch einen sehr hohen Brand von 1100-1300 Grad hart und wasserundurchlässig. Aus Matrizen gepreßte Tonreliefs, die, auf die Wandung aufgetragen, mitgebrannt und glasiert wurden, waren der übliche Schmuck. Die Modeln gehen zumeist auf graphische Blätter des 16. Jahrhunderts von Virgil Solis, Sebald Beham, Jost Amman u.a. zurück. Die vor allem auf Kölner und Frechener Krügen vorkommenden Bartmasken knüpfen möglicherweise an Trinkgefäße mit Gesichtsdarstellungen an, die Kölner Ausgrabungen schon für die spätrömische Zeit nachweisen. Ke

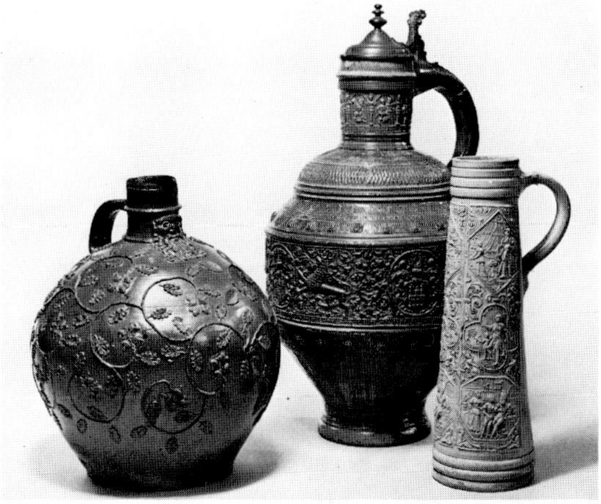
377

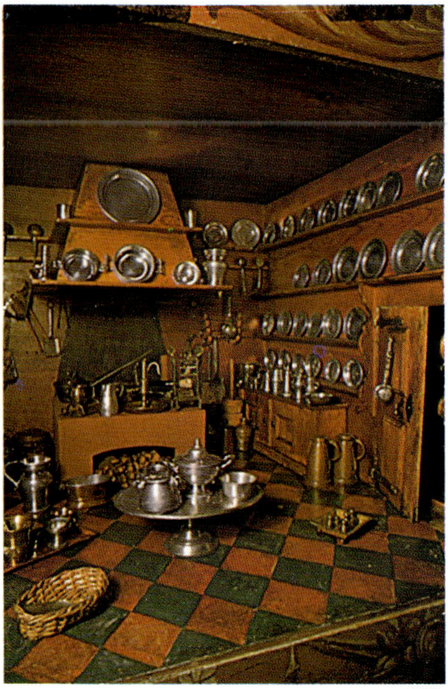

378

378 Küche eines Puppenhauses. Nürnberg, 17. Jahrhundert mit späteren Ergänzungen. HG 7831. Leihgabe Bäumler.
Bis weit in das 18. Jahrhundert hinein wurde in vielen Häusern auf einem großen Herd, meist in der Mitte der Küche, mit offenem Feuer gekocht; der Rauch zog durch den offenen Schlotfang ab. Das Geschirr und das notwendige Gerät, aus Holz, Ton oder Fayence, aus Zinn, Kupfer, Messing oder Eisen, bewahrte man auf langen Borden auf, die sich übereinander an den Wänden entlang hinzogen. Bei diesem Puppenhaus war im 19. Jahrhundert die originale Bemalung mit einer hellen Einheitsfarbe übertüncht worden. Erst vor wenigen Jahren konnte das dunkle Rot mit den hellen Blütengehängen, Ranken und Kartuschen, das den Außen- und den Innenwänden ihren zeittypischen Charakter verleiht, wieder freigelegt werden. vW

379 Puppenhaus. Nürnberg, 1639. 217 : 152 : 52 cm. HG 4063.
Dieses Haus, das allerdings keine Puppen enthält, ist das einzige der vier großen Puppenhäuser aus dem 17. Jahrhundert im Museum, dessen gesamte Einrichtung – bis hin zu dem handgeschriebenen Brief auf dem Tisch des Zimmers im ersten Stock oder dem Spinett auf dem Vorplatz des zweiten – noch aus der Entstehungszeit stammt. Zum richtigen Spielen waren aber die frühen Puppenhäuser nicht bestimmt, vielmehr dienten sie zur anschaulichen Belehrung und Unterweisung der heranwachsenden Töchter. Bei fast jeder Einzelheit des süddeutschen barocken Bürgerhauses und seines Hausrates läßt sich auf die Puppenhäuser verweisen. Aber nie sind sie die Miniaturausgabe eines tatsächlichen Hauses gewesen, sondern bieten ein solches und seinen Inhalt beispielhaft dar. vW

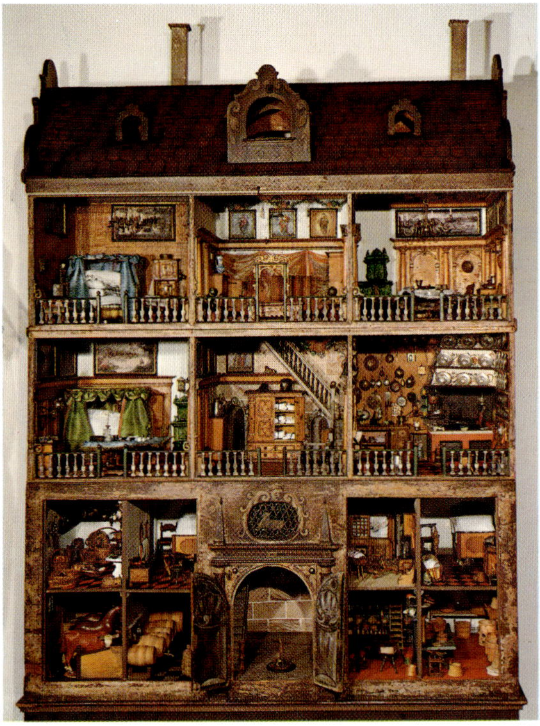

379

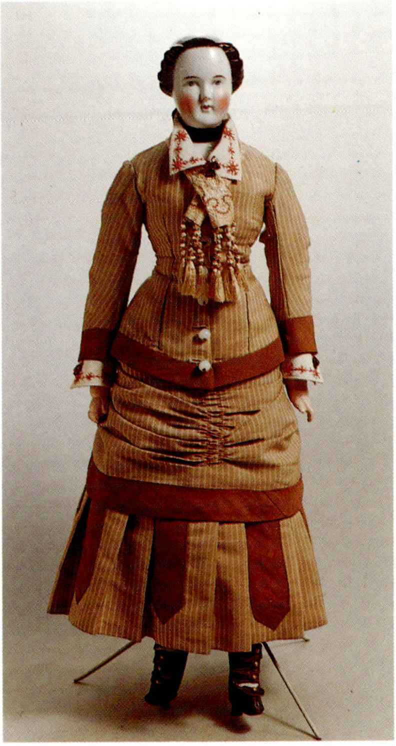

380

380 Puppe. Deutsch; Porzellankopf Mitte 19. Jahrhundert, Kleid um 1878. 57 cm. HG 7973.
Die anmodellierte Frisur mit dem seitlich eingerollten und hinten zu einem Zopfknoten zusammengesteckten Haar zeigt, daß die Puppe nach einer Generation neu eingekleidet worden ist. Nun trägt sie über Leinenwäsche zwei Halbunterröcke, der eine aus gemustertem bräunlichen Kattun. Das zweiteilige Kleid aus einem hellbraunen Stoff mit feinen Streifen besteht aus einem Faltenrock mit als Cul gerafftem Überrock und einem taillierten Oberteil mit Schoß, das vorn mit Perlmuttknöpfen geschlossen ist. Zur neuen Mode gehört ebenso das schwarze Samtband um den Hals, der bestickte Seidenschal mit langen Quasten, die Lederstiefel mit vier Goldknöpfen und hohen Absätzen. Bis zum Ende des 19. Jahrhunderts stellten Spielpuppen fast ausnahmslos – von tatsächlichen Babypuppen abgesehen – Erwachsene vor. vW

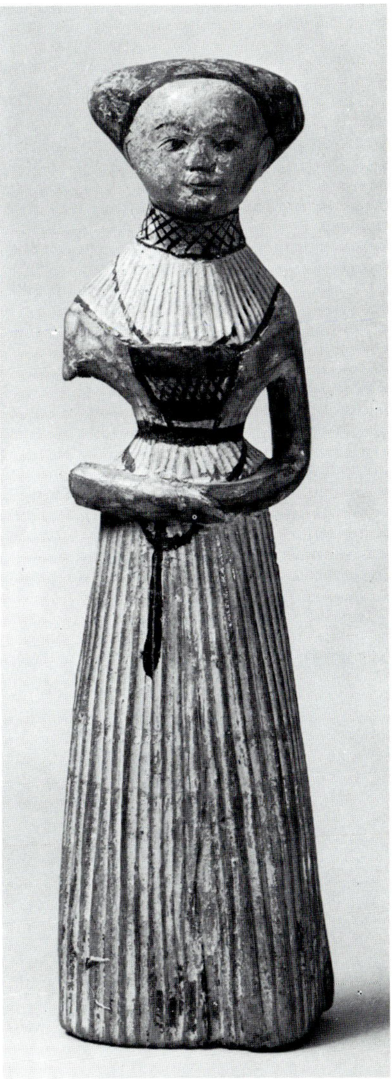

381

381 Puppe. Thüringen, um 1530. Lindenholz, geschnitzt und gefaßt; 21 cm. Pl 2993.
Wie bei den Kleidern der von Lukas Cranach porträtierten Damen war der lange, fein plissierte Rock des vollrunden Figürchens in modischer Zeittracht ursprünglich mit breiten weinroten Streifen versehen. Die Puppe ist hinter der Vertäfelung in einem Thüringer Schloß gefunden worden, wohin sie frühzeitig verschwunden sein dürfte und wo Mäuse sie angenagt haben. Aus dem 16. Jahrhundert kennt man Puppen sonst fast nur von Abbildungen auf Gemälden und Holzschnitten und aus schriftlichen Nachrichten.
vW

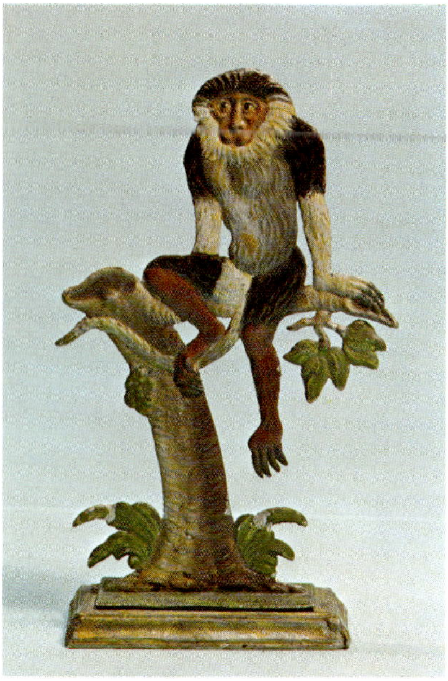

382

382 Affe, Ende 18. Jahrhundert. Johann Georg Hilpert; Coburg 1732-1801 Nürnberg. Zinn, gegossen, bemalt; 12 cm. HG 5094. Leihgabe A. Krauss.
Hilpert, der mit seinem Bruder und seinem Sohn zusammenarbeitete, gilt als der erste Zinnfigurenhersteller. Die Vorlagen für seine Folgen von besonders sorgfältig gezeichneten und nach dem Guß ziselierten Affen, Meerkatzen, Hirschen oder Rentieren hatte er in dem mit vielen exakten Kupferstichen ausgestatteten »Bilderbuch für Kinder« gefunden, das F. J. Bertuch seit 1790 in Weimar herausgab. Die Zinntiere sind auf ihren profilierten Sockeln mit den lateinischen Namen versehen. Als naturwissenschaftliches Anschauungsmaterial dienten sie ebenso didaktischen Zwecken wie im frühen 19. Jahrhundert die Serien von mittelalterlichen Rittern, antiken Göttern, Angehörigen fremder Völkerschaften oder exotischen und einheimischen Lebewesen in Zinn. vW

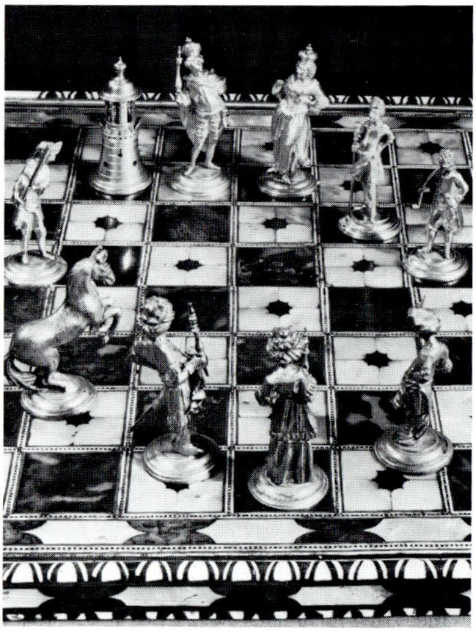

383

383 Schachspiel, Ausschnitt. Österreich, um 1710. 44 : 44 cm (Brett); 7-8,2 cm (Figuren). HG 9708.
Das zusammenklappbare Brett mit Auflagen aus Perlmutt und Schildpattimitation ist auf der einen Seite für das Tricktrack-, auf der anderen für das Schachspiel eingerichtet. In Bronze gegossen und versilbert bzw. vergoldet, stellen die Schachfiguren König und Königin als Sultan und Sultanin bzw. als europäische Fürsten, die Springer als Pferde, die Läufer und Bauern als türkische Krieger bzw. als rauchende und waffentragende österreichische Grenadiere vor. Wie hier die Türkenkriege des 17. und frühen 18. Jahrhunderts die Figurenbildung der beiden Parteien motiviert haben, bestimmten immer wieder Zeitereignisse und die für die verschiedenen Zeiten charakteristischen Interessen, Vorstellungen, Meinungen und Fragen die Bilder und Motive der Spiele. vW

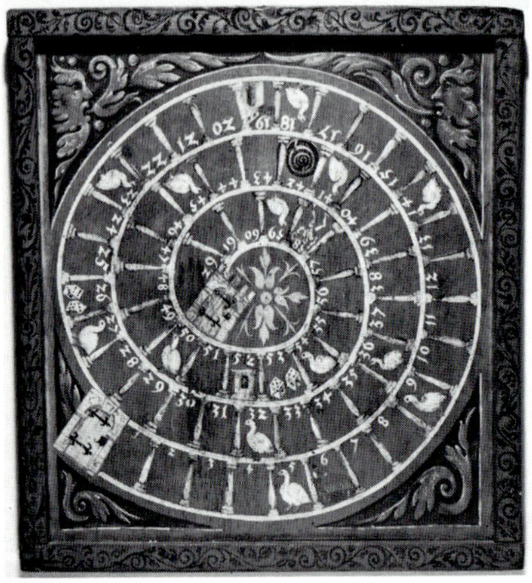

384

384 Brett für das Gänsespiel. Süddeutschland, 1. Viertel 17. Jahrhundert. Holz, bemalt; 45,5 : 40,5 cm. HG 1412.
Die unterhaltenden Laufspiele stehen in einer bis zu den Ägyptern zurückreichenden Tradition. Das zu diesen gehörende Gänsespiel scheint im 16. Jahrhundert in Deutschland entstanden zu sein; bald breitete es sich nach Italien, Frankreich und den Niederlanden aus. Der bei unserem Exemplar gemalte, sonst häufig auch gedruckte, Spielplan ist meist in einer, in 63 Felder aufgeteilten, Spirale angelegt. Entsprechend der beim Würfeln erzielten Augenzahl rückt jeder Spieler vor; kommt er auf ein Feld mit einer Gans, kann er noch einmal so weit ziehen. Hemmnisse der verschiedensten Art auf mancherlei Straffeldern bringen Verzögerungen, Rückzieher oder gar zeitweiligen Ausschluß. Im Laufe der Zeit entwickelten sich aus dem Gänsespiel eine Vielzahl ähnlicher Spiele mit anderen Bildern. vW

385 Abundantia-Krug. Creußen, 1683. Braunes salzglasiertes Steinzeug mit Reliefs und Emailfarbenbemalung; Zinnmontierung; 23 cm. Ke 327.
Neben einer großen Anzahl von buntbemalten Apostel-, Kurfürsten- und Wappenkrügen aus Creußen blieben nur einige wenige Abundantiakrüge, die alle zwischen 1680 und 1685 entstanden sind, erhalten. Das Relief der Abundantia, der Verkörperung der Fülle und des Überflusses, geht auf eine etwa hundert Jahre ältere, durch Kupferstiche verbreitete Zeichnung der »Terra« von Hendrik Goltzius zurück. Auch an früherem, unbemaltem Creußener Steinzeug fallen neben den charakteristischen Kettenbändern, Wulsten und Kerbschnittfriesen Ornamentformen auf, die in europäischen Kunstzentren Jahrzehnte früher modern waren. Die Creußener Töpferei blühte vor allem im 17. Jahrhundert, später wurde sie von der Fayence verdrängt. Ke

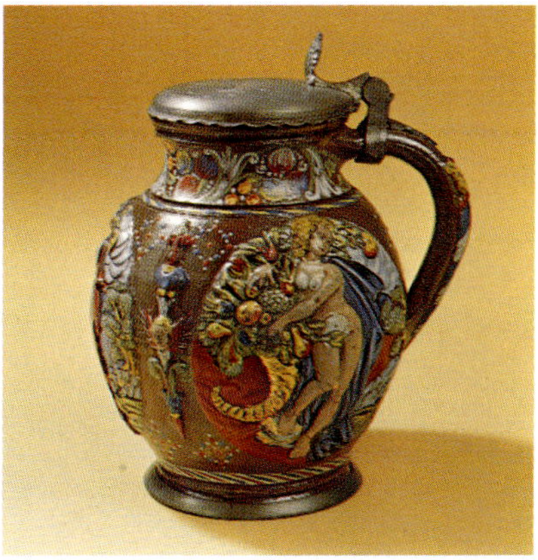

385

386 Humpen mit Anbetung der Hll. Drei Könige. Sachsen, um 1585-90. Braunglasiertes Steinzeug mit Reliefauflagen; Zinnmontierung; 26 cm. Ke 380.
Der Humpen fällt durch die Frische der originellen Darstellung der Krippe mit den sich nähernden Königen auf. Vergleichbare Stücke, die eine Zuschreibung an eine bestimmte Werkstatt ermöglichen würden, sind nicht bekannt. Die waagrecht um das Gefäß laufenden Zinnbänder finden sich nur an sächsischem Steinzeug. Material und Verarbeitung weisen auf Waldenburg oder Zeitz. Die Löwenköpfe unter dem Bildfeld, die mit Engelköpfen abwechseln, haben früher kleine Anhänger, Schilde oder Namenstafeln getragen, wie man das häufiger an Zunftpokalen aus Edelmetall sieht. Ke

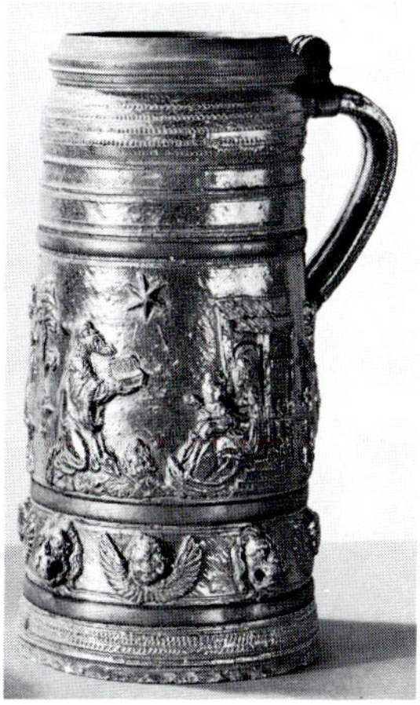

386

387 Kabinettschrank. Oberbayern (München?), um 1670. Nußbaumholz; 320 : 150 : 69 cm. HG 9343.
Die wuchtigen Proportionen, die architektonische Ausgestaltung der Türfelder, die Besetzung der Kanten mit rahmenden, gedrehten Säulen mit Blattmaskenkapitellen, das kräftige Akanthusschnitzwerk und die schweren, den Aufsatz seitlich begleitenden Bandvoluten kennzeichnen die süddeutsche Herkunft des Möbels. Die Türen seines Hauptgeschosses verbergen eine breite Schubladenfront mit verschlossenem Mittelfach sowie Geheimfächern. Die vier in Lindenholz geschnitzten Figuren stellen die Göttinnen Venus, Juno (?), Ceres und Diana vor. Die Wappen – in den Bekrönungen der Türfelder – beziehen sich auf den fürstbischöflich-freisingschen Kämmerer Oswald Ulrich Egkher von Kapfing und Lichtenegg (1644-1712) und seine Frau Anna Rosina Goder von Kriegsdorff. Die bekrönende Uhr wurde um 1720/30 hinzugefügt. vW

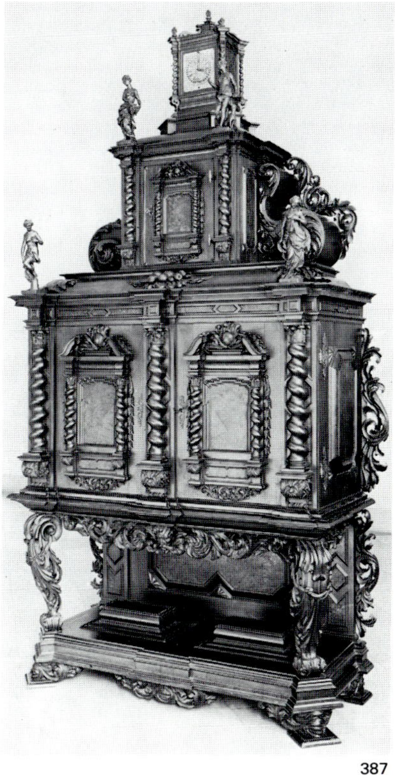

387

388 Offizin und Kräuterkammer der Nürnberger Sternapotheke, um 1725. Arzneischrank aus Kiefern- und Lindenholz; 400 : 400 cm. PhM 2006-2009.
Die Prunkliebe des höfischen Barock war im 17. und 18. Jahrhundert vorbildlich für das Stadtbürgertum. Als der Besitzer der Nürnberger Sternapotheke, Wolfgang Friedrich Dieterich, die neue Offizin in Auftrag gab, ließ er einen Arzneischrank anfertigen, dessen Aufriß einem Schloßportal ähnelt. Die Bemalung des Schranks ahmt grauen Marmor nach. Drei gewundene Säulen, von geschnitztem Goldefeu umrankt, mit goldenen Kapitellen stützen ein stark profiliertes Gebälk. Die mittlere Säule trägt das denkmalhaft aufgebaute Familienwappen. Die wuchtigen Giebelansätze sind mit Sternemblemen geschmückt. Die zugehörige Kräuterkammer besteht aus Wandschränken mit Schubfächern; letztere sind mit Landschaften bemalt, die zum Teil bildliche Hinweise auf die Heilmittel geben, die in ihnen verwahrt wurden. Sta

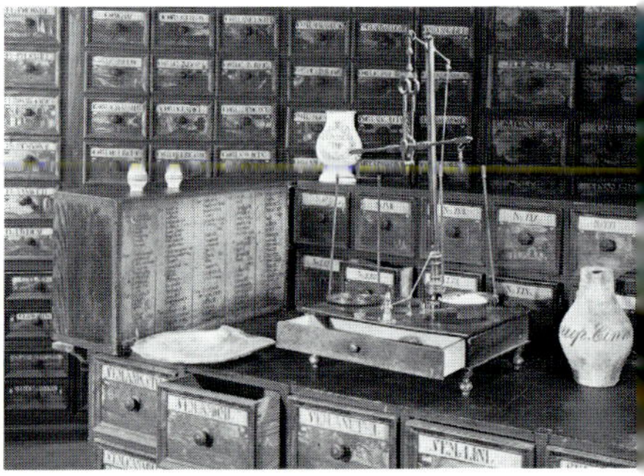
388

389 Offizin der Hirschapotheke zu Öhringen/Württ. Frühes 18. Jahrhundert. Schränke und Regale Tannenholz, Galerie Lindenholz. PhM 2001.
Die Offizin wurde 1888 der erst fünf Jahre vorher gegründeten pharmaziehistorischen Abteilung des Museums eingegliedert. Ihr festliches Aussehen erhält sie durch die mit Rosengirlanden bemalten Pilaster und die goldene Galerie über den Regalen. Diese besteht aus Blattwerk mit Palmetten und ist durch Blumenvasen und figürliche Motive gegliedert: Putten, Phoenix- und Adlerpaar. Die Regale sind gefüllt mit in dieser Ausstattung nicht zugehörigen Kannen, Vasen, Töpfen, Albarelli aus Fayence und Porzellan. Bei den Fayencen haben das Übergewicht die farbensatten italienischen des 16./17. Jahrhunderts (u.a. aus Faenza, Urbino, der Toskana und Venedig). Die seltenen deutschen Gefäße der gleichen Zeit begnügen sich mit Blaudekor auf hellem Grund.
Sta

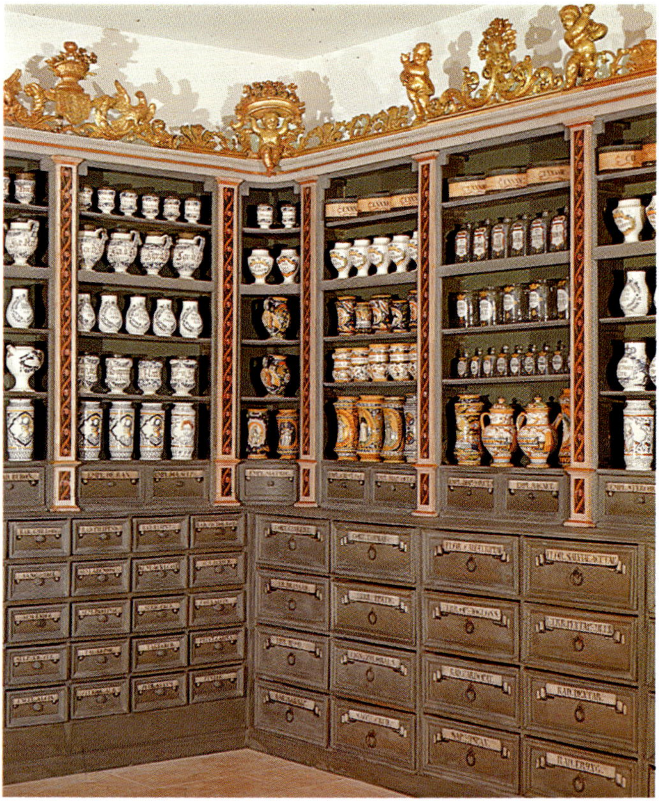
389

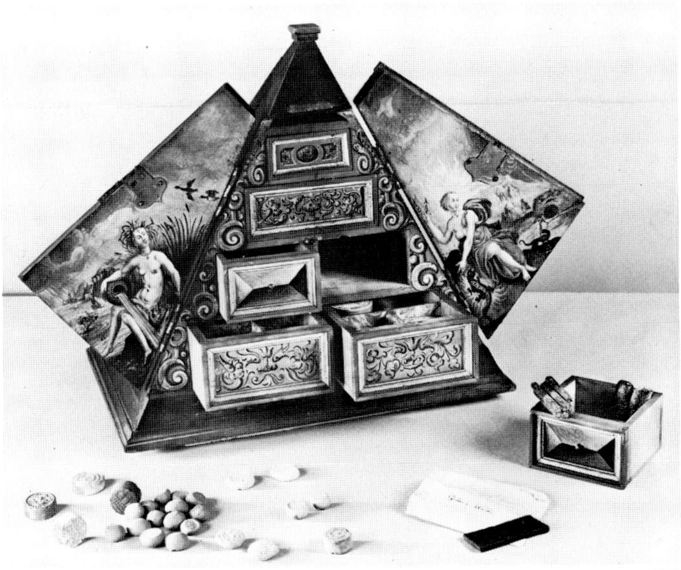

390

390 Hausapotheke. Süddeutschland, um 1600. Ahorn-, Birnbaumholz; 38:40 cm. PhM 2033.
Die Halbpyramide ist für ein Möbel eine höchst ungewöhnliche Form, die sich nur in Verbindung mit der Bestimmung als Hausapotheke als Hinweis auf uralte Heilkünste erklären läßt. Die Innenseiten der Flügeltüren zeigen die vier Elemente; sie galten als Sinnbilder der Kardinalsäfte des Menschen – Blut, Schleim, gelbe und schwarze Galle –, aus denen man die vier Temperamente ableitete: Choleriker, Melancholiker, Sanguiniker und Phlegmatiker. Ihnen entsprechend mußten die Arzneimittel ausgewählt werden. Die Vorderseite der Apotheke enthält Schubladen für Trockenarzneistoffe, die Rückseite Öffnungen für (fehlende) Standgefäße. Sta

391 Kassette (Oberteil). Wohl Nürnberg, 1573. Eisen, geätzt; 14:31,7:16,7 cm. HG 7919.
Im Laufe des 16. Jahrhunderts entwickelte sich innerhalb des Handwerks der Plattner (Harnischmacher) ein eigener Zweig der Ätzmaler. Oft waren es die Kleinmeister der Graphik, die sowohl Harnische als auch Kästchen und ähnliches mit Ätzmalereien verzierten. Diese vor allem in Nürnberg gepflegte Spezialität erreichte hier eine hohe Blüte. In kunstvoll mit Mauresken geätzten Kästchen verwahrte man Wertgegenstände und Urkunden, z.B. Heiratsurkunden, worauf bei unserer Kassette die dargestellten Tugenden – Wahrheit, Stärke, Weisheit, Liebe, Glaube, Hoffnung, Gerechtigkeit und Mäßigkeit – zu verweisen scheinen. Die Ätzungen der Rückseite spielen mit dem Kampf zwischen einem Ritter und einem Türken, an dessen Ende eine Jungfrau den Sieger durch Kranz und Becher ehren wird, auf die damaligen kriegerischen Auseinandersetzungen mit den Osmanen an. F

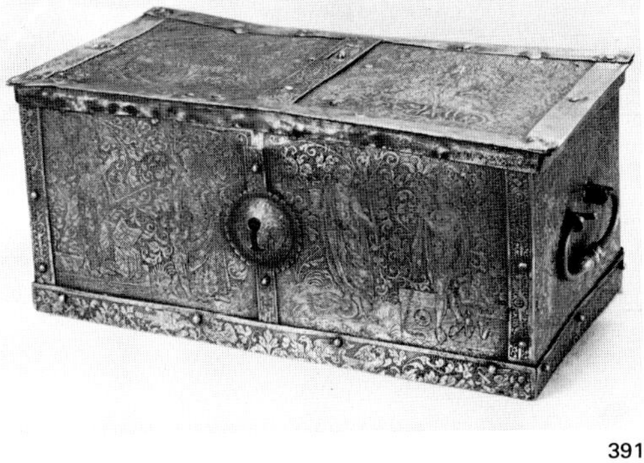

391

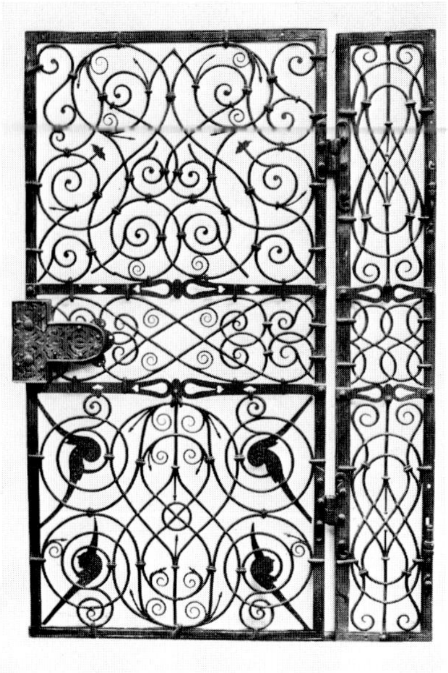

392

392 Zweiflügelige Gittertür. Augsburg, um 1600. Schmiedeeisen; 186:120 cm. A 1720/21.
Die Ablösung des Vierkanteisens durch den Rundstab ermöglichte beim Eisengittor im 16. Jahrhundert die charakteristische Ausbildung von Spiralen, da Rundeisen in erwärmtem Zustand geschmeidig sind und sich leicht biegen lassen. Die Spiralen wurden durch Bünde zusammengehalten oder im Durchsteckverfahren zu Flechtwerk zusammengefügt. Der lineare Charakter deutscher Gitter des 16. Jahrhunderts, den nur selten Spindelblüten oder wie hier Eicheln oder kleine vegetabile Endblüten bereichern, erinnert eher an die Kaligraphie zeitgenössischer Schreibmeistervorlagen als an die Ornamentformen der übrigen Zweige des Kunsthandwerks mit dem beherrschenden Roll- und Beschlagwerk. Ka

393 Wandarm für ein Aushängeschild. Süddeutschland, 3. Viertel 18. Jahrhundert. Schmiedeeisen; 96:110 cm. A 3214.
Das Erscheinungsbild schmiedeeiserner Gitter war selbst während des Barock lange Zeit noch durch die Technik ihrer Herstellung bestimmt; erst im Verlauf des 18. Jahrhunderts ergriff mit dem Rokoko die herrschende Ornamentform auch das Schmiedeeisen. Bei zunehmender Verwendung von im Gesenke halbmaschinell geschaffenen Einzelteilen wurde das geschmiedete tragende Grundgerüst mit Blättern und Rocaillenwerk besetzt, oft ganz verdeckt und die bisher eindimensional linear konzipierten Formen so plastisch bereichert. Der eiserne Wandarm, der mit Blättern und Rocaillen belegt ist und in eine große plastische Blüte ausläuft, endet unten in einer gekrönten Schlange mit einem Ring im Maul, an dem ursprünglich ein Wirtshaus- oder Handwerkszeichen als Ladenschild hing. Ka

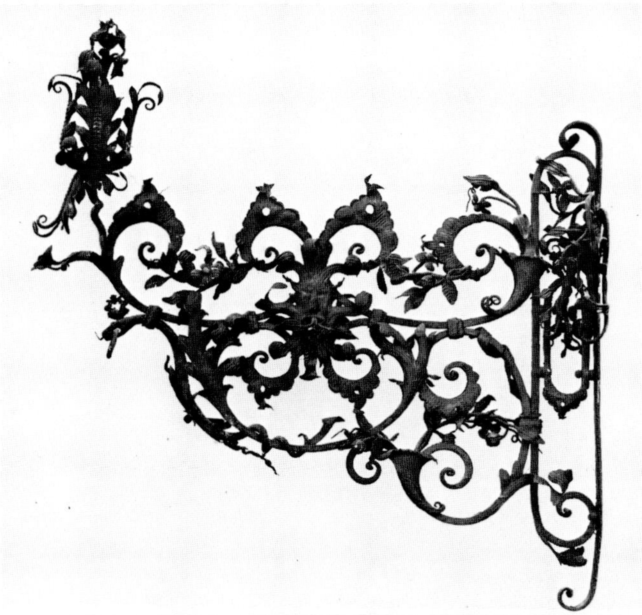

393

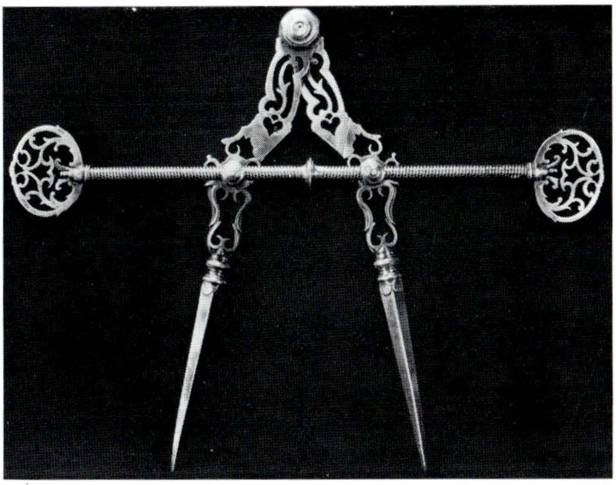

394

394 Greifzirkel mit Stellschraube. Süddeutschland, um 1700. Eisen, geschnitten; 33 cm. Z 2279.
Große, aus Eisen geschmiedete Zirkel waren schon in alter Zeit wichtige Werkzeuge für eine Reihe von Handwerkern, z. B. für die Steinmetzen. Die Bedeutung dieses fundamentalen Gerätes läßt sich auch daraus ersehen, daß die Werkleute, die sich Zirkelschmiede nannten, nicht nur Zirkel, sondern auch Schraubkloben, Zangen und Hämmer herstellten. Allerdings sind die Zirkel zumeist besonders kunstreich ausgearbeitet worden. Auf Architektenbildnissen dienen sie nicht selten als Standesattribut. P

395 Doppelseitiger Schraubstock. Nürnberg, um 1550-60; zugeschrieben Leonhard Danner; Nürnberg 1508-1585. Eisen, reich geätzt; 35 cm. Z 2274.
Eine wichtige Voraussetzung für die Herstellung von Präzisionswerkzeugen waren die Musterstücke. Solche oft besonders aufwendig ausgearbeiteten Werkzeuge fanden bereits im 16. Jahrhundert fürstliche Liebhaber, wie den Kurfürsten August von Sachsen. Er ließ 1554 den Nürnberger Mechaniker Leonhard Danner nach Dresden kommen und beauftragte ihn mit der Herstellung einer Drahtziehbank – heute im Musée de Cluny in Paris – mit vielen meist mit reicher Ätzmalerei verzierten Werkzeugen. Zu diesen gehörte wahrscheinlich auch unser, auf einer Werkplatte zu befestigender Schraubstock. P

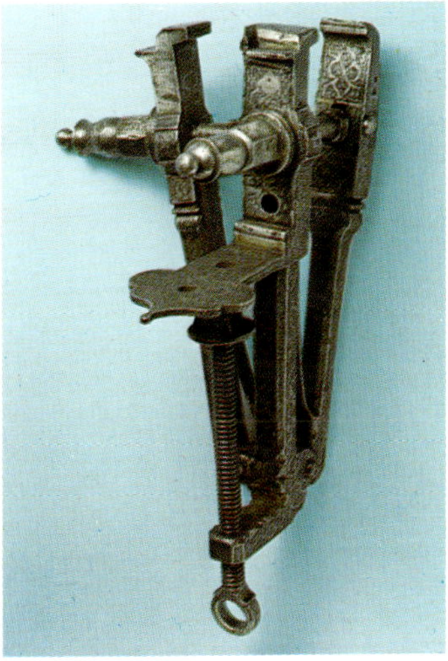

395

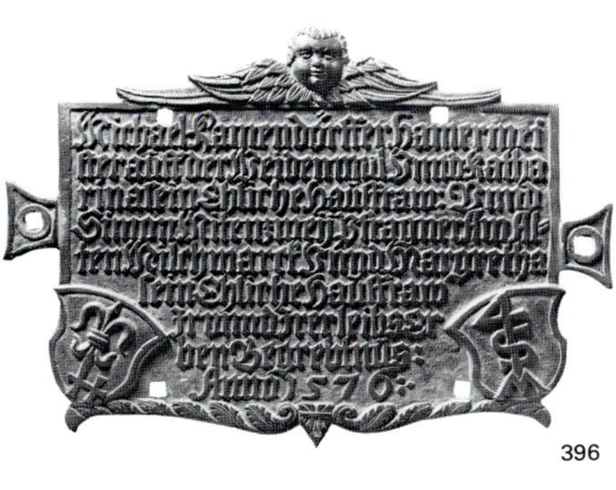

396

396 Epitaph des Hammermeisters Michael Kamendörffer und des Pfragners Simon Mittenzweig. Nürnberg, 1576. Messing; 26 : 42,5 cm. GD 107. Leihgabe Prot. Kirchenverwaltung Nürnberg.
Schon im 15. Jahrhundert bildete sich in Nürnberg der Brauch heraus, die mit einem Steinblock bedeckten Begräbnisstätten auf den Friedhöfen von St. Johannis und St. Rochus mit einem Messingepitaph zu versehen. Von diesen sind heute noch mehr als 2500 erhalten. Der umfangreiche Bestand gestattet mancherlei kulturhistorische Einblicke, z. B. in das Handwerkswesen seit der Renaissance, da viele Handwerkserzeugnisse und -symbole auf den Epitaphien dargestellt sind. Darüber hinaus läßt sich die Entwicklung eines wichtigen Erzeugnisses der Nürnberger Rotschmiede verfolgen, mit dem bereits, wenn auch meist in größerem Format, die Gießhütte der Vischer Fürsten und Bischöfe im ganzen Reich beliefert hatte. P

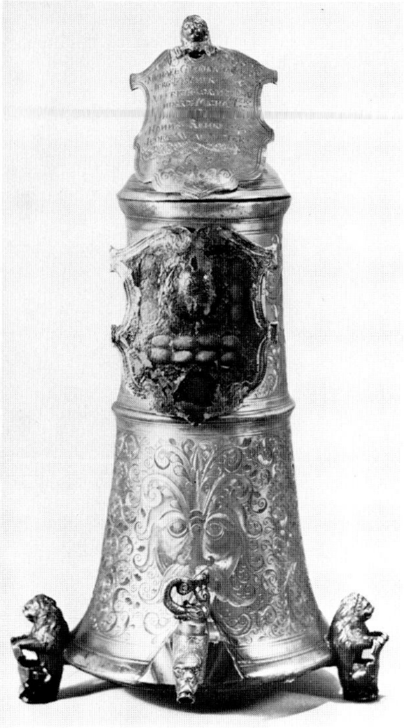

397

397 Schleifkanne des Nürnberger Bäkkerhandwerks, 1635. Paulus Öham d.J.; Nürnberg, Meister 1634, gest. 1671. Zinn und Messing; 64,5 cm. Z 205. Leihgabe Stadt Nürnberg.
Vielleicht rührt die Bezeichnung »Schleifkanne« daher, daß die Kanne wegen ihres Gewichtes nur über den Tisch geschleift werden konnte, oder wohl eher daher, daß das Schleifen der Gesellen gemeint war, die, bevor sie zur Meisterwürde gelangten, »geschliffen« werden mußten, was bedeutete, daß sie einige Kannen Bier zu stiften hatten. Solch riesige Schenkkannen, deren Stifter sich meist auf dem beigefügten Schild oder in Gravierung auf der Kanne vorstellten, bildeten die Prunkstücke der Handwerksinnungen, die zu festlichem Treiben benutzt wurden. Von Paulus Öham, einem der führenden Nürnberger Zinngießer des 17. Jahrhunderts, der auch viele Reliefzinnteller gegossen hat, haben sich noch weitere Schleifkannen erhalten, so die gleichfalls im Museum aufbewahrte der Bäcker von Altdorf. P

398 Rörken des Webers Claus Dauck. Schwerin, 1683. Berend Timmermann; gest. 1699. Zinn; 21,5 cm. Z 1752.
Ursprünglich besaß der Typus des Trinkgefäßes, der wegen seiner schlanken Gestalt Rörken (Röhrchen) genannt wurde, zwei Griffe. Durchgesetzt hat sich aber der einhenkelige von Norddeutschland über die Mark Brandenburg bis nach Schlesien. Es sind zünftige Trinkgefäße, wie sie die Gesellen in den Herbergen und Trinkstuben und wohl auch außerhalb benutzten; in Süddeutschland entsprachen ihnen die zylindrischen Deckelhumpen. Neben den Zinnmarken des Herstellers tragen die meisten Rörken noch eingraviert Handwerksembleme, Besitzernamen und Jahreszahl. Einige Gefäße der Sammlung besitzen einen zweiten durchbrochenen Boden, in dem Würfel eingelassen waren: mit diesen »Glücksrörken« konnte um die Zeche gewürfelt werden. P

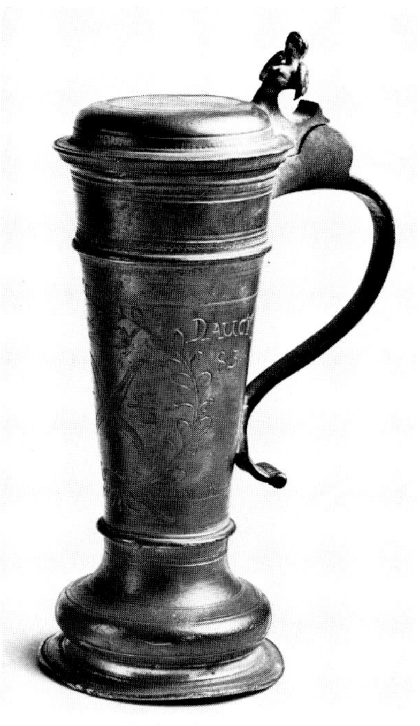

398

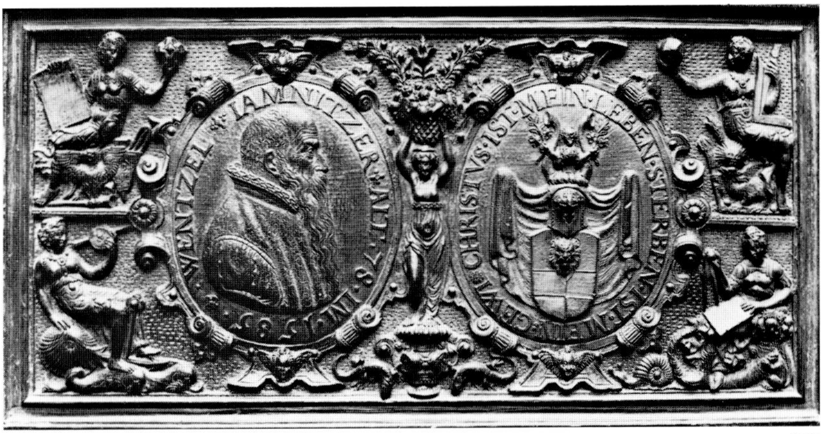

399

399 Epitaph des Goldschmiedes Wenzel Jamnitzer. Nürnberg, um 1585. Messing; 22,2 : 44 cm. GD 345. Leihgabe Verwalt. prot. Kirchenvermögen Nürnberg.
Auf dem Nürnberger Johannisfriedhof findet sich nicht weit von Albrecht Dürers Grab das der Familie des Wenzel Jamnitzer (1508-85). Das Epitaph des Meisters, auf dem Friedhof durch eine Kopie ersetzt, gehört zu den kunstvollsten der Gattung. Die reiche Reliefarbeit zeigt den Meister mit Wappen und Devise neben Darstellungen der Freien Künste und der Gestalt der »Mutter Erde«, einem seiner Hauptwerke. P

400 Kirchenleuchter. Nürnberg, 1768. Christian Roth; Meister in Nürnberg 1754, gest. 1807. Zinn und Messing; 79 cm. Z 2304.
Eine ältere Nachricht überliefert, daß der aus Stockholm stammende Zinngießer Ch. Roth 1768 zwei schön gearbeitete zinnerne Leuchter in die Nürnberger Lorenzkirche gestiftet habe. Der erst kürzlich wieder aufgetauchte, ungewöhnlich große, von einer Figur der Hoffnung getragene Kirchenleuchter dürfte mit einer dieser Arbeiten, die wohl zu Beginn des 19. Jahrhunderts veräußert wurden, identisch sein. Neben der außerordentlichen handwerklichen Qualität des Zinngusses, der Figürliches und Ornamentales kraftvoll verbindet, ist der Leuchter auch ein seltenes Zeugnis figürlichen Rokoko-Zinns bürgerlicher Ausprägung, für das sich sonst kaum vergleichbare Beispiele erhalten haben. P

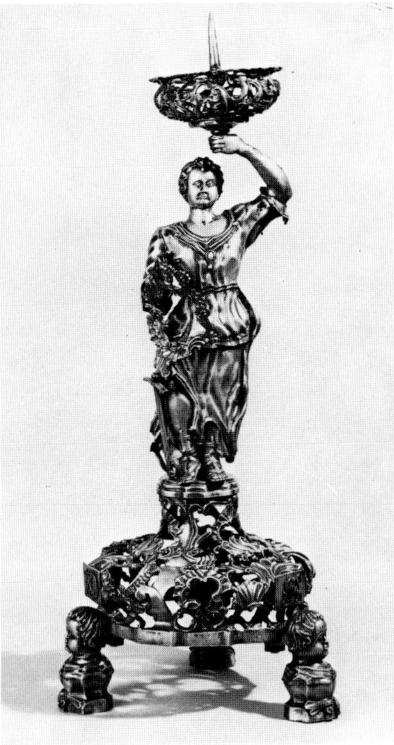

400

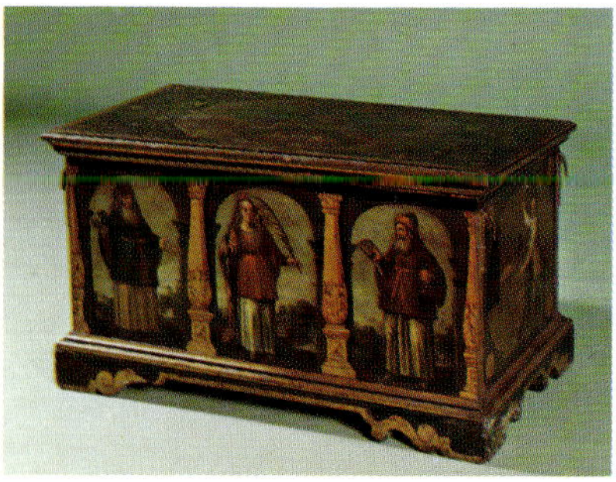

401

401 Handwerkslade der Nürnberger Goldschläger. Nürnberg, 1638. Holz, bemalt; 38 : 65 : 36,5 cm. Z 2196. Leihgabe Stadt Nürnberg.
Nach der Einführung der Gewerbefreiheit 1868 in Bayern, die mit der Aufhebung der alten Handwerksgesetze verbunden war, überließen viele Handwerke in Nürnberg ihre Utensilien dem Germanischen Museum, während die bis dahin darin befindlichen Handwerksordnungen sowie Meister-, Gesellen- und Lehrjungenbücher in das Stadtarchiv gelangten. Unter den zahlreichen erhaltenen Handwerksladen, von unterschiedlicher Gestaltung, manche einfach, andere von gediegener Schreinerarbeit, gehört die der Goldschläger zu der Gruppe der bemalten, die den Handwerker bei seiner Tätigkeit, beim Schlagen des Metalles und beim Wägen, neben den Schutzpatronen seines Gewerbes, neben Tugendpersonifikationen sowie seinem Werkzeug zeigen. Im Innern des Deckels sind die Namen und Marken von dreizehn Handwerksmeistern, deren letzte 1668 datiert ist, angebracht, während der Deckel außen die Jahreszahl 1638 aufweist. P

402 Sargschild der Breslauer Drechslerinnung. Breslau, 1693. Christoph Müller; Breslau, Meister 1689, gest. 1735. Silber, getrieben, teilvergoldet; 45 : 38,5 cm. Z 2270. Leihgabe Bundesrepublik Deutschland.
Eine besondere Gruppe der Zunft- und Handwerksaltertümer bilden die Sargschilde. Man befestigte sie, meist paarweise, auf dem Sargtuch, wenn Handwerker oder deren Angehörige in feierlichem Umzug zu Grabe getragen wurden. Die meisten der überlieferten Schilde bestehen aus einfacherem Metall, Kupfer oder Messing, mitunter mit Vergoldung. Nur die reicheren Zünfte leisteten sich aufwendigere in Silber, die die Handwerkssymbole, in unserem Fall Zirkel und Meißel, neben auf Tod und Vergänglichkeit bezogenen Emblemen tragen. P

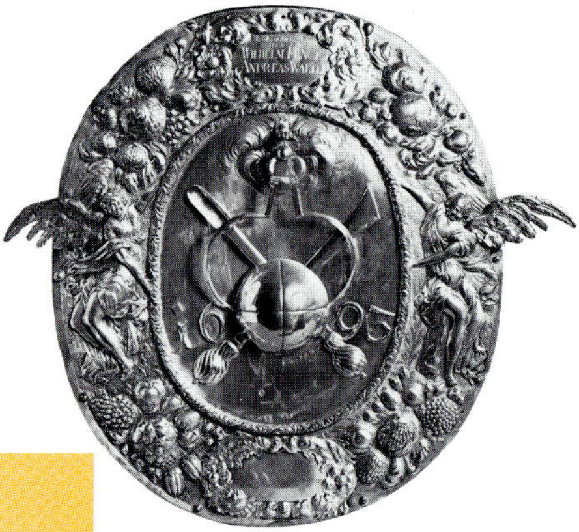

402

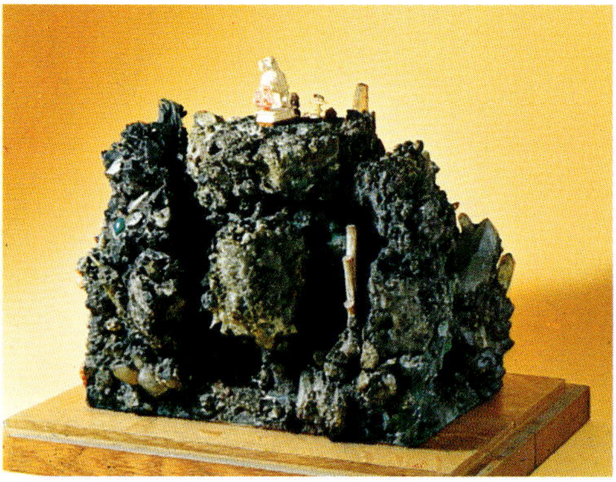

403

403 Erzstufe (Handstein). Mitteldeutschland, 1563. Erze, Mineralien, Kristalle verschiedener Färbung, Korallen, Perlmutter, Schneckengehäuse; 29,5 : 35 : 24 cm. HG 10294.
Die Erzstufe des Christoph Scheurl (Nürnberg 1535-92) stellt ein Gebirge mit reicher figürlicher Staffage vor: Bergleute beim Abbau des Erzes, eine Jagd, allerlei Getier und Pflanzen. Bei den zahlreichen verwendeten Erzen und Gesteinsarten handelt es sich nicht um ein natürlich gewachsenes Produkt, sondern um die künstliche Zusammenfügung ausgesuchter Mineralien, wie sie nach dem Geschmack der Zeit in den Kunst- und Wunderkammern der Renaissance, besonders der Ambraser-Sammlung Erzherzogs Ferdinand von Tirol, vorhanden waren. Die Nürnberger Patrizierfamilie Scheurl besaß seit dem 15. Jahrhundert große Bergwerksanteile in Schlaggenwald und in Joachimsthal; die Erzstufe läßt sich in ihrem Besitz bis 1563 zurückverfolgen. P

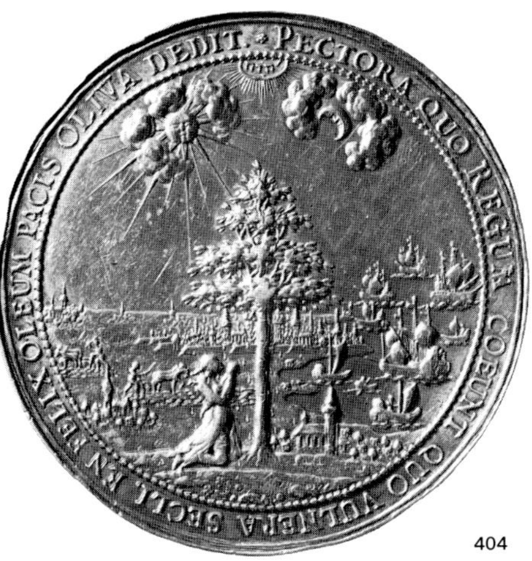
OLIVA DEDIT. PECTORA QUO REGUM COEUNT QUO VULNERA SECLI EN FELIX OLEUM PACIS

404

404 Gedenkmedaille auf den Frieden von Danzig-Oliva, 1660. Johann Höhn; Danzig, nachweisbar seit 1640, gest. 1693. Silber, geprägt; Dm. 7,2 cm. Med 8078.
Der Friede von Oliva vom 3. Mai 1660, geschlossen zwischen Schweden auf der einen, Polen, Kaiser Leopold I. und dem Kurfürsten von Brandenburg auf der anderen Seite, bestätigte den polnischen Besitz von Westpreußen, die schwedische Herrschaft in Livland und die Souveränität des brandenburgischen Kurfürsten im Herzogtum Preußen (Ostpreußen). Im Vordergrund des Medaillenbildes kniet eine Frau vor einem Ölbaum, dahinter erscheint in einer weiträumigen Flußlandschaft mit vielen Schiffen die Stadt Danzig, darüber Sonne und Mond sowie der strahlende Gottesname Jehova. Die Umschrift nimmt Bezug auf den Friedensschluß, wobei der Olivenbaum und der Name des Klosters Oliva, auf der Rückseite in weiter Landschaft, in einem typisch barocken Wortspiel in Zusammenhang gebracht werden. V

405 Medaille auf die Befreiung Wiens von den Türken, 1683. Johann Höhn; Danzig, nachweisbar seit 1640, gest. 1693. Silber, geprägt; Dm. 5,7 cm. Med 3894.
Johann III. Sobieski, König von Polen, schloß 1683 unter Vermittlung der Kurie ein Bündnis mit Habsburg gegen die Türken, die Wien seit mehreren Monaten belagerten. Unter seinem Oberbefehl und unter Leitung des Herzogs Karl von Lothringen wurde schließlich Wien am 12. September 1683 durch den Sieg am Kahlenberg befreit. Diese Schlacht eröffnete den Angriffskrieg gegen die Türken, der bald zur Eroberung Ungarns führte, das im Frieden von Karlowitz 1699 zusammen mit Siebenbürgen, dem größten Teil von Slavonien und Kroatien dem Kaiserhaus Habsburg zugesprochen wurde. Die hier abgebildete Rückseite der Medaille zeigt die von gewaltigen Befestigungswällen umgebene Stadt Wien von Osten, darüber den kaiserlichen und den polnischen Adler, die sich um den Siegeslorbeer, symbolisiert durch den Halbmond, streiten. V

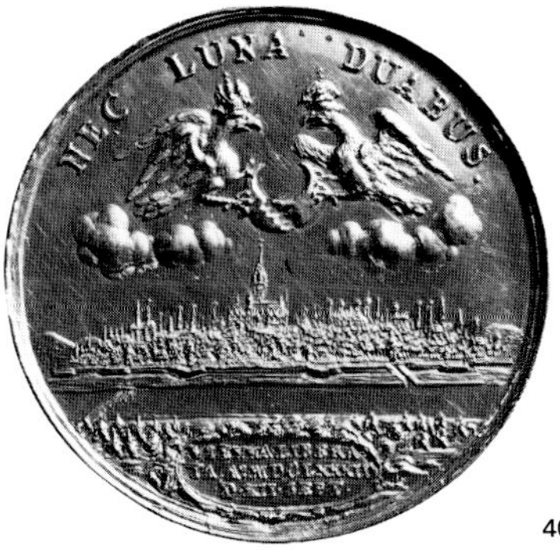
HEC LUNA DUABUS

405

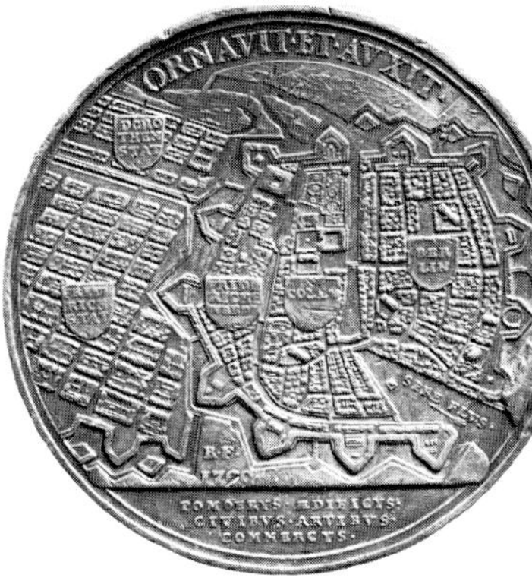
ORNAVIT ET AUXIT

406

406 Medaille auf die Verschönerung und Erweiterung Berlins, 1700. Raymund Faltz; Stockholm 1658-1703 Berlin. Silber, geprägt; Dm. 6,4 cm. Med 8014.
Unter Kurfürst Friedrich III. von Brandenburg, seit 1701 König von Preußen, wurde Berlin zu einer repräsentativen Residenz ausgebaut. Zur Jahrhundertwende erschien diese Medaille, die auf der Vorderseite das Porträt des Kurfürsten, auf der hier wiedergegebenen Rückseite den Grundriß der Stadt zeigt. Stadtansichten, seit der zweiten Hälfte des 16. Jahrhunderts häufig auf Münzen und Medaillen, treten im Frühbarock endgültig aus der Anonymität heraus. Zunächst werden nur die Silhouetten von Stadtmodellen wiedergegeben, allmählich aber weitet sich das Stadtbild zum Bild der Landschaft um die Stadt. Der dabei selten verwendete Stadtgrundriß dürfte von den zahlreichen Medaillen auf die Eroberung von Städten ausgehen, bei denen die Wiedergabe der Befestigungsanlagen Hauptanliegen des Medailleurs war. V

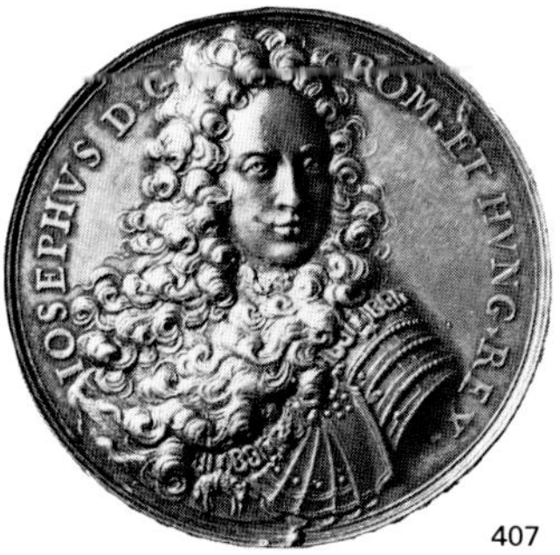

407

407 Porträtmedaille des Römischen Königs und Königs von Ungarn Joseph, 1704. Philipp Heinrich Müller; Augsburg 1654-1719. Silber, geprägt; Dm. 4,3 cm. Med 4863.
Das Medaillenporträt des 1687 zum Römischen König, 1690 zum König von Ungarn, nach dem Tode seines Vaters, Leopolds I., 1705 zum Deutschen Kaiser gekrönten Joseph ist typisch für den pathetischen Barockstil, den ungewöhnlich hohe Reliefs und kräftige Physiognomien kennzeichnen. Bildnistreue verbindet sich mit heroischer Idealisierung. Die Medailleure beherrschten virtuos das Pathos und das große Format der barocken Plastik. Ph. H. Müller, von Haus aus Goldschmied, zählt zu den angesehensten und am meisten beschäftigten Medailleuren seiner Zeit. Wesentlich gefördert haben ihn die großen Prägestätten der Reichsstädte Nürnberg und Augsburg, wo ihm die erprobte handwerkliche Routine der Münzknechte und umfängliche technische Apparaturen zu Gebote standen. V

408 Medaille auf den Sieg des Prinzen Eugen bei Belgrad, 1717. Bengt Richter; Stockholm 1670-1735 Wien. Silber, geprägt; Dm. 4,4 cm. Med 3028.
Prinz Eugen besiegte 1717 vor Belgrad ein doppelt so starkes Entsatzheer der Türken und erzwang die endgültige Kapitulation der Festung. Dieser glänzende Sieg wurde in dem bekannten Soldatenlied vom »edlen Ritter« verewigt. Im 1718 folgenden Frieden von Passarowitz erhielt Österreich das Banat, Nordserbien mit Belgrad, einen Teil der Kleinen Wallachei und Teile Bosniens, hingegen verlor Venedig Morea und Candia (Peloponnes und Kreta), behielt aber Korfu, die Ionischen Inseln und Dalmatien. Die Medaille nimmt auf diesen Kriegsausgang Bezug. Während der Löwe von Venedig noch mit dem türkischen Drachen kämpft, entschwebt der kaiserliche Adler mit dem Halbmond in den Fängen himmelwärts. Bengt Richter, tätig in Paris, England, Stockholm und Berlin, wurde 1715 Obermedailleur und Münzprägeinspektor in Wien. V

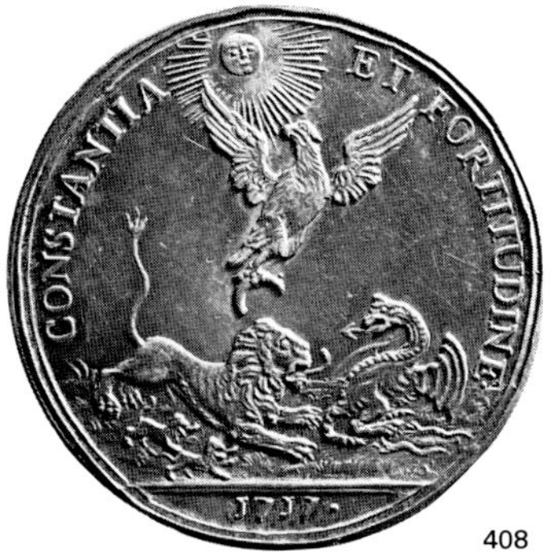

408

409 Medaille auf die Hochzeit von Max III. Joseph von Bayern mit Maria Anna von Sachsen, 1747. Franz Andreas Schega; Rudolphschwert/Krain 1711-1787 München. Silber, geprägt; Dm. 6,1 cm. Med 3268.
Die Vermählung des jungen Kurfürsten Max III. Joseph von Bayern (regierte 1745-77) mit Maria Anna (1728-97), Tochter des Kurfürsten Friedrich August II. von Sachsen, Königs von Polen, zählte zu den glanzvollsten Ereignissen der Zeit. Die Medaille zeigt auf der Vorderseite das Bildnis des Kurfürsten, auf der hier abgebildeten Rückseite das der Kurfürstin, eines der schönsten Rokokoporträts, das die Medaillenkunst hervorgebracht hat, auch eines der besten des kurfürstlich-bayerischen Hofmedailleurs Franz Anton Schega. Mit Max III. Joseph erlosch die bayerische Linie der Wittelsbacher. Aufgrund der Hausverträge von 1746 und 1766 fiel Bayern nun an den Kurfürsten Karl Theodor von Pfalz-Sulzbach. V

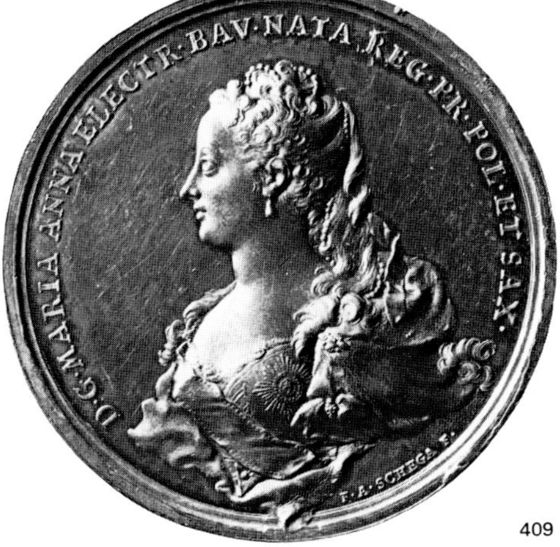

409

410 Gnadenpfennig Kaiser Franz' I. für Gustav Georg König von Königsthal, 1760. Matthäus Donner; Eßling/Niederösterreich 1704-1756 Wien. Gold, geprägt; Dm. 4,5 cm; an goldener Kette in rotem, goldgeprägtem Lederetui. H 1970. Leihgabe Stadt Nürnberg.
Seit der Erfindung der Porträtmedaille war es üblich, diese bei festlichen Anlässen an Ketten und Bändern auf der Brust zu tragen. Man ehrte damit das Andenken von Angehörigen und Freunden. Man trug aber auch die Medaillen als sichtbaren Beweis kaiserlicher Huld. Gustav Georg König von Königsthal (1717-71) vertrat als Advokat die Reichsstadt Nürnberg am Reichskammergericht in Wetzlar. Er zählte zu den Ratskonsulenten, die höchstes Ansehen genossen. Der kaiserlichen Gnade, der LIBERALITAS AUGUSTA verdankten auch sie Rechte, Besitz und Ehren, wie etwa diesen kostbaren in Gold geprägten Gnadenpfennig Franz' I. Der Medailleur Matthäus Donner, Bruder des bekannten Bildhauers Georg Raphael Donner, Schüler Bengt Richters (vgl. Nr. 408), war Leiter der Graveurakademie in Wien. V

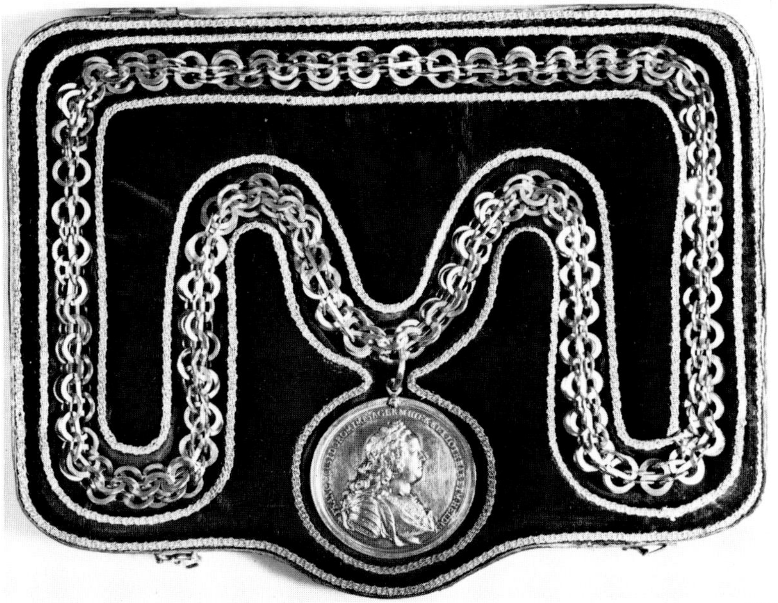

410

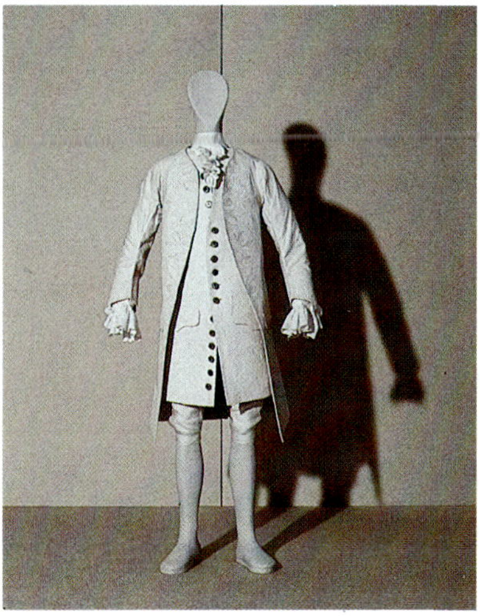

411

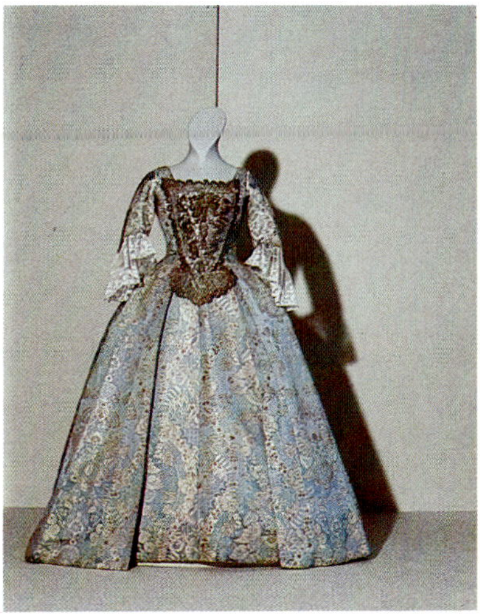

412

411 Rock und Weste eines jungen Mannes, um 1720. Leinen mit Steppstickerei. T 2815/16. – Leinenhemd mit Weißstickerei, Mitte 18. Jahrhundert. T 5010.
Noch älter als die eingewebte Musterung ist die Verzierung der Stoffe durch Stickerei, wodurch bisweilen deren Erscheinungsbild und Struktur nachhaltig verwandelt werden können. So veredelte man in der ersten Hälfte des 18. Jahrhunderts weißes Leinen mit den mannigfaltigsten Stichen – oft auch mit Durchbrucharbeit – in Steppstickerei und erzielte damit eine spitzenartige Wirkung. Diese subtile Art der Dekoration eines waschbaren Materials benutzte man nicht nur wie hier für sommerliche Herrenkleidung oder für häuslich legere Damenroben, sondern ebenso für Hauben und Schlafmützen, für vornehme Taufgarnituren und auch für Bettdecken. vW

412 Damenkleid, um 1730. Seide. T 2783. – Stecker. T 3807.
Das symmetrische Muster der wahrscheinlich in Lyon gewebten schweren Seide imitiert breite, aufsteigende Spitzenbänder, die vielteilige Blütenstände einfassen. Der Mantel des zweiteiligen Kleides hat im Rücken eine sogenannte Watteaufalte, die der französische Maler Antoine Watteau als Erster im frühen 18. Jahrhundert auf seinen Bildern vorgeführt hat und die die vornehme Mode bis hin zur Französischen Revolution bestimmte. Die Schnürung des taillierten Manteloberteils wird durch einen Stecker aus Silberspitze überdeckt. Unterhalb der Taille springt der Mantel weit auseinander; hier ist als Einsatz anstelle des meist üblichen vollständigen Rockes nur ein schürzenartiges Stück des gleichen Stoffes verwendet. vW

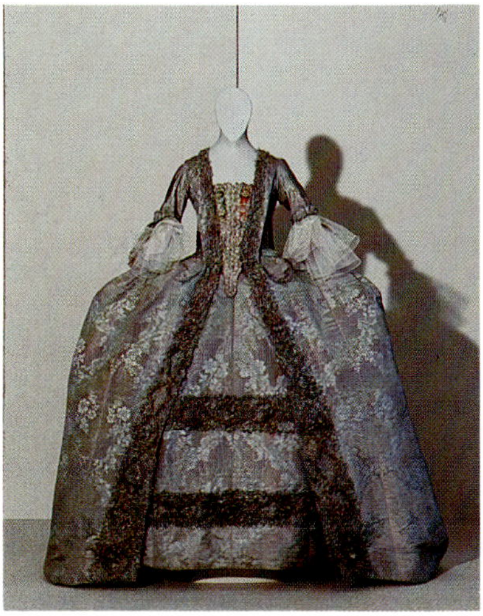

413

413 Brautkleid, um 1750-55. Seide. T 3111/12. Leihgabe Frhr. Fürer von Haimendorf. – Stecker. T 1004.
Der Mantel des zweiteiligen Kleides aus einem hellblauen, nach Rot changierenden Seidenmoiree ist über einem ovalen Reifrock in Hüfthöhe breit gespannt und im Rücken – mit Watteaufalte – stark gerafft. Die vorderen Kanten sind mit einer im gleichen rot-blau schimmernden Farbton gehaltenen, über feinem Draht gearbeiteten Blütenborte garniert, die auch in zwei Streifen den Rock verziert. Diese breite, seit den vierziger Jahren für Fest- und Staatskleider modische Rockform unterlag bisweilen überdimensionierten Auswüchsen. vW

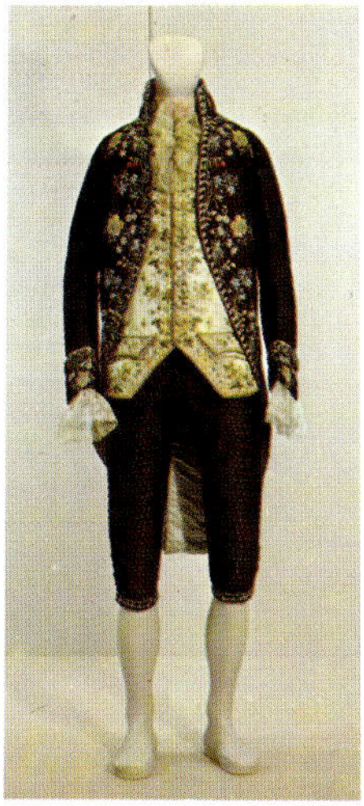

414

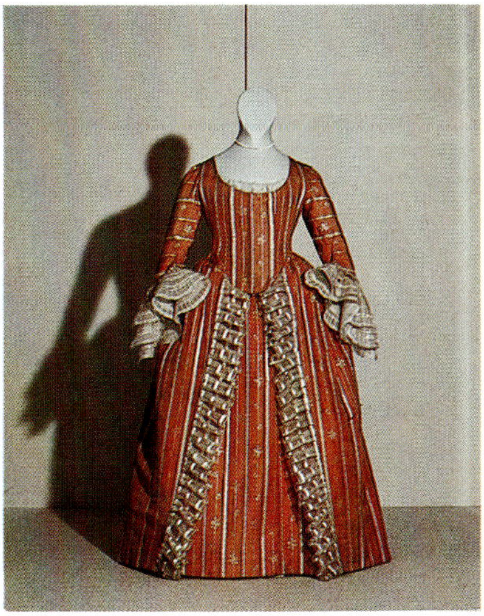

415

414 Rock und Hose eines Herrn mit zugehöriger Weste, um 1780. Seidensamt und Seidenatlas, mit Seide bestickt. T 1893-95.
Der dunkelviolette, fein gemusterte Seidensamt ist an den vorderen Kanten des Rockes, am Kragen und an den Manschetten ebenso mit einem Blütenmuster aus bunten Seidenfäden bestickt wie der weiße Atlas der Weste. Was den Schnitt anlangt, so charakterisieren die Spätzeit der hohe, steile Stehkragen und die Verwandlung des im frühen 18. Jahrhundert vorn geschlossenen, fast knielangen Rokkes in einen schon oberhalb der Taille weit auseinandergehenden »Frack«. Die handgearbeiteten Spitzen des Jabots und der (Hemd-)Manschetten sind ergänzt. vW

415 Damenkleid, um 1770. Seide. T 1944/45.
Auch der Mantel dieses Kleides aus fein gestreifter roter Seide hat im Rücken eine Watteaufalte, sein tailliertes Oberteil ist aber vorn geschlossen. Den einzigen Schmuck des relativ strengen Schnittes bilden die weiten, tütenförmigen Manschetten und die dichten Rüschen an den vorderen Mantelkanten aus einem feinen, weißseidenen Drehergewebe. Die durch die karge Musterung des Gewebes unterstrichene Zurückhaltung ist charakteristisch für die Mode der siebziger Jahre, als in allen Bereichen des Kunsthandwerks die bewegte, bunte Formenfülle des Rokoko von der neuen Schlichtheit des Stils Louis XVI abgelöst wird, den man in Deutschland auch »Zopf« benannt hat. vW

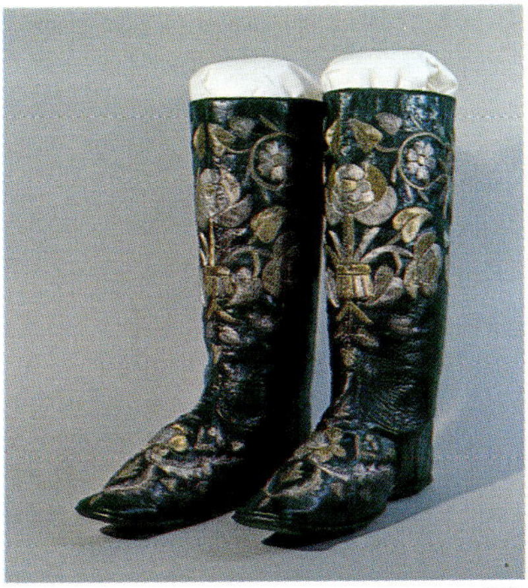

416

416 Stiefel, Mitte 18. Jahrhundert. Grünes Leder, bestickt mit Gold- und Silberfäden; 55,5 cm. T 2982/83.
Seidene und lederne Damenschuhe mit bunten Seiden- und mit Metallfäden zu besticken, war im 18. Jahrhundert durchaus geläufig. Jedoch die Lederschäfte von Stiefeln auf diese Weise mit einem dichten Blumenmuster zu überziehen, scheint unter orientalischem Einfluß nur in Ungarn und Polen modischen Anklang gefunden zu haben. Dort gehörten mit Gold- und Silberfäden bestickte Stiefel zum nationalen Galakostüm. vW

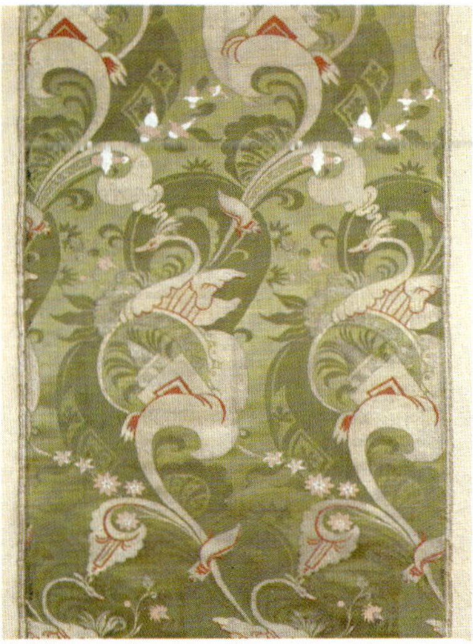

417

417 Seidengewebe. Frankreich (Lyon), um 1705-10. 120 : 51 cm. Gew 907 r.
Das modische Kostüm einer Zeit bestimmen einerseits der Schnitt und die Auszier, andererseits Farbe, Musterung und Material der verwendeten Stoffe. Dieses Gewebe gehört zu den Seiden mit »bizarrem« Muster, die – zwischen 1695 und 1720 geschaffen – in einer Vielzahl von erstaunlichen Kombinationen höchst ingeniöse Gebilde mit teilweise realistischen Details zueinanderordnen, wobei sowohl exotische – ostasiatische – Anregungen als auch traumhaft scheinende Inventionen mitgewirkt haben. Im grünen Damastgrund, der das broschierte Muster teilweise schattiert, teilweise kontrastierend akzentuiert, wechseln langgestielte, schwungvolle Blütenkelche und Blattvoluten. Aus letzteren entwickeln sich von einem Schwan bekrönte und mit architektonischem Motiv gefüllte phantastische Formen. vW

418

418 Spiegel. Potsdam, um 1750; nach Entwurf von Johann Michael Hoppenhaupt; Merseburg 1709-1769. Holz, geschnitzt und versilbert; 165 : 75 cm. HG 8998.
Der mit großartiger Formenphantasie komponierte naturalistische Dekor mit Rosen und einem Reiher, bekrönt von einer in faszinierendem Schwung hoch aufsteigenden Rocaille, zu deren Flammenspitze sich der eine Reiherflügel streckt, charakterisiert die Möbelentwürfe des in Merseburg geborenen, von 1740 bis ca. 1755 in Berlin und Potsdam tätigen J. M. Hoppenhaupt, von denen eine größere Zahl erhalten ist. Nach diesen ausgeführte Möbel gelangten später durch die engen verwandtschaftlichen Beziehungen des Hohenzollernschen Königshauses sowohl in die Ansbacher Residenz als auch nach Schweden. vW

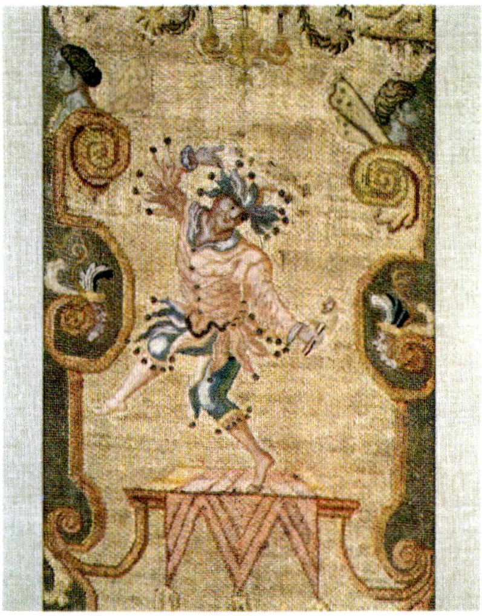

419

419 Pulcinella. Ausschnitt aus einem bestickten Wandbehang. Dresden, um 1715-20. Canevas, bestickt mit bunter Seide. Gew 4025.
Mit einem Narrenzepter (vgl. Nr. 272) in der Hand tanzt Pulcinella im schellenbesetzten Narrengewand – als Partner von Violetta – auf einer von zwölf schmalen, hohen, mit bunter Seide in Gros und Petit Point bestickten Bahnen. Die commedia dell'arte, das italienische Stegreifspiel mit einer Reihe feststehender Figuren, hat seit dem späten 17. Jahrhundert vielerorts beliebte dekorative Motive geliefert. Hier wird unterhalb der Komödiantenpaare musiziert, während ganz unten sogenannte Callotfiguren auftreten. Diese einfallsreich geschilderten Callotti gehen wie alle Details, die auf den Wandbehängen neu zusammenkomponiert sind, auf graphische Vorbilder zurück – von Jean Bérain in Paris, Elias Baeck genannt Heldenmuth in Augsburg u. a. vW

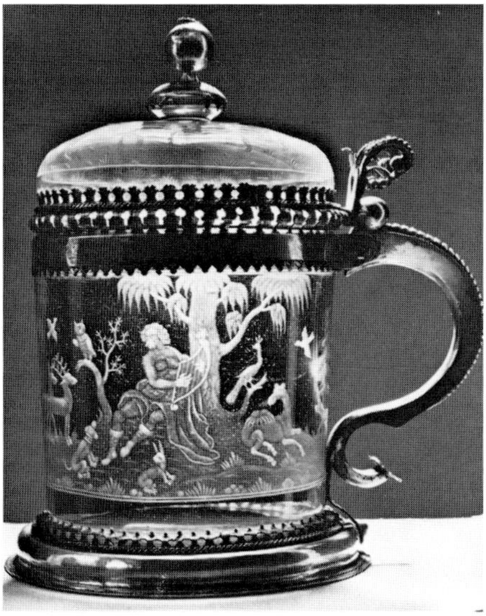

420

420 Humpen. Nürnberg, um 1650-60. Wohl Georg Schwanhardt d.Ä.; Nürnberg 1601-67. Glas, mit Mattschnitt, silbervergoldete Fassung; 22 cm. Gl 289. Georg Schwanhardt hatte die Kunst des Glasschneidens bei Caspar Lehmann in Prag gelernt und nach dessen Tode das diesem verliehene kaiserliche Privileg geerbt. 1621 nach Nürnberg zurückgekehrt, bestimmte G. Schwanhardt hier während eines halben Jahrhunderts die Entwicklung dieser Kunst durch sein Schaffen sowie das seiner Familie. Da sich von seinen Arbeiten die frühen seines Sohnes Heinrich nur schwer unterscheiden lassen, muß eine endgültige Zuweisung unseres Humpens offen bleiben. Mit seinen köstlich gezeichneten Tieren und dem Sänger Orpheus im Walde bildet er einen ersten Höhepunkt der deutschen Glasschneidekunst. P

421 Deckelbecher. Nürnberg, um 1720. Anton Wilhelm Mäuerl; Wunsiedel 1672-1737 Hersbruck. Glas mit Matt- und Blankschnittdekor sowie Diamantriß, vergoldete Messingmontierung; 15 cm. Gl 292. Leihgabe Sebalduskirche, Nürnberg. A.W. Mäuerl, der letzte große Vertreter des Nürnberger Glasschnitts, hatte diese Kunst aus Zeitvertreib in seiner Jugend in Nürnberg gelernt. Als Jäger ging er eine Zeitlang nach England, wo er mit Glasschneiden viel Geld verdient haben soll. Seit 1710 wieder in Nürnberg, brachte er mit seinem dicht gefügten Bandelwerkdekor, der kleinere Medaillons mit Wappen, Landschaften oder Devisen umschließt, mit einem meisterlich geübten Matt- und Blankschnitt, den diamantgerissene Zierformen ergänzen, die Nürnberger Glasschneidekunst zu höchster Vollendung. Den zierlichen Becher hat Mäuerl an zwei Stellen bezeichnet. P

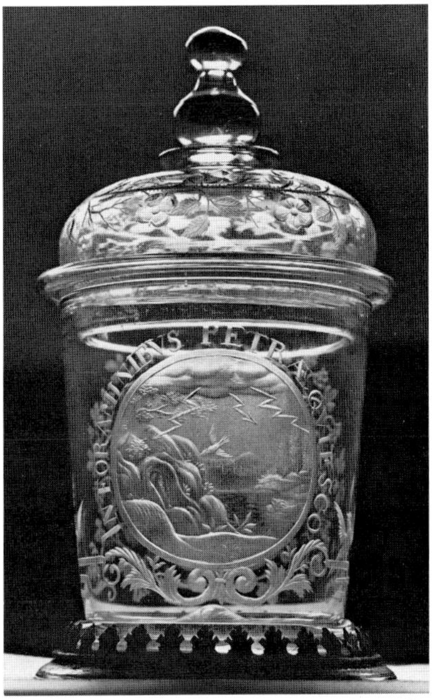

421

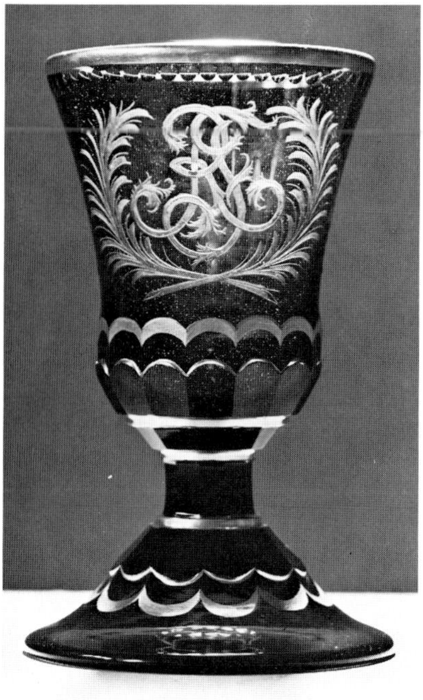

422

422 Pokal. Zechlin, um 1750. Glas, in der Masse blau gefärbt, mit Schnittdekor und Vergoldung; 15,6 cm. Gl 324.
Nicht nur durch die besonderen Motive des Dekors, durch Facettierung und Vergoldung, sondern vor allem durch ihre patriotischen Darstellungen zeichnen sich die brandenburgischen Gläser aus. Immer wieder wird der preußische König Friedrich II. (seit 1740) – wie auf diesem Pokal – im Bildnis vorgestellt oder auf die Regimenter und Schlachten der Schlesischen Kriege Bezug genommen. Die bis dahin beliebten mythologischen Themen treten dagegen stärker in den Hintergrund. Rubinrot oder blau in der Masse gefärbte Gläser begegnen in den brandenburgischen Hütten bereits seit dem Wirken Johann Kunckels, der in seiner »Ars vitraria experimentalis oder vollkommene Glasmacherkunst« von 1679 und 1689 Rezepte dafür nennt. P

423 Reisegarnitur geschnittener Gläser. Warmbrunn, um 1740. Farbloses Glas mit Schliff, Blank- und Mattschnitt; 11,7 bzw. 13 bzw. 14,8 cm; Lederkassette. Gl 541-544. Leihgabe Bundesrepublik Deutschland.
Der Reiz dieser aus zwei Flacons, Konfektschale und Becher bestehenden, in der originalen Lederkassette wohlbehaltenen Garnitur enthüllt sich ganz erst bei der Betrachtung aus nächster Nähe. Das kristallhelle Glas wird von feingliedrigem Bandelwerkdekor übersponnen, in den neben reliefartig hervorgehobenen Palmetten miniaturhaft kleinste Landschaften und Gärten mit Springbrunnen eingeschnitten sind. Die Feinheit der handwerklichen Technik läßt an die kostbaren geschnittenen Bergkristallarbeiten der Renaissance denken. Die Übertragung dieser Kunst auf das Glas brauchte eine lange Entwicklung, ehe sie eine solche Meisterschaft erreichte. Um die Mitte des 18. Jahrhunderts war Warmbrunn im Hirschberger Tal der führende schlesische Ort des künstlerischen Glasschnitts. P

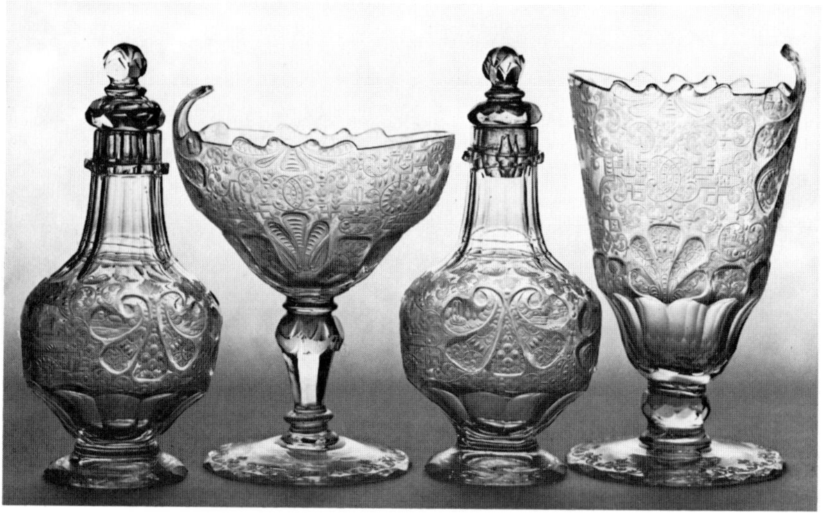

423

424 Zimmer aus Aachen. Aachen und Brüssel, um 1740. Wandvertäfelung und Gobelins; 6,70 : 4,80 m. A 3417.
Der Aachener Bürgermeister und Tuchfabrikant Johann von Wespien erbaute durch den führenden Architekten Johann Joseph Couven 1734-42 in der Kleinmarschierstraße 45 für sich eines der reichsten und am aufwendigsten ausgestatteten Patrizierhäuser Aachens. Der sog. kleine Gobelinsaal aus dem Erdgeschoß erhielt wahrscheinlich nach Entwürfen Couvens unter Benutzung der neuesten französischen Stichvorlagen eine reich geschnitzte Wandvertäfelung aus Eichenholz, in die von der Manufaktur Franz und Peter van der Borght in Brüssel hergestellte Gobelins mit Szenen aus der Geschichte des Moses eingefügt wurden. Der ursprünglich nicht zugehörige Marmorkamin stammt aus Schloß Micheroux bei Lüttich. Ka

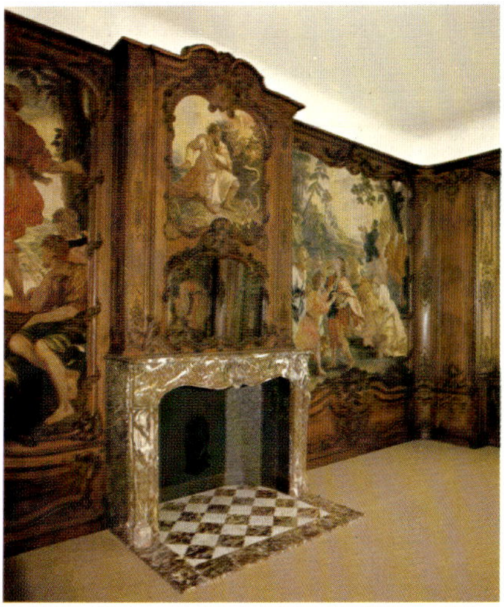

424

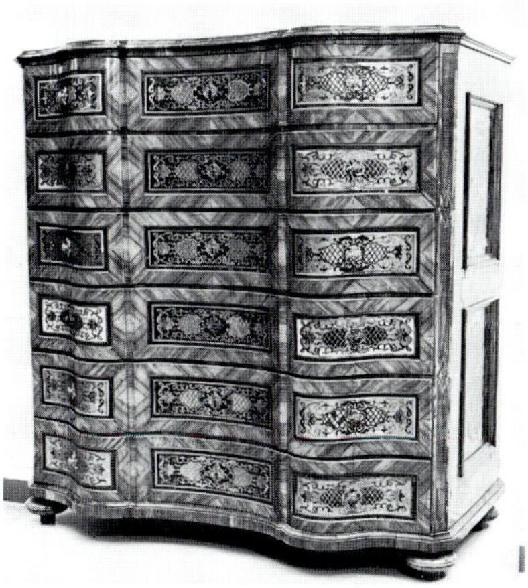

425

425 Kommode. Altbayern, um 1730. Furniere aus verschiedenen Hölzern; Metallintarsien; 129 : 127 : 69 cm. HG 6466.
In Frankreich, wo der große Schrank zum Aufbewahren der Wäsche nie die gleiche Rolle wie in Deutschland spielte, entstand in der zweiten Hälfte des 17. Jahrhunderts die Kommode. Im 18. Jahrhundert entwickelte das schnell hochgeschätzte Möbel verschiedene Typen, von denen der hohe unserer Kommode hierzulande selten vorkam. Auf der geschweiften, dreigeteilten Frontseite sind die seitlichen Intarsienfelder der sechs Schubladenvorderseiten in Zinn und Palisander auf Messinggrund bzw. in Messing und Palisander auf Zinngrund gearbeitet, in der Mitte liegen Messing- und Zinnintarsien in einem Palisandergrund. Nach Aussage des Vorbesitzers soll die Kommode aus Kloster Indersdorf bei Dachau stammen. vW

426 Schreibsekretär, um 1765-70. Abraham (Mülheim a. Rh. 1711-1793 Herrnhut) und David Roentgen (1743 Herrenhag – 1807 Wiesbaden), Neuwied. Furnier: Nußbaum-, Palisander-, Rosen-, Ebenholz; Intarsien: Buchsbaum, Ahorn; 90 : 94 : 48,5 cm. HG 11257.
Die seitlichen Schubladen der geschweiften Front haben in ihrem Vorderteil einen oberen Rollverschluß, der die Rücken von bestimmten, damals soeben erschienenen Büchern imitiert. Ist der Vorderteil ausgeschwenkt, werden weitere Schubladen zugänglich. Hat man die schräge Platte aufgeklappt, ergibt sich die Schreibfläche, die hinten seitlich von je drei Schubladen begrenzt wird. Die reichen Intarsien auf Vorder- und Seitenfronten mit gefransten Rocaillen und Blumenarrangements sind ebenso charakteristisch für die Roentgen-Werkstatt in dieser Zeit wie die mit hervorragender Funktionalität verbundene, zierliche Eleganz des Möbels. vW

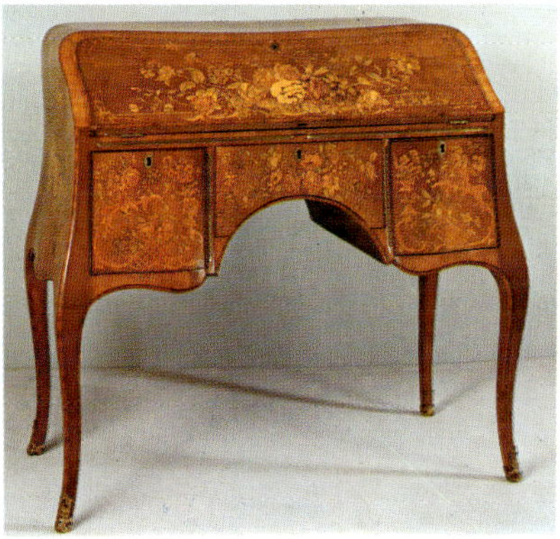

426

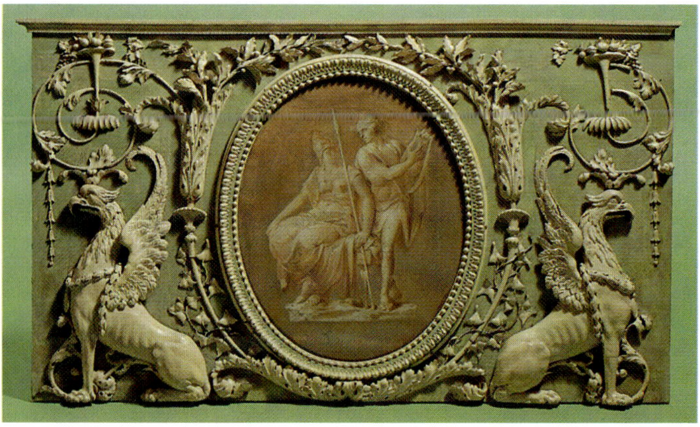

427

427 Supraporte. Schlesien, um 1780. Holz geschnitzt und gefaßt, Gemälde auf Seide; 68:112 cm. A 3335.
Die Supraporte stammt aus dem Gartenpavillon des für den Grafen Hoym, Minister Friedrichs des Großen, durch den Architekten Carl Gotthard Langhans (1732-1808) erbauten Schlosses Dyhernfurt, dessen bekanntestes Werk das Brandenburger Tor in Berlin ist. Mit ihren ungewöhnlich fein geschnitzten Akanthusblättern, Efeu- und Lorbeerzweigen und den großen sitzenden Harpyien ist das Stück Wandvertäfelung eines der in Deutschland ganz seltenen Beispiele der frühesten, von der Hofkunst Ludwigs XVI. von Frankreich bestimmten Phase des Klassizismus um 1780. Das monochrome Gemälde auf Seide stellt die Göttin Athena mit Helm und Schwert und den Leier spielenden Gott Apollo dar. Ka

428 Ein Paar Schraubflaschen. Nürnberg, um 1650; Emailmalerei von Georg Strauch; Nürnberg 1613-75. Vergoldete Silberfassung; 19 cm. HG 10841.
Jede der beiden sechskantigen Flaschen ist aus sechs Emailplatten zusammengesetzt, bei denen Blumenarrangements mit figürlichen Allegorien wechseln. Diese werden durch Sprüche näher gekennzeichnet und damit zugleich die Bestimmung der Gefäße umschrieben: Wo Zeres nicht sitzt – Die Venus nicht Hitzt – Da Bacchus nicht schwitzt oder Es kan der Reben – Den Menschen geben – Ein Freuden Leben. Angeblich soll die Emailmalerei, die der Maler G. Strauch in hervorragender Qualität und mit leuchtenden Farben geübt hat, um 1632 von Jean Toutin in Châteaudun erfunden worden sein. Ursprünglich waren solche Schraubflaschen Apothekergefäße. Als sie im 17. Jahrhundert auch aus Edelmetall, Glas oder Zinn hergestellt und mit mancherlei Dekor ausgestattet wurden, gewann die schmückende Funktion oft das Übergewicht. F

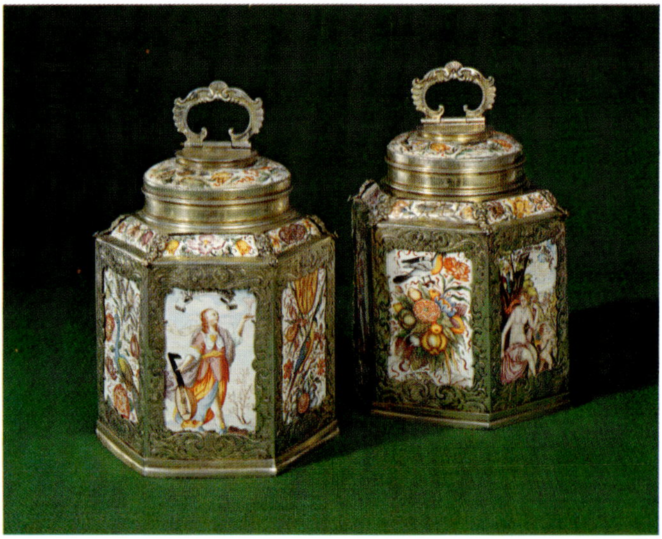

428

429 Birnkrug. Frankfurt/M., um 1670. Fayence, blau bemalt; silbervergoldete Montierung eines unbekannten Nürnberger Meisters; 20 cm. Ke 283.
Delfter Arbeiter gründeten im Jahre 1666 die zweite deutsche Fayencemanufaktur in Frankfurt am Main. In der zweiten Hälfte des 17. Jahrhunderts übertraf kein anderes deutsches Unternehmen die Frankfurter Erzeugnisse. Dank dem feinen Weiß ihrer Glasur wurden sie den Delfter Fayencen gleichgesetzt. Ihre Malerei lehnte sich bewußt an ostasiatische Vorbilder an. Die Schönheit unseres porzellanartigen Stückes veranlaßte seinen Besitzer, eine silbervergoldete Fassung bei einem Nürnberger Goldschmied arbeiten zu lassen, wie sie bis dahin fast nur dem chinesischen Porzellan und kostbaren Naturstoffen vorbehalten war. F

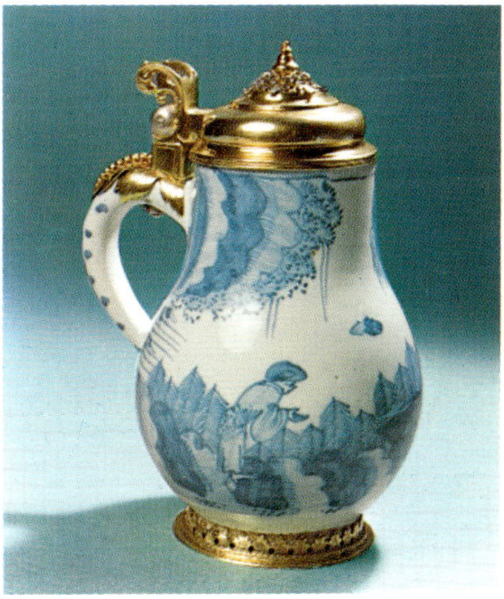

429

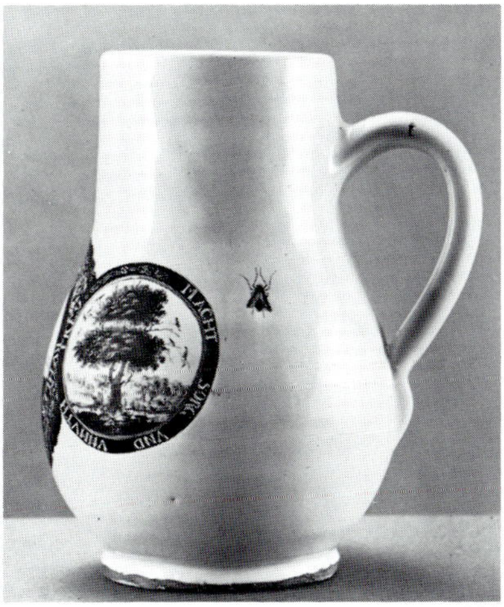

430

430 Krug, um 1665. Bemalt von Johann Schaper; Hamburg 1621-1670 Nürnberg. Fayence, mit Schwarzlotmalerei; 17,4 cm. Ke 505.
Seit 1655 in Nürnberg, übertrug hier der gelernte Glasmaler J. Schaper die bei seinem Handwerk übliche Technik der Schwarzlotmalerei zunächst auf Hohlgläser, später ebenso auf Fayencen. Wenn auch zumeist nach fremden graphischen Vorlagen arbeitend, hat Schaper einen eigenen kleinmeisterlichen Stil geschaffen. Im Miniaturformat seiner Landschaften mit Herrensitzen oder Genreszenen, seiner Wappen und Embleme stufte er die Tönungen zwischen Hell und Dunkel, zwischen Durchsichtig und Opak auf das Feinste ab und erhöhte mitunter die Wirkung noch durch eine Kombination mit der Radiertechnik. Wie die drei emblematischen Darstellungen dieses Birnkruges aus Frankfurter Fayence hat Schaper viele seiner Arbeiten mit seinen Initialen signiert. P

431 Fünffingervase. Ansbach, um 1735-45; Johann Jacob Andreas Hahn, tätig 1726-64. Fayence, bemalt in den Farben der »Grünen Familie«; 21,2 cm. Ke 1032.
Die für Tulpen vorgesehene Fünffingervase weist auf die von Holland ausgehende Mode des 17. Jahrhunderts zurück, als die Tulpe zur kostbarsten Blume erhoben worden war; stilisiert oder naturalistisch gebildet, hatte sie das Ornament der damaligen Zeit beeinflußt. Einzeln steckte man die Blüten in die Tüllen der Vase. Das Vorbild für die Ansbacher Fayencen der sog. Grünen Familie bildete der Dekor der Porzellane der K'hang-hsi-Periode aus der chinesischen kaiserlichen Manufaktur Ching-te-chen. Allein Ansbach war es gelungen, das besondere Grün herzustellen. Die geheimnisvolle Farbe wurde nur 1724-48 verwendet, danach ist sie nicht mehr anzutreffen, vielleicht hatte der Maler ihr Rezept mit ins Grab genommen. F

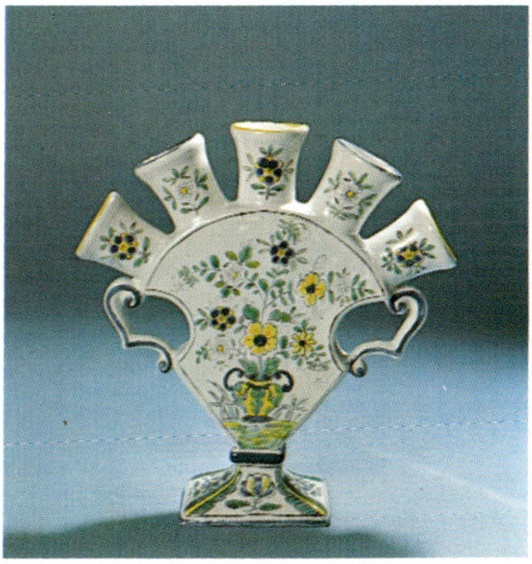

431

432 Teller, um 1685. Bemalt von Johann Ludwig Faber; in Nürnberg nachweisbar seit 1678, gest. 1693. Frankfurter Fayence, mit Schwarzlotmalerei; Dm. 25 cm. Ke 2264.
Zu den namhaftesten Nachfolgern des Johann Schaper gehört der Hausmaler J.L. Faber, der auch als Glasmaler und Kupferstecher tätig war. Bei seinen Arbeiten schloß er sich oft an Vorbilder an, wie sie die Emblemliteratur des 16. und 17. Jahrhunderts lieferte. Für die Darstellung des in die Sonne zielenden Bogenschützen, dessen abgeschossene Pfeile wieder vom Himmel fallen, gibt die beigegebene Devise »Inter est quo proposito« – zu deutsch etwa: Auf die Absicht kommt es an! – die Sinnerläuterung. Die Vorlage dazu stammt aus dem Emblembuch des Schlesiers Jakobus a Bruck genannt Angermundt von 1615. P

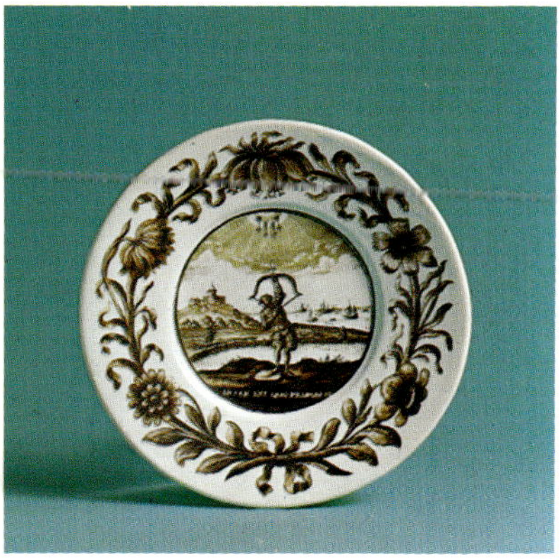

432

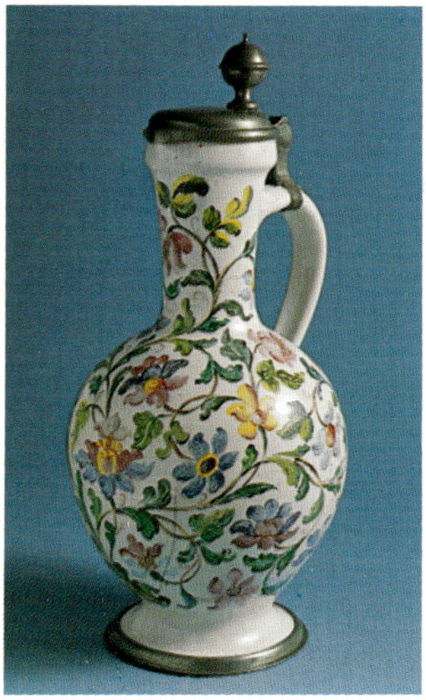

433

433 Krug, um 1680-90. Bemalt von Abraham Helmhack; Regensburg 1654-1724 Nürnberg. Fayence, mit bunten Muffelfarben; Zinnmontierung; 31 cm. Ke 278.
Wie J. Schaper war A. Helmhack gelernter Glasmaler, vertritt diesem gegenüber jedoch eine spätere Stilstufe. Seine Spezialität war nicht mehr das kleinmeisterliche Bild in reichem Ornamentrahmen. Bunte Malerei mit deutschen Blumen in einer höchst charakteristischen Farbfolge von Grün, Purpur und Blau überzieht großflächig die Gefäße, meist Enghalskrüge. Wie diesen aus Frankfurter Fayence hat Helmhack die meisten mit ligiertem AH signiert. P

434 Teller, um 1720-30. Bemalt von Ignaz Preissler; Friedrichswalde 1676 – nach 1739. Chinaporzellan, bemalt mit Schwarzlot, Eisenrot und Gold; Dm. 22 cm. Ke 540.
Die Nachfrage nach ostasiatischem Porzellan verminderte sich auch nach der Wiederentdeckung des Herstellungsverfahrens in Meißen kaum. Schon seit der Mitte des 17. Jahrhunderts bemalten zahlreiche Hausmaler sowohl chinesisches Porzellan als auch europäische Fayence. Ihre Vorbilder lieferten zum Teil China und Japan selbst, zum anderen wurden Stiche nach in Europa entstandenen Chinoiserien benutzt. Oft ergänzte man vorhandene Malereien derart, daß sie das Stück den beliebten Chinoiserien ähnlich machten. – Ignaz Preissler bemalte im Auftrag des Grafen Franz Karl Liebsteinsky von Kolovrat dessen Sammlung weißer chinesischer Porzellane mit Chinoiserien. F

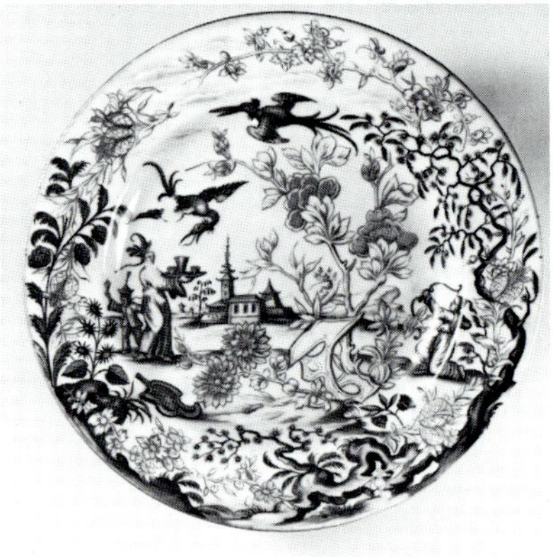

434

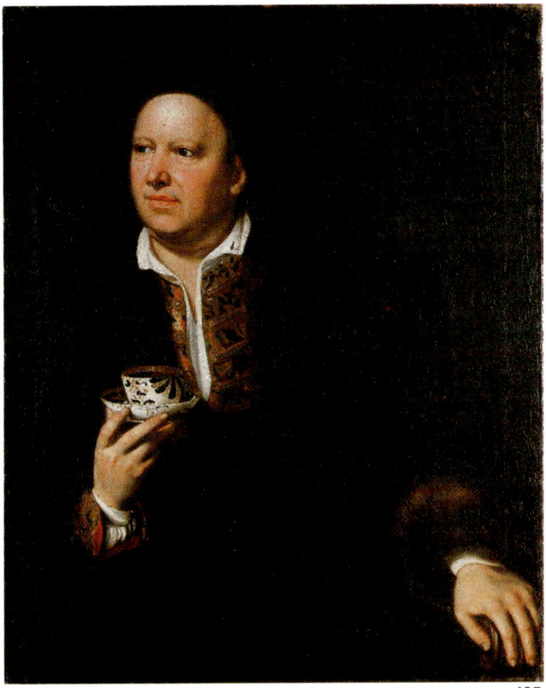

435

435 Bildnis des Georg Friedrich Dinglinger, um 1710. Johann Kupetzky; Prag (?) 1667-1740 Nürnberg. Gemälde auf Leinwand; 94,4 : 74,4 cm. Gm 453. Leihgabe Stadt Nürnberg.
Der Dargestellte wurde in jüngerer Zeit als der 1666 in Biberach an der Riß geborene, seit 1704 in Dresden wohnhafte Emailleur G. F. Dinglinger identifiziert. Wo sich die Wege J. Kupetzkys, der nach einem längeren Aufenthalt in Italien 1709 in Wien seßhaft wurde und 1723 aus Glaubensgründen nach Nürnberg auswanderte, mit denen des bereits 1720 verstorbenen Bruders von Joh. Melchior Dinglinger gekreuzt haben, ist nicht bekannt. Dem Emailleur wird die Bemalung der 132 goldgetriebenen Figürchen von Joh. Melchiors Kabinettstück, dem Hofstaat des Großmoguls Aureng-Zeb, zu verdanken sein. Die bemalte Tasse, die er auf dem Bildnis in der Hand hält, kann als ein Hinweis auf seine Tätigkeit gelten.
Str

436 Krug in Harlekinsgestalt, wahrscheinlich Hannoversch-Münden um 1750/60. Fayence mit Scharffeuerfarben gelb, blau, grün, rot und mangan. Zinndeckel ungemarkt. 34,2 cm. Ke 473.
Die vergnügte, auf einem geblümten Sokkel sitzende Gestalt des sich den vollen Bauch haltenden Harlekins ist als Scherzgefäß gebildet. Der Typus, der von einer norddeutschen Manufaktur, möglicherweise Hannoversch-Münden, ausgeformt wurde, ist wohl nach niederländischem oder noch eher englischem Vorbild entstanden. Die Bemalung des Gefäßes ist schwungvoll, locker und doch ausgeglichen. Das Motiv des trunkenen Harlekins spielt auf den übermäßigen Genuß des geistigen Getränkes an. Pe

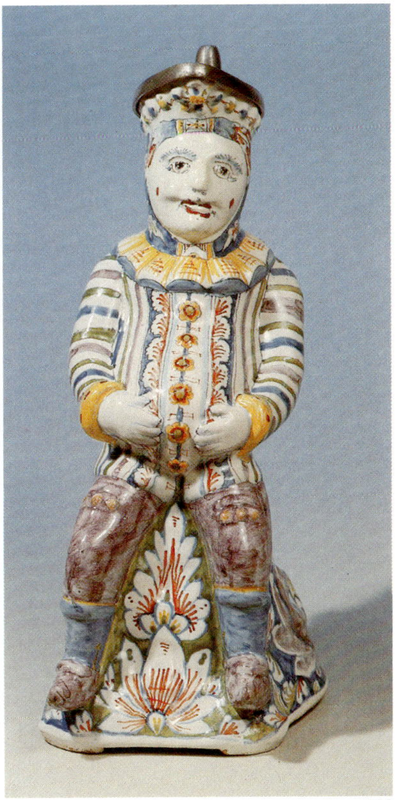

436

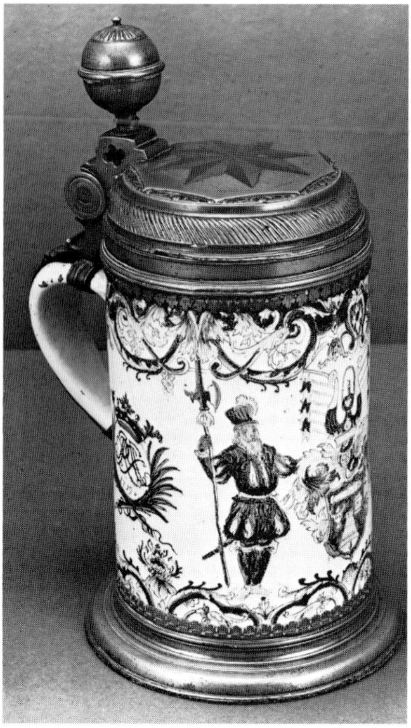

437

437 Walzenkrug. Dorotheenthal, 1719. Fayence, bemalt mit Scharffeuerfarben; Zinnmontierung; 31,5 cm. Ke 1997. Herzog Anton Ulrich von Braunschweig hatte 1707 eine »Porcellainfabrik nach Delftischer Art« eingerichtet; seine Tochter Auguste Dorothee gründete wenig später mit Hilfe braunschweigischer Werkleute eine ähnliche Manufaktur in Dorotheenthal bei Arnstadt in Thüringen. Diese lieferte neben Prunkgefäßen und Geschirren für den höfischen Gebrauch viele Walzenkrüge sowohl mit Chinesendekor als auch mit barockem Akanthusschmuck. Die Vorderseite des großen Kruges zeigt einen von zwei Landsknechten flankierten Zunftschild mit den Insignien des Rot- und Zinngießerhandwerks. Mit dem Auftrag dieser Zunft dürfte die auffallende Pracht der mit Messing- und Kupfereinlagen versehenen Zinnmontierung in Zusammenhang stehen. Ke

438 Vase. Bernburg (?), um 1725. Fayence, kleisterblau glasiert, kobaltblau bemalt, mit Gold gehöht; 36 cm. Ke 640. Der signierte und datierte Teil eines Vasensatzes in den Sammlungen der Moritzburg in Halle belegt allein die Existenz einer Fayencemanufaktur in Bernburg. Danach bestand unter Fürst Victor Friedrich von Anhalt-Bernburg um 1725 ein Unternehmen in der Residenz. Die vier Fürstentümer Anhalts, Dessau, Zerbst, Köthen und Bernburg, erlebten im 18. Jahrhundert einen bemerkenswerten wirtschaftlichen Aufschwung, der zum Teil durch bedeutende Herrscher gefördert wurde. Von den in Anhalt gegründeten Fayencemanufakturen hatte allerdings nur Zerbst eine längere Lebensdauer. Das Bernburger Unternehmen muß bald nach 1725 geschlossen worden sein. Die Vase und ihr Pendant gleichen in Glasur und Malerei denen in Halle, wenn auch die Marke – ein Fuß – für Bernburg bisher nicht nachgewiesen werden konnte. F

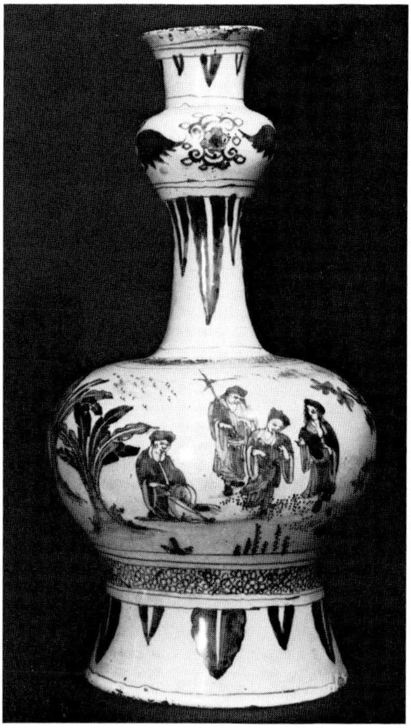

438

439 Krug, um 1752-54. Bemalt von Bartholomäus Seuter; Augsburg 1678-1754. Fayence mit Purpurmalerei, Silberfassung; 22,8 cm. Ke 181. Leihgabe Stadt Nürnberg.
Seuter, Mitglied einer Augsburger Kunsthandwerker- und Verlegerfamilie, trat als Goldarbeiter, Emailmaler, Kupferstecher und Kaufmann hervor. Aus seiner Werkstatt stammt auch der Dekor von Porzellan- und Fayencegefäßen, mit bunter, lokkerer Bemalung oder mit einfarbigen Darstellungen in bunten Kartuschen. Das Halbfigurenbild Loths und seiner Töchter auf unserem Walzenkrug aus Schrezheimer Fayence ist in fein abgestuftem Purpurcamayeu ausgeführt. Lichtwirkung und Plastizität der Figuren sind mit großer Kunstfertigkeit herausgearbeitet. Offensichtlich hat die vielseitige Praxis als Emailmaler und als Stecher den Spätstil des Malers mitgeprägt. Ke

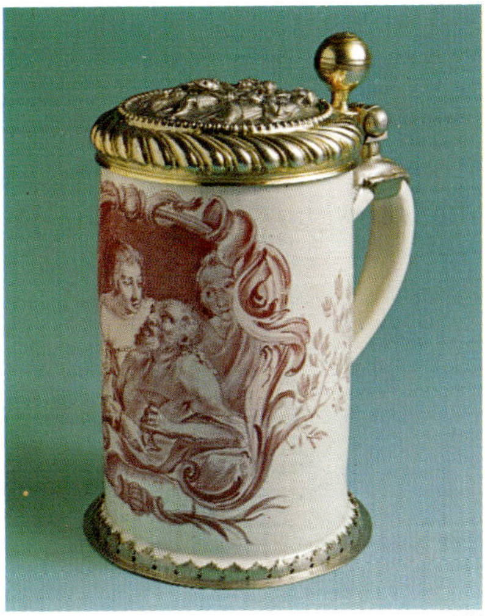

439

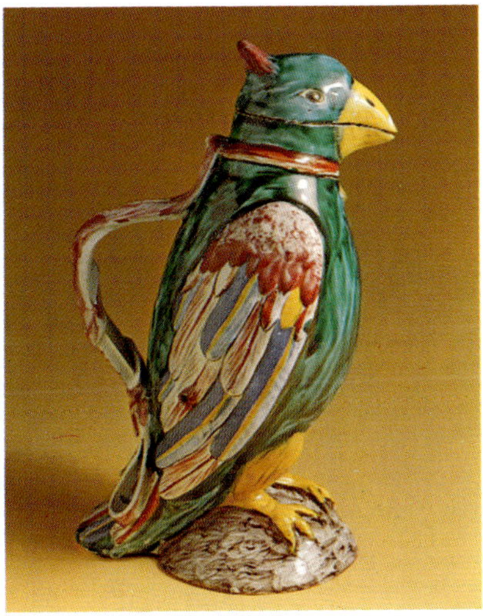

440

440 Papageienkanne. Proskau/Oberschlesien, um 1770-80. Fayence, bemalt; 26,5 cm. Ke 2787. Leihgabe Bundesrepublik Deutschland.
Auf Anregung Friedrichs des Großen gründete Graf Leopold von Proskau 1763 die Proskauer Fayencemanufaktur. 1783 ging sie in den Besitz des Preußenkönigs über, der sie verpachtete. In den ersten Jahren wurden Geschirre in der Art von Hollitsch hergestellt, doch schon vor 1783 begann man gleichfalls die Produktion von Tierfiguren, die vor allem im Lande selbst Absatz fanden. Beliebt waren Dekkeldosen in Form von Enten und Kaninchen, ebenso Gießgefäße in Vogelgestalt. Die in prächtigen Blaugrün- und Rottönen bemalten Papageienkannen dienten als Schenkkannen und vermutlich auch zum Schmuck der bürgerlichen Tafel. Ke

441 Potpourrivase. Kiel, um 1765. Fayence, mit bunter Muffelmalerei; 33,3 cm. Ke 2109.
Nicht lange nach der Gründung des Kieler Unternehmens (1762/63) eröffnete die Straßburger Manufaktur in Hamburg eine Niederlage. Im Wetteifer mit der Konkurrenz gelang es Kiel, dank der hervorragenden Qualität seiner Malereien, an die erste Stelle der norddeutschen Manufakturen zu treten. Dieses Verdienst gebührte vor allem Johann Samuel Friedrich Tännich, der vorher als Leiter des Malercorps in der Frankenthaler Porzellanmanufaktur tätig gewesen war. Von dort stammen wohl auch die Anregungen zu den phantasievollen Potpourris und die Verwendung von Purpurrot. In ihrer Verbindung von plastischer Modellierung und exzellenter Malerei kennzeichnen die Kieler Potpourrivasen einen Höhepunkt der deutschen Fayencekunst. Diese Vasen, in denen man die Blätter von Rosen und Lavendel aufbewahrte, dienten als Duftspender. F

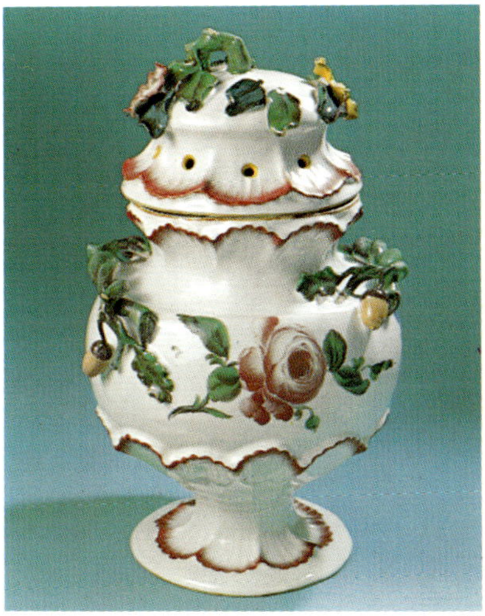

441

442 Deckelhumpen. Meißen, um 1710/11. Gelb und braun marmoriertes Böttgersteinzeug, »Jaspis-Porzellan«; Zinnmontierung; 15,4 cm. Ke 451.
Neben dem chinesischen Porzellan kam frühzeitig das farbige Steinzeug der Chinesen nach Europa. Seine Nachahmung hat hier nicht lange auf sich warten lassen; England und die Niederlande gingen damit voran. Bei seiner Suche nach dem Geheimnis der Porzellanherstellung gelang Johann Friedrich Böttger (1682-1719) im Jahre 1710 zunächst das rote Steinzeug, dem er durch verschiedenartige Behandlung und Bearbeitung, z. B. durch Marmorierung und Polieren, neue Reize abzugewinnen wußte. So entstand auch das besonders geschätzte »Jaspis-Porzellan«. Die Vielfalt der Dekorweisen wie der Gefäßformen brachte es mit sich, daß marmorierte Böttgersteinzeuge mit Tiefschnittdekor oder glasierte mit Goldbemalung noch lange neben den weißen Porzellanen begehrt waren und hergestellt wurden. P

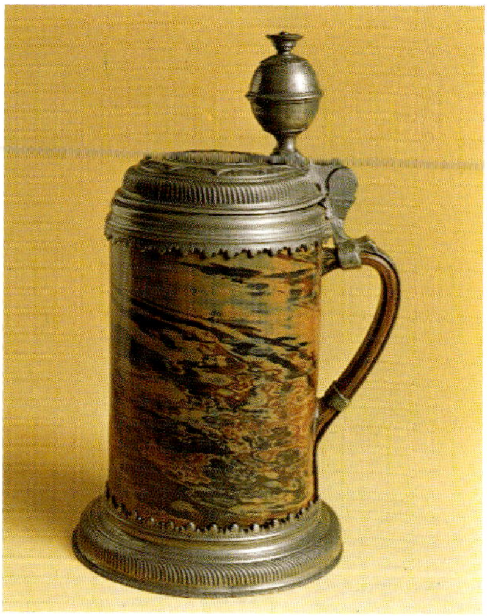
442

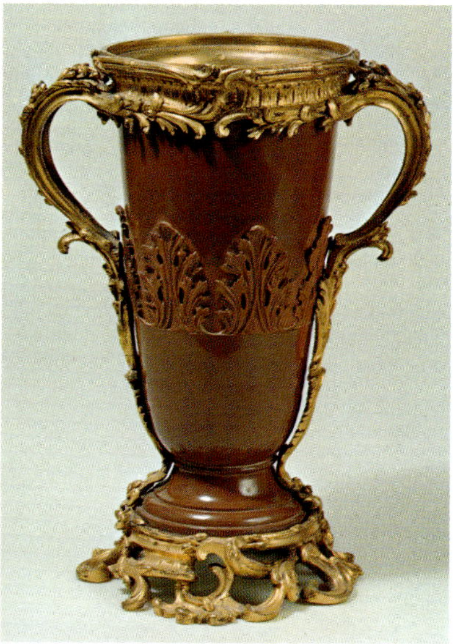
443

443 Ziervase. Meißen, um 1710-20. Rotbraunes, poliertes Böttgersteinzeug; Goldbronzemontierung; 27,3 cm. Ke 573.
Die überaus prächtige Pariser Montierung um 1750 mit reichem, durchbrochenem Rocaillendekor am Fuß und schön geschwungenen Henkelspangen bezeugt noch um die Mitte des Jahrhunderts die hohe Wertschätzung dieser frühen Böttgersteinzeuggefäße mit glatt polierter glänzender Wandung und Akanthusblattdekor. Obwohl das rote Steinzeug – wie bei den Chinesen – vorwiegend als Teegeschirr in Gebrauch war, sind auch Prunkvasen, die unser Gefäß noch wesentlich an Höhe überragen können, angefertigt worden, deren aufgelegten plastischen Zierat Goldschmiede des Dresdner Hofes entworfen haben. Daß sich auf die Dauer das weiße Porzellan gegenüber dem polierten roten Böttgersteinzeug durchsetzte, war nicht allein eine Frage des Geschmacks, sondern lag wohl auch an den niedrigeren Herstellungskosten. P

444 Augustus-Rex-Vase. Meißen, um 1730. Porzellan, bemalt mit bunten Muffelfarben; 21,8 cm. Ke 2757.
Der erste Besitzer der glockenförmig geschwungenen, mit zartfarbenen »indianischen Blumen« bemalten Vase war der sächsische Landesherr und polnische König August der Starke (1670-1733). Während der Regierung dieses größten Porzellanliebhabers seiner Zeit gelang Böttger die Porzellanerfindung; mit seiner Meißner Manufaktur erlebte der König noch die erste Blüte des europäischen Porzellans. Das große unterglasurblaue AR-Monogramm unter dem Vasenboden sowie die eingeschliffene Nummer belegen, daß das Gefäß zur königlichen, später im Johanneum in Dresden aufgestellten Porzellansammlung gehört hat. P

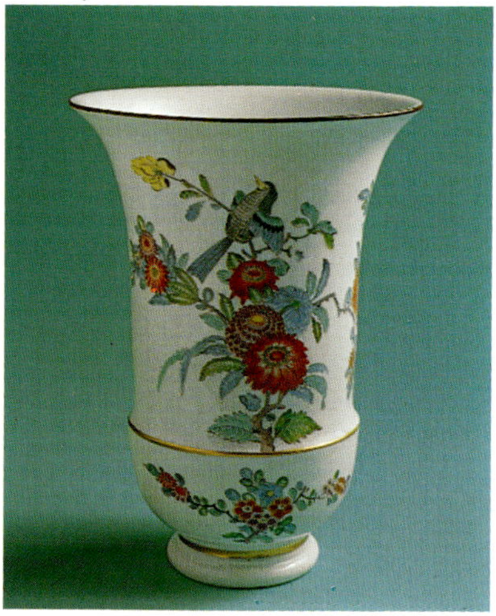
444

445 Deckelterrine. Meißen, um 1725-30. Porzellan, unterglasurblau und mit bunten Muffelfarben bemalt; 17:19,8 cm. Ke 555.
Szenen mit berittenen Chinesen bei Stier- und Tigerjagd bzw. Hirsch- und Pantherjagd auf Deckel und Wandung nehmen den Hauptteil des figürlichen Dekors der etwas behäbigen Deckelterrine ein. In der Frühzeit der Meißner Manufaktur war man noch stärker von fremden Vorbildern abhängig und benutzte wie hier graphische Vorbilder, so auch Blätter aus der Folge »Nieuwe geinventeerde Sineesen« des niederländischen Stechers Petrus Schenk d. J. Die ornamentale Bemalung folgt mit »indianischen Blumen« in den Reserven des unterglasurblauen Randfrieses und auf den zierlich geschweiften Volutenhenkeln gleichfalls ostasiatischen Mustern. Neben den etwa gleichzeitig entwickelten intimeren Höroldt-Chinoiserien besitzen diese Jagdszenen noch einen stärker exotischen Charakter. P

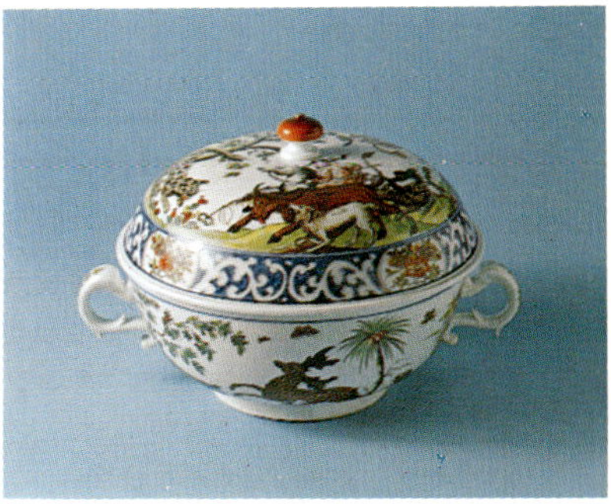
445

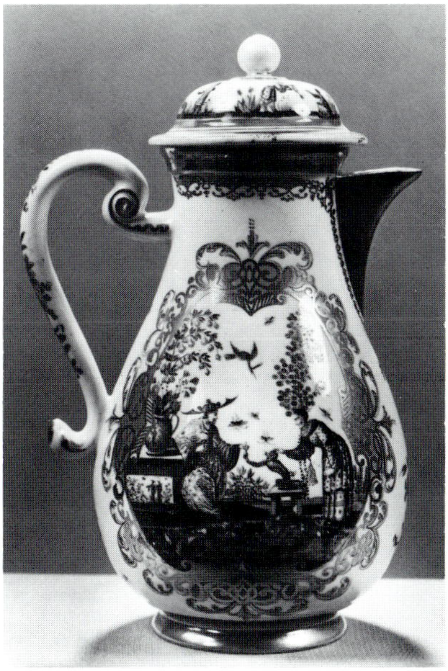
446

446 Kaffeekanne. Meißen, um 1730-35; bemalt von Johann Gregorius Höroldt; Jena 1696-1775 Meißen. Porzellan, mit bunten Muffelfarben und Vergoldung; 19,7 cm. Ke 2650.
Neben Böttger und Kaendler gebührt J. G. Höroldt das Verdienst, dem Meißner Porzellan jene Möglichkeiten erobert zu haben, die noch heute seinen Ruhm ausmachen. Seit 1720 in Meißen tätig, schuf er zunächst die technischen Voraussetzungen für neue bunte Muffelfarben. Im Geschmack der Zeit, aber durchaus mit eigenen Erfindungen und im gleichen Stil, der von den unter seiner Leitung arbeitenden Malern übernommen wurde, malte er Chinoiserien, Hafenlandschaften und Genreszenen auf die einzelnen Teile der Geschirre, die der rahmende Eisenrot- und Golddekor zu einheitlichen Servicen verband. Die sorgsam und miniaturartig fein vorgetragenen Szenen sollten nicht Abbilder chinesischen Lebens, sondern eine heitere Welt des Spiels und der Maskerade vorstellen. P

447 Teller. Nymphenburg, um 1767. Porzellan, bemalt; Dm. 25 cm. Ke 752.
Die Nymphenburger Streublumendekore der frühen sechziger Jahre wurden von locker gesteckten Sträußen einheimischer Blumen abgelöst. Asymmetrisch sind sie im Tellerfond angebracht, während sich kleinere Blumen und Blütenzweige auf die freigebliebene Fläche und auf die von Rippen unterteilte Fahne verteilen. Zur Bereicherung können exakt gemalte Schmetterlinge und Käfer hinzutreten, seltener – wie hier – Rocaille- und Goldränder. Der Teller gehört zu einem Service, das 1767 an den Münchner Hof geliefert wurde. »Erster Blumenmaler« und Lehrer der Blumenmalerei war zu dieser Zeit in Nymphenburg Anton Zächberger, dem noch andere Blumen- und Tiermaler zur Seite standen. Ke

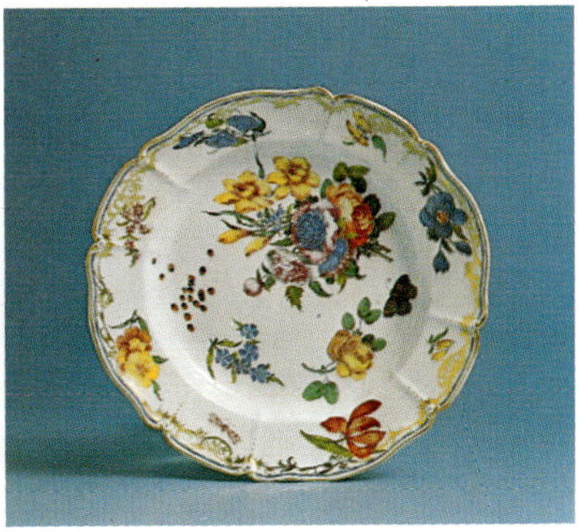
447

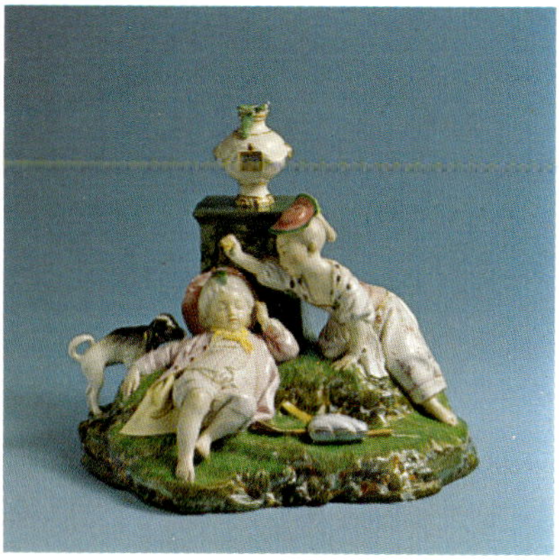

448

448 Der bekränzte Schläfer. Höchst, um 1770; Johann Peter Melchior; Lintorf 1742-1825 München. Porzellan, bemalt; 16,8 cm. Ke 876.
Der kurmainzische Hofbildhauer und Porzellanmodelleur schuf in den Jahren 1767-79 für die Höchster Porzellanmanufaktur neben verschiedenen Allegorien vor allem eine große Anzahl von Kinderfiguren, die Attribute von Handwerkern, Musikanten und Landleuten tragen. Der besondere Reiz seiner »Schäferszenen«, denn darum handelt es sich auch hier, liegt darin, daß die ursprünglich als Schäfer verkleideten Kavaliere und Damen durch unprätentiös auftretende Kinder ersetzt sind. Auf diese Weise erreicht Melchior einen dem deutschen Rokoko eigenen Ausdruck der Empfindsamkeit. Wir kennen ihn außerdem als den Schöpfer kleiner Porträtmedaillons. Ke

449 Octavio und Julia. Nymphenburg, um 1760. Franz Anton Bustelli; Locarno (?) 1723-1763 München. Porzellan; 18,6 bzw. 18,9 cm. Ke 642/643.
Die bis in das 16. Jahrhundert zurückreichende, im 18. in Europa durch reisende Theatergruppen sehr verbreitete italienische Komödie war ein Stegreifspiel (vgl. Nr. 419). Seit Jacques Callot wurden ihre Figuren immer wieder in der bildenden Kunst festgehalten. Im 18. Jahrhundert sind Julia und Octavio, Pantalone und Isabella, Donna Martina, Scaramuz und andere von mehreren deutschen und europäischen Fayence- und Porzellanmanufakturen dargestellt worden. Die sechzehn Komödianten, die Bustelli als sein Hauptwerk in Porzellan modelliert hat, bilden den unübertroffenen Abschluß dieser Reihe und zugleich einen Höhepunkt der Rokokoplastik. P

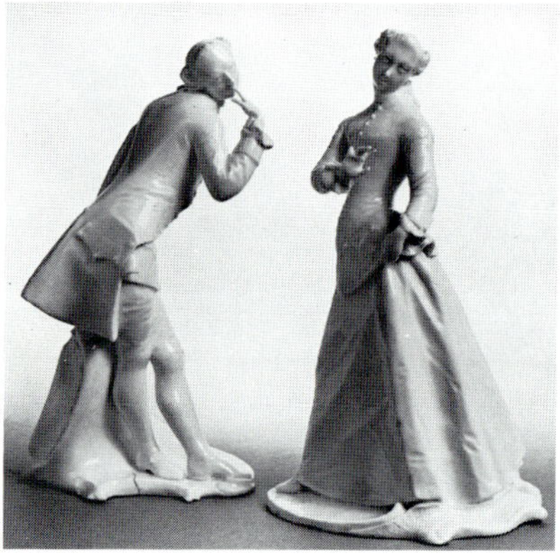

449

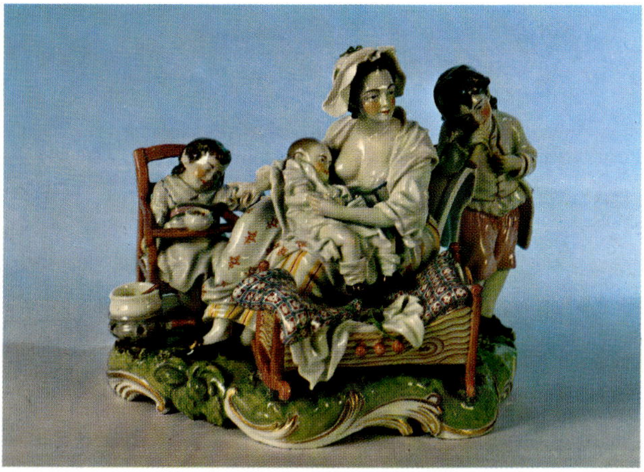

450

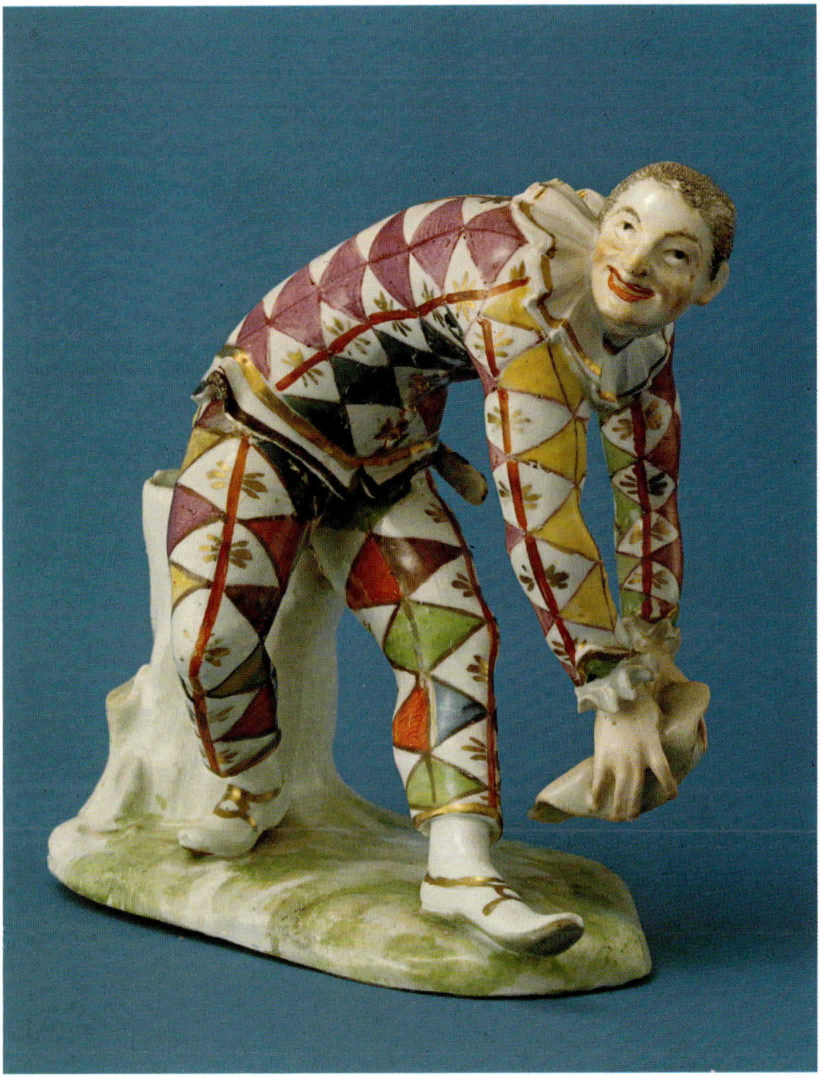

451

450 Die gute Mutter. Frankenthal, nach 1770; Carl Gottlieb Lück; 1730-1796 Meißen. Porzellan, bemalt; 21 : 16 cm. Ke 653.
Um dem französischen Monopolverdikt Ludwigs XV. zu entgehen, errichtete der Straßburger Fayencefabrikant Paul Anton Hannong 1755 eine Porzellanmanufaktur in der Kurpfalz. Dieses Frankenthaler Unternehmen wurde 1762 vom Kurfürsten Carl Theodor angekauft. Seine nachhaltige Bedeutung verdankt Frankenthal vor allem der figürlichen Plastik. Unter seinen Modelleuren zeichnet sich C.G. Lück durch die außerordentliche Präzision aller Details aus. Nach dem sentimentalen Gemälde einer Mutter mit ihren Kindern des Jean-Baptiste Greuze aus dem Jahre 1769 hatte Laurent Cars einen Reproduktionsstich angefertigt; nach diesem wiederum entstand ein Bild des Hofmalers Ferdinand von Kobell. Dessen Umsetzung in die dreidimensionale Porzellangruppe ist C.G. Lück vorzüglich gelungen. F

451 Harlekin. Meißen, um 1740; Johann Joachim Kaendler; Fischbach b. Dresden 1706-1775 Meißen. Porzellan, mit bunten Muffelfarben; 14,3 cm. Ke 638.
An der theatralischen Gebärde wie am buntgewürfelten Kostüm kenntlich, verneigt sich Harlekin – oder Hanswurst – mit leichtem Grinsen und im Kompliment tief gezogenem Hut. J.J. Kaendler, der bedeutendste der Meißner Porzellanbildhauer, steht am Beginn der europäischen Porzellanplastik. Lebensnah modellierte höfische Gruppen und Genrefiguren, große und kleine Porzellantiere, vor allem aber auch die überreiche Gestaltung der großen vielteiligen Geschirrservice führen seinen unerschöpflichen Erfindergeist vor Augen. P

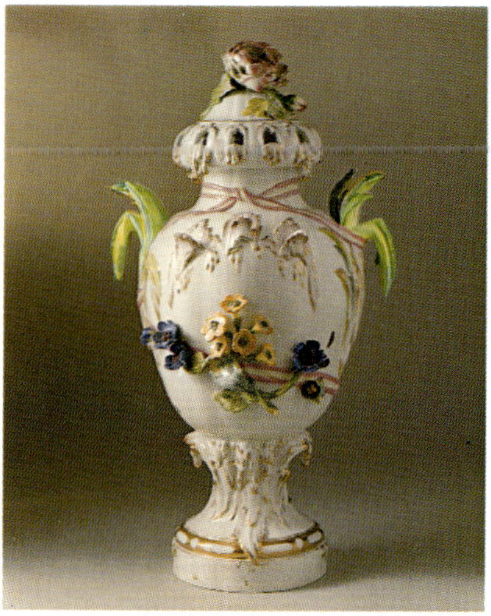

452

452 Schilfdekorvase. Berlin, um 1765; vielleicht nach Entwurf von Johann Christian Hoppenhaupt; Merseburg 1719-1786 Berlin. Porzellan, bemalt und vergoldet; 43 cm. Ke 2254.
Im 18. Jahrhundert standen Vasen – ohne Blumen – dekorativ auf Kommoden und Konsolen oder auch gruppenweise auf Kaminen. Als fester Bestandteil des Ensembles gehörten sie zum Entwurf des jeweiligen Innenraumes. Ihre ausgeprägte vegetabilische Dekoration und die Verwendung der Wasserrocaille beweist die enge Verwandtschaft der Schilfdekorvase mit den von J. Ch. Hoppenhaupt gestalteten Räumen des Neuen Palais in Potsdam. 1772 lieferte er Wachsmodelle für Vasen an die Berliner Manufaktur. Unsere Vase steht jedoch seinem übrigen Schaffen noch näher und läßt eine bereits frühere Verbindung zur Manufaktur annehmen. Zusammen mit seinem Bruder Johann Michael (vgl. Nr. 418) gilt J. Ch. Hoppenhaupt als Schöpfer des Friderizianischen Rokoko. F

453 Mars und Athena. Wien, um 1755-60; Johann Joseph Niedermayer; Wien 1710-84. Porzellan, bemalt; 28,5 cm. Ke 310.
Schon bald nach der Gründung der Meißner Porzellanmanufaktur im Jahre 1710 wurde mit Hilfe der aus Sachsen entflohenen Arkanisten C.C. Hunger und S. Stölzel eine solche auch in Wien, unter der Leitung von C.J. Du Paquier, errichtet. Das 1744 vom Staat aufgekaufte Unternehmen existierte in dieser Form bis 1864. Mit der Übernahme durch die kaiserliche Verwaltung änderten sich Form und Stil des Porzellans. Die Bevorzugung antikisierender und heroischer Themen in der Plastik spiegelte die damalige politische Lage im Reich wider. F

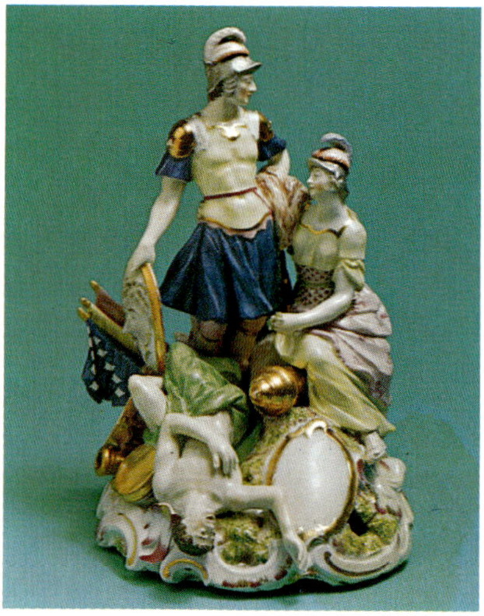

453

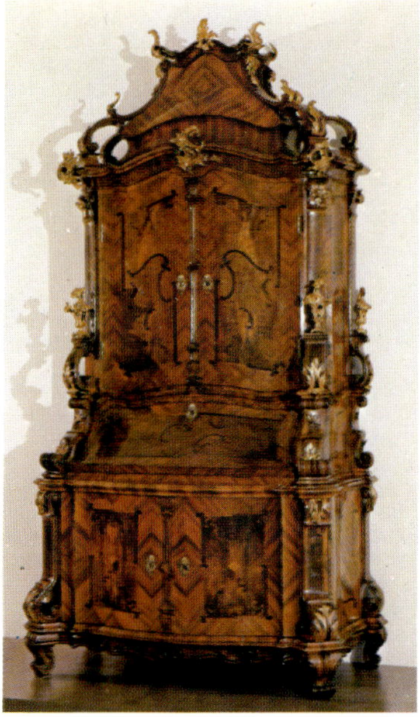

454

454 Schreibschrank. Mainz, um 1760-65. Nußbaumfurnier; teilweise vergoldete Schnitzereien; 265 : 128 : 56 cm. HG 8013.
Mit zurückhaltend intarsierten, geschweiften Flächen und mit bewegten Umrissen, wobei die vergoldeten Schnitzereien dem Braun des Nußholzes Akzente verleihen, wächst der sich nach oben leicht verjüngende Schreibschrank fast pflanzenhaft auf. Im Innern ist er mit gleichzeitigem Kleisterpapier tapeziert. – Solche »Cantourgen« hatte das Mainzer Schreinerhandwerk als Meisterstücke vorgeschrieben. Mit Hilfe von zahlreichen signierten und datierten Mainzer Meisterrissen haben sich für eine Reihe erhaltener Schränke die Meister und die genaue Entstehungszeit festlegen lassen. vW

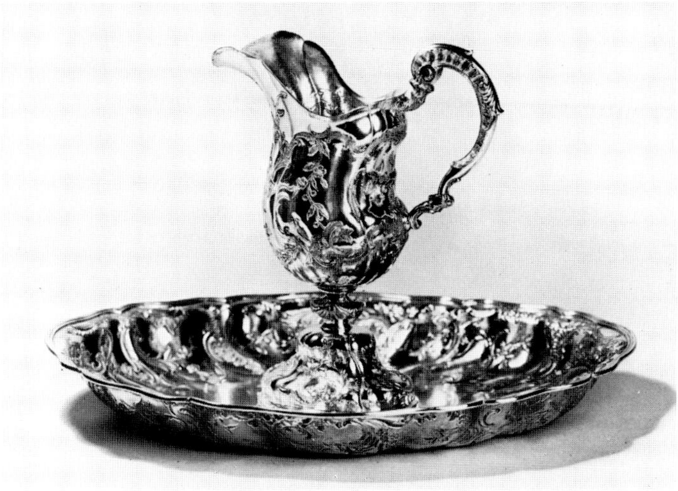

455

455 Helmkanne und Schüssel. Augsburg, 1757-59; Johann Martin Satzger; Augsburg, Heirat 1744, gest. 1785. Silber, getrieben, gegossen, vergoldet; Kanne 25,6 cm; Schüssel 40,6 : 31 cm. HG 7808, 7822.
Seit der ersten Hälfte des 17. Jahrhunderts wurde in Frankreich zum Wasserreichen und Händewaschen bei der Tafel ein Gießgefäß in Gestalt eines umgestülpten Helmes entwickelt, das während des ganzen 18. Jahrhunderts in allen europäischen Ländern charakteristische Sonderformen hervorbrachte. Die Helmkanne mit dem zugehörenden Becken ist Teil eines dreißigteiligen Reiseservices, dessen Dosen, Leuchter, Platten, Kaffeekannen den gleichen Dekor aus getriebenen Vögeln, Blüten und Rocaillen zeigen. Das reiche Ensemble wurde nach einheitlichem Entwurf von zehn verschiedenen Goldschmieden, meist Spezialisten einer Form, geschaffen. Die Reihe der illustren Besitzer bestätigt die Tradition, daß der Auftrag von der Zarin Katharina II. von Rußland erging. P

456 Kleiner Schreibschrank. Nürnberg, um 1725. Nußbaum und andere Hölzer; Ruinenmarmoreinlagen; 161 : 94 : 69 cm. HG 10030.
Gegen Ende des 17. und zu Anfang des 18. Jahrhunderts entwickelte sich aus dem Schreib-Tisch, der Kommode und dem Kabinettschrank ein neues Möbel, das mit der hohen Form des geräumigen Schreibschrankes bald sehr beliebt wurde. – Wenn bei dem Schreibschrank mit den intarsierten Wappen der Nürnberger Patrizier Fürer von Haimendorf der Tisch geöffnet ist, bilden die beiden Hälften seiner Deckplatten seitliche Abstellflächen, während die herabklappbare Vorderwand die Schreibfläche vergrößert; diese ist auf drei Seiten von zwei Reihen niedriger Schubladen eingefaßt. Der Aufsatz besitzt sowohl im Sockel als auch in der Bekrönung eine Schublade. Diese und die Fächer hinter den beiden Türen sind mit gleichzeitigem Nürnberger Brokatpapier ausgeschlagen. vW

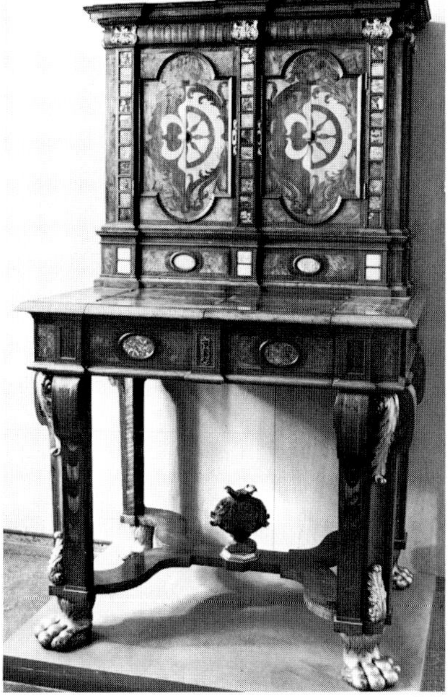

456

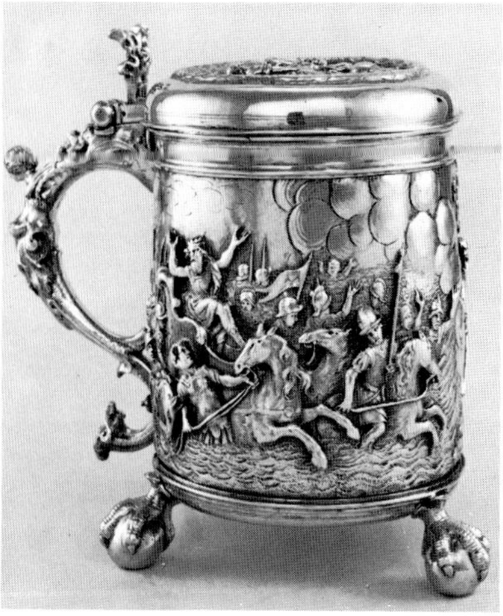

457

458 Samowar. Danzig, um 1775; Friedrich Wilhelm Sponholtz; Danzig, Meister 1763, gest. 1789. Silber, gegossen, getrieben; 43,5 cm. HG 11329. Leihgabe Bundesrepublik Deutschland.
Im 18. Jahrhundert haben die Goldschmiede nicht nur für Teekanne und Teekessel, sondern auch für die Teemaschine die verschiedensten Gestaltungen entwickelt. Während die Körper der älteren Typen Ei-, Birnen- oder – wie hier – Melonenform annahmen, setzte sich mit dem Klassizismus des ausgehenden Jahrhunderts der urnenförmige Aufbau durch, weswegen die Teemaschine in England tea-urn genannt wird. Sie war besonders beliebt in Rußland, von wo der Name ›Samowar‹, der Selbstkocher, stammt. Im 19. Jahrhundert kamen in größerem Umfange Gefäße aus Messing und Tombak auf. P

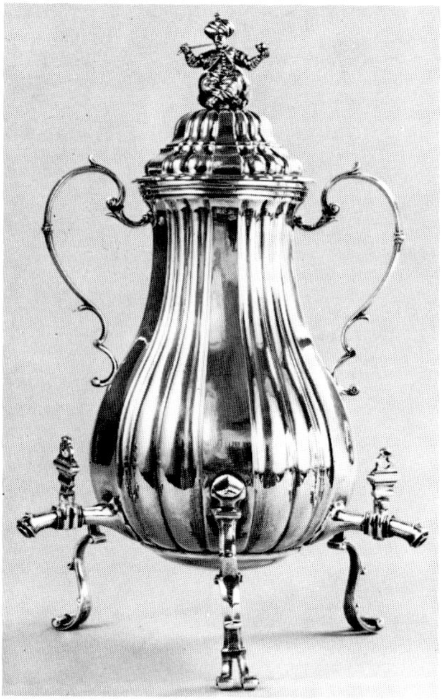

459

457 Deckelhumpen. Lübeck, um 1675; Johann Hasse; Lübeck, Meister 1654, gest. vor 1699. Silber, getrieben, gegossen, teilvergoldet; 25 cm. HG 9273. Leihgabe Stadt Nürnberg.
Nach dem Verfall der Hanse und durch den allgemeinen wirtschaftlichen Niedergang in der Folge des Dreißigjährigen Krieges verlor Lübeck seine Stellung als führender Kunst- und Handelsplatz Norddeutschlands. Seine Goldschmiede waren indessen bereit, sich an der Kunstentwicklung anderer, nunmehr blühender Städte zu orientieren. Die Treibreliefs von Deckel und Wandung des großen Humpens mit Christus und der Samariterin am Brunnen sowie dem Zug der Juden durch das Rote Meer sind auf räumliche Wirkung angelegt und könnten ebenso in zahlreichen anderen Orten zwischen Amsterdam und Königsberg entstanden sein. Die Kugel-Klauenfüße, ursprünglich für skandinavische Werke charakteristisch, wurden damals sowohl von Lübecker als auch von Hamburger Goldschmieden gern verwendet. Ke

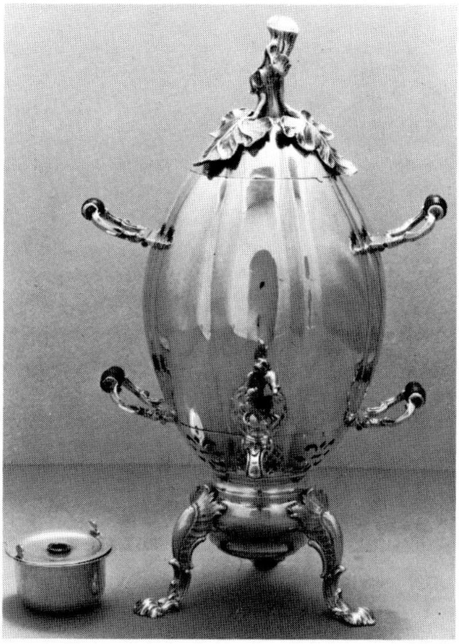

458

459 Gefäß zum Warmhalten des Kaffees. Nürnberg, um 1762; Johann Georg Helbling; Nürnberg 1734-1763. Silber, gegossen, getrieben; 35,5 cm. HG 11797.
Ähnlich wie bei Tee und Schokolade entwickelte sich mit dem Aufkommen des Kaffees in Europa aus einer anfänglichen Anzahl neuer Gefäßformen in verschiedenen Werkstoffen eine Grundform der Kaffeekanne. Ihr birnenförmiger Körper konnte mit den verschiedenartigsten Zierformen geschmückt werden. Bei unserem Gefäß sind an die Stelle von Kannenhenkel und Tülle zwei Griffe und drei Ausgußhähne getreten. Der seine Pfeife rauchende und Kaffee trinkende Türke auf dem Deckel läßt auch heute noch ahnen, mit welcher Behaglichkeit man damals das heiße exotische Getränk zu schlürfen pflegte. Hier konnte es mittels eines zusätzlichen Spiritusbrenners warmgehalten werden. P

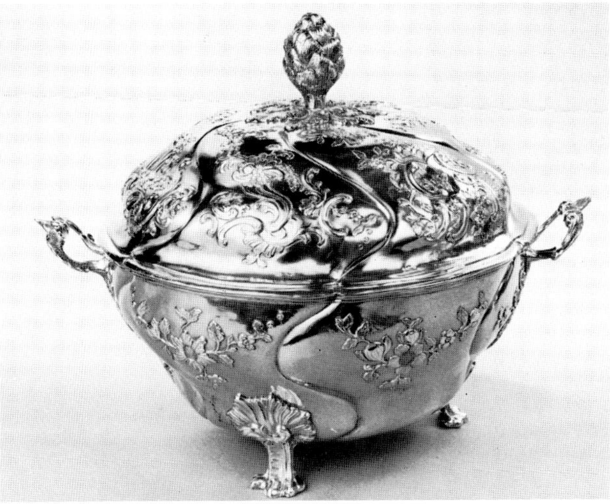

460

460 Deckelterrine. Tilsit, 1763; Johann Kownatzky; Tilsit, Meister vor 1762, gest. vor 1796. Silber, getrieben, gegossen, innen vergoldet; 29,5 cm. HG 11795.
Die hervorragend gearbeitete, runde Dekkelterrine mit getriebenem Blütenzweigen- und Rocaillendekor sowie schön geformten Füßen und Griffen läßt kaum vermuten, daß sie in der kleinen ostpreußischen Stadt Tilsit entstanden ist, in der gleichzeitig kaum mehr als drei Goldschmiede ihr Auskommen hatten, von denen nur wenige Arbeiten bekannt geworden sind. Der hohe kunsthandwerkliche Rang der Terrine kann nicht allein durch die Verwendung graphischer Vorlagen erklärt werden, sondern beruht vor allem auf Handwerkstraditionen, wie z. B. dem Wanderzwang der Goldschmiedegesellen, die künstlerische und handwerkliche Kenntnisse und Neuerungen rasch von Ort zu Ort weiterreichten. P

461 Terrine mit Tablett und Schöpfkelle. Riga, 1773; Johann Christoph Borrowsky; Riga 1740-1790. Silber, getrieben, graviert, gegossen, teilvergoldet; Terrine 29,7 cm, L. 48 cm; Tablett 46,3 : 31,9 cm; Schöpfkelle L. 37,3 cm. HG 11629. Leihgabe Bundesrepublik Deutschland.
Lange eingravierte Inschriften stellen diese gediegene Goldschmiedearbeit, die, wie sonst selten, als vollständiges Ensemble erhalten ist, als bedeutsames Zeugnis deutscher großbürgerlicher Kultur im Riga des 18. Jahrhunderts heraus. Die in der Großen Gilde zusammengeschlossenen Künstler, Goldschmiede, Kaufleute und Gelehrten waren bei der Stadtverwaltung durch die Ältestenbank vertreten. Ihrem als Ältermann fungierenden Vorstand Johann Georg Schwartz (1712-80), einem um seine Vaterstadt verdienten Ratsherrn, wurde die Terrinengarnitur von den übrigen Mitgliedern der Ältestenbank zur Silberhochzeit verehrt. P

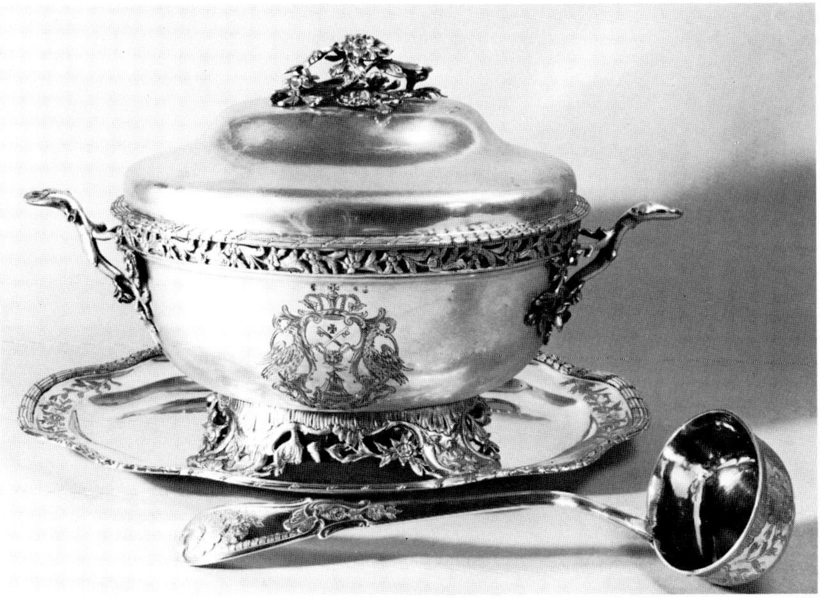

461

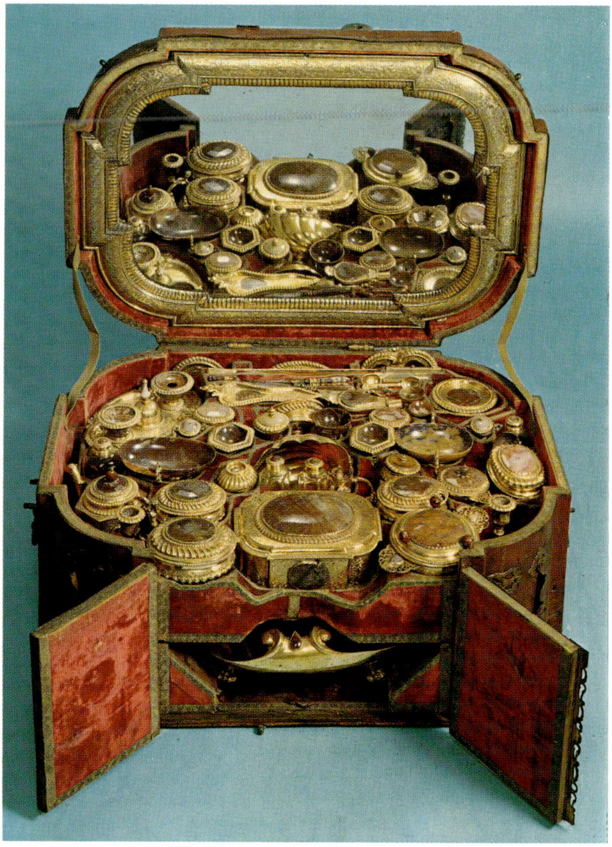

463

462 Jagdpokal des Kurprinzen Friedrich August von Sachsen. Dresden, um 1720; wohl Georg Christoph Dinglinger; Biberach a. d. Riß 1668-1746 Dresden. Silber, gegossen, getrieben, vergoldet; 50 cm. HG 11167.
Es bedurfte großen künstlerischen Geschicks, um einen solchen Pokal aus sehr verschiedenartigen Elementen zu diesem festlichen Bild der Jagd zu gestalten: Eichenstämme als Schaft und Griff, dazwischen sowohl in Relief als auch in vollrunden Figuren Darstellungen der Jagd. Durch abgesetzte Profile und Ornamentstreifen wird alles harmonisch zusammengefügt. An hervorragender Stelle ist das sächsisch-polnische Wappen im Wechsel mit dem Monogramm des Kurprinzen Friedrich August von Sachsen angebracht, der in seiner Jugend ein leidenschaftlicher Jäger war. Das Fehlen von Goldschmiedemarken weist dieses Zeugnis barocker Lebensfreude als höfischen Auftrag aus. Sein Meister dürfte G.Ch. Dinglinger, ein jüngerer Bruder des berühmten Johann Melchior Dinglinger, gewesen sein. P

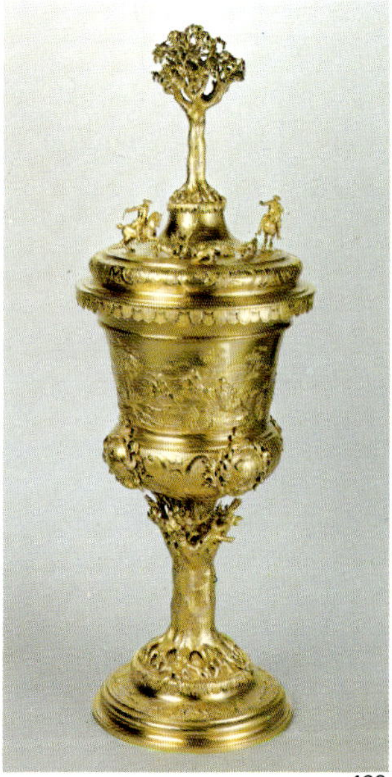

462

463 Großes Reiseservice mit Koffer. Augsburg, um 1700-10; Tobias Baur; Augsburg 1661-1735. Silber, getrieben, gegossen, vergoldet; rötliche Achateinlagen; Koffer mit rotem Lederbezug, Messingbeschlägen. HG 4885-4935.
Nur wenige Reiseservice haben sich mit so umfangreichem Inhalt erhalten aus einer Zeit, als jedermann auf Reisen wenigstens sein eigenes Eßbesteck und Trinkgerät mitführen mußte. Der Augsburger Goldschmied T. Baur, der fürstliche Herrschaften zu seinen Kunden zählte, hat aus kostbaren Materialien das fünfzigteilige Service gearbeitet. Es enthält die notwendigen und luxuriösen Geräte des täglichen Bedarfs eines vermögenden adligen Herrn, für die Toilette, die Tafel und den Schreibtisch. Die Achateinlagen und der einheitliche Dekor mit getriebenen Zungenblättern und Rippen sowie mit gravierten Akanthusranken fügen die Vielfalt der Teile zu einem Ganzen. P

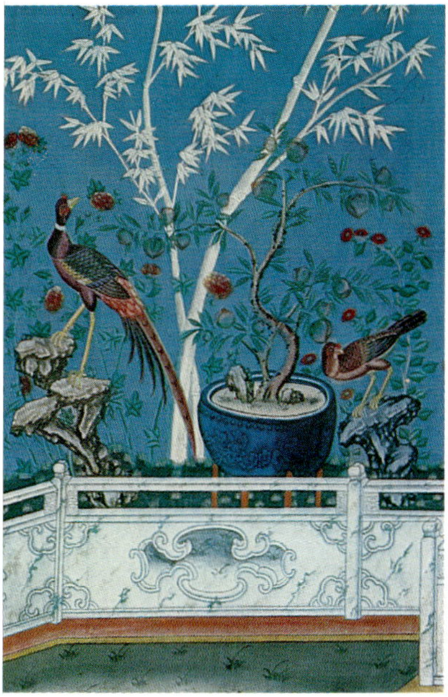

464

464 Tapete (Ausschnitt). China, um 1750. Papier, mit Modeln bedruckt und farbig bemalt; 3,15 : 6,75 m. A 3434.
Papiertapeten dieser Art wurden im späten 17. und im 18. Jahrhundert in China in großer Zahl für den Export nach Europa hergestellt und meist über den Londoner Handel verkauft. Solche Chinatapeten, die mit ihren bunten Blüten, Schmetterlingen und Vögeln vor blauem Himmelsgrund hinter einem niedrigen Zaun den Innenraum des Hauses in einen paradiesisch exotischen Garten verwandeln sollten, erfreuten sich in englischen und deutschen Schlössern des 18. Jahrhunderts großer Beliebtheit. Neben Gartentapeten gab es solche mit volkreichen Straßenszenen. Die einzelnen Äste, Blätter, Blüten und Schmetterlinge sind mit Hilfe einzelner Modeln auf Papier gedruckt und danach farbig bemalt; die Blätter hatten bei dieser Tapete ursprünglich in Silber gedruckte Konturen. Ka

465 Kabinettschrank, mit Bernstein inkrustiert. Ostdeutschland (Königsberg?), Anfang 18. Jahrhundert. 109 : 74 : 49 cm. HG 11769. Leihgabe Bundesrepublik Deutschland.
Die Seitenwände und die Außenseiten der Türen des Prunkmöbels versinnbildlichen die vier Elemente. Links weisen Fackeln und ein Scheiterhaufen auf das Feuer, rechts Muscheln und Delphine auf das Wasser. Bei der linken Tür beziehen sich Wolken, Vögel und Musikinstrumente auf die Luft, bei der rechten Vierfüßler, Erntegeräte und Früchte auf die Erde; dazu gehören Apoll (?) und die Musen sowie Ceres und die Architektur bzw. die Wissenschaft. An der Rückwand des inneren Mittelfaches umgeben – in Hinterglasmalerei – Personifikationen der vier Erdteile eine Gartenansicht. Der vielfältige Aufwand des prachtvollen Kunstkammerstückes deutet auf einen Sonderauftrag aus speziellem Anlaß, vielleicht auf ein Geschenk zur Hochzeit des späteren preußischen Königs Friedrich Wilhelm I. im Jahre 1706. vW

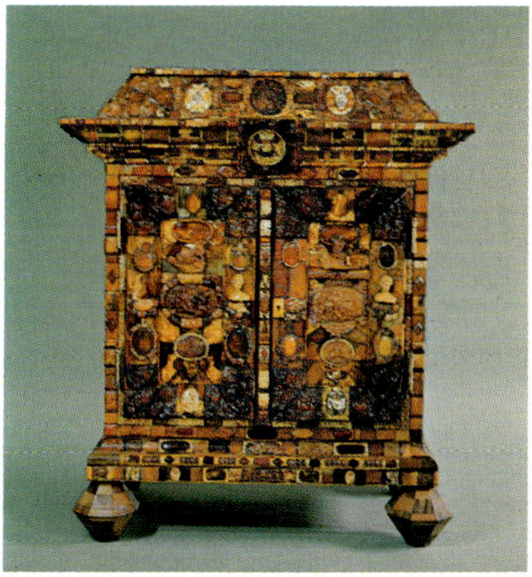

465

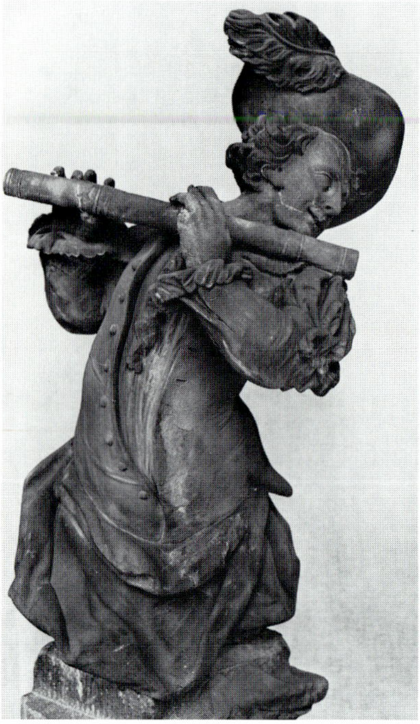

466

466 Querflötenbläser, um 1754-60. Ferdinand Dietz; Holtschitz/Böhmen 1708-1777 Memmelsdorf b. Bamberg. Sandstein; 77 cm (ohne Sockel). Pl 2543.
Die durch den Schnitt geformten, in der Belaubung undurchsichtigen Hecken der im französischen Stil angelegten Schloßgärten boten Einfassung und Hintergrund für Gartenplastiken, die, ursprünglich farbig gefaßt, in den Hauptachsen der Anlagen aufgestellt wurden. Die Halbfigur des Querflöte blasenden Kavaliers gehört zu einer Gruppe von sieben (ehemals neun) Gartenskulpturen, die Musikfreunde bei einem Konzert im Grünen vorstellen. Unter der Leitung eines Sängers, der mit zusammengerolltem Notenblatt als Dirigent die Einsätze gibt, agieren Musikanten und zwei Sängerinnen. Unbelastet von der Bindung an ein mythologisch-allegorisches Programm hat F. Dietz seine Personen mit großer Einfühlungsgabe zu Trägern eines Musikerlebnisses voller Harmonie und Heiterkeit gemacht. Br

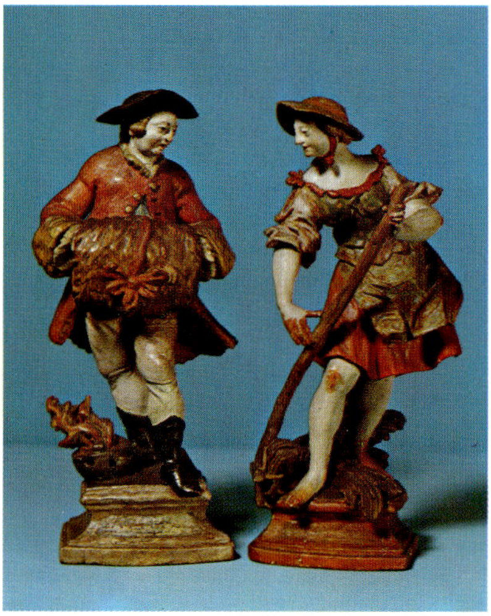

469

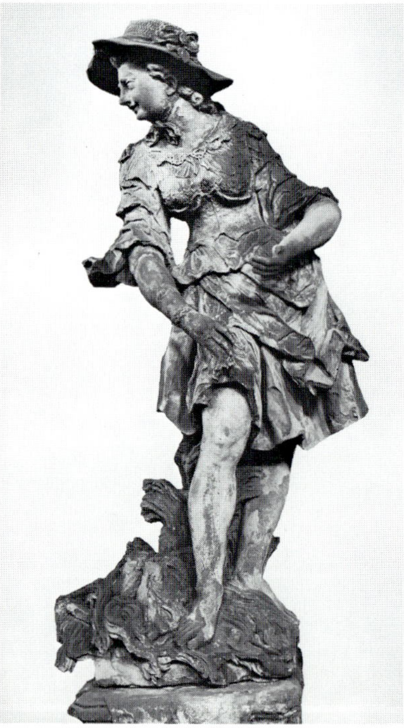

467

467 Gärtnerin als Monatsallegorie, um 1764. Ferdinand Dietz; Holtschitz/Böhmen 1708-1777 Memmelsdorf b. Bamberg. Sandstein; 214 cm (ohne Sockel). Pl 2336.
Der Aufstieg des gebürtigen Böhmen Ferdinand Dietz zum bedeutendsten Bildhauer der Epoche des Rokoko in Franken ist untrennbar verbunden mit seiner jahrzehntelangen Tätigkeit für die Fürstbischöfe von Würzburg und Bamberg. Für sie hat er mit seiner Werkstatt die Schloßgärten von Seehof und Veitshöchheim mit unzähligen Skulpturen geschmückt, Schöpfungen, die für eine leichte Hand und einen inneren Humor zeugen, den auch häufige, zumeist durch den Amtswechsel seiner Auftraggeber entstehende Geldsorgen nicht zerstören konnten. Die Figur der den Monat Juli darstellenden leicht geschürzten Gärtnerin aus Seehof, die mit anmutiger Bewegung Gras zusammenrecht, ist dafür ein beredtes Beispiel. Ebenfalls ausgestellt ist das kleine Modell zu dieser Figur (vgl. Nr. 469). Br

468 Athena, um 1765/68. Ferdinand Dietz; Holtschitz/Böhmen 1708-1777 Memmelsdorf b. Bamberg. Lindenholz, Fassung Weiß mit Gold; 35 cm. Pl 2367.
F. Dietz hat die Athena-Darstellungen, die er nacheinander für Trier, Seehof und Veitshöchheim schuf, jeweils ganz neu gestaltet. Der Bozzetto für Veitshöchheim ist das Dokument einer künstlerischen Vision, weit entfernt von herkömmlichen Vorstellungen und in Sandstein kaum ausführbar. An der Eule kenntlich als Schützerin der Wissenschaften, schwebt die Göttin auf Wolken jungfräulich nackt heran, umflattert vom Mantel, den Helm auf dem Haupte. Ein mit dem Medusenschild beladener Putto bemüht sich, in gestrecktem Lauf Athena zur Seite zu bleiben. Porzellanhaftes Weiß, sparsam abgesetzt mit Gold, sollte auch die ausgeführte Gruppe in Veitshöchheim überziehen, die zwangsläufig durch starren Umriß, Erdenschwere und verunklärende Gewandung enttäuscht. Br

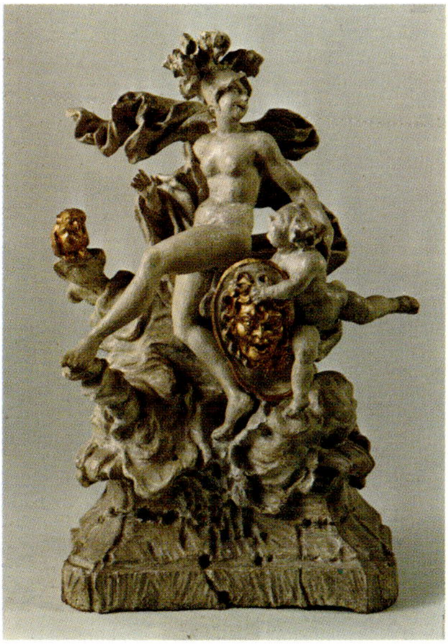

468

469 Zwei Monatsallegorien: Juli, Dezember, um 1764. Ferdinand Dietz; Holtschitz/Böhmen 1708-1777 Memmelsdorf b. Bamberg. Lindenholz, farbig gefaßt; ca. 27 cm. Pl 2323, 2325.
Die Monumentalfigur des Juli (vgl. Nr. 467) gehörte zu einem Zyklus von zwölf Monatsallegorien für den Park von Seehof, die knapp fünfzig Jahre nach ihrer Entstehung in alle Winde zerstreut wurden. Eine Vorstellung vom Gesamtprogramm wie auch von der farbigen Bemalung läßt sich durch vier erhaltene Bozzetti gewinnen, Anschauungsobjekten für den Auftraggeber. Die Figur des Juli bietet dabei die besondere Gelegenheit zu einem Vergleich von Entwurf und Ausführung. Ähnlich wie schon im Mittelalter sind die Allegorien auf Tätigkeiten im Zusammenhang mit dem Jahreslauf bezogen. Der Dezember hat Muff und Feuerbecken, zum Juli gehört die Heuernte, der Juni ist ein Schäfer. Eine Ausnahme macht nur der Januar mit der doppelgesichtigen Gestalt des Gottes Janus. Br

470 Athena als Beschützerin eines Knaben, um 1760-64. Ferdinand Dietz; Holtschitz/Böhmen 1708-1777 Memmelsdorf b. Bamberg. Sandstein; 205 cm (ohne Sockel). Pl 2493.
Die kriegerische Tochter des Zeus tritt in dieser Monumentalgruppe aus dem Garten von Schloß Seehof bei Bamberg in ihrer Eigenschaft als Schutzgöttin der Wissenschaften und Künste auf. Den Schild mit dem drohenden Haupt der Medusa hoch erhoben, beschirmt sie die unsicheren Schritte eines nackten Knäbleins, das an Album und Zeichenrolle unter seinem rechten Arm als Musenjünger kenntlich ist. Als Gegenstück hatte die Gruppe eine Darstellung des Kriegsgottes Mars, wie denn antike Göttergestalten überhaupt zum festen Programm der Schloßgärten des 18. Jahrhunderts gehörten. F. Dietz gelang es wie wenig anderen Künstlern, seine Figuren nicht als bloße Denkmäler posieren zu lassen, sondern sie in lebendiger Bewegung wiederzugeben. Br

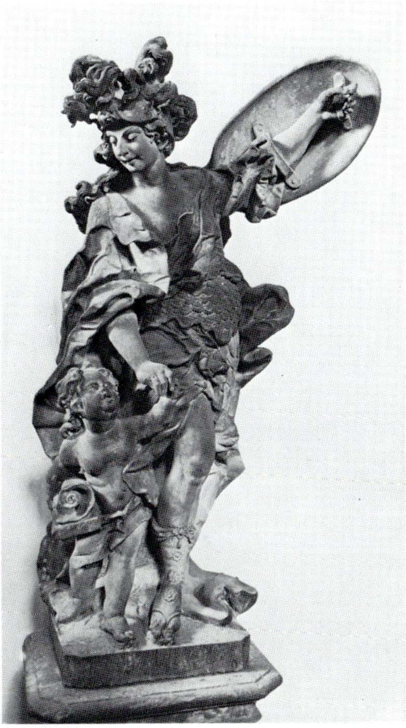

470

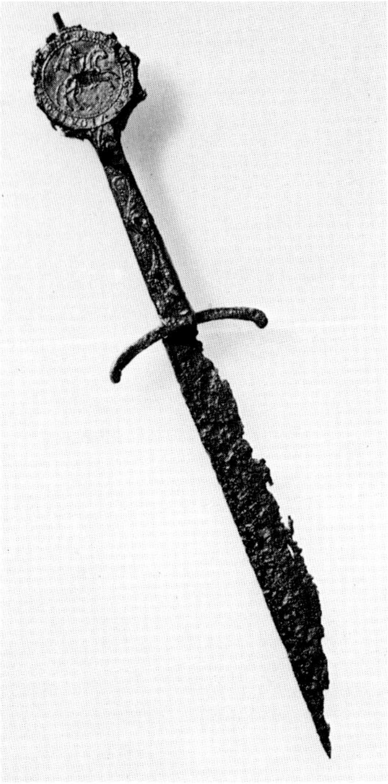
471

471 Einschneidiger Dolch. Burgund (?), Anfang 14. Jahrhundert. Eisen, geschmiedet, geschliffen; Griff und Knauf mit geprägten Goldblechen auf Zinnunterlage; L. 34,3 cm. W 1744.
Der Dolch gehört zu einer Gruppe von Einzelstücken, die wegen ihrer kostbaren Verzierung mit Goldblechen und ihrer komplizierten Verarbeitung – der Griff ist hohl, die Waffe daher sehr leicht – als ausgesprochene Luxuswaffen bezeichnet werden müssen. Berücksichtigt man die Verzierung des einst sternförmigen Knaufs mit dem Abschlag eines Reitersiegels, einer Art Statussymbol des Adels, dann ist der Träger ganz sicher in den Kreisen des Adels, vielleicht sogar des höheren Adels zu suchen. Wi

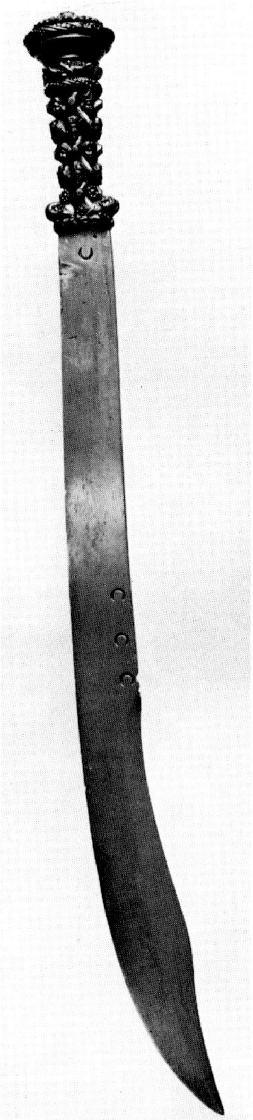
472

472 Malchus. Nürnberg (?), um 1500. Eisen, geschmiedet, geschliffen; Griff Buchsbaumholz, geschnitzt; L. 72 cm. W 2819.
Der »Malchus« ist eine seit dem Mittelalter in Deutschland verwendete säbelartige Waffe. Im Gegensatz zum Säbel ist seine Klinge jedoch kurz vor der Spitze breiter als am Griff. Der Name bezieht sich wohl auf jenen Diener des hohen Priesters, dem Petrus im Garten Gethsemane das Ohr abhieb. Diese gekrümmte Blankwaffe kennzeichnet auf mittelalterlichen Darstellungen einen heidnischen Krieger oder einen Bösewicht. Es ist deshalb anzunehmen, daß der Malchus im Laufe der Kreuzzüge aus dem Vorderen Orient nach Europa kam. Der geschnitzte Griff zeigt hier die Vertreter der christlichen Stände in spätgotischem Astwerk. Wi

473 Handbüchse. Deutsch, vor 1399. Bronze, gegossen, abgefeilt; L. 32 cm, Kaliber 1,43 cm. W 2034.
Die im 14. Jahrhundert aufgekommenen Feuerwaffen waren anfangs noch sehr grob und schossen recht ungenau. Den ältesten Typ der Handfeuerwaffe bildet ein an einem Ende geschlossenes Rohr mit Zündloch. Am verschlossenen Ende wurde eine Holzstange zur Handhabung eingesetzt (sie fehlt hier), teils um das Rohr vom Auge des Schützen fernzuhalten, teils um es nach dem Abschuß als Schlagwaffe gebrauchen zu können. Abgefeuert wurde das Rohr durch eine glühende Lunte, die der Schütze oder ein zweiter Feuerschütze an das Zündloch hielt. Unsere Büchse, ein Fund aus der 1399 zerstörten Burg Tannenberg (Kr. Darmstadt), ist die älteste datierbare Handfeuerwaffe, die bis jetzt bekannt ist. Wi

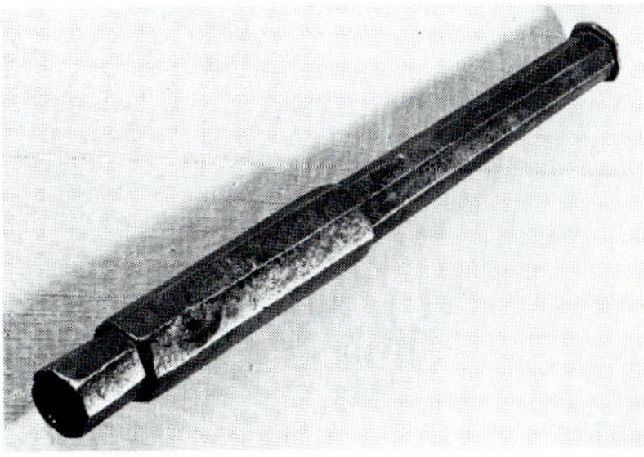

473

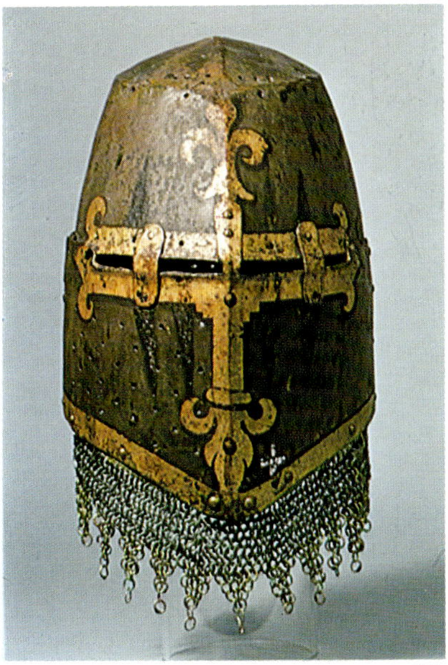

474

474 Topfhelm. Nürnberg, Mitte 14. Jahrhundert. Eisen, geschmiedet, geschliffen, bemalt (im 17. Jahrhundert), anhängendes Panzergeflecht aus Eisen- und Messingdraht; 32 : 23 : 28 cm; Gewicht 3275 gr. W 2801. Leihgabe prot. Kirchengemeinde Kornburg.
Die Herstellung eines Helmes aus Eisen war sehr kompliziert und teuer. Einfache Krieger konnten sich Helme nicht leisten und trugen sie nur, wenn sie vom Kriegsherrn gestellt wurden wie im römischen Heer. Im Mittelalter, zur Blütezeit des Rittertums, wurde der Topfhelm ein Kennzeichen des Ritters. Heute noch werden Wappen in Form eines Schildes mit aufgesetztem Helm dargestellt. Der Topfhelm besteht aus dem in einem Stück getriebenen Scheitelstück und zwei seitlich zusammengenieteten, die Wandung bildenden Platten. Die Durchbohrungen an der Vorderseite unter dem Sehschlitz dienten der besseren Luftversorgung des Trägers. Von den nur rund zwei Dutzend existierenden Topfhelmen ist dieser am besten erhalten. Der auf dem Helm sitzende Aufputz, die Zimier, fehlt. Wi

475 Turniersattel. Regensburg (?), 2. Hälfte 15. Jahrhundert. Holz, mit bemaltem Lederbezug; 92 : 114 : 63 cm. W 676.
Dieser aus dem Besitz des Regensburger ritterlichen Geschlechts der Paulsdorfer stammende Sattel hing bis zum Erwerb durch das Museum in der Paulsdorfer-Kapelle der Minoritenkirche zu Regensburg. Der Reiter stand in diesem Satteltyp förmlich auf dem Pferd. Die Beine waren vom Oberschenkel bis zum Fuß geschützt. Durch die überhöhte Position sollte dem Turnierteilnehmer ein Vorteil im Kampf verschafft werden. Sättel dieser Art haben sich außerordentlich selten erhalten. Wi

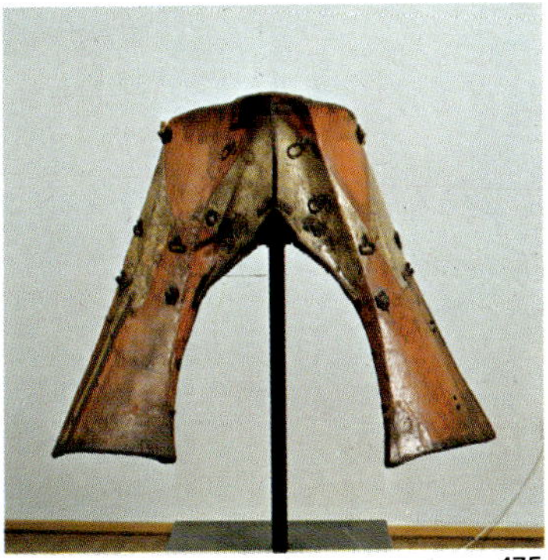

475

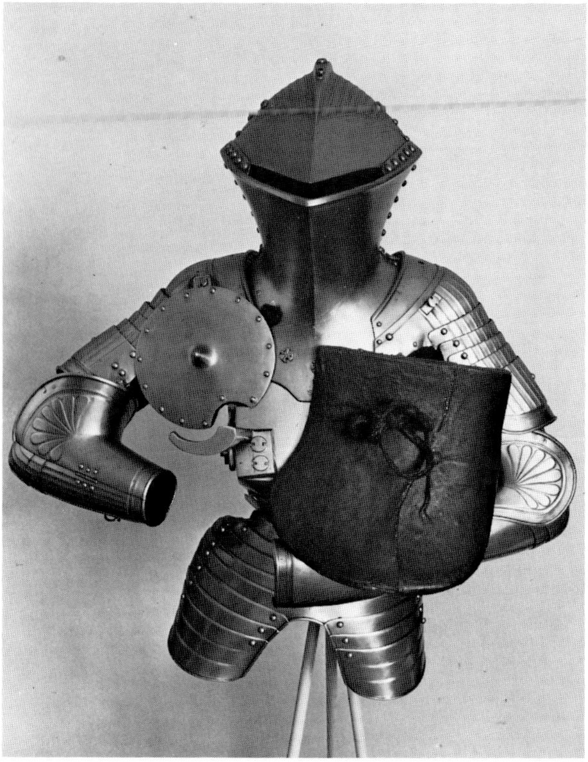

476

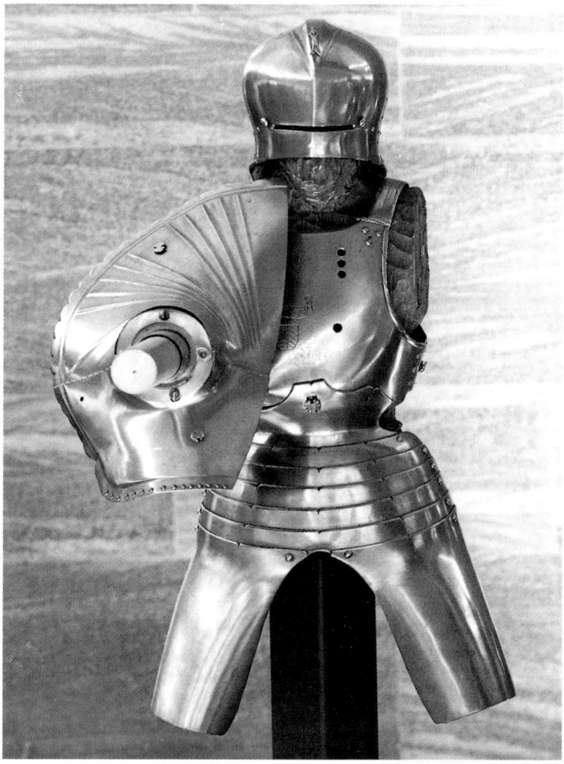

477

476 Stechzeug mit Tartsche. Nürnberg, Ende 15. Jahrhundert; teilweise modernisiert von Valentin Siebenbürger; Nürnberg um 1510-1564. Eisen, geschmiedet, geschliffen; Tartsche Holz, mit Lederbezug; ca. 103 cm. W 1316.
Stechzeuge sind spezielle schwere Rüstungen für das »Stechen«, eine Turnierart, bei der versucht wurde, mit stumpfen Lanzen auf freier Bahn den Gegner aus dem Sattel zu stoßen. Da der Helm unbeweglich auf dem Bruststück verschraubt und das Gewicht der Rüstung zu groß ist, waren Stechzeuge für den Krieg unbrauchbar. Der Reiter mußte mit einer Leiter auf das Pferd steigen oder mit einem Flaschenzug hochgehoben werden. Die sieben Stechzeuge des Museums stammen aus dem Nürnberger Zeughaus und wurden dort einst an die jungen Patrizier ausgeliehen, wenn auf dem Hauptmarkt »Stechen« stattfanden. Weil das Turnier ein Adelsprivileg war, nannte man es in Nürnberg »Gesellenstechen«. Nach dem alten Wiener ist der Nürnberger Bestand an Stech- und Rennzeugen die größte geschlossene Sammlung alter Turnierrüstungen. Wi

478 Ganzer Harnisch. Landshut, um 1525; Wolfgang Großschedel; Landshut, 1521 Bürger, gest. um 1563. Eisen, getrieben, geschliffen, geätzt; ca. 180 cm. W 1340.
Im 15. Jahrhundert entwickelte sich der ganze Plattenharnisch gleichsam zu einer in sich beweglichen Skulptur. Trotz der technisch sehr schwierigen Herstellung erreichten die Meister oftmals hervorragende künstlerische Qualität. Im alten Reich waren die großen Zentren der Harnischherstellung Nürnberg, Augsburg, Innsbruck und Landshut. Im einzigen englischen Plattnerzentrum, Greenwich, hatte W. Großschedel einige Jahre gearbeitet. Die Riefelung des Harnischs sollte, wie bei modernem Wellblech, die Stabilität ohne Materialverstärkung erhöhen. Durch die in den ornamentalen Ätzstreifen wiederkehrende Hand in der obszönen Gebärde der »Feige« wie auch durch den im frühen 16. Jahrhundert Mode werdenden Fratzenhelm wollte der Träger Unheil von sich abwenden. Wi

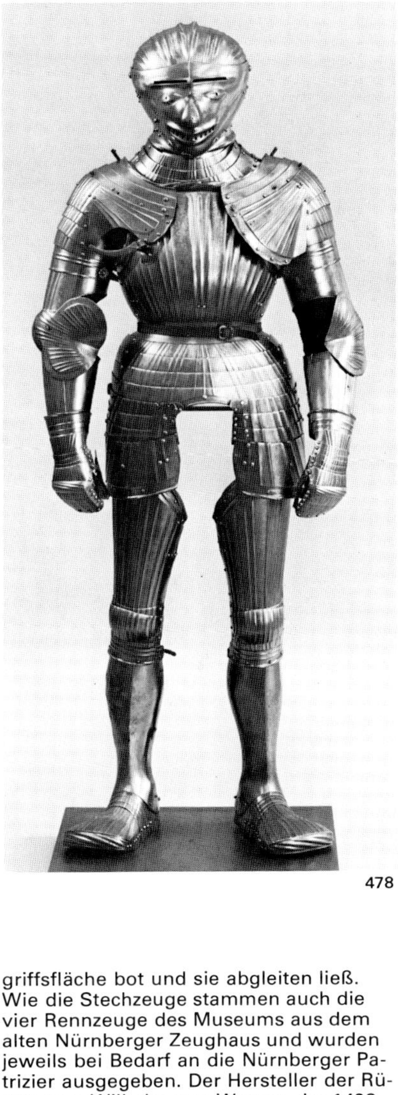

478

477 Rennzeug, 1498. Wilhelm von Worms; gest. 1538 Nürnberg. Eisen, geschmiedet, geschliffen; ca. 110 cm. W 1307.
Beim »Rennen«, einem Turnier, bei dem die beiden Teilnehmer versuchten, sich mit langen scharfen Lanzen gegenseitig vom Pferd zu stoßen, wurde diese Rüstung getragen. Der am linken Arm getragene Schild fehlt hier. Die ganze Rüstung ist so konstruiert, daß sie der Spitze der gegnerischen Lanze möglichst wenig Angriffsfläche bot und sie abgleiten ließ. Wie die Stechzeuge stammen auch die vier Rennzeuge des Museums aus dem alten Nürnberger Zeughaus und wurden jeweils bei Bedarf an die Nürnberger Patrizier ausgegeben. Der Hersteller der Rüstungen, Wilhelm von Worms, der 1498 das Nürnberger Bürgerrecht erwarb, galt zu seiner Zeit als einer der besten Plattner (Harnischmacher) des Abendlandes. Sein Nürnberger Wohn- und Arbeitshaus steht heute noch. Wi

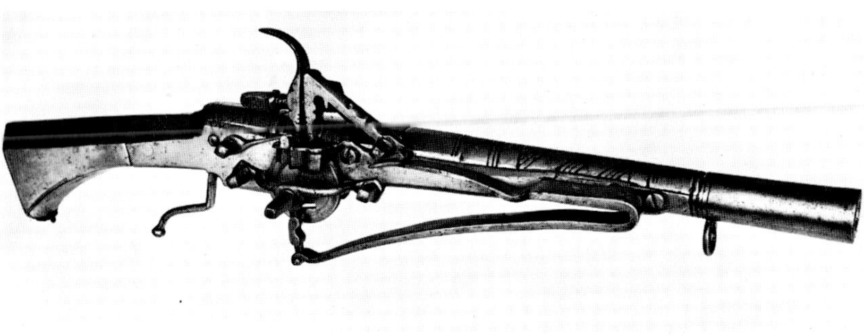

479

479 Radschloßpistole. Nürnberg (?), Anfang 16. Jahrhundert. Schmiedeeisen, gefeilt, poliert; L. 40 cm, Kaliber 1,2 cm. W 2035.
Bis zum 15./16. Jahrhundert wurden die Feuerwaffen mit glühender Lunte o. ä. entzündet. Die Nachteile dieser Zündungsart behob weitgehend das in Nürnberg erfundene Radschloß. Bei ihm werden aus einem Stück Schwefelkies, das im Hahn festgeklemmt ist, durch ein mit Federkraft rasch gedrehtes, geriffeltes Rad, Funken geschlagen. Das Radschloß, das im frühen 16. Jahrhundert als hinterhältig galt (der Brandgeruch der Lunte warnte nicht mehr), hatte für die Entwicklung der Feinmechanik große Bedeutung, da bei ihm in hartem Metall mit großer Präzision gearbeitet werden mußte. Die vorliegende Pistole ist eine der ältesten bekannten Radschloßwaffen. Wi

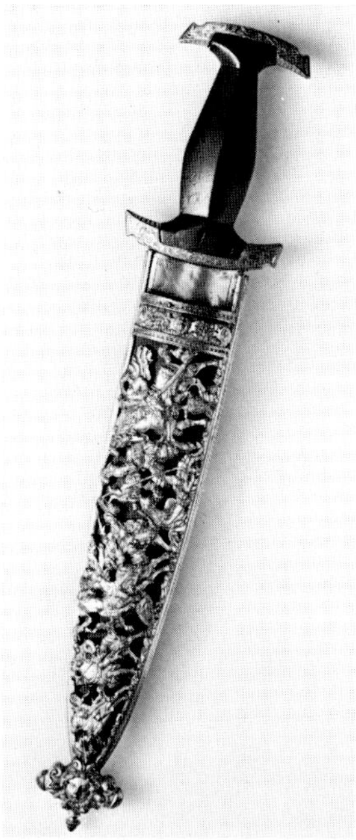

480

480 Dolch, sog. Schweizerdolch. Schweiz (?), 2. Hälfte 16. Jahrhundert. Griff braunes Holz, Beschläge und Scheide Bronze, gegossen, graviert, punziert, vergoldet; L. 37,5 cm. W 1610.
Der Schweizerdolch ist eine für den Schweizer Kriegsmann des 15./16. Jahrhunderts typische Blankwaffe. Für Beschläge und Scheide lieferten bekannte Künstler, wie Hans Holbein d. J. und Heinrich Aldegrever, Entwürfe. Unser Dolch zeigt auf der Scheide in durchbrochenem Relief ein Reitergefecht. Das in der Scheide getragene Messerchen und ein dazugehöriger Pfriem fehlen. Wi

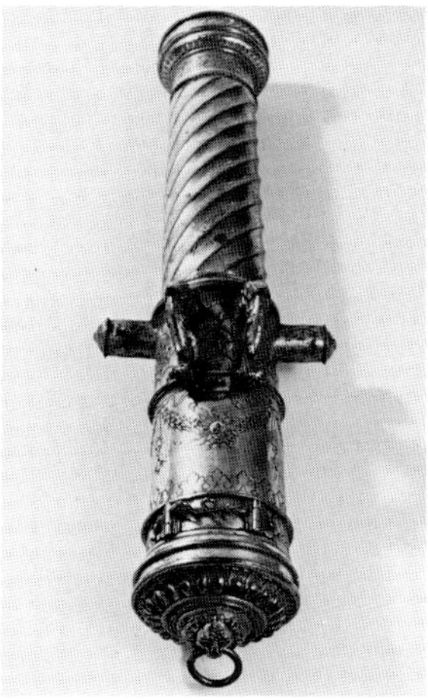

481

481 Trinkgefäß in Geschützform. Nürnberg (?), Mitte 16. Jahrhundert. Kupfer, getrieben, teilweise gegossen, graviert, geätzt, vergoldet; 39 cm, Kaliber 4,2 cm. W 2953.
Im Mittelalter gab es keine stehenden Heere. Die Bewaffnung brachte ursprünglich der angemietete Söldner selbst mit. Das änderte sich beim Aufkommen der teuren Feuerwaffen. Die großen Geschütze mußte der Landesherr oder die Stadt, die Heere anmieteten, stellen. In Reichsstädten, wie z. B. Nürnberg, bedienten Handwerker, meist Bronze- und Messinggießer, die Artillerie. Sie mußten sich im Frieden dauernd für den Kriegsfall üben. Bei solchen Korporationen – die Schützenvereine haben meist den gleichen Ursprung – bildeten sich bald gesellige Umgangsformen heraus. So diente dieses Kanonenrohr mit abnehmbarem Mündungsteil als Scherztrinkgefäß. Noch im 19. Jahrhundert war es bei der Landwehrartillerie in Nürnberg in Gebrauch. Wi

482 Reiterharnisch, um 1560-70. Anton Peffenhauser; Augsburg um 1525-1603. Eisen, getrieben, geschliffen, Ätzungen geschwärzt, vergoldet, Kaltemailmalerei; 256 cm. W 3065.
Turniersatteldecke. Sachsen, nach 1610. Vielfarbiger Wollfilz, mosaikartig zusammengesetzt. W 2999.
Dieser Harnisch für das welsche Gestech über die Planke ist Teil einer umfangreichen Serie von Harnischen und Zusatzteilen, die im gleichen Stil für Herzog Johann Wilhelm I. von Sachsen-Weimar-Altenburg angefertigt wurde. Die ursprünglich nicht zugehörige Satteldecke paßt in Form und Stil zum Harnisch. Roß und Reiter vermitteln einen lebendigen Eindruck von der Erscheinung eines vollgerüsteten Turnierteilnehmers am Ende des 16. Jahrhunderts. Die relativ dünne Lanze sollte niemanden mehr aus dem Sattel werfen, sondern nur noch den Gegner an einer bestimmten Stelle treffen. Die Spezialität von Anton Peffenhauser, damals wohl der bekannteste deutsche Plattner, waren u. a. die außerordentlich teuren, reich verzierten Turnierharnische. Wi

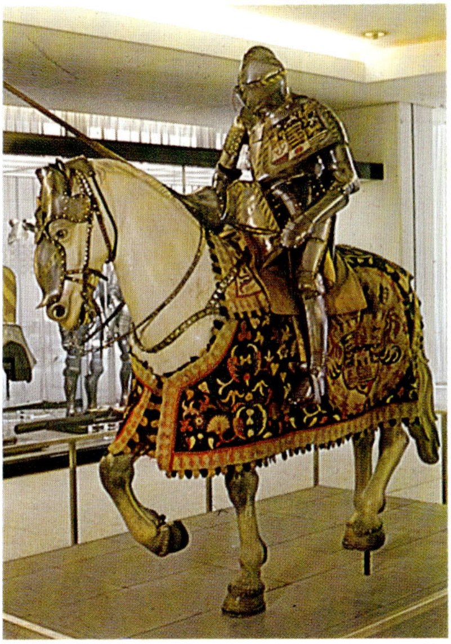

482

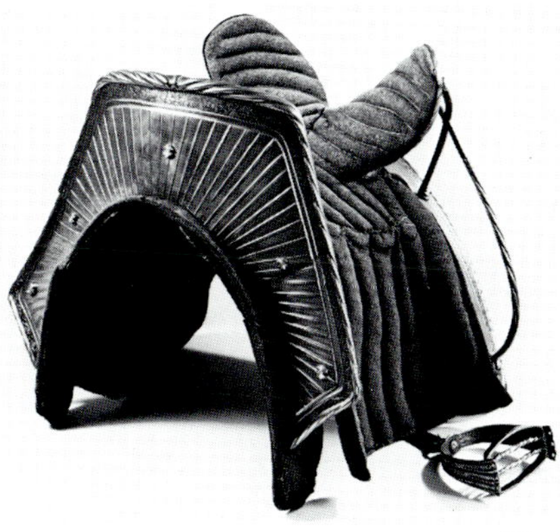

483

483 Krippensattel, um 1510–25. Holz, mit gepolstertem roten Stoffbezug; Eisenplattenbeschlag mit geätzten Ornamentstreifen; 52 : 60 cm. Aus Burg Reichenberg b. St. Goarshausen. W 1297.
Der Krippensattel mit seinen hohen Rändern sollte dem geharnischten Reiter, der im Kampf sehr leicht das Gleichgewicht verlieren konnte, zusätzlichen Halt verleihen. Darüber hinaus wurden durch die hochragenden Eisenplatten an seiner Vorderseite der beim Plattenharnisch kaum zu schützende Unterleib und die Innenseiten der Oberschenkel abgedeckt. Wegen der schweren Panzerungen und Sättel konnten nur kräftige, aber langsame Pferde benutzt werden, was die militärische Aufgabe, eine schnelle, leicht bewegliche Kavallerie zu bilden, änderte. Wi

484 Kanonenzielgerät. Nürnberg, 1602; Paulus Reinmann; tätig in Nürnberg seit 1575, gest. 1608 Würzburg. Messing, gegossen, gefeilt, graviert, punziert, vergoldet; 16 cm. WI 18. Leihgabe Stadt Nürnberg.
Mit den alten Geschützen konnte man genauer schießen, als meist vermutet wird. Man erzielte bei einiger Erfahrung, unter Berechnung von Pulverladung, Kaliber, Kugelgewicht und Lauferhöhung, gute Treffergebnisse. Auf das Kanonenrohr gesetzt, zeigte das Zielgerät durch sein Lot, das hier einen Kompaß trägt, den tatsächlichen Neigungswinkel auf der halbrunden Skala an. Als Besonderheit besitzt dieses Instrument auch eine kleine Sonnenuhr, für deren genaue Einstellung der Kompaß benötigt wurde. Nürnberger Meister waren weltbekannt für die Präzision der verschiedenen von ihnen hergestellten Meßgeräte. Wi

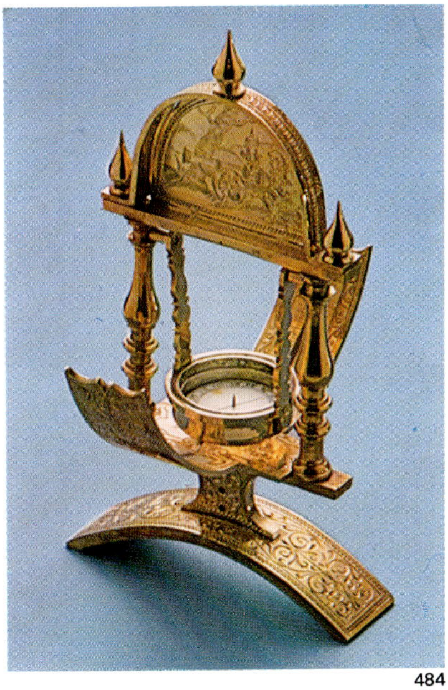

484

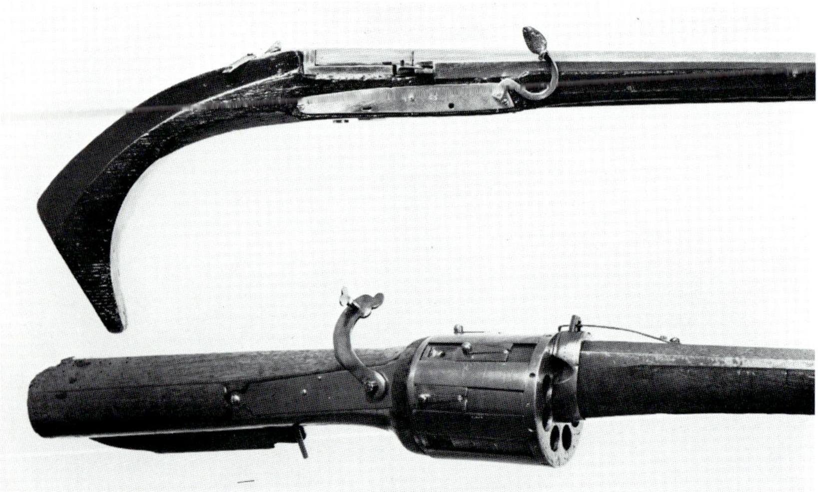

485

485 Luntenschloßgewehr mit Hinterladung, um 1570-1600. Metallteile Eisen, geschmiedet, geschliffen, schwarzgestrichener Holzschaft; L. 110 cm, Kaliber 1,62 cm. Von der Veste Coburg. W 412 (oben).
Luntenschloßrevolvergewehr, sog. Drehling. Nürnberg, um 1580. Metallteile Eisen, geschmiedet, geschliffen; Holzschaft; L. 167,5 cm, Kaliber 1,75 cm. W 1984 (unten).
Die ständig zunehmende Verwendung der Handfeuerwaffen in den Kriegen des 16. Jahrhunderts hatte Versuche zur Folge, die langsame Schußfolge des Vorderladers, mit dem relativ langwierigen Ladevorgang nach jedem Schuß, zu beschleunigen. Die verschiedenen Lösungen dieses Problems bei den beiden Gewehren werden noch heute angewandt. Beim einen wird ein vorher mit Pulver und Kugel geladenes Metallröhrchen, von denen der Soldat mehrere bei sich führte, eine Patrone also, von hinten in den Lauf eingeführt, verriegelt und abgefeuert. Beim anderen ist vor dem offenen Laufende ein drehbarer Zylinder mit acht Bohrungen für Pulver und Kugel angebracht; von Hand weitergedreht, lassen sich damit recht schnell acht Schüsse nacheinander abgeben: eines der ältesten erhaltenen Revolversysteme. Wi

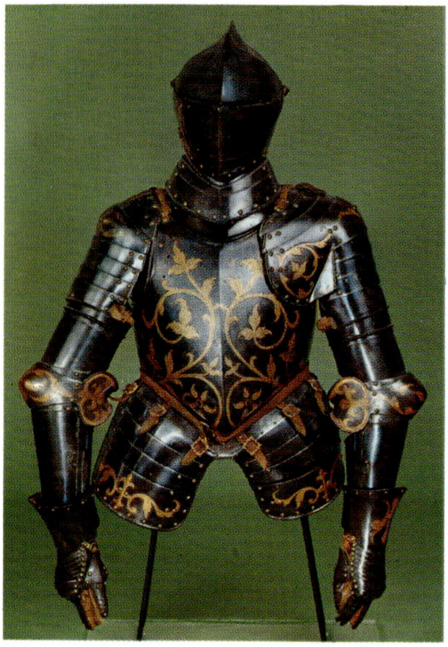

486

486 Fußturnierharnisch, 1591. Anton Peffenhauser; Augsburg um 1525-1603. Eisen, getrieben, geschliffen, gebläut, geätzt, vergoldet; ca. 120 cm. W 2770.
Der Harnisch ist Teil einer ganzen Serie stilistisch gleicher Harnische und Zusatzstücke für verschiedene Turnierarten, die für Kurfürst Christian I. von Sachsen 1591 durch seine Gemahlin als Weihnachtsgeschenk bestellt worden waren. Der Kurfürst starb jedoch vor dem Fest. Durch seine äußerst prunkvolle Ausgestaltung zeigt auch dieser Harnisch, daß er für einen Fürsten geschaffen wurde. Die technisch sehr schwierige Bläuung des Metalls entspricht dem Geschmack der zweiten Hälfte des 16. Jahrhunderts. Bei einfachen Rüstungen überdeckte man damals den blanken Stahl durch eingebrannte schwarze Farbe, um im Krieg die Harnische unauffälliger und rostunempfindlicher zu machen. Bei kostbaren Rüstungen wandte man gern die Bläuung des Metalls in Verbindung mit Vergoldung an. Wi

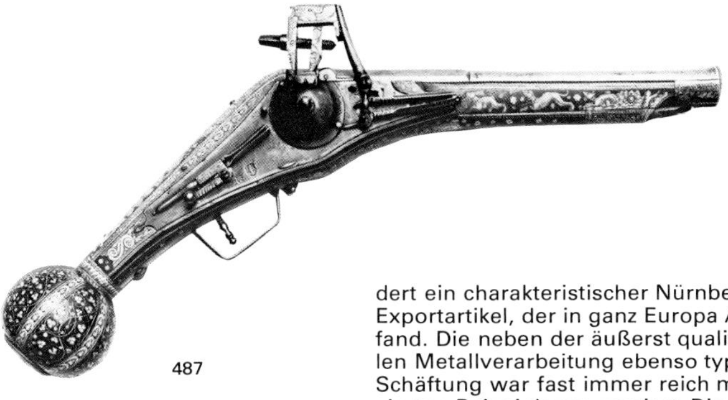

487

487 Radschloßpistole. Nürnberg, nach 1570; Lauf: Lorenz Hörelt; Schloß: Hans Dentzel. Eisen, geschmiedet, geschliffen; Holzschaft mit gravierten Beineinlagen; L. 50 cm, Kaliber 1,4 cm. W 2784.
Die Radschloßpistole, eine Waffe, die das gesamte feinmechanische Können der Zeit in sich vereint, war im 16. Jahrhundert ein charakteristischer Nürnberger Exportartikel, der in ganz Europa Absatz fand. Die neben der äußerst qualitätvollen Metallverarbeitung ebenso typische Schäftung war fast immer reich mit gravierten Beineinlagen verziert. Die schwere Kugel am Schaftende sollte nach Abfeuern der Waffe vermutlich im Notfall als Schlagkolben dienen. Die Nürnberger Handfeuerwaffenproduktion war strengen Qualitätskontrollen unterworfen. Der Meister mußte seine Marke anbringen. Nach bestandener Schußprüfung wurde dann die städtische Schaumarke aufgeschlagen, ein in Europa öfters gefälschtes Qualitätszeichen. Wi

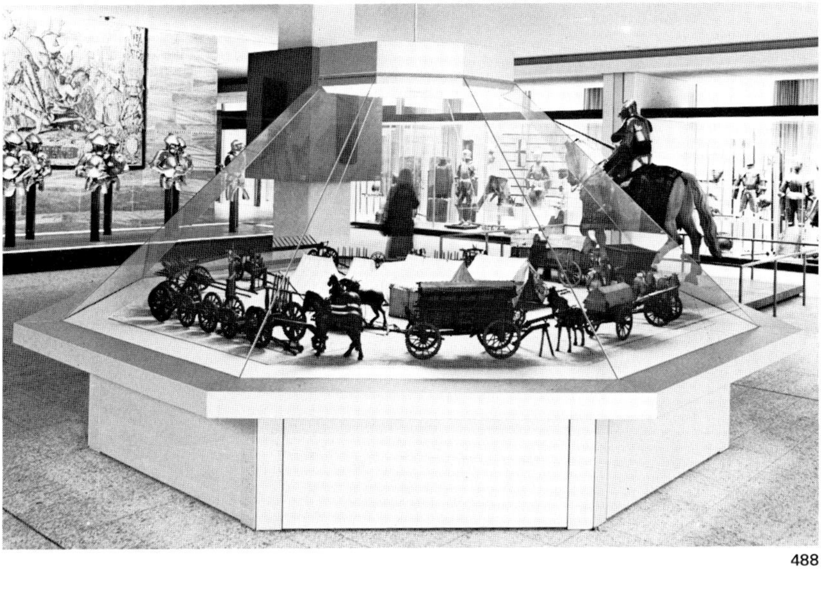

488

488 Modell eines Feldlagers, um 1632. Johannes Carl; Nürnberg 1587-1665. Eisen, Messing, Holz, Leinwand, Leder. W 2197-2284.
Zu Beginn des 17. Jahrhunderts hatte der Architekt und Kriegstechniker Johannes Carl den niederländisch-spanischen Krieg studiert und als Ergebnis eine Arbeit über die ideale moderne Armee jener Zeit verfaßt. In seiner Stellung als Nürnberger Zeugmeister ließ er, wohl zur Illustrierung dieser Arbeit, mehrere hundert detailgetreue Modelle anfertigen. Die Abbildung zeigt das Feldlager, geschützt durch eine Wagenburg aus Feldschmiede, Proviant-, Munitions- und Pontonwagen und durch zerlegbare Sperren. Eine andere Vitrine umfaßt die dazugehörige Artillerie. Weil sich die großen Vorbilder meist nicht mehr erhalten haben, ist die Carlsche Sammlung mit ihrer Detailgenauigkeit für die Waffengeschichte des Dreißigjährigen Krieges von größter Bedeutung. Wi

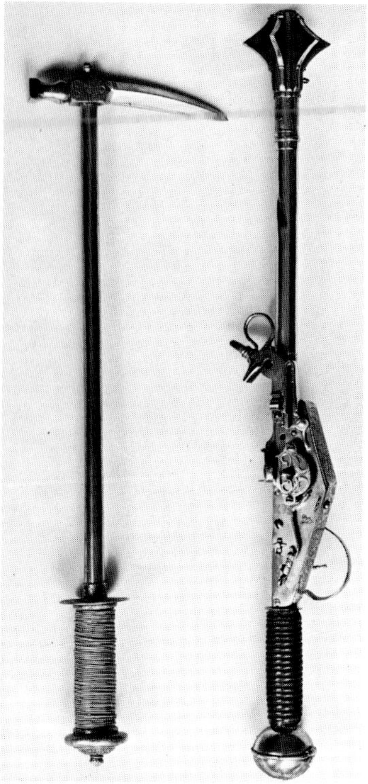

489

489 Reiterhammer. Dresden (?), 2. Hälfte 16. Jahrhundert. Eisen, geschmiedet, geschliffen, geätzt; Griff Silber, geätzt, Silberdrahtwicklung; 52 cm. W 2820 (links).
Reiterstreitkolben, sog. Kürlißbengel mit Radschloßpistole, um 1580-1600. Eisen, geschmiedet und geschliffen, teilweise gravierte Messingbeschläge, Holzgriff mit Belederung; 59 cm, Kaliber 1 cm. W 1455 (rechts).
Die älteste Waffe, die Schlagwaffe, entwickelte sich bei fast allen Kulturen zu einem Abzeichen, das Befehlsgewalt oder Rang dokumentieren sollte (Zepter, Konstablerstab, Marschallstab). Am Streitkolben, ursprünglich einer schweren Keule, blätterte man seit dem 14./15. Jahrhundert den Schlagkolben auf und spitzte die einzelnen Blätter an, um Metallpanzerungen durchschlagen, nicht nur verbeulen zu können. Aus dem gleichen Grund entwickelte man den Reiterhammer mit dolchförmiger Schlagklinge. Beide Waffen wurden im Verlauf des 16. und frühen 17. Jahrhunderts zu Kommandoabzeichen von Reiterführern. Die eingebaute Pistole sollte dem damals als Waffe nutzlos werdenden Reiterstreitkolben erneuten Kampfwert verleihen. Wi

490 Degen. Süddeutschland, um 1600. Gefäß Eisen, silbertauschiert; Griffwicklung Messingdraht; L. 112 cm. W 2987 (rechts).
Degen. Klinge von Johannes Wundes, Solingen, um 1600. Gefäß Eisen, silbertauschiert; Griffbezug schwarzer Stoff; L. 115,5 cm. W 1717 (links).
Solange im Mittelalter mit dem Schild pariert und mit dem Schwert nur zugeschlagen wurde, genügte als Handschutz eine gerade Parierstange. Nach Ablegen des bewegungshemmenden Schildes mußte in zunehmendem Maße mit der Blankwaffe pariert werden, wobei der im 16. Jahrhundert weitverbreitete Fechtsport von großem Einfluß auf die Entwicklung des Degengefäßes war. Es wurde mit Spangen versehen, die die Hand gegen die verschiedenen Hiebmöglichkeiten schützen sollten. Degen der Zeit um 1600 zeichnen sich vielfach durch reiche Silbertauschierung am Gefäß aus. Mit der Ausbildung des Gefäßes wurde auch die Degenklinge schmäler und damit leichter gemacht. Johannes Wundes war in jenen Jahren wohl der bedeutendste Klingenschmied Deutschlands. Wi

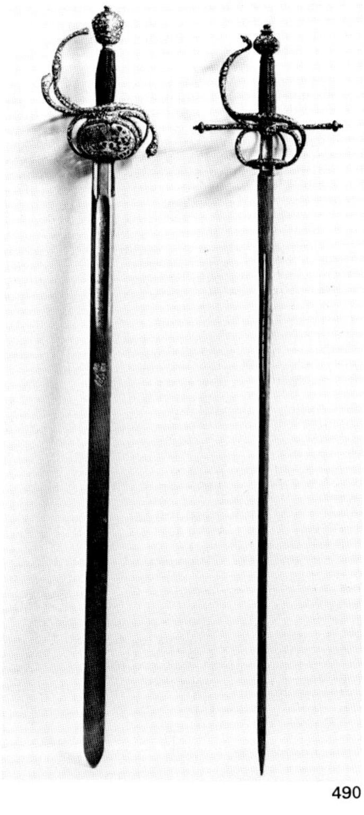

490

491 Kopfschutz, 17.-18. Jahrhundert. Eisen, geschmiedet, gefeilt; 11,5 cm, Dm. 20 cm. W 3293.
Vom Ende des 16. Jahrhunderts an begann der Helm leichter zu werden, um den Träger beweglicher zu machen, da er diesem ohnehin nur gegen Hieb-, Stich- und Schlagwaffen nicht aber gegen Feuerwaffen Schutz bot. Im 17. Jahrhundert ersetzte man den Helm meist durch den bequemeren Hut, der allerdings nicht einmal die häufigsten, durch Degenhiebe verursachten Kopfverletzungen der damaligen Kriege verhinderte. Man trug daher über oder unter dem Kopfteil des Hutes, später des Dreispitzes, einen korb- oder kreuzförmigen Helmersatz aus Eisenbändern, Hutkreuz oder Kaskett genannt. Der abgebildete Kopfschutz ist zu einem schmalen Bügel zusammenlegbar, der aufgeklappt schnell auf dem Hut befestigt werden konnte. Wi

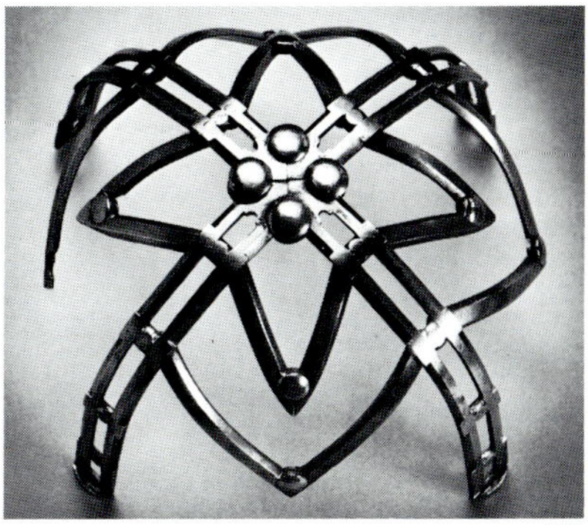

491

492 Partisanen, 1726. Eisenspitze, geschmiedet, geschliffen, vergoldet, gebläut, Nußbaumschaft mit schwarzem Quastenaufputz; L. 240 cm. Von der Leibgarde des Bischofs Christian Franz von Würzburg. W 964, 965. Leihgabe B. Nationalmuseum, München (links).
Kuse, 1660. Eisenspitze, geschmiedet, geschliffen, geätzt, geschwärzt, Holzschaft; L. 235 cm. Von der Leibwache Kaiser Leopolds I. W 1483 (rechts).
Wie die Schlagwaffen entwickelten sich auch die Stangenwaffen mit dem allmählichen Verlust an Kriegsbedeutung zu bloßen Abzeichen. So wurden Kusen, die, wie die Partisanen, im Mittelalter entstanden waren, noch bis zum ersten Weltkrieg von der königlich bayerischen Leibgarde der Hartschiere getragen. Die Partisane wurde meist zu einem bis Ende des 18. Jahrhunderts geführten Rangabzeichen der Offiziere, daneben aber auch, wie hauptsächlich die Kuse, zu einem Kennzeichen von Leibwachen oder Palastgarden. Bezeichnend für diese Art der Stangenwaffen ist ihre prunkvolle Verzierung mit Wappen, Monogrammen oder Inschriften. Wi

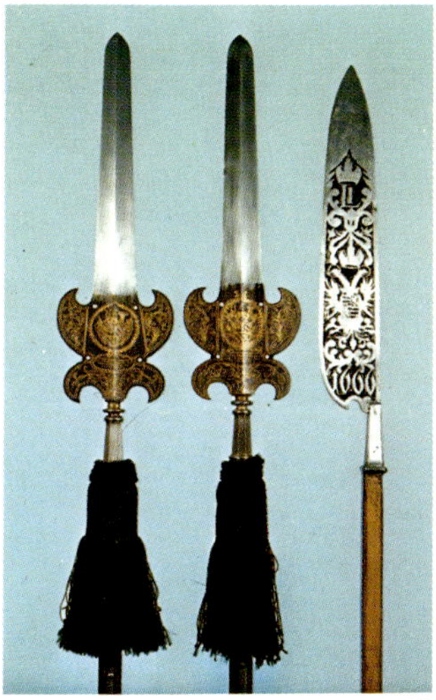

492

493 Degen, 1. Hälfte 18. Jahrhundert. Klinge geätzt; Gefäß Eisen, geschmiedet, geschliffen, gebläut, goldtauschiert; L. 95 cm. W 2439 (links).
Degen, um 1790. Gefäß Stahl »brillantgeschliffen«; Scheide weißes Pergament mit Stahlbeschlägen und -tragkette; L. 102 cm. W 1768 (rechts).
Im 18. Jahrhundert teilte sich die Entwicklung des Degens in zwei Linien: in die der Kriegswaffe und in die des »Galanteriedegens«, der zur Tracht des Kavaliers gehörte. Die beiden abgebildeten Degen sind zur letzten Gruppe zu rechnen. Sie zeichnen sich durch ihre aufwendigen, zugleich recht zerbrechlichen Gefäße aus, die im 18. Jahrhundert in großer Menge von Manufakturen hergestellt wurden. Ihr künstlerischer Wert tritt meist hinter dem rein handwerklichen zurück. Die am Ende des 18. Jahrhunderts erfundene Technik, Stahl so zu polieren, daß er wie Brillanten funkelte, wurde sogleich zu einer Mode bei Degengefäßen, die etwa von 1790 bis 1810 anhielt. Es war dies die letzte Form des Zivildegens. Wi

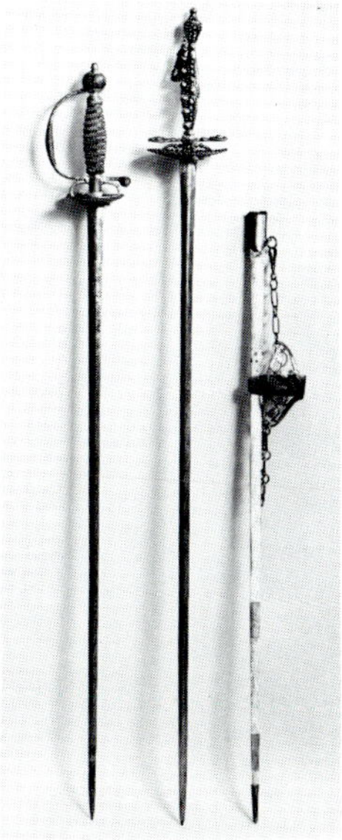

493

494 Halbharnisch. Nürnberg, 1609/10; Plattner AK und FD; Ätzmaler Hans Keiser; tätig in Nürnberg, gest. 1631. Eisen, getrieben, geschliffen, geätzt, geschwärzt; ca. 118 cm. W 1359.
Der zusammen mit zwei ähnlichen aus dem Nürnberger Zeughaus stammende Harnisch war 1609/10 das Meisterstück des Ätzmalers Hans Keiser. Zu Beginn des 17. Jahrhunderts erleichterte man den Harnisch durch Weglassen von Unterarm- und unterem Beinzeug, da durch den verstärkten Einsatz von Feuerwaffen der Reiter mit dem Verlust des Pferdes rechnen und auch zu Fuß kämpfen können mußte. Wenige Jahrzehnte später ist die Rüstung vollkommen vom Schlachtfeld verschwunden. Zur Herstellung der Ätzung überzog man das blanke Metall mit einer säurebeständigen Schicht, legte in Form der geplanten Ornamente das Metall wieder frei und bedeckte diese Stellen mit scharfer Säure. Die so entstandenen Vertiefungen wurden mit schwarzer Farbe ausgefüllt, wodurch ein ursprünglich nielloartiger Effekt erzielt wurde. Wi

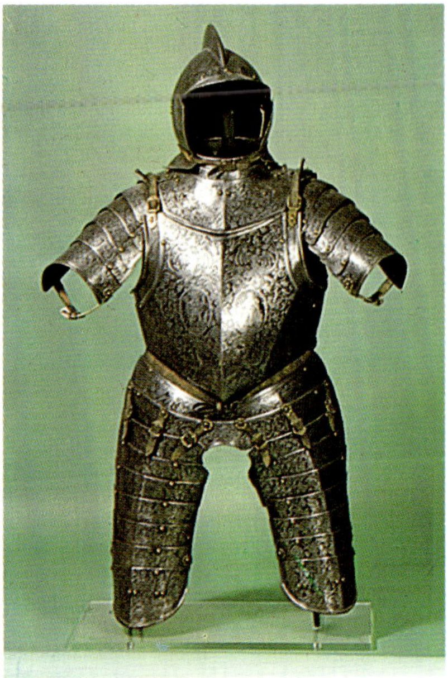

494

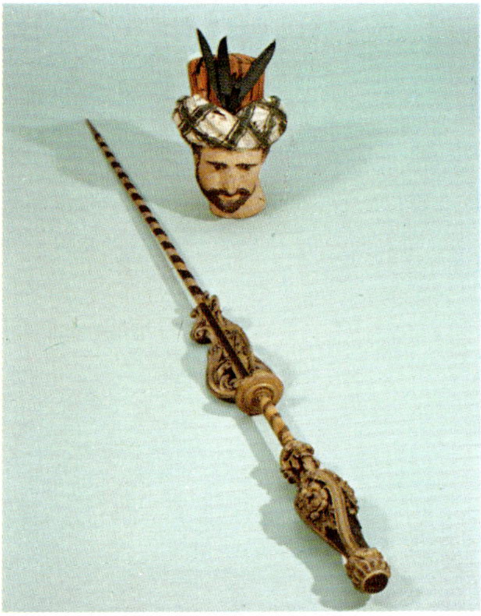

495

495 Türkenkopf, 17.-18. Jahrhundert. Papiermaché, bemalt; 35 cm. W 1333.
Turnierlanze, Anfang 18. Jahrhundert. Holz gedrechselt, geschnitzt, bemalt; L. 201 cm. W 1711.
Das ursprünglich für den Teilnehmer sehr riskante ritterliche Turnier wurde immer ungefährlicher gemacht. Im Laufe des 17. Jahrhunderts traten dann die Streiter nicht mehr im Harnisch gegeneinander an, sondern maßen sich im Lanzen- oder Degenstechen auf ein Ziel. Aus aktuellem politischen Anlaß war dies meist eine Türkenfigur aus Pappmaché, Holz oder Leinwand. Auch die alten schweren Lanzen wurden nicht mehr verwendet, sondern leichte, kapriziös verzierte. Im 18. Jahrhundert nahmen schließlich bei den großen Festen an Fürstenhöfen sogar die Damen, in Wagen oder Schlitten sitzend, an solchen »Karussellrennen« teil. Wi

496 Scheibenpistolen mit Perkussionsschlössern. Johann Adam Kuchenreuter; Regensburg 1794-1869. Silbertauschierte, gezogene Damastläufe, Schloß- und Beschlagteile mit Gravuren; L. 43,8 cm, Kaliber 1,13 cm. W 3280.
Die beiden Feuerwaffen sind Scheibenpistolen, also Sportwaffen, keine Duellpistolen, da diese meist ungezogene Läufe haben. Im Kasten findet sich das gesamte zum Zerlegen, Reinigen, Laden und Kugelgießen benötigte Zubehör. Die Pistolen aus dem Privatbesitz König Ludwigs II. von Bayern (regierte 1864-86) tragen auf den Daumenblechen am Kolbenhals das königliche Monogramm. Sie zeigen die letzte Entwicklungsstufe des alten Büchsenmacherhandwerks, dessen Vertreter aus dem Grundmetall noch selbst Läufe und Schlösser herstellten und auch verzierten. Im Laufe des 19. Jahrhunderts wurden jedoch von den Büchsenmachern in steigendem Maße Läufe und Schlösser als Rohlinge in Fabriken gekauft und lediglich noch eingepaßt und verziert. Wi

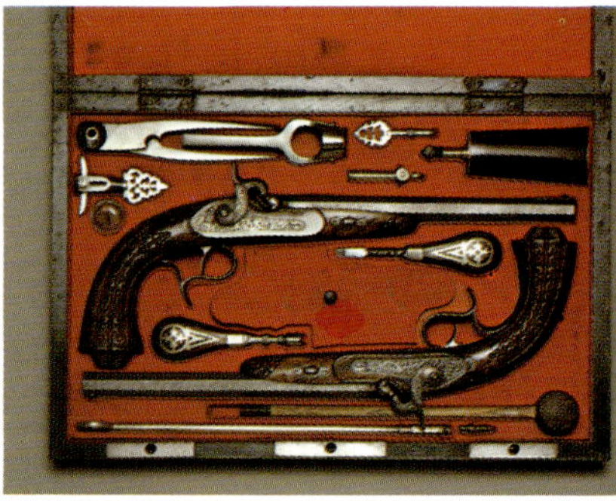

49

497 Becher. Salzburg, um 1750. Steinbockhorn, geschnitten; 11,2 cm. HG 4936.
Den im 18. Jahrhundert auch im Salzkammergut noch häufigen Steinbock jagte man vor allem wegen seines prächtigen Gehörns, das außer zu Pulverhörnern oder Griffen für Jagd- und Tierbestecke vornehmlich zu Trinkgefäßen verarbeitet wurde, da man dem Material wie anderen Naturstoffen – Nashorn oder Bergkristall – eine giftabwehrende Wirkung zuschrieb. Den Bechern, die mitunter silbervergoldete Fassungen tragen, sind meistens Darstellungen der Jagd, oft mit köstlichen Einzelszenen wie Rast oder Heimkehr, eingeschnitten. P

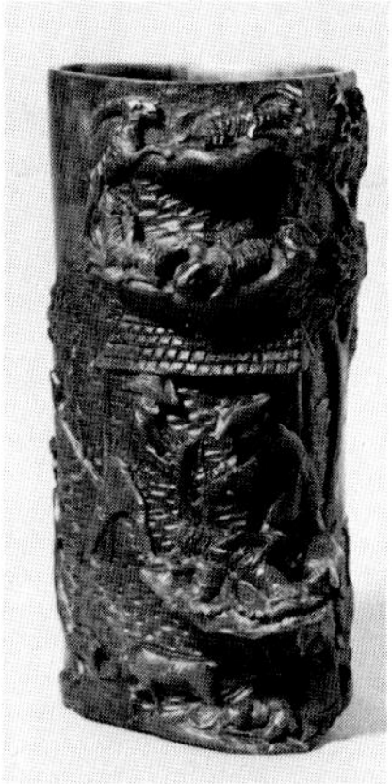

497

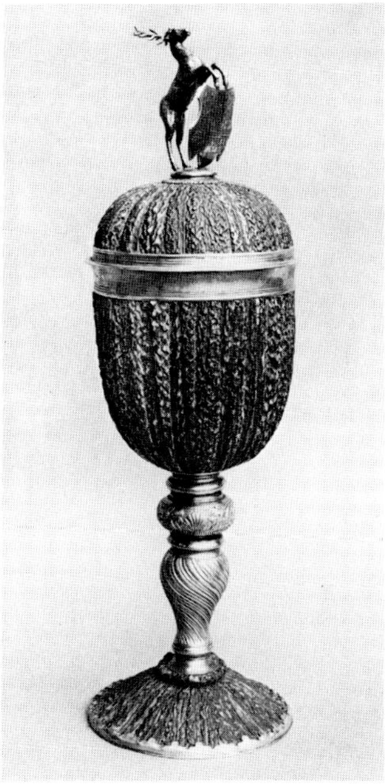

498

498 Pokal. Thüringen, nach 1734. Gesägtes Steinbockhorn; vergoldete Silberfassung; 38,5 cm. HG 9337.
Aus dem Besitz des jagdliebenden Herzogs Ernst August von Sachsen-Weimar-Eisenach (1688-1748) und seiner zweiten ihm 1734 angetrauten Gemahlin Sophie Charlotte von Brandenburg-Bayreuth stammt der Pokal aus Steinbockhorn, der am Ende einer langen Reihe ähnlicher Gefäße in fürstlichen Kunst- und Wunderkammern steht. Für diese wurden exotische und seltene Materialien wie Nautilusmuscheln, Kokosnüsse, Straußeneier, Tierhörner oder Bernstein in exquisiten Silber- oder Goldfassungen verarbeitet. Unser Jagdpokal besaß in dieser Reihe eine doppelte Funktion: einerseits als Schaustück zur Demonstration fürstlicher Macht und Herrlichkeit, andererseits als Trinkgefäß, das bei den Abschlußfestlichkeiten der Jagden benutzt wurde. F

499 Zerwirkmesser, Ende 15. Jahrhundert. Griff Messing, graviert, mit Holzeinlagen; L. 42 cm. HG 526 (oben).
Tranchiermesser, 15. Jahrhundert. Griff Messing, graviert, mit durchbrochenen Rosetten, Holz- und Perlmutteinlagen; L. 43 cm. HG 525 (unten).
Zerwirk- und Tranchiermesser, letztere kenntlich an der breiteren Klinge, gehören zu den im 15. Jahrhundert entstandenen besonderen Jagdküchenbestecken. Mit ihnen wurde das Wild fachgerecht zerlegt. Die Zubereitung und der Verzehr des Wildes vollzog sich häufig noch am Ort der Jagd in Zelten und war mit einem umfangreichen Zeremoniell verbunden. Wi

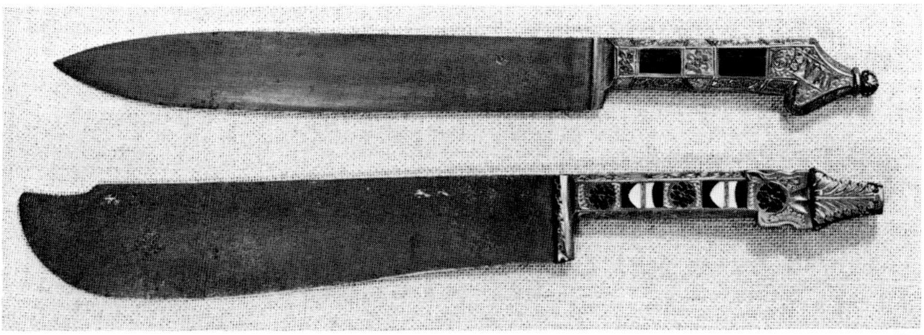

499

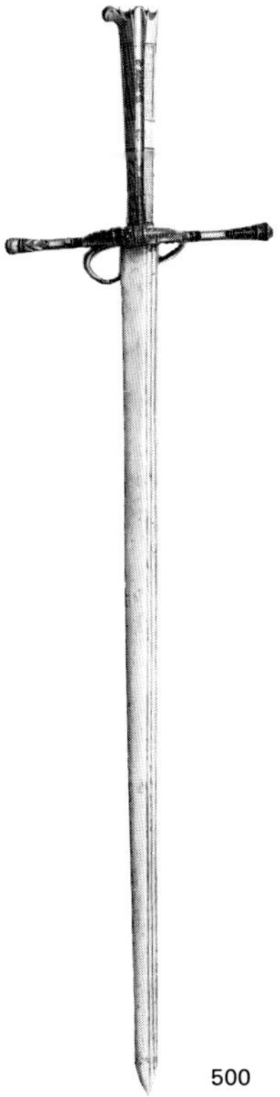

500

500 Jagdschwert. Passau (?), um 1520. Eisen, geschmiedet, geschliffen, geschnitten; Griff mit schwarzem und weißem Bein eingelegt; Scheide mit Silberbeschlag; L. 103,8 cm. W 10.
Kaiser Maximilian I. gab dem Jagdwesen viele neue Impulse. So soll die Verwendung eines Schwertes bei der Jagd auf ihn zurückgehen. Bei der Jagd zu Pferde wurden mit Schwertern dieser Art vor allem Wildschweine erlegt. Auf der Lederscheide ist, ähnlich wie beim Waidbesteck, ein Zusatzfach angebracht, für kleine Geräte wie Pfriemen oder Messer. Die silberbeschlagene Scheide trägt das eingravierte Wappen von Herzog Ernst von Bayern, der 1514-40 Koadjutor des Bistums Passau war. Wi

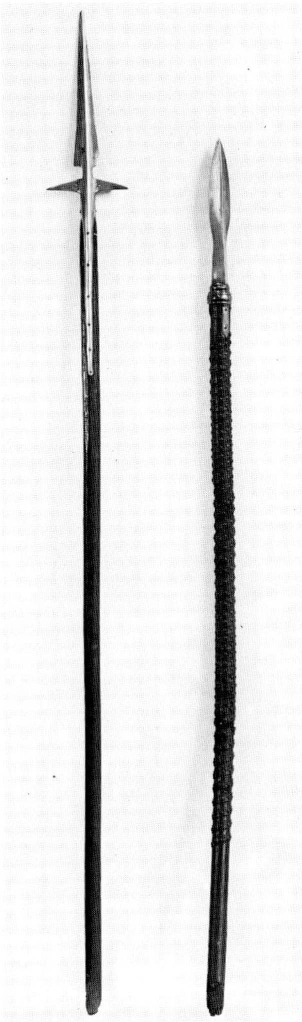

501

501 Knebelspieß, 2. Hälfte 15. Jahrhundert. Holzschaft, mit Eisenspitze; L. 213 cm. W 1912 (links).
Saufeder, 16. Jahrhundert. Holzschaft, mit Lederbändern benagelt; L. 189 cm. W 1902 (rechts).
Die Hauptwaffe des Jägers war im Mittelalter der Spieß, Rotwild, Schwarzwild und Bär wurden mit ihm erlegt. Wenn das von der Hundemeute in die Enge getriebene Tier zum letzten Angriff ansetzte, wurde es mit dem Spieß angegangen. Um bei dem heftigen Aufprall den Schaft fest in den Händen zu behalten, verwendete man mit natürlichen Knorren versehene Stangen oder machte glatte mit aufgenagelten Leder- oder Metallstreifen griffig. Das Querstück am Knebelspieß sollte ein zu tiefes Eindringen der Waffe in den Tierkörper und damit die Bruchgefahr des Schaftes verhindern. Diese Form der Lanzenspitzen war seit der Völkerwanderungszeit gebräuchlich. Wi

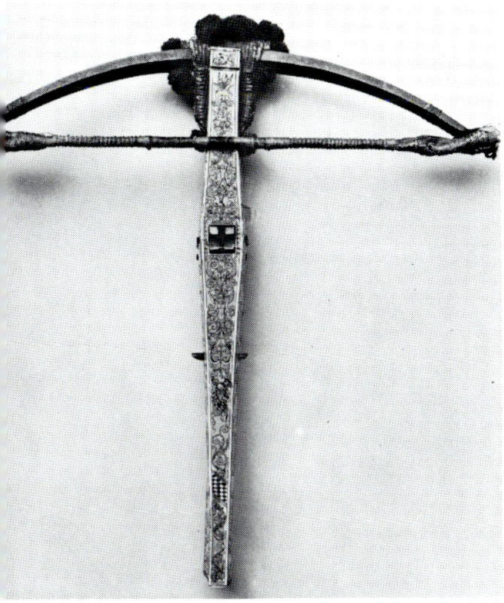

502

502 Armbrust, 2. Hälfte 16. Jahrhundert. Säule Holz, mit Bein verkleidet, graviert, geschwärzt, Bogen Stahl, Sehne Hanf; 70 : 69 cm. W 2998.
Eine Weiterentwicklung der ältesten Schußwaffe, des Handbogens, ist die Armbrust. Sie kann gespannt geführt werden, wodurch man schneller zum Schuß kommen kann. Bei der Jagd spielte sie im ganzen Mittelalter eine große Rolle. Erst im Laufe des 16. Jahrhunderts wurde sie nach der Verbesserung der Treffgenauigkeit des Gewehres von diesem verdrängt. Ein Vorteil der Armbrust war das geringe Schußgeräusch, das bei Fehlschüssen nicht das Wild verscheuchte, ein großer Nachteil das benötigte schwere Spanngerät und die relativ schweren Bolzen. Wi

503 Armbrustspanner, sog. Deutsche Winde. Nürnberg, 1572. Eisen, geschmiedet, geschliffen, Ätzungen geschwärzt, vergoldet; 35 cm. W 2934.
Armbrustbolzen, 15./16. Jahrhundert. Holz mit Eisenspitzen; 42,5 bzw. 37 cm. W 782, 856.
Zum Spannen des sehr starken Stahlbogens an der Armbrust war ein besonderer Spanner nötig, der durch eine Zahnstange, ein Zahnrad und einen Hebel die aufzuwendende Kraft auf ein erträgliches Maß reduzierte, vergleichbar dem heutigen Wagenheber. Die Hanfschlaufe auf der Unterseite des Spanners wurde bis zu dem Querbolzen über die Armbrustsäule gezogen, die Doppelklaue in die Sehne eingehakt und dann bis zum Einrasten der Sehne in der Haltevorrichtung auf der Säule zurückgekurbelt. Die verwendeten Armbrustbolzen trugen am hinteren Ende seitlich leicht schräg angesetzte Holzspäne oder Lederstreifen. Sie versetzten beim Flug den Bolzen in eine Drehung um seine Längsachse und erhöhten so die Treffsicherheit beträchtlich. Wi

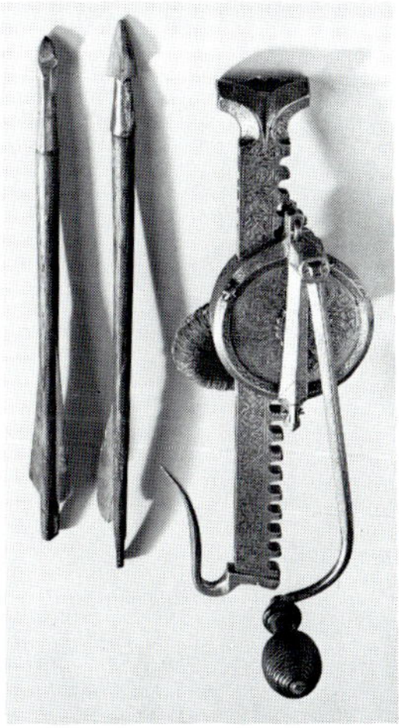

503

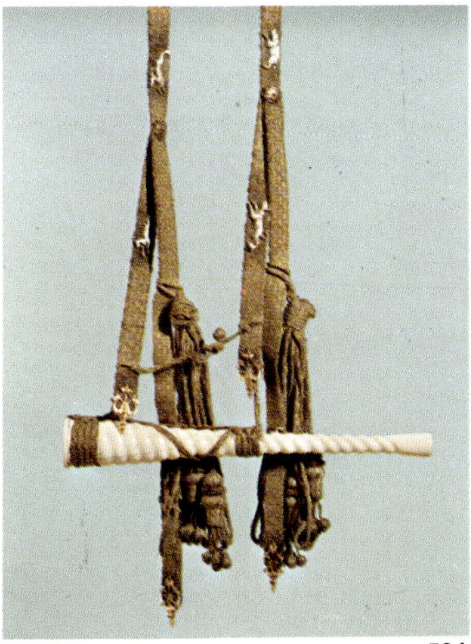

504

504 Hifthorn, um 1580-90. Horn Elfenbein, gedrechselt; Fessel grünes Band, golddurchwirkt; Beschläge Gold, emailliert; Horn L. 24,5 cm; Fessel L. 83 cm. W 2771.
In seiner prächtigen Ausführung entspricht das Hifthorn des Herzogs Julius von Braunschweig der aufwendigen Gestaltung der meisten Utensilien für die Jagd, die bis in das 19. Jahrhundert ein Privileg des Adels war. Das Horn diente zur Nachrichtenübermittlung im Revier und durfte nur vom Jäger selbst getragen werden. Die ursprüngliche Bedeutung der beiden »Leitseile«, die aufgewickelt an der Fessel befestigt sind, ist nicht genau bekannt. Auf dem Band, der Hifthornfessel, sind abwechselnd Jagdtiere und das herzogliche Monogramm, in Goldemail gearbeitet, aufgenäht. Wi

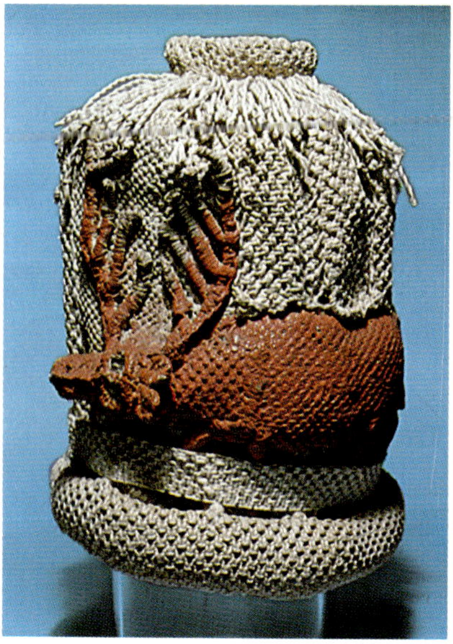

505

505 Jagdhut. Ostpreußen, 3. Viertel 16. Jahrhundert. Leinengarn; 27 cm. W 3248. Leihgabe Bundesrepublik Deutschland.
Der hohe, runde Hut ist aus kräftigem, naturfarbenem Leinengarn in Makramétechnik geknüpft. Nach einem unteren wulstförmigen Reif steigen ringsum leicht gewölbte und durch Fischbein verstärkte Vertikalstreifen auf. Vorn ist in Relief ein ruhender Hirsch appliziert, mit Glasaugen und roter Ölfarbenbemalung. Bis 1945 gehörte zu dem Hut – aus dem Besitz der Fürsten Dohna – ein zweiter gleicher. Die modische Grundform hat hier eine gewisse östliche Abwandlung erfahren und durch das jagdliche Motiv und die für diesen Zweck und die Zeit einzigartige Ausführungsart ein spezielles Gepräge bekommen. vW

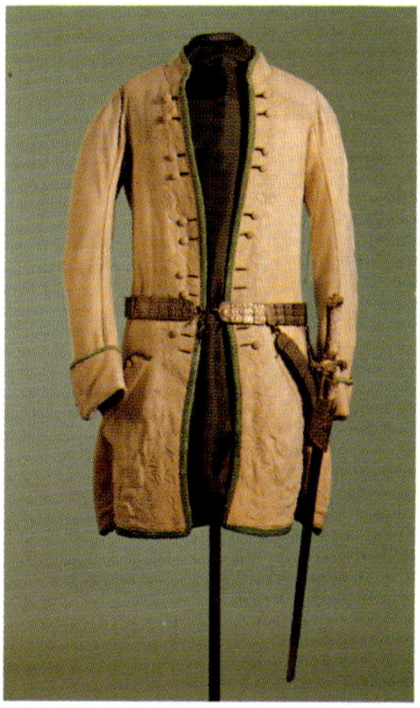

506

506 Jagdrock. Deutsch, 1. Viertel 18. Jahrhundert. Weiches Wildleder, bestickt. T 1696.
Als besonderer Schmuck sind die vorderen Kanten des Rockes, die Klappen seiner schräg eingeschnittenen Taschen und die Ärmelaufschläge mit reliefierter Steppstickerei versehen. Das Relief wurde dazu mit Hilfe von Formen aus dem Leder herausgepreßt oder herausgetrieben und dann umsteppt. Zwischen zierlich geschwungenen Blütenranken jagen Hunde Hirsche oder stellen sie. Seidenborten in der grünen Farbe der Jagd fassen sämtliche Kanten ein. vW

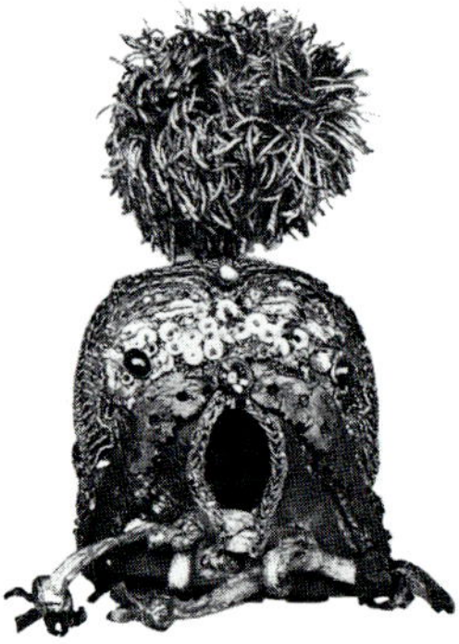

507

507 Falkenhaube, 1. Hälfte 18. Jahrhundert. Leder mit Goldflitterstickerei und Steinbesatz, oben Trosch aus Seidenfäden; 14 cm. W 2589.
Die vornehmste Jagd des Mittelalters war die Beizjagd mit dem Falken. Den Höhepunkt ihrer Entwicklung erlebte sie in der Zeit der Hohenstaufen, als Kaiser Friedrich II. persönlich ein heute noch gültiges Buch über die Beizjagd verfaßte und aus dem Orient die Falkenhaube eingeführt haben soll. Sie bewahrt den Beizvogel auf der Hand des Falkners vor unerwünschter Ablenkung und wird erst abgenommen, wenn das zu schlagende Beutetier in Sicht kommt, auf das der Vogel dann seinen Jagdinstinkt richtet. Alte Falkenhauben haben sich recht selten erhalten, immerhin besitzt die Jagdsammlung des Museums fünf vom 15. bis zum 18. Jahrhundert. Wi

508 Jagdhorn, 15. Jahrhundert. Holz, Lederbezug, vergoldete Silberfassung; Mundstück fehlt; L. 38 cm. W 3036.
Der adlige Jäger führte selbst das Jagdhorn, um dem Gefolge nach der Erlegung des Wildes seinen Standort anzugeben, nachdem er dem Wild nur mit möglichst geringer Begleitung gefolgt war. Jagdhörner haben sich aus dem 15. Jahrhundert nur ganz selten erhalten. Wi

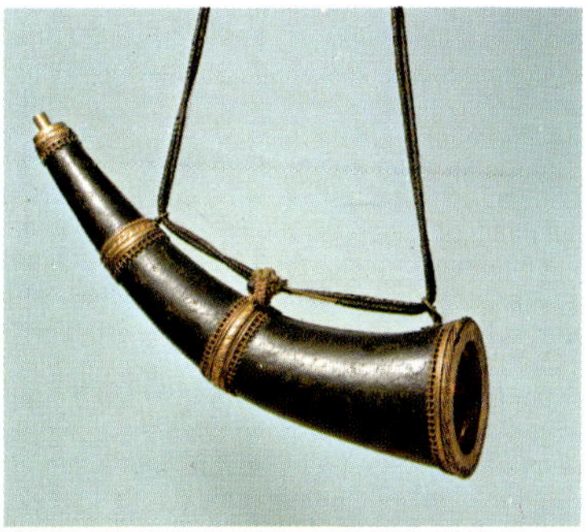

508

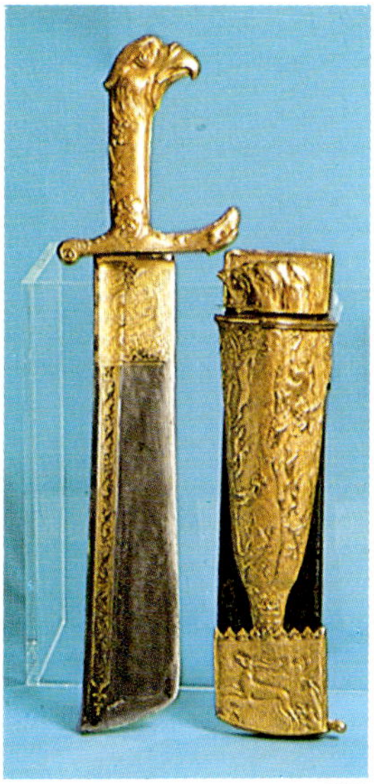

509

509 Waidbesteck, sog. Plötze oder Waidpraxe, um 1700. Ältere Klinge Eisen, geätzt, vergoldet; Griff Messing, gegossen, vergoldet; Lederscheide, beschlagen mit Messing, getrieben, vergoldet; L. 49 cm. W 2964.
Kaiser Maximilian I. soll das Waidbesteck aus Burgund übernommen haben. Es wurde nicht vom Jagdherrn selbst zur Jagd benutzt, sondern vom dienenden Jäger, der damit das Wild zerlegte. Mit dem Waidblatt zerschlug er Knochen und Knorpel; der Jagdherr erhielt die besten Stücke vom Wildpret. Zudem wurden mit der Flachseite des Waidblattes die »Pfunde« erteilt, strafende Schläge für Verstöße gegen Jagdregeln und Jägersprache. Die verschiedenen kleinen Messer, Pfriemen, Gabeln usw. verwendete der Jäger zur Vorbereitung des Fleisches für den Braten. Wi

510 Jagdbüchse mit Radschloß. Leopold Becher, Karlsbad, Mitte 18. Jahrhundert. Gebläuter, gezogener Lauf, Schloßplatte mit Eisenschnitt, Nußbaumschaft mit vergoldeten Messingbeschlägen; L. 117 cm, Kaliber 1,4 cm. W 2555.
Die Büchse ist in ihrer außerordentlichen Qualität ein gutes Belegstück für die große Bedeutung, die Karlsbader Büchsenmacher im 18. Jahrhundert in ganz Europa besaßen. Sie wurde für den Abt eines Klosters angefertigt, der offenbar gerne auf die Jagd ging. Der gebläute Lauf trägt aus goldenen Buchstaben in Latein die Inschrift: Geschenk des untertänigsten Konvents an Alexander I., Abt von Waldsassen. Darüber hinaus ist das Wappen Abt Alexanders (1744-56) auf der linken Kolbenseite eingelassen. Wi

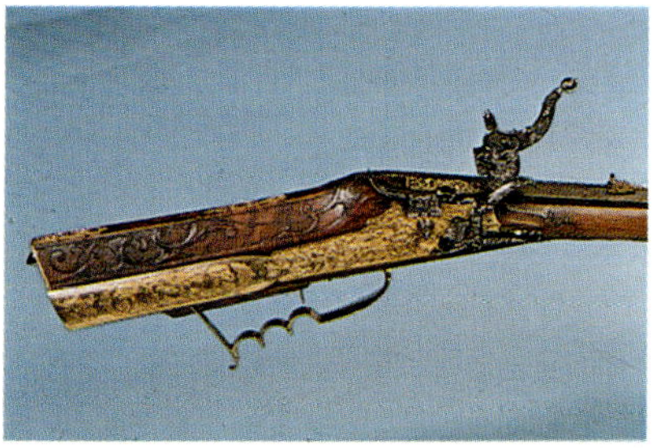

510

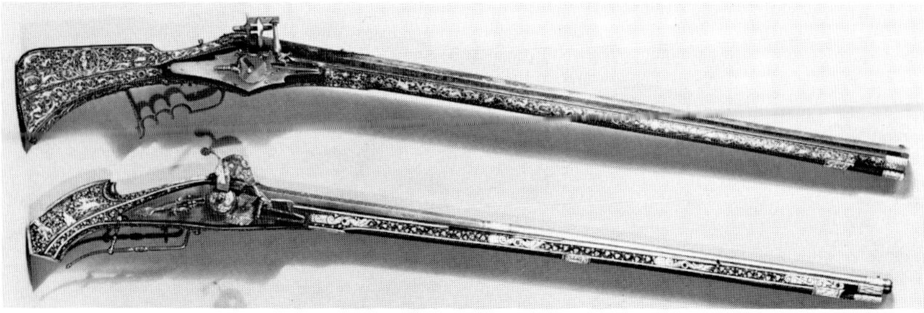

511

511 Jagdgewehr mit Radschloß. Deutsch, um 1600. Gebläuter Stahllauf, Nußbaumschaft mit gravierten Beineinlagen; L. 130 cm, Kaliber 1,8 cm. W 1491 (oben).
Jagdgewehr mit Radschloß. Deutsch, 1588. Gebläuter Stahllauf, Nußbaumschaft mit z. T. gefärbten und gravierten Beineinlagen; L. 127 cm, Kaliber 1,4 cm. Aus der Rüstkammer von Neuburg a. D. W 1490 (unten).
Zu Beginn des 16. Jahrhunderts wurden Gewehre bei der Jagd noch sehr selten verwendet, weil sie ungenau schossen und durch die brennende Lunte am Lunteschloß zum einen das Wild warnten, zum anderen eine erhebliche Waldbrandgefahr bedeuteten. Mit der Einführung des gezogenen Laufes, der durch einen Drall die Flugbahn der Kugel stabilisierte und die Treffsicherheit außerordentlich erhöhte, sowie durch die Erfindung des Radschlosses wurden diese Nachteile beseitigt. Deshalb begann am Ende des 16. Jahrhunderts das Gewehr die Armbrust zu verdrängen. Jagdgewehre dieser Zeit sind meist sehr reich mit Ornamenten und Jagdszenen eingelegt. Wi

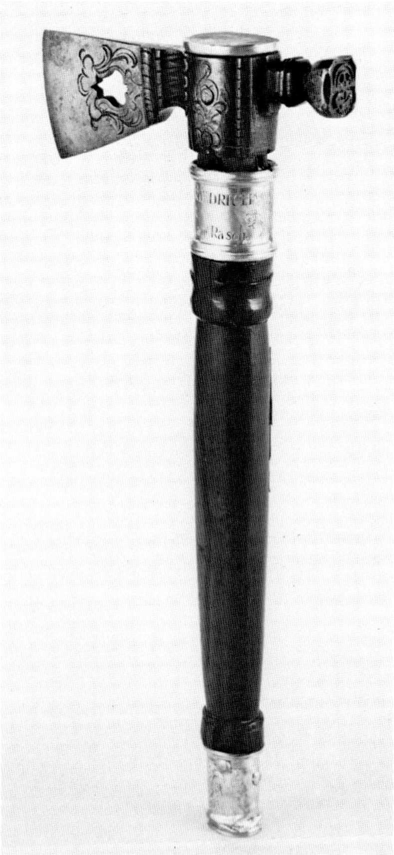

512

512 Forstbeil, sog. Waldeisen. Nürnberg, 1784. Eisen, geschmiedet, geschliffen, geschnitten, gravierter Silberbeschlag, Holzstiel; Lederfutteral; L. 36 cm. HG 9910.
Das Forstbeil verwendete man zur Grenzmarkierung und zum Kennzeichnen zu fällender bzw. schon gefällter Bäume. Mit der Schneide wurde durch einen Hieb die Rinde entfernt und dann mit der Beilrückseite, die als scharfkantiger Stempel ausgebildet ist, das Wappen des Waldbesitzers in das Holz geschlagen. Die aufwendige Ausführung dieses Stückes mit Silberbeschlägen legt die Vermutung nahe, daß der Waldbesitzer – laut Inschrift Christoph Adam Friedrich Volckamer von Kirchensittenbach – vielleicht selbst das Gerät bei festlichem Anlaß trug. Wi

Gewerbemuseum der Landesgewerbeanstalt im Germanischen Nationalmuseum

Das Gewerbemuseum der Landesgewerbeanstalt Bayern (LGA) ist seit 1987 dem Germanischen Nationalmuseum angeschlossen. Das im Zuge der Gewerbemuseumsbewegung im Jahre 1869 von den beiden Industriellen Lothar von Faber und Theodor von Cramer-Klett gegründete Museum verfügt über circa 16 000 Gegenstände aus dem Bereich der angewandten Kunst von der Antike bis in die aktuelle Gegenwart aus dem europäischen, vorder- und ostasiatischen Kulturkreis.

513 Hydria, 340-320 v.Chr. Apulische Werkstatt, Umkreis des sog. Dareius-Malers. Ton mit aufgelegten Schlickerfarben; 35,7 cm. LGA 3518.
Diese sicherlich für den Grabkult geschaffene Hydria stammt aus der Werkstatt eines sehr bedeutenden Vasenmalers in Apulien, den die Forschung bislang mit dem Notnamen »Dareius-Maler« bezeichnet. Die Verwendung als Grabbeigabe legt die Darstellung auf dem Gefäßkörper nahe, das Zusammensein eines jungen Paares, bei dem der junge Mann durch Eros ersetzt wird, der die Hoffnung auf göttergleiches Leben im Jenseits wachhält und garantiert. Auf die göttliche Sphäre weisen auch die Attribute wie Spiegel, Spendeschale, Tänien und nicht zuletzt der reiche Schmuck hin. Pü

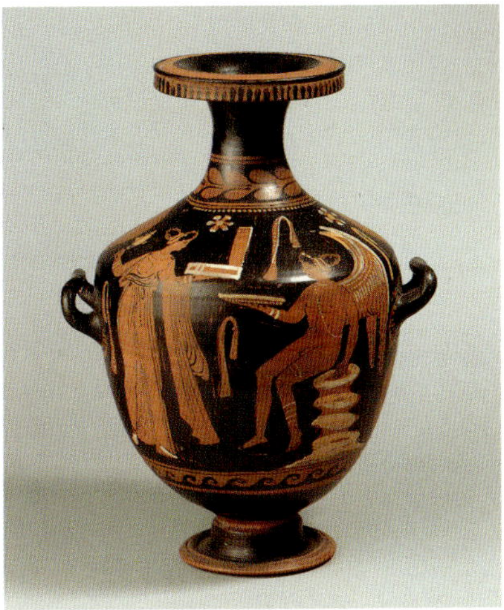

513

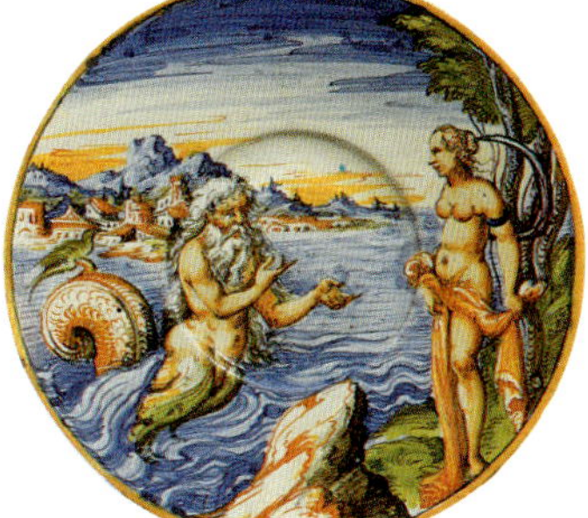

514

514 Majolikateller, um 1570. Urbino. Fayence mit bunten Scharffeuerfarben; 25,7 cm. LGA 6069.
Der Teller trägt auf der Rückseite die Bezeichnung »Claucho inamorato di Scilla«. In der Reihe der »istoriati«-Majoliken nehmen die nach Ovids Metamorphosen illustrierten Stücke großen Raum ein. Im vorliegenden Fall liegt der Darstellung ein Holzschnitt des französischen Malers und Zeichners Bernard Salomon (1506/10-um 1561) zugrunde, der diesen für die von Jean de Tournes in Lyon 1559 herausgegebenen Ausgabe der Metamorphosen angefertigt hatte. Der in einen Meeresgott, halb Fisch, halb Greis, verwandelte Fischer Glaucus verliebt sich in die Nymphe Scylla und wirbt um sie. G

515 Vier Vasen, 1. Hälfte 19. Jahrhundert. Japan. Email mit Zellenschmelz auf Kupfer; 24 cm. LGA 6952/1-4.
Die für die Abteilung »Ostasiatika« des Gewerbemuseums 1886 erworbenen vier Vasen zeigen anschaulich die Herstellungstechnik des Emaillierens in vier Stufen: die auf dem Kupferkörper aufgetragene Musterzeichnung, nach der dann die aus Silberdraht bestehenden Stege aufgelötet werden (links), die mit farbigem Glasfluß gefüllten Stege (rechts) und schließlich die fertige, glattpolierte Vase. Die Produktion von Cloisonné-Arbeiten im 19. Jahrhundert scheint in Japan vor allem durch ausländische Nachfrage reaktiviert und im Zuge der Weltausstellungen ab 1851 in Europa verkauft worden zu sein, ehe man kurz vor Ende des Jahrhunderts in verschiedenen Werkstätten dazu überging, anstelle der arbeitsintensiven Zellenschmelztechnik »drahtloses Cloisonné« herzustellen. G

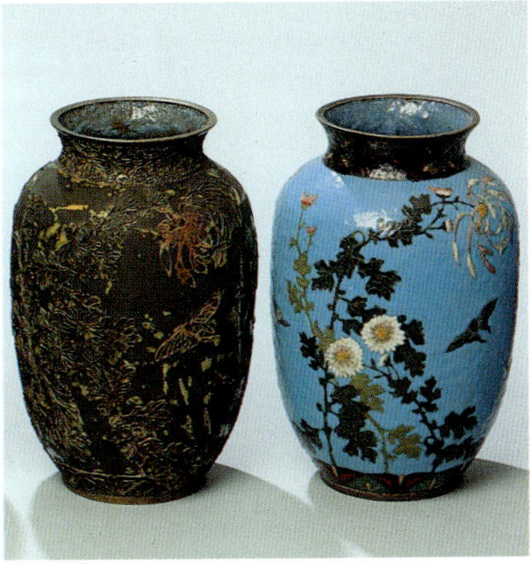

515

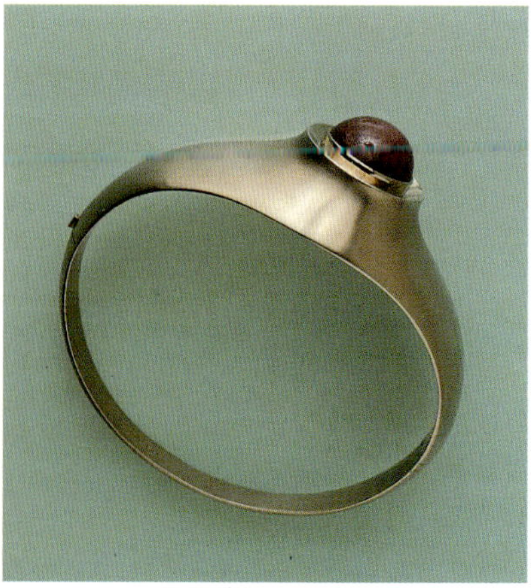

516

516 Armreif mit violettem Sternrubincabochon, 1962. Entw. und Ausf. Elisabeth Treskow (1898-1992), Köln. Weißgold; 7,2 : 6,6 : 5,2 cm. LGA 10862.
Zu den bedeutendsten Schmuckkünstlerinnen unseres Jahrhunderts gehört Elisabeth Treskow, die gleichermaßen als Gold- und Silberschmiedin tätig war. Ihr Werk umfaßt sowohl Schmuck als auch Gerät. Ihre technisch hervorragenden Arbeiten sind geprägt von ihrer Vorliebe sowohl für die Verarbeitung farbiger Steine als auch für die Granulation. Die Auseinandersetzung mit antiken und orientalischen Kulturen sowie das intensive Studium technischer Verfahren führte seit den fünfziger Jahren dazu, daß sich die Künstlerin verstärkt auch der Nacharbeitung alter Schmuckstücke widmete. Der Armreif von 1962 nimmt daher eine Sonderstellung ein, zeigt er doch, daß Elisabeth Treskow auch in den klaren Linien der Moderne ihr Ausdrucksmittel fand. G

517 Zunftbecher der Nürnberger Schneider, 1876. Original: Elias Lenker, Nürnberg, 1586. Galvanoplastische Nachbildung: Galvanoplastische Anstalt des Bayerischen Gewerbemuseums Nürnberg. Kupfer, vergoldet; 24,3 cm. LGA 4113.
Um möglichst schnell und kostengünstig eine Mustersammlung aufzubauen, entschied man sich kurz nach der Gründung des Bayerischen Gewerbemuseums in Nürnberg (1869) zur Errichtung einer eigenen Galvanoplastischen Anstalt (1872-1883). Anstelle des Erwerbs teuerer originaler Gold- und Silberschmiedearbeiten sollten hier galvanoplastische Nachbildungen originaler Vorbilder (meist von Museen ausgeliehen) hergestellt werden. Als eines der wichtigsten frühen Zunftgeräte der alten Reichsstadt Nürnberg formte man daher auch das Original des Zunftbechers der Nürnberger Schneider ab, das sich im Germanischen Nationalmuseum befindet. G

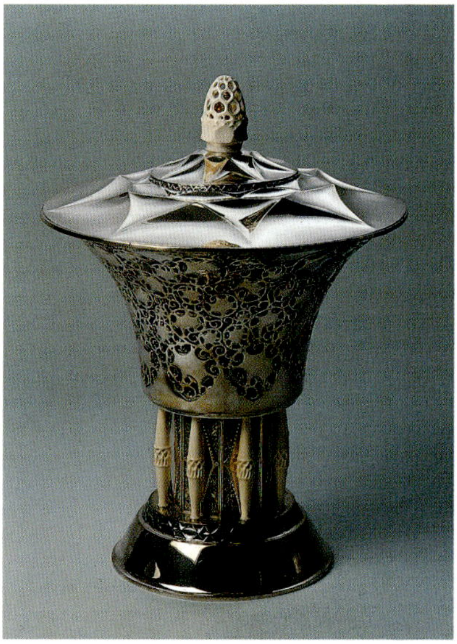

518

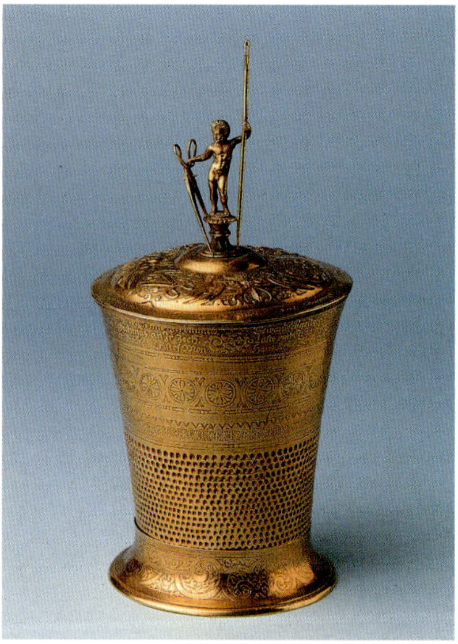

517

518 Prunkbowle, 1910. Entwurf: Friedrich Adler (1878-1942). Ausführung: J.Chr. Wich, Nürnberg. Silber, Elfenbein, Email; 56,7 cm. LGA 9138
Im Rahmen der vom Bayerischen Gewerbemuseum zwischen 1901 und 1913 veranstalteten Meisterkurse zur Aus- und Weiterbildung bayerischer Handwerker war der in Hamburg als Lehrer an der Kunstgewerbeschule tätige Künstler Friedrich Adler für die letzten vier Kurse berufen worden. In der Zeit seines Aufenthaltes in Nürnberg entstand der Entwurf zu dieser Prunkbowle, den die renommierte Nürnberger Goldschmiedewerkstatt Johann Christian Wich (Inhaber Oskar Dessart) ausführte. Adlers Ornamentik ist zu diesem Zeitpunkt von einer historisierenden Tendenz des floralen Jugendstils geprägt. G

519 Klappstuhl »SE 18«, 1952. Entwurf: Egon Eiermann (1904-1970); Ausführung: Wilde & Speith GmbH & Co KG, Esslingen, 1955-60. Buchenholz, Sitz und Lehne aus Sperrholz; 76,8 cm. LGA 73 (neu). Der bei Hans Poelzig (1869-1936) in Berlin ausgebildete Egon Eiermann orientierte sich – wie an der Modellierung der Beine dieses Klappstuhles deutlich wird – an den Entwürfen des Dänen Hans J. Wegner (geb. 1914), aber auch an Schöpfungen des Ehepaares Ray (1913-1988) und Charles Eames (1907-1978). Die Sitzfläche bildet ein verhältnismäßig dünnes Sperrholzbrett, das bei Nichtbenutzung leicht hochgeklappt werden kann. Durch zwei vorgeformte Mulden und einen gerundeten vorderen Abschluß nimmt sie auf besondere Weise auf die menschliche Anatomie Rücksicht und macht auch längeres Sitzen bequem. Eiermann schuf mit diesem Stuhl den Prototyp eines leichten, schnell handhabbaren Stuhls, wie er den Bedürfnissen unserer Zeit entspricht, denn er nimmt im zusammengeklappten Zustand – 40 Stühle sind auf einer Fläche von 1,5 qm unterzubringen – wenig Raum ein. Der Stuhl wurde 1954 auf der X. Triennale in Mailand mit einer Goldmedaille ausgezeichnet. G

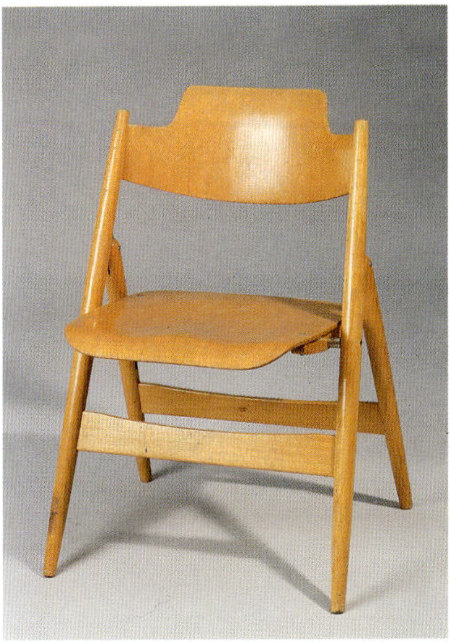

519

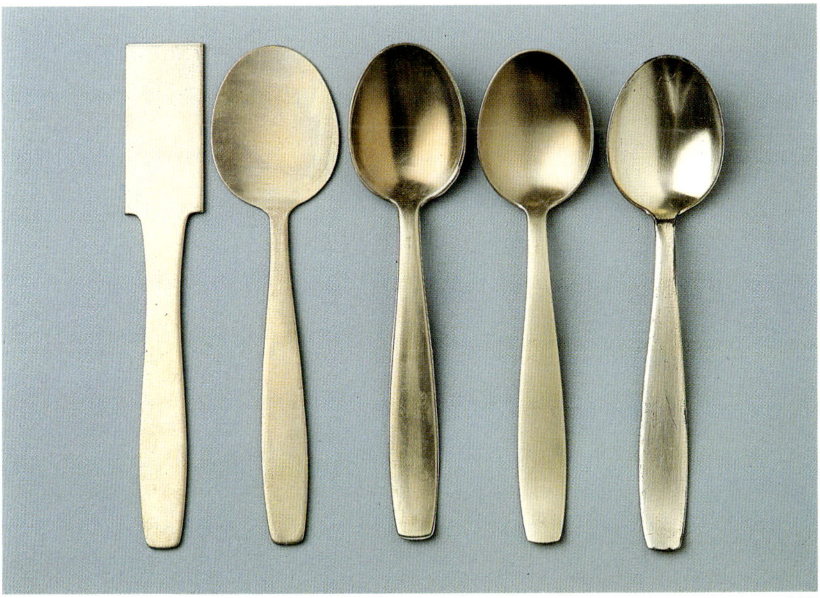

520

520 Fünfteiliger Löffel-Fertigungssatz Modell 781/90, um 1960. Entwurf: Hermann Gretsch (1895-1950), 1948. Ausführung: C. Hugo Pott, Solingen, um 1960. Edelstahl, versilbert; 21 cm. LGA 11853/1-5.
In der neunjährigen Tätigkeit des Architekten und Designers Hermann Gretsch (1895-1950) für die Solinger Besteckfabrik C. Hugo Pott entstand das Modell 781/81 als erstes Besteck, das nach dem Krieg in einer silbernen und einer versilberten Fassung hergestellt wurde. Gretsch lag an einem schlichten, funktions- und gebrauchsorientierten Entwurf, der sich von »zahlreichen kitschigen Mustern« abhob und die an guter Formgebung interessierten Käufer ansprach. Für die Darstellung des Fertigungsprozesses erwarb das Gewerbemuseum diesen fünfteiligen Satz, der die einzelnen Arbeitsgänge der Löffelherstellung veranschaulicht. G

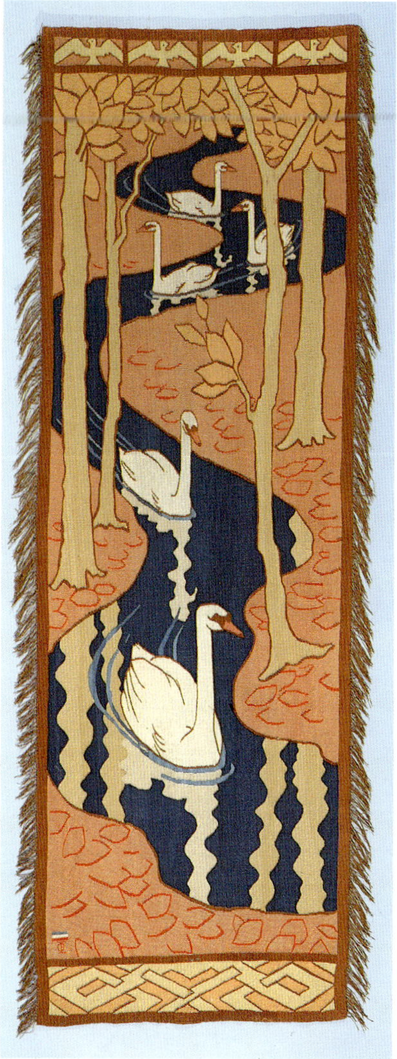

521

521 Pfeilerbehang »Fünf Schwäne«, 1896/97. Entwurf: Otto Eckmann (1865-1902), 1896. Ausführung: Kunstwebschule Scherrebek (Nordschleswig). Wirkerei, Kette: Baumwolle, Schuß: Wolle; 236 : 75 cm. LGA 8332.
Der in etwa 100 Exemplaren gefertigte Behang gehörte zu den ersten und größten Erfolgen der 1896 gegründeten Scherrebeker Kunstwebschule. Das Motiv der auf dunklem, kurvig zwischen Baumstämmen mäanderndem Bach einherschwimmenden Schwäne verbindet mit dem Rückgriff auf Farbholzschnitte Eckmanns, auf Illustrationen Aubrey Beardsleys (1872-1898) und die japanische Druckgraphik zentrale Elemente der Formensprache des Jugendstils. Varianten des beliebten Bildteppichs wurden auch mit anderen Tieren hergestellt. Z-S

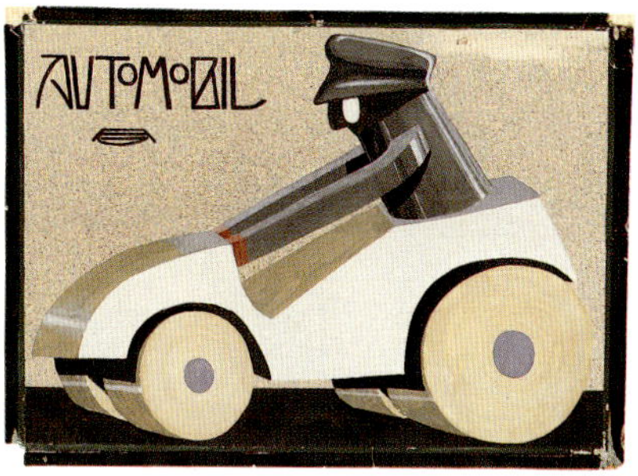

522

522, 523 Entwurf und Ausführung eines Spielzeugautos, 1903. August Geigenberger (1875-1909), Wasserburg/Inn. Deckfarben auf Pappe bzw. Holz, farbig lakkiert; 23,5 : 31,7 cm bzw. 28,5 : 22 cm. LGA 9847/3 und 8760.
Im März 1903 rief das Bayerische Gewerbemuseum (seit 1909 Bayerische Landesgewerbeanstalt) die Künstler Deutschlands zu einem Wettbewerb auf, zu dem Entwürfe und Modelle für charakteristisches Holzspielzeug eingereicht werden sollten. Im Museum haben sich erfreulicherweise sowohl die Entwürfe, die in ihrer kräftigen Deckfarbenmalerei nichts von ihrer unmittelbaren Aussagekraft eingebüßt haben, als auch einige der ausgeführten Objekte erhalten. Die vom Jugendstil beeinflußten Arbeiten des Künstlers August Geigenberger zeigen eine deutliche Abkehr von den Formen des traditionellen Holzspielzeugs. G

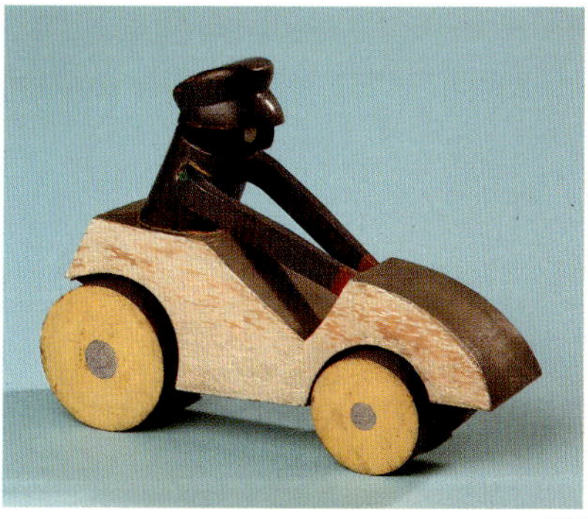

523

524 Stuhl aus dem Speisesaal des Sanatoriums in Purkersdorf, 1904/05. Entwurf: Josef Hoffmann (1870-1956). Ausführung: Jacob und Josef Kohn, Wien. Buche, hellrotes Leder; 98,5 cm. LGA 11 103.
Das Ziel, den Stil von »verbrauchten« historischen Vorbildern zu befreien, hatten Josef Hoffmann und Koloman Moser (1868-1918) vor Augen, als sie 1903 die »Wiener Werkstätte« gründeten. Die Innenausstattung für das Purkersdorfer Sanatorium entstand größtenteils in diesen Werkstätten, nur für größere Stückzahlen beauftragte Hoffmann die auf Serienfertigung eingestellten Firmen Kohn und Thonet. Der Stuhl ist ein Beispiel für die geometrische Richtung des Jugendstils mit Rechteck, Quadrat und Kreis als »dekorativen« Motiven, die hier auch an den konstruktiv wichtigen Stellen zu finden sind und zugleich ein Gegengewicht zum strengen, rechtwinkeligen Aufbau der Rahmenkonstruktion schaffen. Ps

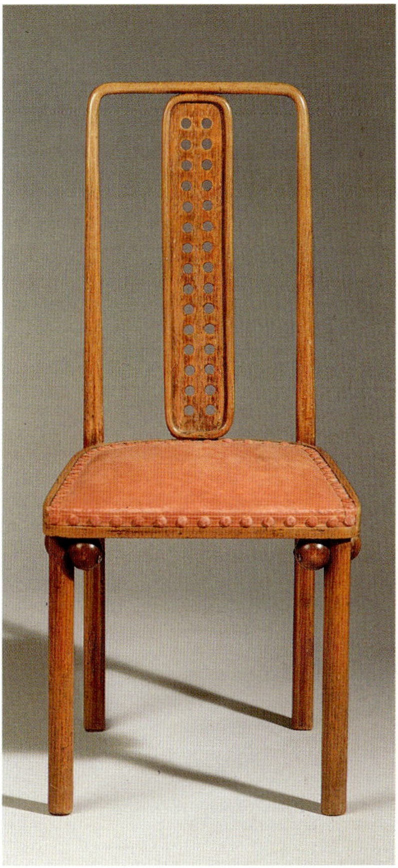

524

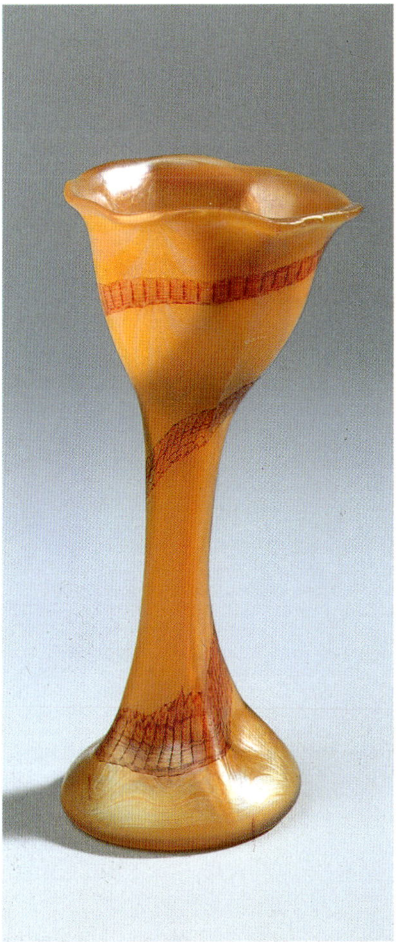

525

525 Vase, 1900-1915. Gebrüder Pallme, König & Habel, Kosten bei Teplitz (Nordböhmen). Farbloses Glas, hellrosa überfangen, feingekämmter gelber Federspitzendekor, perlmuttern irisierend; spiralig umlaufendes, in feinen Wellen gekämmtes und vertikal geriefeltes rotbraunes Band; 25 cm. LGA 10 534.
Unter den zahlreichen Glasfabriken, die um 1900 irisierende Gläser herstellten, nehmen die Erzeugnisse der Firma »Wilhelm Habel, Glasfabrik Elisabeth« (seit 1907 Glasfabriken Elisabeth, Pallme, König & Habel) einen besonderen Rang ein. Die in ihrer Art außergewöhnlichen, asymmetrischen, an den Rändern gezackten Formen entwarf Josef Velik, der aus einer alten böhmischen Glasmacherfamilie stammte und von 1900 bis 1914 als Entwerfer in der Hütte tätig war. Vielfach wurden diese Formgläser mit kontrastfarbigen Fäden oder Bändern umsponnen. G

526

526 Dekorationsstoff, um 1873. Philipp Haas & Söhne, Wien. Brokatell, Seide, Baumwolle, lanciert und broschiert. Grund: Kettatlas, lachsrot. Muster: Schußköper, hellgelb, gold-, silberfarben, weiß; 38 : 27 cm; Rapport: 39 : 19,5 cm. LGA 2329.
Ähnlich wie Goldschmiedearbeiten besaßen mittelalterliche Gewebe in den Textilsammlungen der Gewerbemuseen Vorbildcharakter für das zeitgenössische Kunsthandwerk und die einschlägigen Industriezweige. Die Firma Philipp Haas & Söhne hatte erstmals bei der Weltausstellung 1873 in Wien historisierende Nachbildungen mittelalterlicher Seidenstoffe vorgestellt, darunter diese rotgrundige Brokatellimitation eines italienischen Seidenlampas aus dem 14. Jahrhundert. Anstelle von Goldfäden verwendete man helle Seiden; die an der Oberfläche unsichtbaren seidenen Grundschüsse sind durch Baumwollschüsse ersetzt. Derart vereinfacht wurden die Kopien hochwertiger mittelalterlicher Gewebe für den bürgerlichen Wohnbereich angeboten, ohne daß ihre im Sinne Gottfried Sempers »materialgerechten« Flächenmuster beim Publikum den erhofften Anklang fanden. Z-S

527 Kämme, Broschen, Ohrgehänge, um 1879. Franco-Americaine Cie, St. Denis, Filiale Mannheim. Zelluloid, verschiedenfarbig. LGA 5849/1-35.
Seit 1873 war der älteste, durch Wärmeeinwirkung bearbeitbare Kunststoff, Zelluloid oder Zellhorn, für industriell herzustellende Produkte verwendbar. Farbzusätze ermöglichten, daß er in seinem Aussehen Elfenbein und verschiedenen anderen Schmucksteinen wie Koralle, Bernstein, Malachit und auch Ebenholz glich. Das Zelluloid sollte als Ersatz von Gegenständen aus Gummi, Holz, Horn und Knochen dienen und durch seine Dauerhaftigkeit einem vorzeitigen Verschleiß der vorher verwendeten Materialien begegnen. Gerade auch seine Unlöslichkeit in Wasser machte diesen neuen Kunststoff auch für Haushaltsartikel aller Art, Besteckgriffe, Bürsten, Kämme und Hüllen geeignet. G

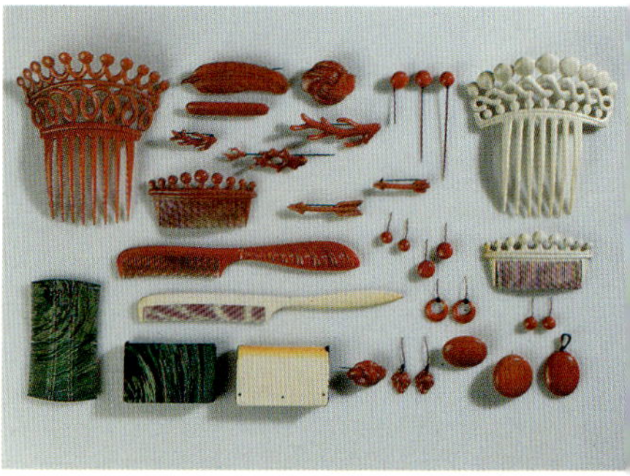

527

528 Schale mit plastischen Tieren, um 1872. Victor Barbizet et fils, Paris. Farbiger Ton mit bunten Glasuren; 36 : 24 : 6 cm. LGA 2131.
Ernst Kris prägte den Begriff des Stils »Rustique«, der die Verwendung des Naturabgusses bei dem Goldschmied Wenzel Jamnitzer (1508-1585) und dem Töpfer Bernard Palissy (um 1510-1590) kennzeichnet. Palissys manieristische Tier- und Pflanzenformen mit stark farbigen Glasuren auf Hohl- und Flachgeschirren erlebten um die Mitte des 19. Jahrhunderts eine Renaissance und wurden von vielen französischen Keramikern nachgebildet. In einer der berühmtesten »Palissy«-Werkstätten in Paris, bei Georges Pull (1810-1889), arbeitete der aus Burgund stammende Victor Barbizet. Anstelle aufwendiger Einzelausformungen entwickelte er Model, die für eine Serienfertigung geeignet waren und so eine wesentlich billigere Keramikherstellung ermöglichten. G

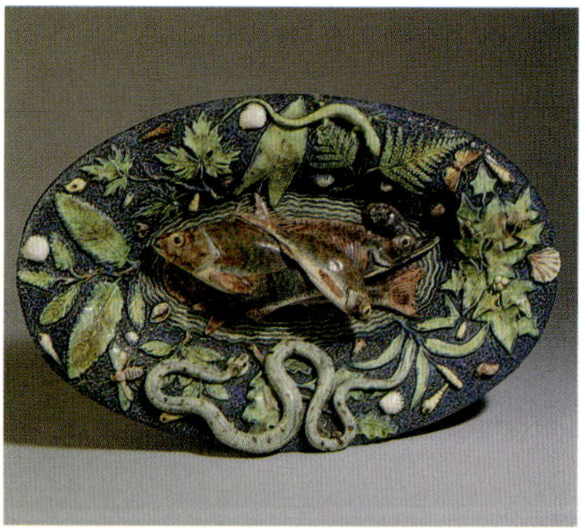

528

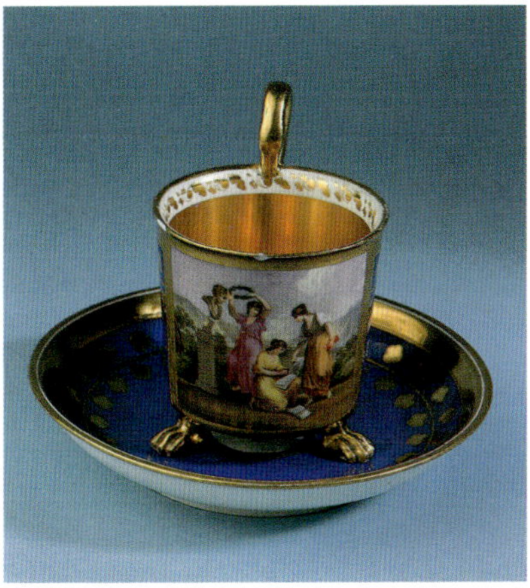

529

529 Tasse mit Untertasse, 1816. Porzellanmanufaktur Wien. Porzellan, Aufglasurfarben; 7,5 : 5,9 cm; 14,5 : 3 cm. LGA 1353/1-2.
Die im Klassizismus aufkommende Mode, Porzellane mit verkleinerten Kopien berühmter Gemälde, Veduten, Stiche oder Illustrationen vielgelesener Romane zu bemalen, fand besonderen Niederschlag in der Produktion der Wiener Porzellanmanufaktur. Um 1800 entstanden Tassen und Teller, für deren Dekoration man vor allem auf Gemälde der Malerin Angelica Kauffmann (1741-1807) zurückgriff. Eines ihrer Werke trägt den Titel »Die Musen bekrönen die Büste des Dichters Alexander Pope (1688-1744)« und wurde 1783 von Peter William Tomkins reproduziert. Solche Nachstiche wurden dann als Vorlagen für die Porzellanbemalung in den Manufakturen benutzt. G

530 Kanne mit Fassung, 16. Jahrhundert. China. Metallfassung: Persien, 17. Jahrhundert; 34,5 cm. LGA 1582.
Für den islamischen Markt entstanden in der Ming-Zeit Gefäße wie diese Kanne in typischen Formen, die sich deutlich von chinesischen Porzellanen unterscheiden. Häufig versah man sie in den Importländern mit Metallfassungen, wie in diesem Fall, wo es sich um eine aufwendig gearbeitete, persische Fassung handelt. Charakteristisch hingegen zeigt sich der Dekor mit Lotosblüten zwischen Spiralranken, dem Ju-i-Band an der Schulter und den Bananenblättern am Hals. G

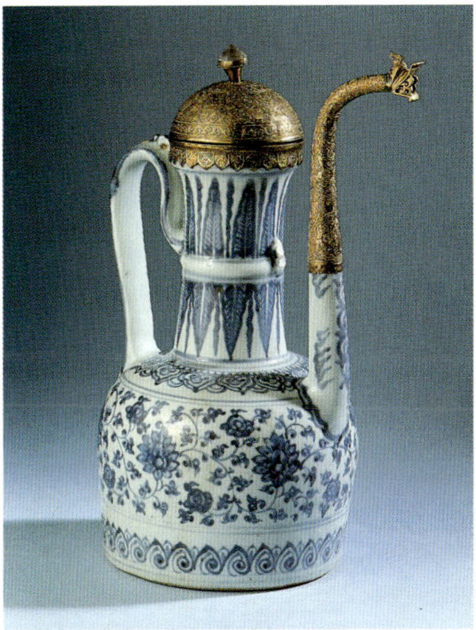

530

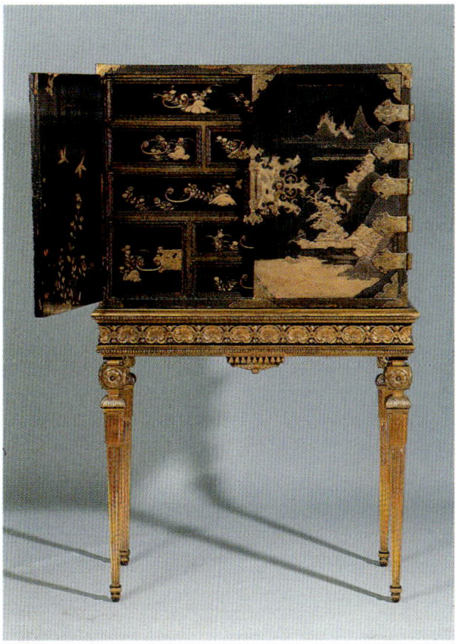

531

531 Lackschränkchen, 2. Hälfte 17. Jahrhundert. Schränkchen: Japan, Gestell: europäische Nachbildung. Holzkern mit japanischem Lack. Vergoldung; 160 : 96,5 : 55,5 cm. LGA 12125/1-3.
Die Lackkunst war in China bereits im 3. Jahrtausend v. Chr. bekannt. Das Harz des Baumes »rhus vernicifera« eignete sich in seiner Haltbarkeit und Transparenz besonders für Malereien auf Pfeilern, Musikinstrumenten und Holzgeräten. Lackierte Möbel aus Fernost waren im 16. Jahrhundert bereits begehrte Exportartikel und wurden ähnlich wie das chinesische Porzellan von Sammlern für deren Kunstkammern erworben. Die Lackpanneaux auf dem Kabinettschränkchen sind mit einer bergigen Landschaft, Tieren und Häusern geschmückt. Im Innern sind zehn Schubläden eingebaut, deren Fronten wiederum Lackverzierungen aufweisen. Scharniere und Beschläge unterstreichen den subtilen Schmuck vor der schwarzen Fläche des Untergrundes. G

532 Zinnteller, 1561-1583. Nicolaus Horchaimer (gest. 1583), Nürnberg. Zinn aus geätzter Form gegossen; 21,9 cm. LGA 792.
Eine besondere Gruppe von Zinnarbeiten bilden die Reliefzinnobjekte. Von Frankreich ausgehend entstanden zwischen 1560 und 1590 insbesondere Prunk- und Schaugefäße in Nürnberg und Sachsen, die sich als Zentren dieser Zinnverarbeitungstechnik herausgebildet hatten. Um besonders scharfkantige und genaue Güsse zu erzielen, verwendeten die Zinngießer häufig Messingformen, in die der Dekor entweder von Hand (meist von den Zinngießern selbst) geschnitten oder geätzt wurde. Geätzte Dekore, wie bei diesem Teller, weisen meist ein flaches Relief auf. Viele dieser in der Renaissance entstandenen Zinnteller mit Maureskendekor haben sich in den Museen erhalten. G

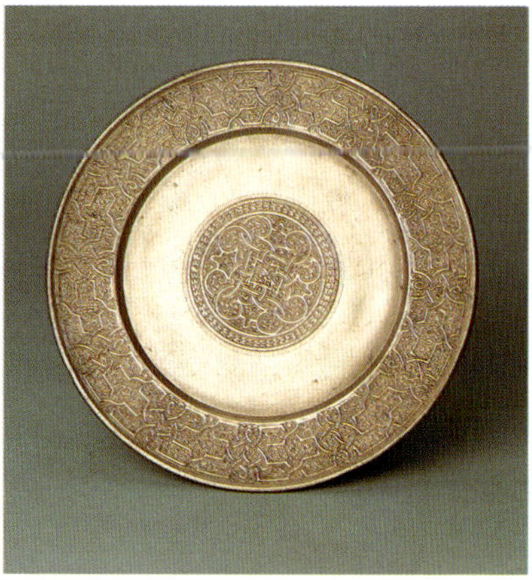

532

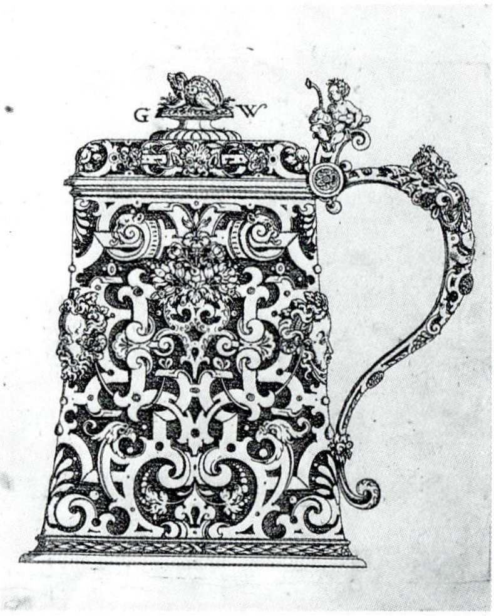

533

533 Entwurf für einen Humpen mit Frosch als Deckelbekrönung, 1579. Nürnberg, Georg Wechter d.Ä. (um 1526-1586). Druckträger: Papier, Radierung. Platte: 18 : 16,9 cm. LGA 4222/3.
Einer der 14 im Gewerbemuseum vorhandenen Vorlagenstiche Georg Wechters aus seinem »30 Stvck« umfassenden Werk von 1579 befaßt sich mit der Dekoration von Humpen und Becherpokalen. Gerade diese Gefäßformen eigneten sich für vor allem auf Schweifwerk basierende Verzierungen. Der auffällig starke Hell-Dunkel-Kontrast in der Zeichnung wird später bei der ausgeführten Goldschmiedearbeit durch einen glatten getriebenen Dekor erreicht, der sich gegen den aufgerauhten, gepunzten Grund gut abhebt. Auf Wechters Entwürfen bauten die Vorlagenstecher der nachfolgenden Generationen in großem Umfang auf. Be/G

534 Fensterkorb, Ende 16. Jahrhundert. Süddeutschland. Schmiedeeisen; 95 : 115 : 29 cm. LGA 3605.
Ausgehend von einer liegenden Acht als Grundform entsteht bei diesem für die Vergitterung eines Fensters geschaffenen Korb in der Mitte ein Netzwerk mit klarer horizontaler und vertikaler Symmetrie in der Horizontalen und Vertikalen. Die Bünde mit flach gehämmerten blattähnlich geformten Verzierungen bilden die Verankerung am Rahmen. Die Mitte der Bekrönung akzentuiert eine Vase mit einer daraus erwachsenden Spindelblume, an die sich wiederum symmetrisch jeweils 3 Spiralranken mit floral ausgeformten Enden anschließen. Für die blumenförmig gestalteten Enden wurde der Rundstab gespalten und in halbiertem Zustand weiterverarbeitet. Gitter mit derartigem Aufbau sind für die Spätrenaissance typisch. G

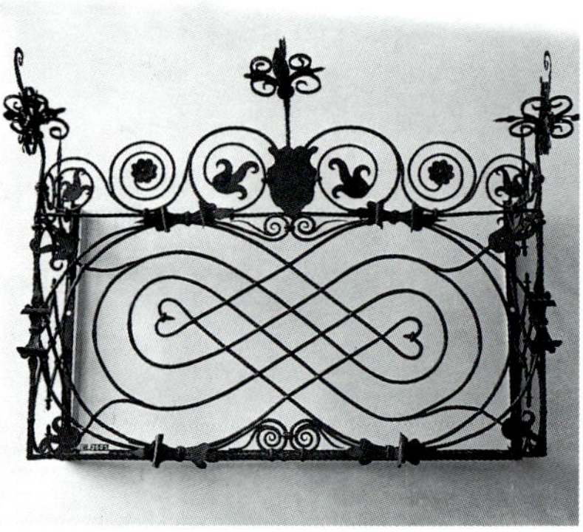

534

535 Anhänger, 16. Jahrhundert. Italien. Gold, Email, Perlen, Pergament. 7,2 : 3,3 cm. LGA 6786.
Im Laufe des 16. Jahrhunderts kamen runde, ovale oder herzförmige Medaillons in Mode, in denen sich Porträts von Herrschern, aber auch dem jeweiligen Träger nahestehenden Personen befanden. Im ovalen, mit Email (Zellenschmelz) verzierten Goldrahmen zwischen einem planen und einem gemugelten Glas befindet sich hier auf Pergament gemalt das Bildnis eines jungen Mannes. Am unteren Rand hängen fünf Pendilien mit jeweils zwei aufgestifteten Perlen. Drei Ketten, an einer Schleife befestigt, die ebenfalls in Zellenschmelz gearbeitet ist, halten das Medaillon. G

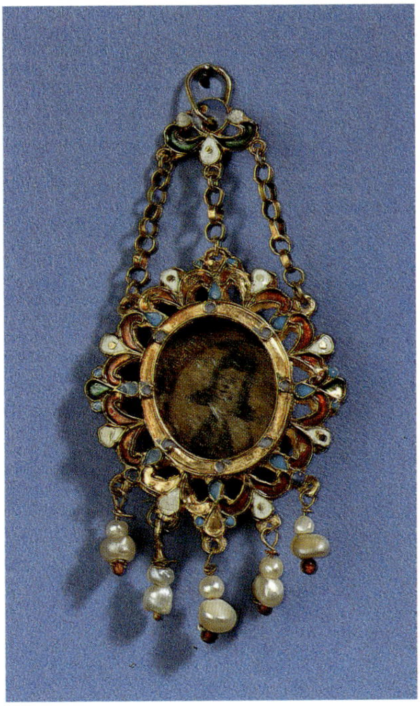

535

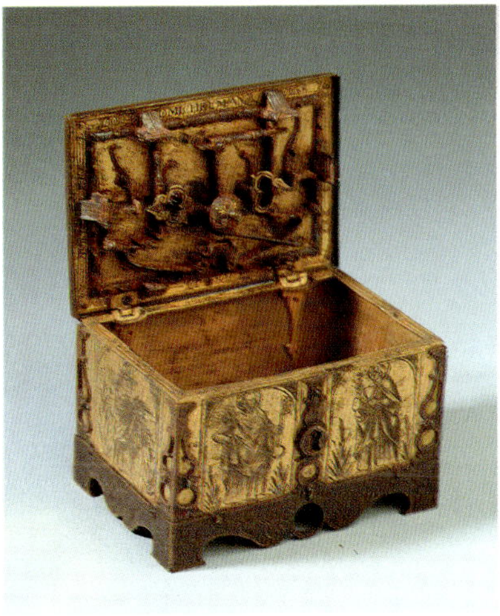

536

536 Kästchen, um 1600. Nürnberg, Michel Man(n) (gest. 1630 Wöhrd bei Nürnberg). Messing, vergoldet, Eisen, Kupfer, Seide (innen). 4,8 : 7,8 : 5,2 cm. LGA 525.
Von dem in Augsburg geborenen Schloß- und Waffenschmied Michel Man(n), der wohl Ende des 16. Jahrhunderts nach Nürnberg gekommen ist, haben sich einige kleine, meist mit seinem Namen bezeichnete Kästchen erhalten. Mit ihren feinen gravierten Verzierungen auf den Seiten und der kunstvollen Verriegelung in Form kleiner Spinnenschlösser auf der Deckelinnenseite gehören sie in die Reihe von Kunstkammerobjekten, die in ihrer Zeit als Schaustücke sehr geschätzt waren, aber auch als repräsentative Geschenke für hochrangige Gäste der Reichsstadt verwendet wurden. G

537 Kästchen mit Wismutmalerei, um 1560/70. Wohl Nürnberg. Holz, über Wismutschicht farbig bemalt. 15 : 37 : 24 cm. LGA 957.
Zur Verzierung von Kleinmöbeln und Kästchen kam im 16. Jahrhundert in Süddeutschland, Österreich und der Schweiz eine Lacktechnik auf, bei der die Farben auf eine pulverisierte Wismutschicht aufgetragen wurden. Eine anschließende Politur gab den Farben, durch die das Wismut durchschimmerte, eine besondere Wirkung. Das in hellem Rot bemalte Kästchen zeigt auf den Außenseiten Blumen und Ranken. Die Bemalung des Deckels mit einer biblischen Szene nach Mk 9, 36 (außen) und zwei ineinandergelegten Händen (innen) läßt vermuten, daß es sich um ein Brautgeschenk handelt. G

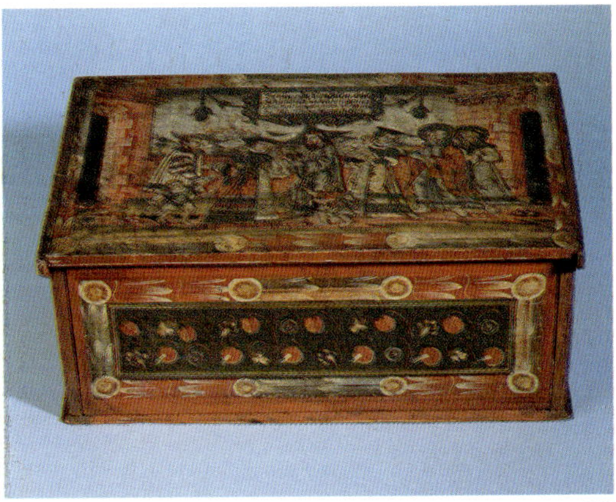

537

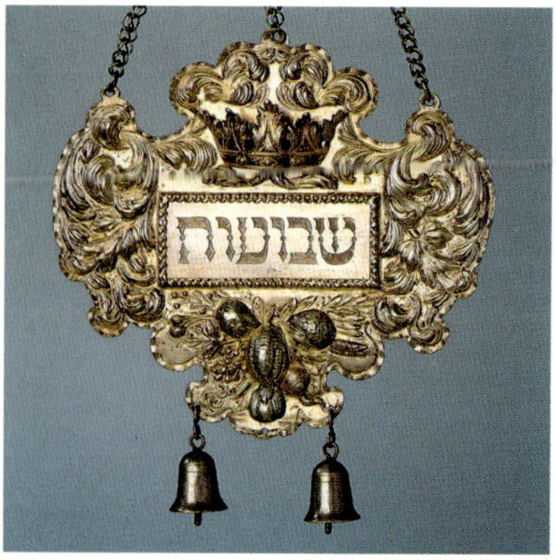

538

538 Toraschild. Augsburg, 1680-1684 (?); Peter I. Neuß, Augsburg, Meister vor 1676, gest. 1692. Silber, getrieben, teilweise vergoldet; 19 : 20,8 cm. JA 24.
Zeremonialgerät synagogalen Gebrauchs dient dazu, die Bedeutung der Torarolle als den Inbegriff des Glaubens und der Lehre zu kennzeichnen. An der von einem Mäntelchen umhüllten Rolle mit dem Text der fünf Bücher Moses hängt das Schild mit einem Schrifttäfelchen, das anzeigt, an welchem Festtage aus ihr vorgelesen wird. Aus dieser Grundfunktion entwickelte sich ein aus Silber bearbeiteter Zierat, der – weil in Zentraleuropa Juden der Zugang zum zunftgebundenen Handwerk verboten war – wie alles jüdische Kultgerät aus Edelmetall von christlichen Goldschmieden hergestellt wurde. Im 17. und 18. Jahrhundert war der Anteil der Augsburger Werkstätten an der Fertigung beträchtlich. Bei manchen Werkstücken wird aufgrund der Ikonographie deutlich, daß Juden Einfluß auf die Gestaltung nahmen. D

539 Torawimpel. Altenstein bei Ebern, Kr. Haßberge, Unterfranken 1740. Leinen mit Stickerei in Stielstich, Plattstich, Knötchenstich; 369 : 18,5 cm. JA 10 (Ausschnitt).
Das jüdische Ritual wendet seine besondere Aufmerksamkeit dem Knaben zu. Aus seinen Beschneidungswindeln werden Bänder genäht und von den Hausfrauen oder auch von Gemeindemitgliedern, die sich auf die Ausstattung von Textilien spezialisiert hatten, in Zierlettern mit Inschriften bestickt oder bemalt. Diese enthalten üblicherweise den Namen, die familienmäßige Herkunft und den Geburtstag des Kindes, dazu die Bitte, daß es heranwachsen möge zur Tora, zur Hochzeit und zu guten Werken. Bildmotive, unter anderem das der Torarolle, symbolisieren den Inhalt des Segenswunsches. Bei seinem ersten Besuch in der Synagoge bringt der Knabe das Band zur Tora, die mit diesem Wimpel umwickelt wird. Vor der Zerstörung der Synagogen durch die Nationalsozialisten besaßen große Gemeinden einen reichen Bestand an Bändern, die in der frühen Neuzeit gebräuchlich wurden. D

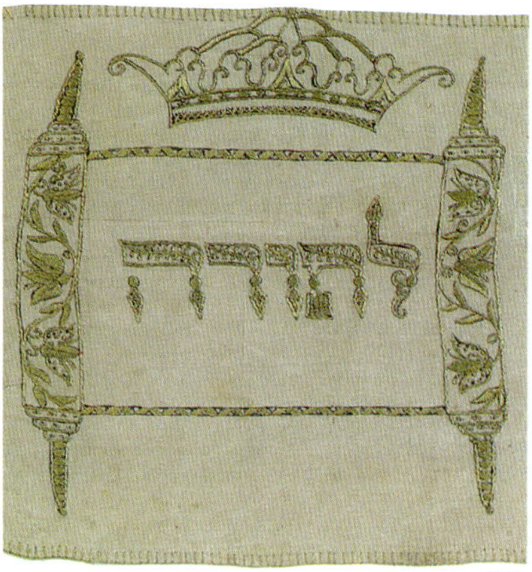

539

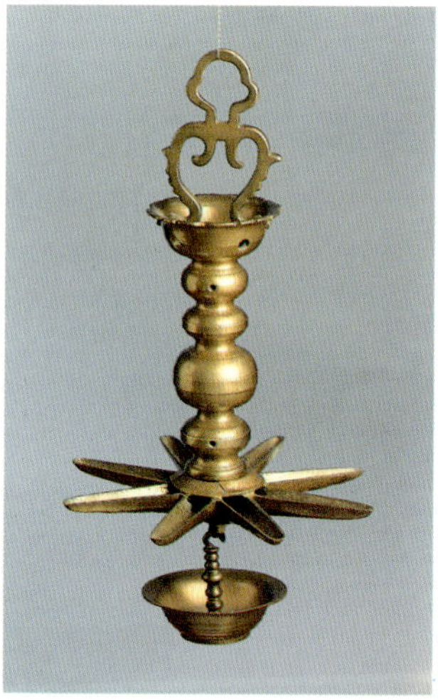

540

540 Sabbatlampe. Nürnberg, 2. Hälfte 18. Jahrhundert. Konrad Rößner, Nürnberg, Meister 1737, gest. um 1784 oder Johann Friedrich Scherzer, Meister 1778. Messing, gegossen, graviert; 56 cm. JA 18.
Wenn sich die jüdische Familie zu Beginn des Sabbats, der gemäß biblischer Zeiteinteilung am Freitagabend liegt, zum Mahle versammelt, werden Standleuchter oder Hängelampen angezündet, um dem festlichen Charakter des gottgesetzten Ruhetages Ausdruck zu geben. Vielfach waren – in ländlichen Gegenden bis in das 20. Jahrhundert hinein – Messinglampen von einer eigentümlichen Ausprägung verbreitet; sie wurden wegen der strahlenförmigen Anordnung der Ölbehälter Judensterne genannt. Nürnberger Rotschmiede haben den traditionellen Lampentyp in großen Mengen ausgeformt und entsprechend der weltweiten Geltung ihrer Produkte jüdische Haushaltungen in Zentral- und Osteuropa während des 18. und 19. Jahrhunderts mit dem Gerät versorgt. D

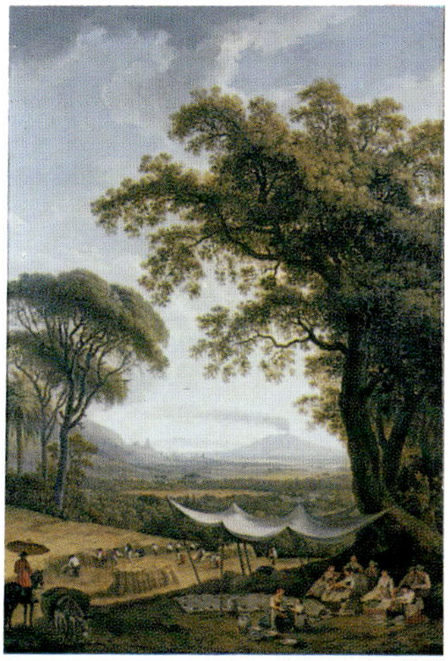

541

541 Der Sommer, 1784. Jakob Philipp Hackert; Prenzlau 1737-1807 San Piero di Careggio/Florenz. Gemälde auf Leinwand; 97,6 : 66,5 cm. Gm 1316.
Hackerts »Sommer« mit dem Blick über die Caserta-Ebene auf den Vesuv gehört zusammen mit dem ebenfalls im Museum befindlichen »Winter« (Gm 1317) zu einem Jahreszeitenzyklus, dessen vier bildmäßig ausgeführte Stücke Skizzen für Monumentalgemälde waren, die König Ferdinand IV. von Neapel für sein Jagdschloß im Fusaro-See in Auftrag gegeben hat. Sie verbinden das in einer langen ikonographischen Tradition stehende Thema der Jahreszeiten mit identifizierbaren, topographisch getreuen Landschaften. Deren Darstellung entspricht dem im ausgehenden 18. Jahrhundert aufkommenden Bedürfnis, landschaftliche Schönheit als solche zu sehen, eine Tendenz, die auch den »Englischen Garten« entstehen ließ. Ba

542 Cornelia Adrienne Gräfin Bose mit ihrer Tochter, 1798. Johann Friedrich August Tischbein; Maastricht 1750-1812 Heidelberg. Gemälde auf Leinwand; 210 : 138 cm. Gm 1337.
Aus der Tradition internationaler Hofmalerei französischer Prägung, die F. A. Tischbein in Paris, Rom, Neapel und andernorts kennengelernt hat, erwächst dieses Porträt, das zugleich den Einfluß englischer Malerei verrät. Der Künstler war in seiner Kabinettmalerzeit in Arolsen Werken von Thomas Gainsborough begegnet. So bewahrt das Bild noch viel von der liebenswürdigen Anmut des 18. Jahrhunderts, nicht nur in der weichen, warmen Farbigkeit, sondern ebenso in der Erfassung der momentanen Bewegung, die allerdings in den Köpfen im Sinne des Porträts zur Ruhe kommt. Damit ist das Gemälde aber noch um einiges von der Statuarik des Klassizismus entfernt, wie auch das die Gruppe hinterfangende Interieur noch der Frühstufe dieses Stils, dem Louis XVI angehört. Ba

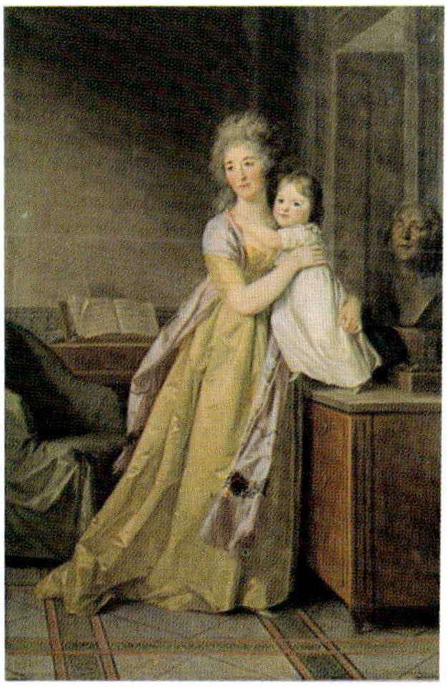

542

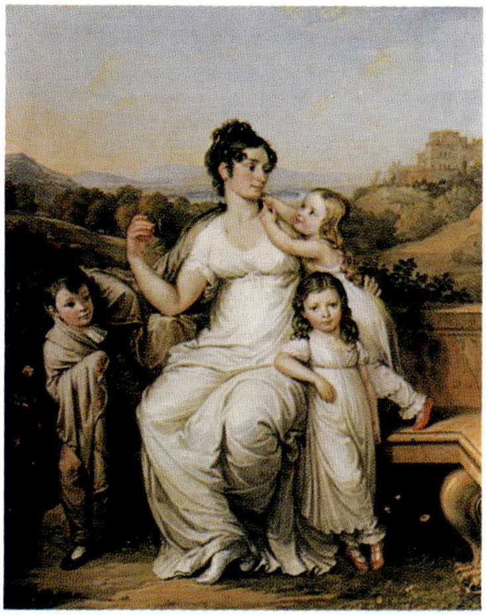

543

543 Maria Theresia Josepha Reichsgräfin von Fries mit ihren ältesten Kindern, 1811. Josef Abel; Aschach b. Linz 1764-1818 Wien. Gemälde auf Leinwand; 199 : 158 cm. Gm 986.
Gräfin Fries, die trotz der glanzvollen gesellschaftlichen Stellung, welche Wien ihr und ihrem Mann bot, sehr zurückgezogen lebte, war bei ihren Zeitgenossen berühmt für die hingebungsvolle Liebe, mit der sie sich ihren Kindern widmete. Dies bringt Abel zum Ausdruck, indem er mit seiner Komposition das Thema der Caritas anklingen läßt, das zugleich die individuellen und anekdotisch-genrehaften Elemente des Gruppenporträts in eine überzeitliche, im Sinne des Klassizismus ideale Darstellung einbindet. Ba

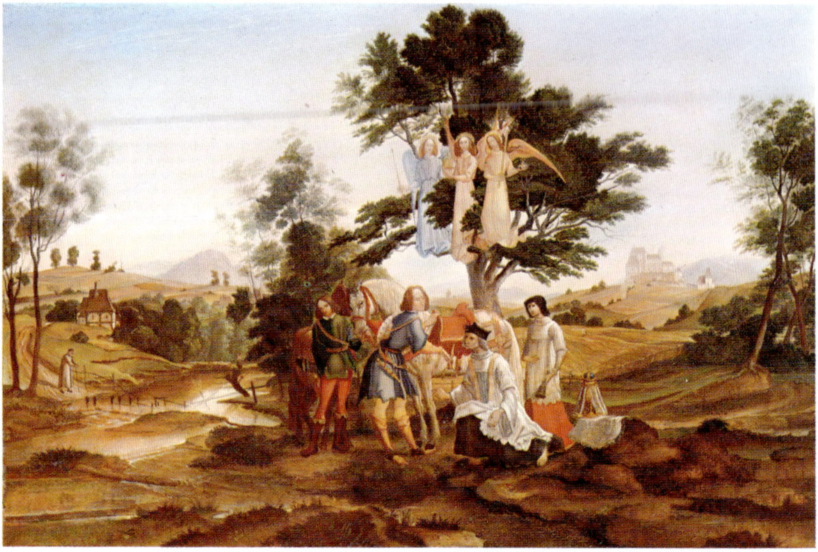

544

544 Der Graf von Habsburg, um 1815. Ferdinand Olivier; Dessau 1785-1841 München. Gemälde auf Holz; 33:50 cm. Gm 1549.
Friedrich Schillers gleichnamige Ballade mit ihrer Schilderung mittelalterlicher Kaiserherrlichkeit und wahrer christlicher Gesinnung drückte die Vorstellungen der Romantiker so trefflich aus, daß sie mehrfach zum Thema bildlicher Darstellung wurde. Der den Nazarenern nahestehende Olivier wählte den Moment aus, da der Graf von Habsburg einem Priester sein Pferd überläßt, damit dieser seinen Versehgang über einen Bach fortsetzen kann, und siedelt das Ereignis in einer für diesen Künstlerkreis typischen Landschaft an. Ba

545 Alpenlandschaft, 1821. Johann Christian Clausen Dahl; Bergen 1788-1857 Dresden. Gemälde auf Leinwand; 98:135 cm. Gm 1639.
Noch im Jahr der Rückkehr von seiner Italienreise (1820/21) entstand diese Alpenlandschaft Dahls, für die sich keine bestimmte Gegend benennen läßt. Verschiedene Eindrücke verbindend, wandelt die in allen Partien detailtreue und doch große Komposition die »ideale« oder »heroische« Landschaft des Jahrhundertbeginns durch die Art ihrer Staffagefiguren ins Romantische ab. Mit dieser neuen Auffassung blieb Dahl durch seine Dresdener Akademietätigkeit lange schulbildend. Ba

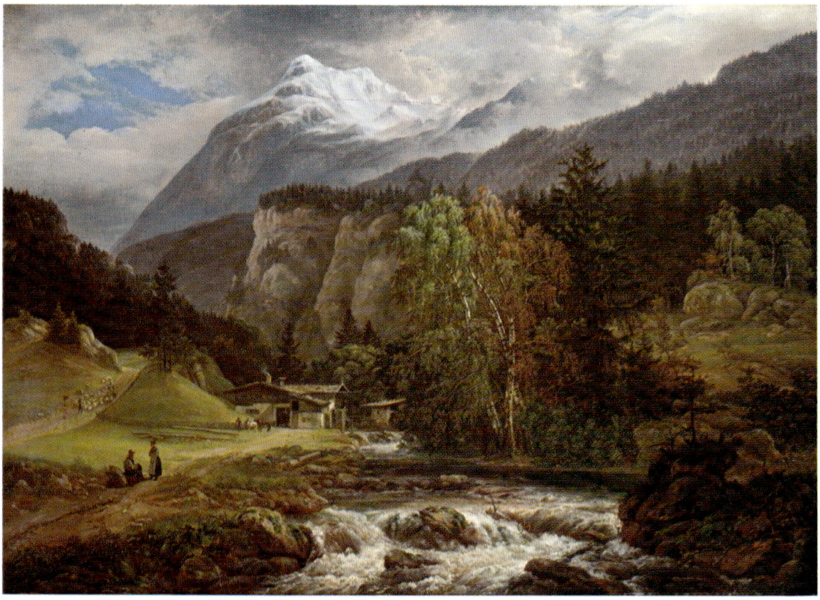

545

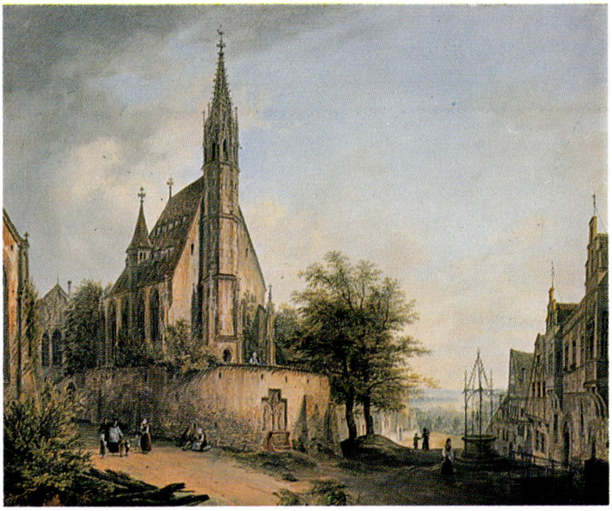

546

546 Kirche und Ortschaft Kiedrich am Rhein, 1826. Domenico Quaglio; München 1787-1837 Schloß Hohenschwangau. Gemälde auf Leinwand; 39 : 48 cm. Gm NG 261. Leihgabe Nationalgalerie Berlin.
Auf seinen Architekturbildern, die ihn zum wohl bedeutendsten Vedutenmaler der Romantik machten, stellt Quaglio am häufigsten Baudenkmäler der Gotik dar. Neben in eine Landschaft gesetzten Gebäuden kommen ganze Straßenzüge und Platzanlagen besonders häufig in seinem Oeuvre vor, wofür diese Ansicht mit der Umgebung der Totenkapelle St. Michael in Kiedrich ein Beispiel bildet. Nicht in allen Details korrekt, ist sie ganz auf eine malerische, bildhaft selbständige Wirkung hin angelegt, was mit Quaglios Tätigkeit als Bühnenmaler zusammenhängen dürfte. Ba

547 Flucht nach Ägypten, 1834. Joseph von Führich; Kratzau/Böhmen 1800-1876 Wien. Gemälde auf Holz; 24,8 : 31,2 cm. Gm 1735. Leihgabe Stadt Nürnberg.
Geprägt durch den Kontakt mit den Nazarenern, denen er sich während seines Romaufenthaltes 1827-29 künstlerisch anschloß, wandte sich Führich beinahe ganz der religiösen Malerei zu. Mit diesem im Jahr seiner Übersiedlung von Prag nach Wien entstandenen intimen Gemälde folgt er dabei weniger der von Friedrich Overbeck bestimmten präraffaelitischen Richtung jener Künstlergruppe als vielmehr den altdeutschen Tendenzen, wie sie etwa Franz Pforr oder Ferdinand Olivier (vgl. Nr. 544) vertreten. Ba

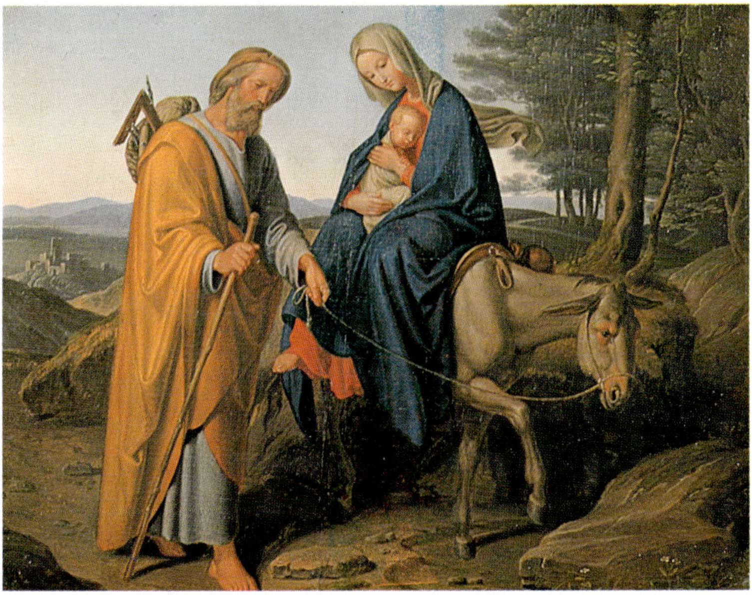

547

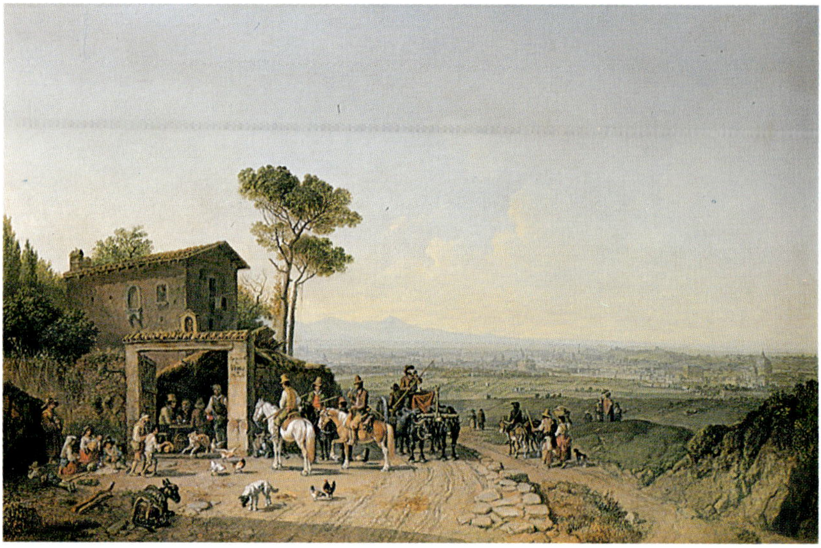

548

548 Eine Osteria bei Rom, gegen 1835. Heinrich Bürkel; Pirmasens 1802-1869 München. Gemälde auf Leinwand; 58,5: 87,5 cm. Gm 1635. Leihgabe Bundesrepublik Deutschland.
Das Gemälde geht auf Studien aus Bürkels Aufenthalt in Rom und Umgebung in den Jahren 1830-32 zurück, die der Künstler neben Genreszenen aus Süddeutschland immer wieder in seinen Bildern benutzt hat. Biedermeierliche Genauigkeit, etwa in dem zeichnerisch exakten, von klaren Lokalfarben geprägten Vordergrund, verbindet sich mit stärker atmosphärischen Zügen im dunstigen Mittelgrund und der weitgezogenen Ansicht der Stadt Rom sowie in der abschließenden, in der Ferne verschwimmenden Bergkette. Ba

549 Kinder im Walde, 1858. Ferdinand Georg Waldmüller; Wien 1793-1863 Hinterbrühl b. Mödling. Gemälde auf Holz; 62,4: 79 cm. Gm 1797. Leihgabe Stadt Nürnberg.
Vor einer Landschaft aus dem Wienerwald, deren Dinglichkeit in allen Details beinahe photographisch erfaßt ist, erscheint eine veilchenpflückende Kindergruppe. Das Genrehafte dieser Szene kontrastiert mit den grellen, durch die Wiedergabe des hellen Sonnenlichtes erzeugten Lokalfarben. Mit solchen immer weiter vorangetriebenen Lichtstudien entwuchs der Künstler, der sich selbst als »Naturalist« verstand, der Idyllik des romantischen Biedermeier – eine Entwicklung, die ihn zunehmend dem zeitgenössischen Publikum entfremdete. Ba

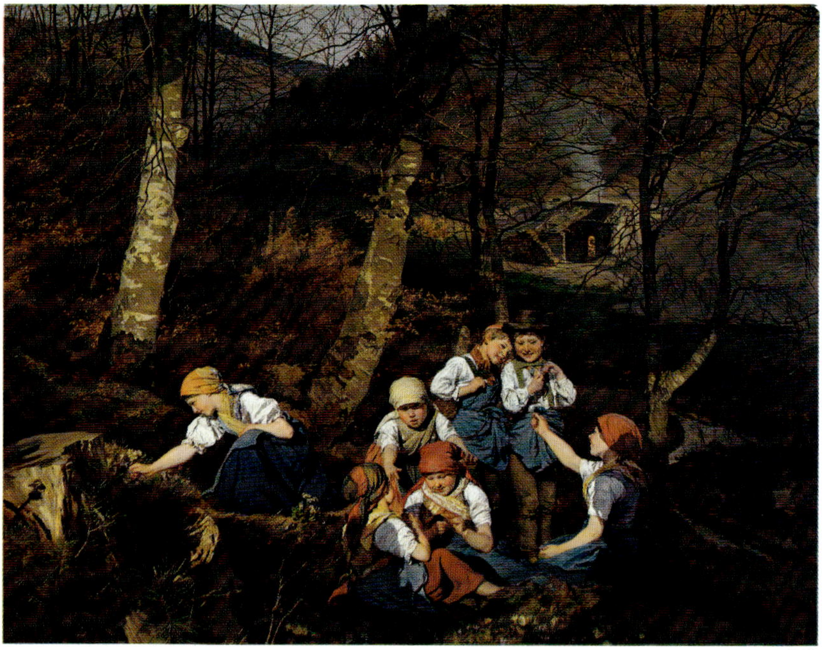

549

550 Ehrenpokal, 1833. Karl Friedrich Schinkel; Neuruppin 1781-1841 Berlin. Silber, getrieben, gegossen, punziert, teilvergoldet; 30 cm. HG 8594.
Dem liberalen württembergischen Politiker Paul Pfizer wurde 1833 der Pokal gewidmet, der in der Werkstatt der Stuttgarter Hofsilberschmiedefamilie Sick entstand. Als Vorlage für dieses spätklassizistische Stück diente ein Entwurf des Berliner Architekten Schinkel aus der Zeit um 1820/25. Während die vier allegorischen Gestalten am Schaft (Gerechtigkeit, Handel und Wohlstand, Kunstpflege, Friedenssicherung) und die Pseudo-Kameen mit den Darstellungen der Herkulestaten, wohl eine Anspielung auf Pfizers politische Wirksamkeit, in der Frieszone zwischen den beiden Schriftbändern noch antike Anregungen verarbeiten, tritt mit dem vergoldeten Eichenlaub ein neues, nationales Schmuckelement auf, das sich seinerseits auf Pfizers Bemühungen um ein wieder geeintes Reich – im kleindeutschen Sinne – beziehen läßt. Ba

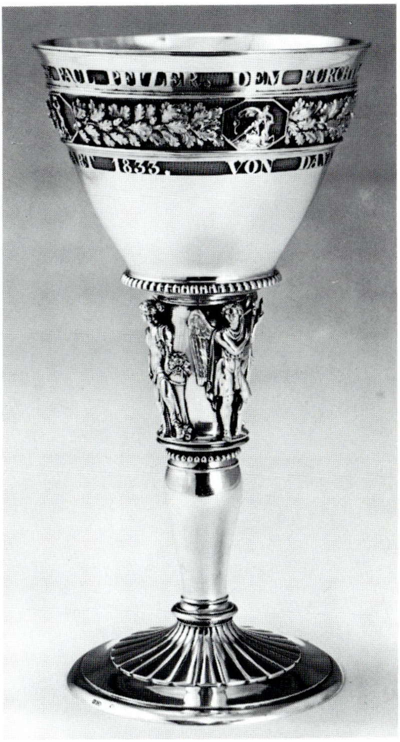

550

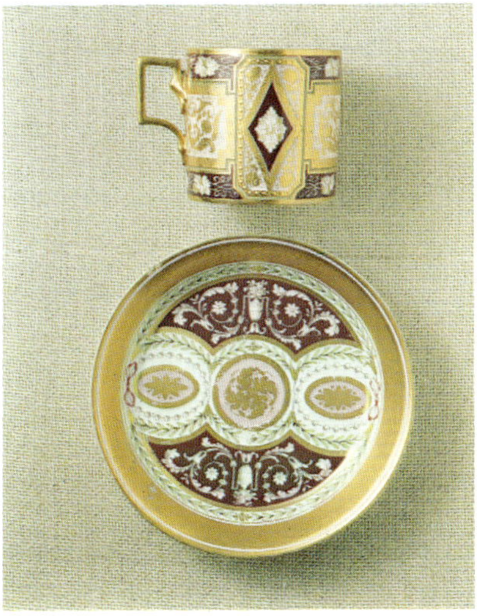

551

551 Kaffeetasse. Wien, 1799. Porzellan, bemalt; 5,8 cm. Ke 726.
Mit der Ablösung der weichen Rundungen des Rokoko durch knappe Formen veränderte sich auch die Dekorationsweise entsprechend dem neuen Geschmack. Sie lehnt sich bei dieser Tasse an antike römische Stuckornamente an, die allerdings durch eine, wenn auch kühle Farbigkeit – weiß auf violettem Grund oder reiche Goldstaffierung – verlebendigt werden. Ba

552 Panoramatasse. Berlin, um 1835. Porzellan, bemalt; 13,2 cm. Ke 2864.
Das von Johann Forst II bemalte und, für Berlin ungewöhnlich, signierte Stück zeigt auf der Tasse eine Ansicht von Berlin, auf der Fahne der Untertasse eine solche der Pfaueninsel, die hier umlaufend wie bei den gerade in Mode gekommenen großen Panoramen gegeben ist. Aus den beiden Ansichten ergibt sich zwar ein Zusammenhang mit den Andenken- und Geschenkstücken des Biedermeier, doch ist die Bildung der Tasse selbst mit ihrer nach oben leicht ausladenden Walzenform, den Klauenfüßen und dem hohen, eingerollten Henkel noch dem Klassizismus verpflichtet. Ba

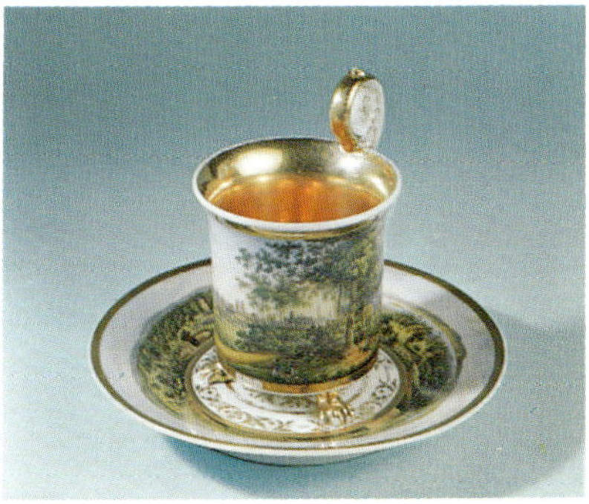

552

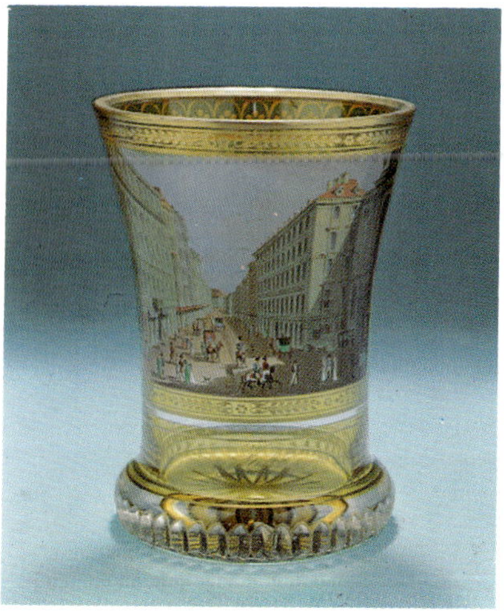

553

553 Ranftbecher, um 1820. Anton Kothgasser; Wien 1769-1851. Glas, bemalt; 12 cm. Gl 458.
Neben G. Mohn (vgl. Nr. 555) war Kothgasser, hauptberuflich Porzellanmaler der Wiener Manufaktur, der geschätzteste Maler von Transparentbildern auf Hohlglas. Nach Mohns Vorbild begann er mit Zylinderbechern, ab etwa 1815 bevorzugte er aber den Ranftbecher. Diese größere, im ganzen Biedermeier beliebte Trinkglasform ist gekennzeichnet durch einen vortretenden, der größeren Standfestigkeit dienenden Fußwulst (Ranft) und eine leicht konische Ausweitung der Wandung. Da die bemalten Gläser weniger dem Gebrauch als dem Schmuck dienten, häufig Geschenke der Freundschaft und der Erinnerung abgaben, gehörten zu den bevorzugten Themen Porträts, Blumenstücke, Allegorien und besonders Stadtansichten wie hier diejenige des Wiener Kohlmarktes, dessen Atmosphäre mit hauchdünnen, durchsichtigen Farben eingefangen ist. Ba

554 Zierflasche und zwei Vasen, um 1830-40. Friedrich Egermann; Schluckenau/Böhmen 1777-1864 Haida. Lithyalinglas; 16,1, 6,5 bzw. 5,2 cm. Gl 265, 266, 283. Leihgaben Bundesrepublik Deutschland.
Lithyalin- oder Steinglas, für das der in Blottendorf und Haida tätige Egermann 1828 ein Patent erhielt, wird durch Zusätze von Mineralien zur Glasmasse hergestellt. Es läßt zwar gelegentlich den Charakter von Halbedelsteinen oder Farbmarmor anklingen, doch hat Egermann eine direkte Nachahmung nicht beabsichtigt, wegen der andersartigen Farbenschichtung auch gar nicht erreichen wollen, zumal die Produktion selbst sehr kostenträchtig war. Die Lithyalingläser, deren Reiz durch Schliff und Schnitt noch gesteigert wird, haben sich im biedermeierlichen Jahrzehnt 1830-40 großer Beliebtheit erfreut, wurden als teure Luxusprodukte aber bald wieder vom Markt verdrängt. Ba

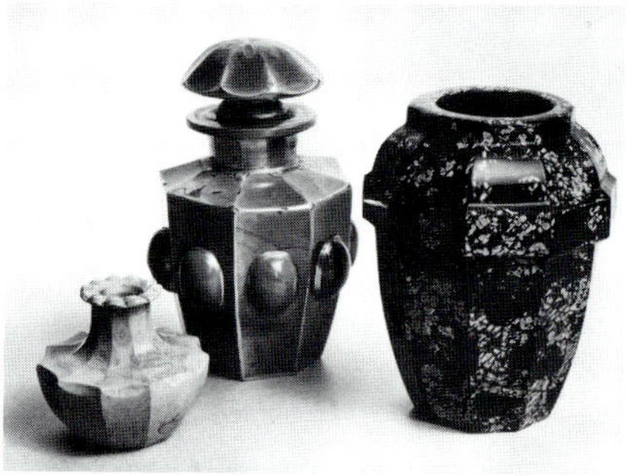

554

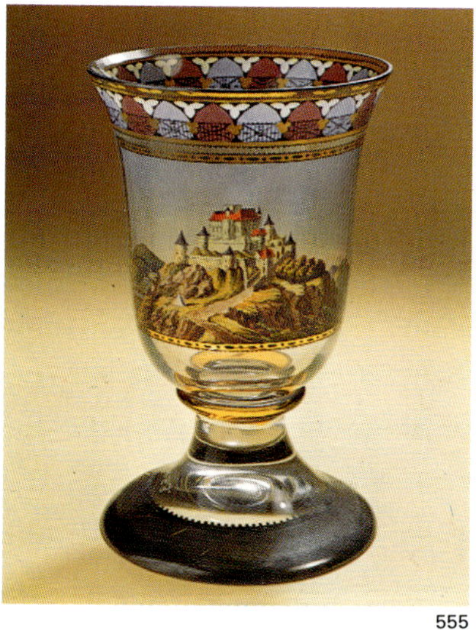

555

555 Pokal, um 1815-20. Gottlob Samuel Mohn; Weißenfels 1789-1825 Laxenburg. Glas, bemalt; 19,5 cm. Gl 459.
Schon im 18. Jahrhundert sich entwikkelnd, wird die Neugotik in der durch die patriotische Rückbesinnung der napoleonischen Zeit geförderten Romantik zu einer charakteristischen Ausdrucksform. Ihr gehört der Pokal in zweifacher Hinsicht an, durch die mittelalterlichen Motive in den Ornamentstreifen und dann durch die Darstellung einer Burg, hier Krumpach. Mohn, der auch Glasfenster für die neugotische Laxenburg bei Wien anfertigte, verzierte mit feinster polychromer Transparentfarbenmalerei wahrscheinlich ehemals zwölf solcher Pokale mit Ansichten niederösterreichischer Burgen für eine romantische Ritterrunde, eine Geselligkeitsform von ebenfalls zeittypischer Bedeutung. Ba

556 Ehrenpokal, 1857/58. Heinrich Friedeberg; St. Petersburg 1819 – nach 1885 Berlin. Silber, getrieben, ziseliert, graviert, innen vergoldet; 45,5 cm. HG 2479. Der prunkvolle Pokal mit seiner Vermischung von Barock- und Rokokoformen ist ein Beispiel für das sogenannte Zweite Rokoko, das um 1850 seine erste Blüte erlebte, ehe die Formen jener Zeit sich gegen Ende des Jahrhunderts endgültig durchsetzen konnten. Der Philosoph Arthur Schopenhauer erhielt den Pokal als Geschenk zu seinem 70. Geburtstag. Der Anlaß und ein Sinnspruch wurden in die beiden Reserven graviert: »Arthur Schopenhauer 22. Februar 1858« und »Die Wahrheit allein hält stich, beharrt und bleibt treu, sie ist der unzerstörbare Diamant«. Ba

557 Prunkschale mit zugehöriger Schatulle, um 1870-80. Firma Joseph (1828-64) und Ludwig (1830-1917) Lobmeyr, Wien. Kristallglas; 27 cm. Gl 535. Die meisterhafte Ausführung der geschliffenen, matt geschnittenen und blank gekugelten Glasschale verdankt die in Wien führende Glasfirma dem Glasschneider Carl Pietsch in Steinschönau, der hier nach Vorlagen von August Kühne (Figur) und Josef von Storck (Ornament) arbeitete. Das streng symmetrische Ornament aus Blüten und Weinblättern auf der Fahne bildet eine selbständige Weiterentwicklung von Formen der Renaissance, welche gewiß auch Anregungen für die Seekentaurin im Fond vermittelte. Es handelt sich dabei um ein mehr ideelles Anknüpfen, dessen Eigenständigkeit im Formalen in einem stärker ausgeprägten Naturalismus liegt. Ba

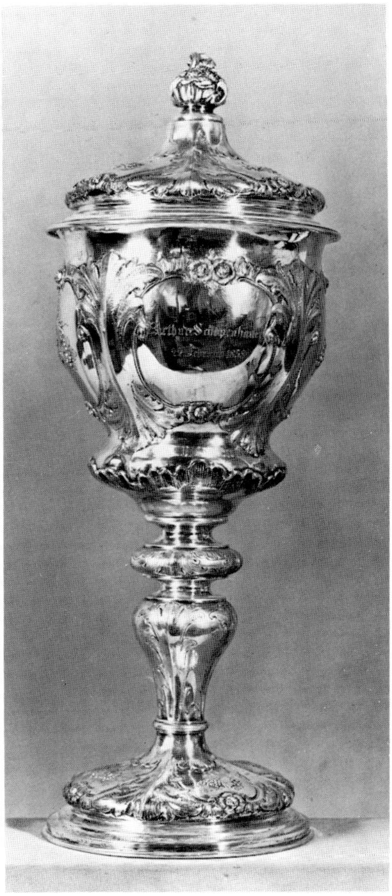

556

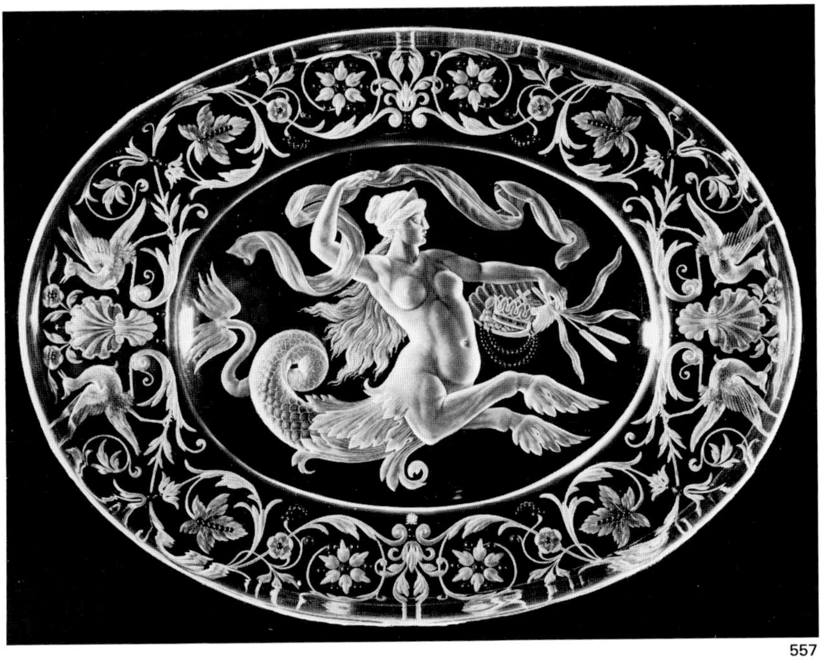

557

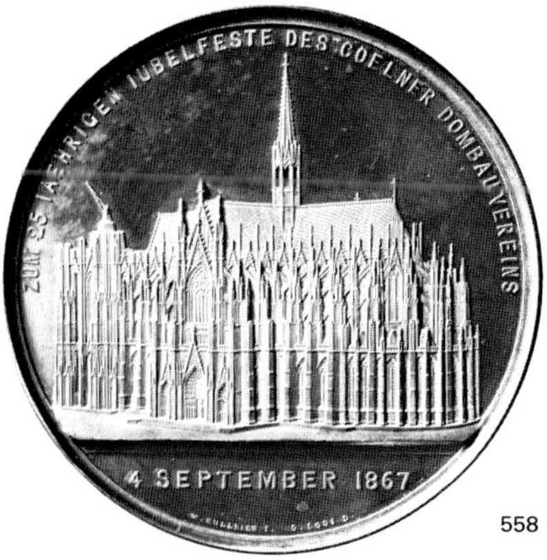

558

558 Medaille auf das 25jährige Jubelfest des Kölner Dombau-Vereins, 1867. Wilhelm Kullrich; Dahme 1821-1887 Berlin. Silber, geprägt; Dm. 6,9 cm. Med 2729.
Querhaus, Langhaus und Westfront des 1248 begonnenen Kölner Doms waren unvollendet, als am 4. September 1842 der Grundstein zum Weiterbau gelegt wurde, nachdem bereits am 13. April 1841 der Dombauverein gegründet worden war. Die Medaille zeigt die Bausituation im Jahre 1867. Auf der Vorderseite erscheinen die Porträts der preußischen Könige Friedrich Wilhelm IV. und Wilhelm I. als Schirmherren des Dombauvereins. Die Vollendung des Domes wurde 1880 als nationales Ereignis gefeiert. Der Medailleur und Bildhauer Wilhelm Kullrich, Schüler von Johann Karl Fischer (vgl. Nr. 559), wurde 1860 königlich-preußischer Münzstempelschneider und Hofmedailleur. Er war Mitglied der bekannten G. Loos'schen Prägeanstalt in Berlin.
V

559 Porträtmedaille Alexander von Humboldt, 1847. Johann Karl Fischer; Berlin 1802-1865. Silber, geprägt; Dm. 6,3 cm. Med 5975.
Alexander Freiherr von Humboldt (1769-1859) ist einer der Repräsentanten für das Zeitalter des klassischen Idealismus. Expeditionen führten ihn nach Süd- und Mittelamerika, nach Sibirien und nach China. Seine kompendiösen Werke fassen das naturwissenschaftliche Wissensgut seiner Zeit zusammen. Der Medailleur, Elfenbein- und Steinschneider J.K. Fischer war Professor an der Berliner Akademie der bildenden Künste. Laut Signatur hat Fischer das Bildnis »ad vivum« geschaffen. Trotzdem treten auch hier wie bei seinen anderen Porträtmedaillen die individuellen Züge zugunsten einer klassizistischen Auffassung zurück. Die Rückseite zeigt eine Allegorie auf das Werk Humboldts nach Entwürfen von Peter von Cornelius. V

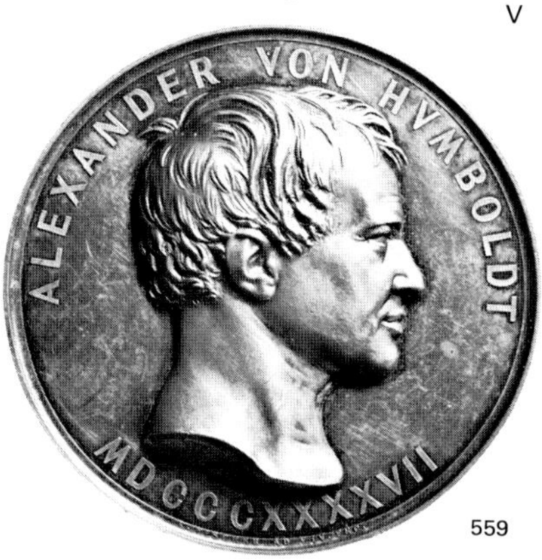

559

560 Medaille auf die Schlacht bei Waterloo, 1815. Benedetto Pistrucci; Rom 1784-1855 Englefield Green b. Windsor. Silber, getrieben, vergoldet; Dm. 13,4 cm. Med 9451.

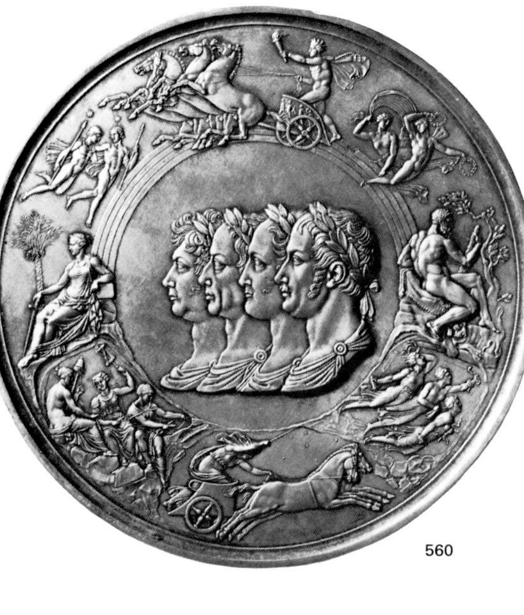
560

In der Schlacht bei Waterloo (Belle Alliance) am 18. Juni 1815 siegten Blücher und Wellington gemeinsam über Napoleon. In der Folge wurde Paris eingenommen, die Bourbonen wieder auf den französischen Thron zurückgeführt, Napoleon auf die Insel St. Helena verbannt. Die Medaille zeigt in der Mitte die Bildnisse der verbündeten Monarchen, Zar Alexander I. von Rußland, Kaiser Franz I. von Österreich, König Friedrich Wilhelm III. von Preußen und König Georg III. von England, inmitten einer kühn komponierten allegorischen Darstellung von Himmel, Erde und Unterwelt. Pistrucci war seit 1815 in London Chefmedailleur des Königs und Chefstempelschneider der königlichen Münze. Die 1817 von ihm modellierte Medaille, sein Hauptwerk, kam offiziell nie zur Ausgabe. V

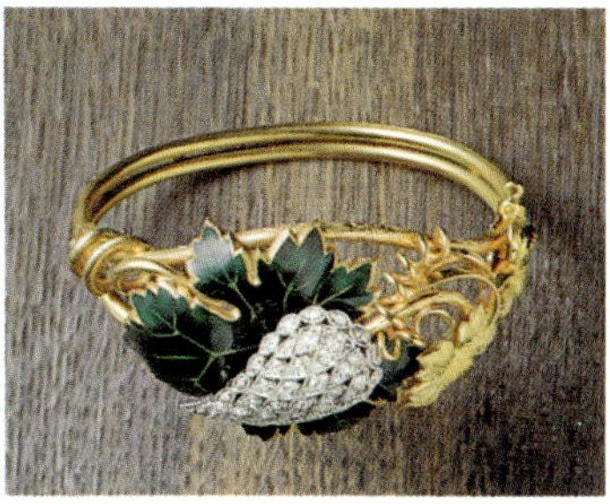

561

561 Armband. Deutsch (?), um 1840-50. Gold und Diamanten; 6,1 : 6,7 cm. T 5795. Die beiden dünnen, den Reif bildenden Rundstäbe gehen vorn, eine Ellipsenform umschließend, auseinander. Diese füllen von Spiralranken umspielte Weinblätter. Auf dem größten, grün emaillierten liegt eine Traube, die mit 41 Diamanten besetzt ist. Solche in bewegtem Relief geschaffenen Stilleben aus mit Perlen oder Edelsteinen besetzten Trauben und teilweise emaillierten Weinblättern waren im fünften Jahrzehnt des vergangenen Jahrhunderts in ganz Europa ein beliebtes Schmuckmotiv. vW

562 Brillantbrosche, 1866. Gold, ein großer und 53 kleine Brillanten, 36 halbe orientalische Perlen. 4,6 : 3,2 cm. Nürnberg, Christian Winter (geb. 1828, Meister 1852). T 6561.
Der große mittlere Brillant wird eingefaßt von einem Kranz von kleinen und von einem Perlenkranz. Seitlich ist jeweils ein Dreiblattstiel mit perlbesetzter Blüte, Blatt und zierlichem Anhänger angesetzt. Am Hauptmedaillon ist ein Anhänger aus zwei Dreiblättern und mittlerer gefaßter tropfenförmiger Perle befestigt. Die Aufnahme von Motiven des Rokoko chrakterisiert die Schmuckkunst des mittleren 19. Jahrhunderts; allerdings kann man hier jedoch nicht von eigentlichem Historismus sprechen, da das Übernommene den Stilvorstellungen der eigenen Zeit anverwandelt worden ist. Die Brosche wurde als Weihnachtsgeschenk für die Ehefrau erworben. vW

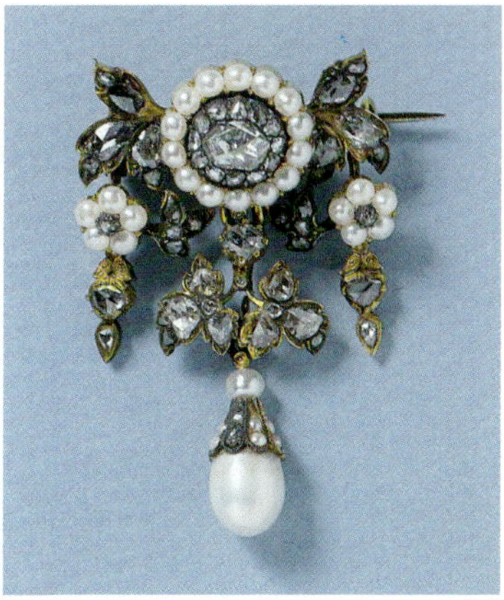

562

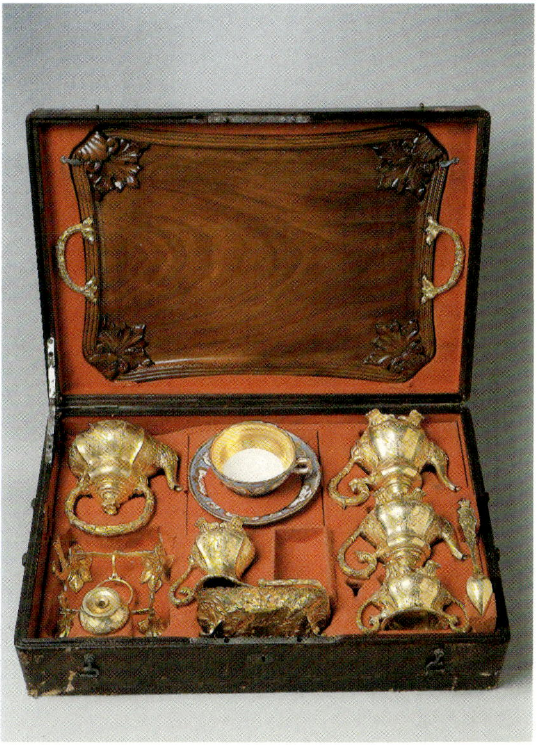

563

563 Frühstücksservice im Reisekoffer. Wien 1846. Vinzenz Blasowitz. Pest 1813-1886 Wien. Silber, gegossen, getrieben, ziseliert, vergoldet. Tasse und Untertasse Porzellan der Wiener Manufaktur. HG 12238. Das Service besteht aus einem Wasserkessel mit Réchaud, Kaffee-, Tee- und Milchkanne, Zuckerdose, Konfektschale und -zange, Tasse und Untertasse, Mahagonitablett und Lederkoffer. Die erste Besitzerin war die Bourbonenprinzessin Louise de France (1819-64), deren Spiegelmonogramm die meisten Teile tragen. Der Neobarock, der in diesem Service sehr ausgeprägt ist, bekam vor allem in Frankreich seit der Wiedereinsetzung der Bourbonen im Jahre 1824 starken Auftrieb und darf auch in anderen europäischen Ländern als die offizielle Kunstströmung der Restaurationszeit angesehen werden. Neben den barocken Grundformen der Gefäße weisen darüber hinaus die floralen Dekorformen bereits in eine neue Kunstphase. P

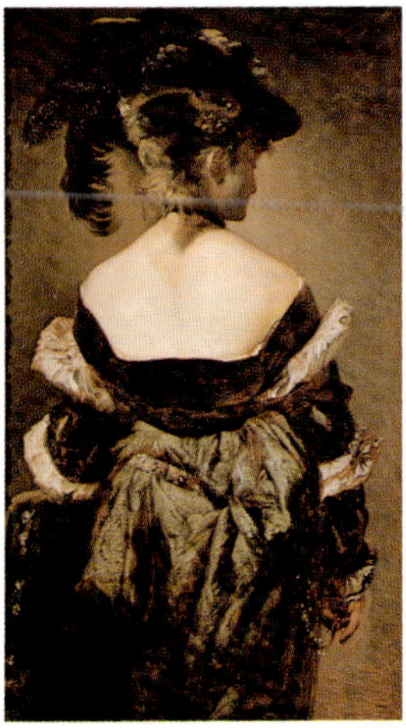

564

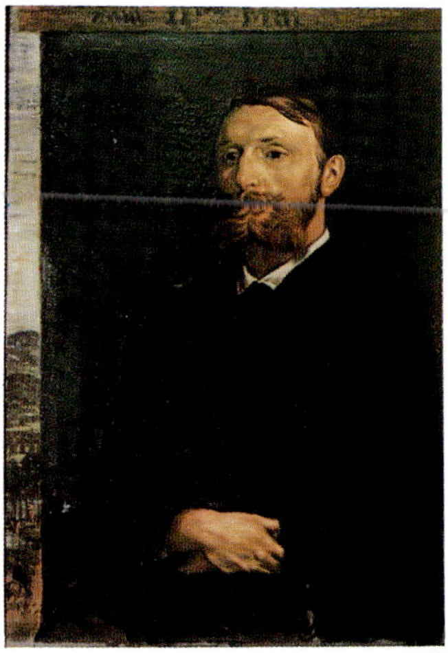

565

564 Dame mit Federhut, um 1875. Hans Makart; Salzburg 1840-1884 Wien. Gemälde auf Leinwand; 135:82 cm. Gm 1658. Leihgabe Bundesrepublik Deutschland.
Den Typus des repräsentativen Porträts wandelt Makart ins Unkonventionelle ab, indem er es durch das verlorene Profil unmöglich macht, die dargestellte Person zu identifizieren. Offensichtlich intendiert er weniger ein Porträt als eine ausgefeilte Kostümstudie, kommt es ihm doch auch sonst bei Bildnissen nicht so sehr auf den Charakter des Modells als vielmehr auf den Reiz der malerischen Behandlung der Oberfläche an. Zu Makarts Wirkungsmitteln gehört dabei der Kontrast von zart lasierend gemalter Haut und dynamisch hingesetzten Pinselstrichen der Kleider. Die pastosen Asphaltfarben sind im Laufe der Zeit allerdings soweit nachgedunkelt, daß das Bild einiges von seinem dekorativen Charakter verloren hat, der an dem originalen, wohl nach einem Entwurf des Künstlers geschnitzten Rahmen noch zutage tritt. Ba

565 Bildnis Dr. Konrad Fiedler, 1879. Hans von Marées; Elberfeld 1837-1887 Rom. Gemälde auf Holz; 65:44,8 cm. Gm 1752. Leihgabe Stadt Nürnberg.
Dieses Porträt des Kunsttheoretikers Fiedler (1841-95) ist das letzte von drei Bildnissen, die Marées von seinem Mäzen gemalt hat. In seiner statuarischen Ruhe belegt es die Bestrebungen der sogenannten Deutschrömer, denen auch Feuerbach (vgl. Nr. 566) zugerechnet wird, zu einer klassischen Einfachheit der Bildform zu gelangen. Die unten abschließende Horizontale der Arme korrespondiert mit der Vertikale von Rumpf und Haupt, dessen Form und Ausdruck durch die für Marées charakteristische Lasierung vieler Schichten von Tempera und Ölfirnis langwierig erarbeitet ist und über das Individuelle hinaus einen Typus verkörpern soll. Zu dieser Auffassung gehört auch die neben dem Vorhang aufscheinende ideale, paradiesische Landschaft, um deren Darstellung der Künstler in seinem Werk gerungen hat. Ba

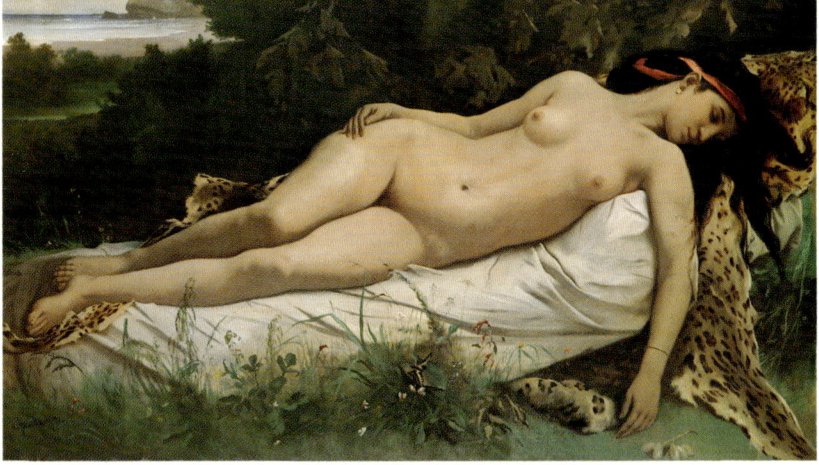

566

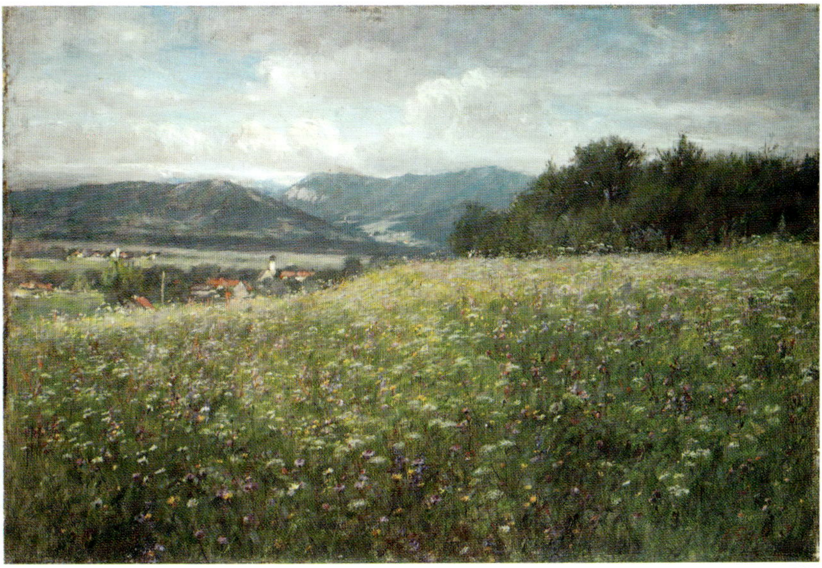

567

567 Blumige Wiese, um 1907. Johann Sperl; Buch b. Fürth 1840-1914 Aibling/ Oberbayern. Gemälde auf Leinwand; 37,4 : 54,5 cm. Gm 1775. Leihgabe Stadt Nürnberg.
Angeregt von Bildern der Schule von Barbizon auf der Münchner Kunstausstellung 1869, vor allem aber durch Wilhelm Leibl, mit dem er bis zu dessen Tod eng befreundet war, wendete sich Sperl der Freilichtmalerei zu. Finden sich in seinem Werk zunächst noch viele oberbayerische Genreszenen, so überwiegen später die Landschaften, die seine eigentliche Stärke ausmachen. Er bevorzugt die Allaprima-Technik, also das Nebeneinandersetzen der Farben ohne Übermalungen, und entwickelt sie zu einem immer stärker aufhellenden und flockiger werdenden Malstil. Ba

568 Junge mit Halskrause, um 1869/70. Wilhelm Leibl; Köln 1844-1900 Würzburg. Gemälde auf Leinwand; 76 : 61 cm. Gm 1748. Leihgabe Stadt Nürnberg.
Wenngleich das Bild in der Anlage das Studium niederländischer Maler des 17. Jahrhunderts, besonders von Frans Hals, verrät, enthält es doch zugleich Elemente einer lockeren Pinselführung, wie sie damals die Freilichtmalerei der Schule von Barbizon entwickelt hat. Daß sich die Bestrebungen dieser Malergruppe mit den eigenen Bemühungen Leibls berührten, wurde auf der Ersten Internationalen Kunstausstellung in München 1869 deutlich und führte zu einer Einladung Auguste Courbets an Leibl, nach Paris zu kommen, wo dann dieses Porträt entstand. Ba

566 Ruhende Nymphe, 1870. Anselm Feuerbach; Speyer 1829-1880 Venedig. Gemälde auf Leinwand; 112 : 190 cm. Gm 1705. Leihgabe aus Privatbesitz.
Feuerbachs von zeitgenössischen Strömungen unabhängiges, geistig im Klassizismus verwurzeltes Kunstideal verschmilzt Elemente der venezianischen Renaissance und des modernen Realismus zur lebensgroßen Darstellung eines antiken Stoffes. Außerordentlich gebildet, weiß er, daß die Nymphen jeden, der sie belauscht, töten oder in den Wahnsinn treiben. Daher malt er dieses mythische Wesen schlafend, um die gegenseitige fiktive Wahrnehmung zu verhindern. Mit dem solcherart motivierten Insichruhen der unbekleideten weiblichen Figur möchte er in einer nur scheinbar prüden Epoche zugleich demonstrieren, wie Aktmalerei auch ohne die Darstellung sich in raffinierter Nacktheit feilbietender Salonschönheiten möglich ist. Ba

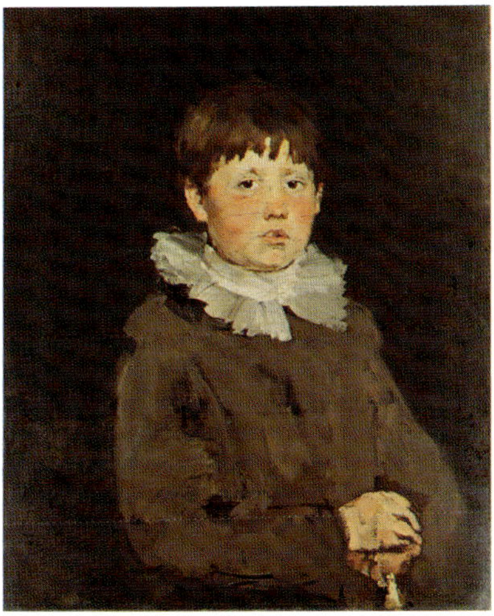

568

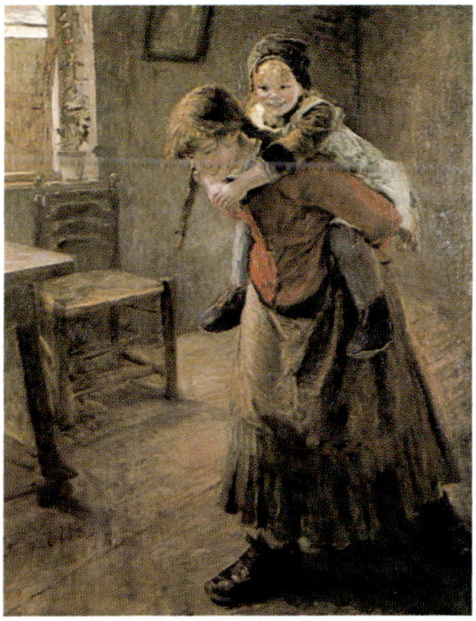

569

569 Die große Schwester, 1883. Fritz von Uhde; Wolkenburg/Sachsen 1848-1911 München. Gemälde auf Leinwand; 145 : 117,5 cm. Gm 1788. Leihgabe Stadt Nürnberg.
Die lockere, »impressionistisch« hingetupfte Malweise zeigt trotz der noch wenig aufgehellten Palette, daß dieses Gemälde erst nach Uhdes Bekanntschaft mit Max Liebermann entstanden sein kann, durch den der Künstler, vor allem bei einem gemeinsamen Aufenthalt in Zandvoort 1882, die Freilichtmalerei kennengelernt hat. Die neue Technik setzt Uhde nun ebenso bei seinen, häufig sozial getönten, Interieurs ein wie auch bei Landschaften und den damals umstrittenen Versuchen, Szenen aus dem Leben Christi in die Umwelt zeitgenössischer einfacher Leute zu verlegen. Ba

570 »Platz dem großen Raffael«, 1859. Adolph von Menzel; Breslau 1815-1905 Berlin. Gouache auf Papier, auf Pappe; 46 : 62,5 cm. Gm 1753. Leihgabe Stadt Nürnberg.
Für Menzel, den unentwegt skizzierenden Maler, konnte auch das Belanglose oder Zufällige bildwürdig werden, wie in diesem Fall eine fiktive Szene mit Vorbereitungen für die Besichtigung eines Gemäldes in einem Schloßraum des 18. Jahrhunderts. Mit raschen, sicheren Pinselstrichen, die den hellen, deckenden Wasserfarben der hier angewandten Gouachetechnik etwas Flirrendes, Lichtbewegtes geben, fängt er den Moment ein, in dem im mit Menschen gefüllten Thronsaal des Dresdner Schlosses Raffaels Sixtinische Madonna ihrem neuen Besitzer gebracht wird, dem sächsischen Kurfürsten Friedrich August II., der vor Freude erregt aufgestanden ist und seinen Thronsessel platzschaffend beiseite schiebt. Ba

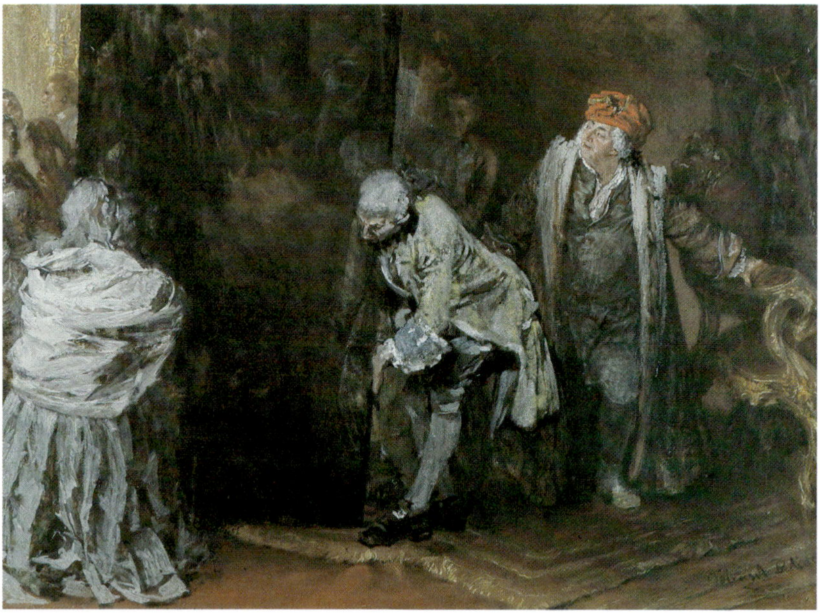

570

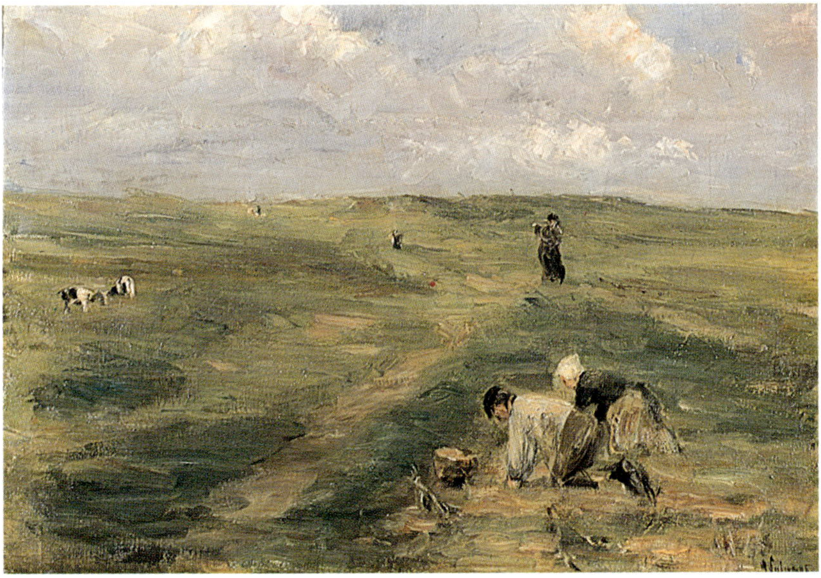

571

571 Kartoffelbuddler in den Dünen von Zandvoort, 1891. Max Liebermann; Berlin 1847-1935. Gemälde auf Leinwand; 75:105 cm. Gm 1747. Leihgabe Stadt Nürnberg.
Liebermann, einer der führenden Meister des deutschen Impressionismus, kam wie viele seiner Generationsgenossen durch die Anregungen der Schule von Barbizon zur Freilichtmalerei, doch setzte er sich auch mit der Malweise von Frans Hals auseinander, vor allem während seiner häufigen Aufenthalte in Holland. Diese und weitere Einflüsse verarbeitete er zu einem charakteristischen Malstil, der genaue Wiedergabe der Wirklichkeit, allerdings nicht im Sinne exakter Zeichnung, mit der Darstellung der Wirkung des Lichtes verbindet. Ba

572 Lachsstilleben, 1923. Max Slevogt; Landshut 1868-1932 Neukastel/Pfalz. Gemälde auf Leinwand; 60:80 cm. Gm 1770. Leihgabe Stadt Nürnberg.
Kein kunstvoll gebautes Stilleben, sondern das in seiner Zufälligkeit vorgefundene Arrangement wird dem Impressionisten Slevogt in diesem Bild zum Anlaß, mit flockig hingesetzten Farben das Spiel des Lichtes auf der Oberfläche der Dinge einzufangen und zu einem flirrenden Ganzen zu verbinden, bei dem die Farbkomposition wichtiger ist als die Charakterisierung verschiedenartiger Stofflichkeit der Objekte. Ba

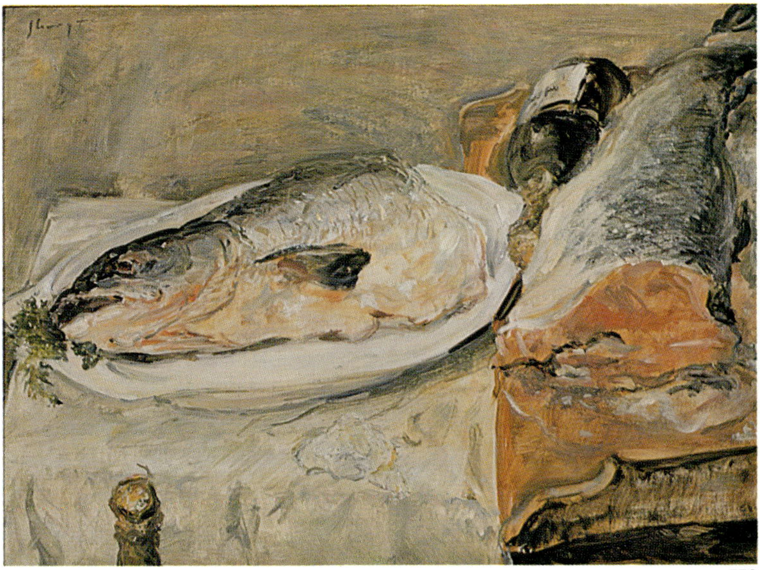

572

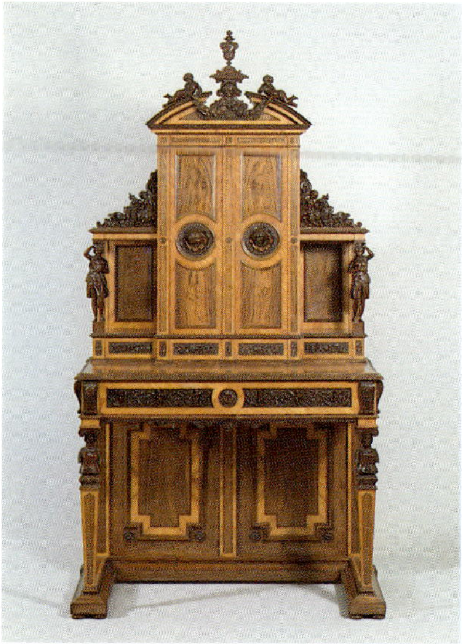

573

573 Schreibschrank, 1851. Stephan (1809-84) und Adam (1815-82) Barth, Würzburg. Nußbaum, Palisander, Ebenholz auf Eichenkorpus; 210 : 114 : 67 cm. HG 11685.
Ausgangspunkt für den straff gegliederten Schreibschrank im Renaissancestil könnte die Form des Dressoir um 1540 sein, doch sind Aufbau und Typ durchaus eine Schöpfung des 19. Jh. So ist charakteristisch für die Formensprache um 1850, daß stilistische Vorbilder umgewandelt werden, indem reliefierte Teile vollplastisch und die Profile erhöht werden. Hier macht sich eine barocke Unterströmung bemerkbar, die sich auch auf die Dekorationstechniken ausgewirkt hat, wird doch bei den Einlegearbeiten die klassische Boulletechnik und die süddeutsche Elfenbein-Intarsie wiederbelebt, jedoch unter Verwendung zeitgenössisch-spätromantischer Vorlagen. Der Schreibschrank wurde für die erste Weltausstellung in London 1851 angefertigt. Ba

574 Die Gewinnung und die Segnungen des Gaslichts, 1864/67. Hermann Kellner d. Ä.; Bruckberg 1814-77 Friedrichshafen, nach Entwurf von August v. Kreling, Osnabrück 1818–76 Nürnberg. Glasmalerei, je 150 : 50 cm. MM 831-33.
Die drei Glasgemälde, die ursprünglich im Festsaal der Privatvilla des Nürnberger Gaswerkdirektors ein kapellenartiges Chörlein schmückten, sind ein einzigartiges Zeugnis der Technik- und Fortschrittsbegeisterung des 19. Jahrhunderts. Heinzelmännchen und Bergleute fördern die Kohle, die im mittleren Fenster in der Kokerei des Gaswerks zu Gas verwandelt wird. Der erleuchtete Ballsaal, das öffentliche Lesekabinett und die Lampe in der Studienstube des Gelehrten bezeugen die dem bisher unbekannten Licht verdankte neue Qualität des Lebens: die Nacht wird zum Tage, Kenntnisse und Aufklärung verbreiten sich wie nie zuvor. K

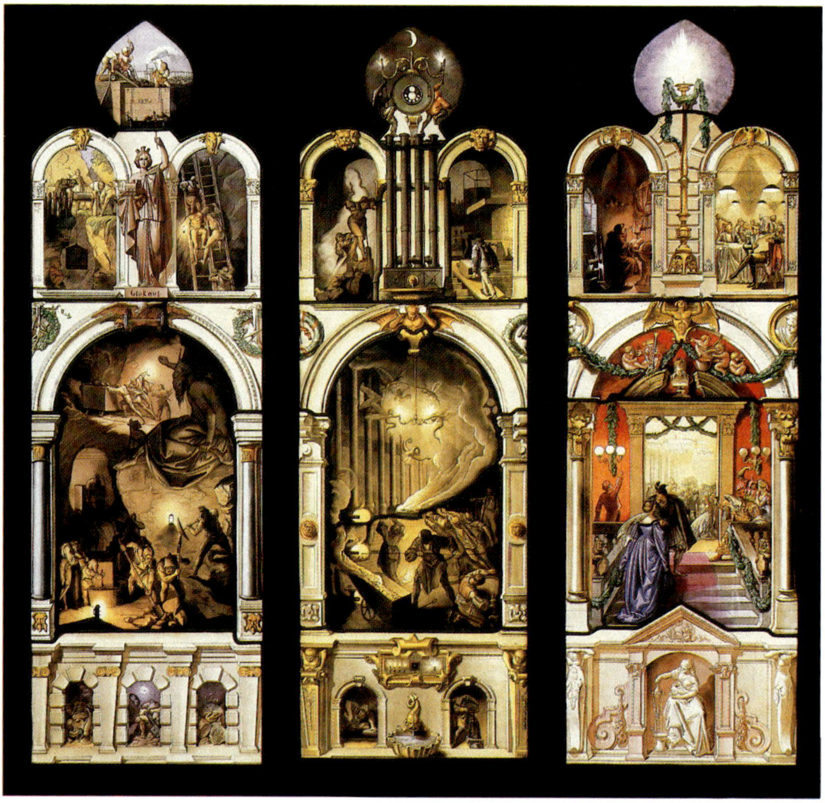

574

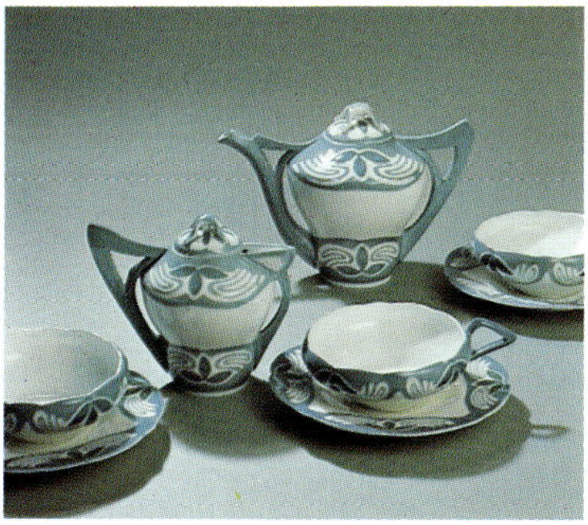

575

575 Teeservice. Meißen, 1906. Porzellan, bemalt; Kanne 13,7 cm. Ke 2882.
Da bei Gebrauchsgerät die Möglichkeiten für Formveränderungen gering sind, beschränkt sich auch bei diesem Teeservice der Einfluß des Jugendstils, der in Meißen erst nach 1900 zögernd aufgegriffen wurde, weitgehend auf den Schmuck. Immerhin aber hat die Art des gemalten Ornaments sich doch auf die Gestaltung der Henkel und Ausgüsse ausgewirkt. Sie entsprechen eher noch als die Gefäßformen selbst dem Linienschwung des Dekors, der wahrscheinlich von dem Manufakturmitarbeiter Otto Voigt stammt, aber auf weitverbreiteten zeitgenössischen Vorlagen basiert. Ba

576 Weinglas, vor 1903. Richard Riemerschmid; München 1868-1957. Farbloses Glas; 17,3 cm. Gl 484.
Ähnlich wie Behrens hat auch Riemerschmid, ebenfalls Architekt und Entwerfer für das Kunstgewerbe, versucht, den weitgehend festgelegten Typus des Glases neuzuformen. Er verzichtet dabei auf die bei Behrens trotz des fließenden Umrisses noch vorhandene Dreiteilung in Fuß, Stiel und Kuppa, indem er den doppelwandigen, kegelförmig eingestochenen Fuß trichterförmig aufsteigen läßt, so daß sich kein eindeutig abgesetzter Schaft mehr ergibt. Die Eigenheit des Stückes liegt damit in dem Gegeneinander zweier unterschiedlich proportionierter Trichterformen, deren elegante Linienführung die Herkunft aus der floralen Richtung des Jugendstils gerade noch erkennen läßt. Ba

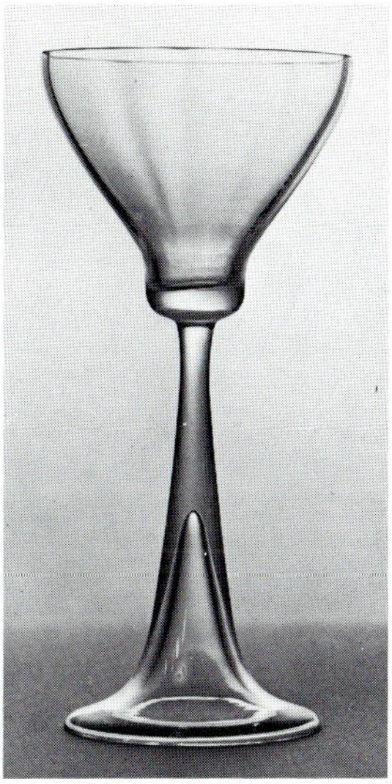

576

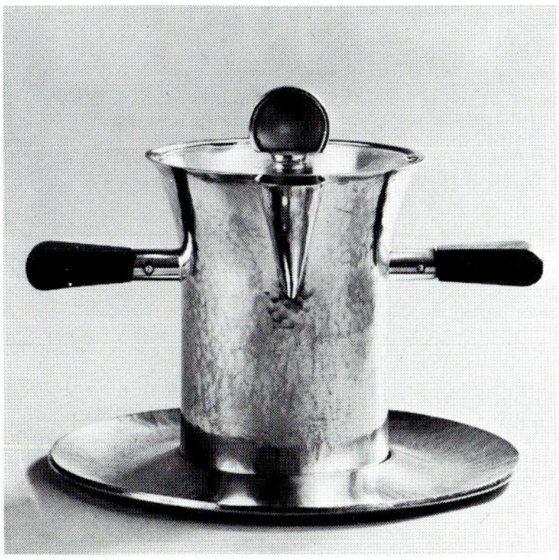

577

577 Sauciere, 1924. Wilhelm Wagenfeld; Bremen 1900, lebt in Stuttgart. Neusilber, getrieben; Ebenholzgriffe; Glasdeckel; 12,5 cm. HG 10 260.
Als frühe Arbeiten Wagenfelds stammen die Sauciere und zwei Teebüchsen (HG 10 259) aus seiner Lehrzeit in den Metallwerkstätten des Bauhauses in Weimar. Sie kennzeichnen die seinerzeit bahnbrechenden Bestrebungen dieser Schule, den erstmals um die Jahrhundertwende erhobenen Forderungen nach Materialgerechtigkeit durch Verzicht auf Ornamente und durch knappe, meist stereometrische Formen zum Durchbruch zu verhelfen.
Ba

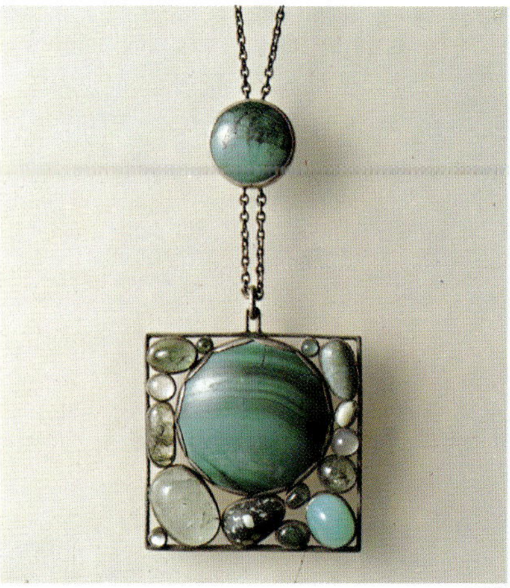

578

578 Kette mit Anhänger, um 1905. Wiener Werkstätte nach Entwurf von Joseph Hoffmann; Pirnitz 1870–1956 Wien. Silber, Halbedelsteine; 4,5 cm (Anhänger). T 5835.
An zierlicher Silberkette hängt ein runder, beidseitig gewölbter, gefaßter Malachit und an diesem an einem Doppelkettchen der Hauptanhänger. In quadratischem Rahmen sind à jour sechzehn gefaßte und gemugelte Halbedelsteine unregelmäßig so zueinander geordnet, daß das verschobene Zentrum – mit einem großen Malachit – Saphire, Opale, Türkise, je ein Moosstein, Aventurin, Chrysopras, Turmalin etc. umgeben. Das Schmuckstück wurde von der Wiener Werkstätte ausgeführt, die der Architekt und Designer J. Hoffmann 1903 begründet hatte und der er viele Entwürfe lieferte. vW

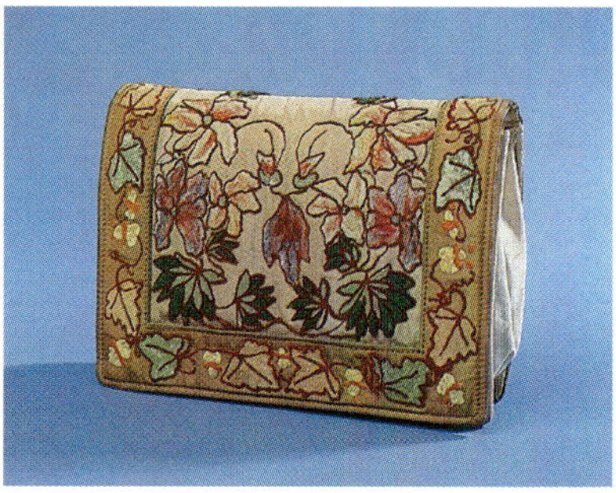

579

579 Abendtasche, 1926. Hellbrauner und hellgrüner Seidenrips. 14,5 : 19,5 cm. T 5643.
Auf der Vorderseite ist die Seide mit winzigen, weißfarbenen Glaskugeln verziert, die jeweils in einen bunten – dem Muster folgend – gipsartigen Grund dicht nebeneinander eingelegt sind: In einem Rahmen mit bunten Weinblättern, kurzen Ranken und Blüten zeigt das Mittelfeld in symmetrischer Ordnung große wickenartige Blüten und Fächerblätter. Farbwahl und Muster machen die Tasche zu einem für den art deco in Deutschland bezeichnenden Stück. vW

580 Schreibtisch, 1898. Henry van de Velde; Antwerpen 1863-1957 Zürich. Eichenholz, Messing, Leder; 76 : 261 : 100 cm. HG 10254.
Henry van de Velde, der Belgier, der langjährig den Jugendstil in Deutschland mitgeprägt hat, blieb mit der Wahl des schweren Eichenholzes für die Möbelgruppe, zu der dieser Schreibtisch gehört, noch den überkommenen Vorstellungen von einem repräsentativen Herrenzimmer verhaftet. Neu aber ist die aus dem Linienfluß der floralen Richtung des Jugendstils entwickelte dynamische Form, die sich auch auf die Metallbeschläge und -brüstung ausgewirkt hat. Darüber hinaus zeigt die Verwendung massiven, nichtfurnierten Holzes den Beginn der zuerst im Jugendstil propagierten Forderung nach Materialgerechtigkeit. Der 1896 entstandene Entwurf kam bis 1900 viermal zur Ausführung. Ba

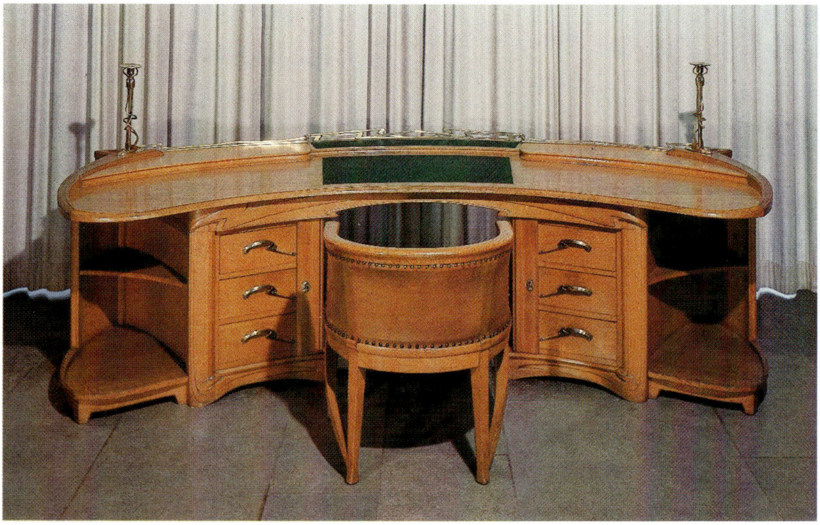

580

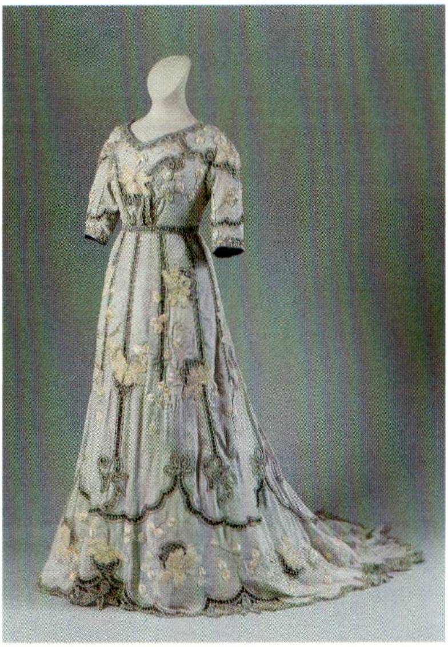

581

581 Ballkleid, um 1909. Weißer, bestickter Crèpe de Chine. Unterkleid aus hellblauem Seidenrips. T 6164.
Das Oberteil ist vorn leicht gebauscht, die halblangen Ärmel sind angeschnitten. Noch ist die Taille kaum erhöht; der schmale, etwas ausgestellte Rock hat eine Schleppe. Dem Schnitt folgend ist das Kleid ganz bestickt mit breiten Steifen in Doppeldurchbruch, über die zierliche Ranken mit kleinen Blättern aus cremefarbenem Atlas und große Blüten aus cremefarbenem Samt schwingen. Das Kleid wurde von Auguste Sophie Gräfin Bothmer geb. von Baldinger (1855–1941) in München getragen. vW

582 Teile eines Gästezimmers, 1902. Entwurf: Peter Behrens; Hamburg 1868-1940 Berlin; Ausführung: J. Glückert, Darmstadt; Fichte, farbig gefaßt. HG 11988, 11989, 11991.
Kleiderschrank, Schreibtisch sowie Stuhl gehören zum Ensemble des Gästezimmers, das Behrens für die Aussteuer der Nürnberger Kommerzienratstochter Reif entworfen hat. Die Möbelstücke zeichnen sich durch einfache, klare Formgebung aus, die auf üppige Verzierung verzichtet. Parallel verlaufende Streben an Stuhl und Schreibtisch, quadratische Knäufe und glatte Rechteckformen betonen die Geometrie des Designs, dessen schlichte Funktionalität für die Zeit um 1900 sehr modern erscheint. S Th

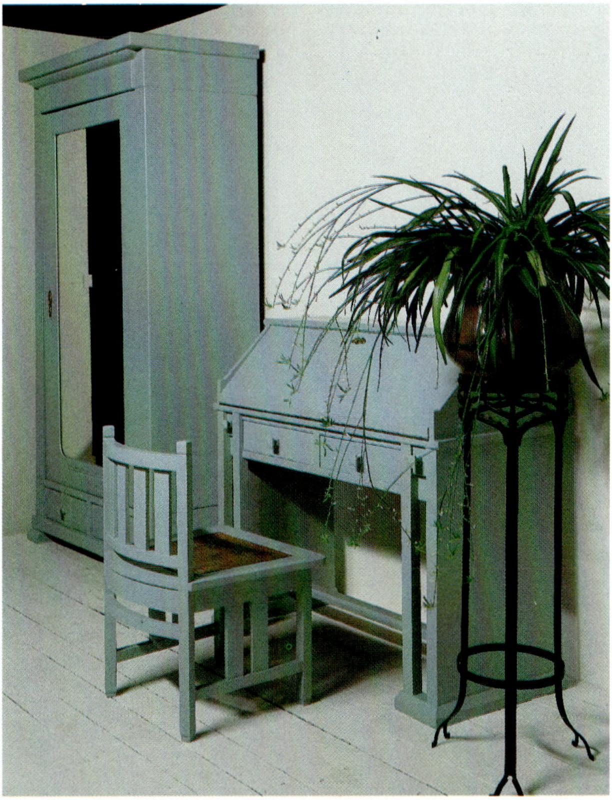

582

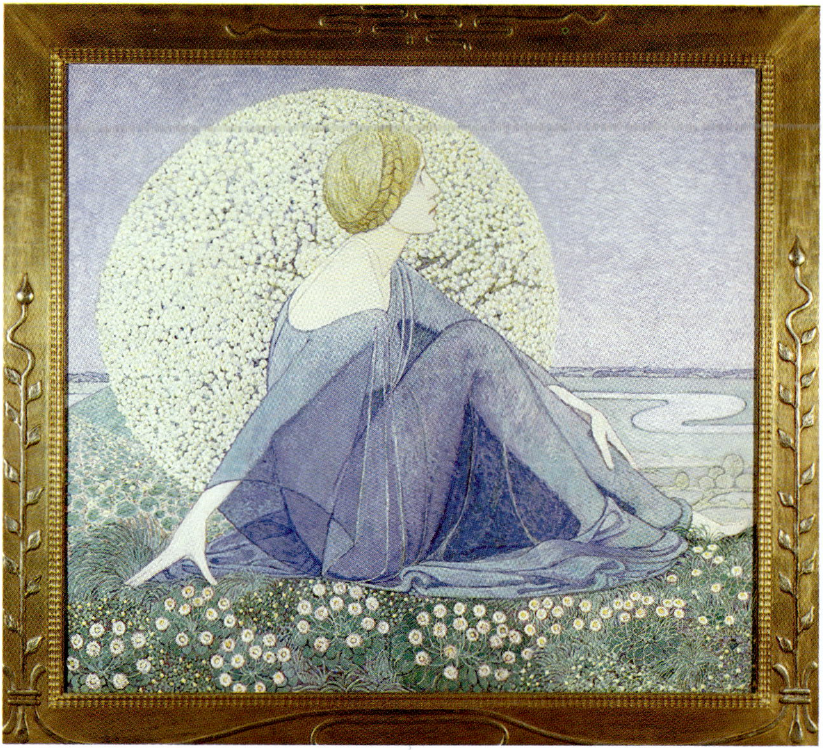

583

583 Erwartung (Träume II), 1912. Heinrich Vogeler; Bremen 1872-1942 Kasachstan. Gemälde auf Leinwand; 104 : 104 cm. Gm 1898. Erworben mit Unterstützung des Fördererkreises.
Kreis- und Dreiecksformen bestimmen als rhythmische Flächen die Komposition, in der das Gegenständliche stilisiert und monumental vereinfacht ist. Figur und Landschaft sind dadurch harmonisch miteinander verbunden und bilden ein ganzheitliches Ornament. Die farbige Gestaltung, der gleichmäßig tupfrige Farbauftrag, zeigen deutliche Nachwirkungen des Symbolismus und Pointillismus. Die Wahl der Farben erinnert an Hodler wie auch an van Gogh, deren Werk der Maler entscheidende Impulse verdankt. Vogeler, 1889 Mitbegünder der Künstlerkolonie Worpswede, gehört zu den wichtigen Vertretern der deutschen Jugendstil-Bewegung. Die »Erwartung« vertritt die späte Phase der Jugendstilmalerei. Symbolisch verkörpert das junge Mädchen inmitten frühlingshafter Natur die ästhetische Utopie des Jugendstils. S Th

584 Kanne (1. Fassung) **mit drei Bechern.** Nürnberg und Würzburg, 1968-1976; Andreas Moritz; Halle a. S. 1901-1983 Würzburg. Gold, Feingehalt 900; 205 mm und 60 mm. SAM 77 und 78/1-3.
Kanne und Becher gehören zur Stiftung Andreas Moritz, die 1977 in das Germanische Nationalmuseum gekommen ist und nahezu 300 Einzelobjekte umfaßt. In den Gerätschaften und Schmucksachen von Andreas Moritz, der zu den bedeutendsten deutschen Gold- und Silberschmieden des 20. Jahrhunderts zählt, kommt die Auseinandersetzung einer Künstlergeneration mit der zweckorientierten Gestaltung aus edlen Materialien zum Ausdruck. P

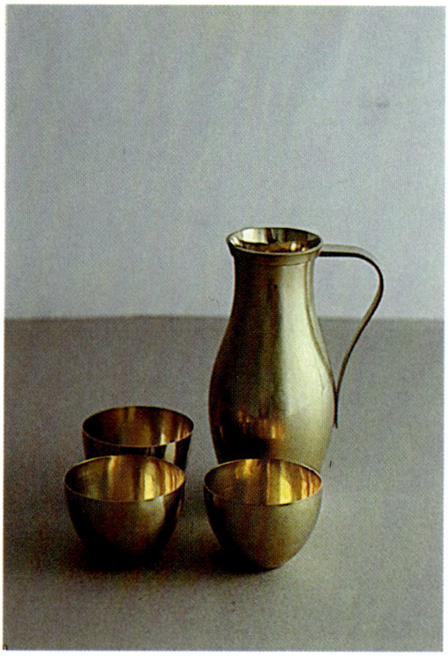

584

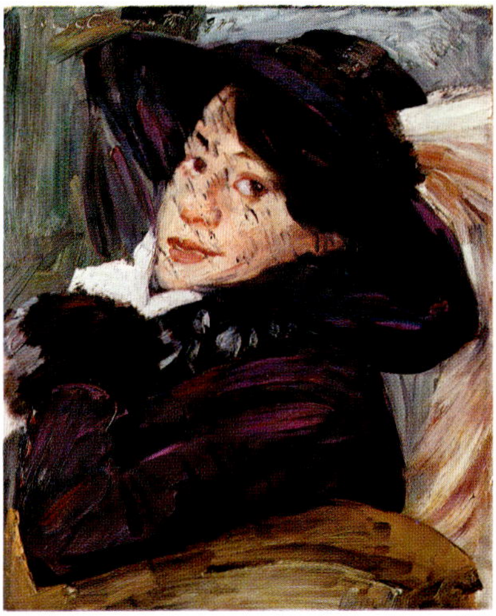

585

585 Bildnis Charlotte Berend-Corinth, 1912. Lovis Corinth; Tapiau/Ostpreußen 1858-1925 Zandvoort. Gemälde auf Leinwand; 64:50 cm. Gm 1725. Leihgabe Stadt Nürnberg.
Mit schnellen, breiten Pinselstrichen, deren Heftigkeit das vom ersten Schlaganfall gebliebene Zittern der Hände verrät, baut Corinth, offensichtlich ohne Vorzeichnung, aus kräftig gesetzten Farben, die beim Weitermalen oft noch naß sind, das Bild auf, das seine mondäne Frau gleichsam im Moment der Kopfwendung einfängt. Das Blauviolett ihrer Garderobe füllt beinahe die ganze Fläche aus, läßt dadurch aber das helle Gesicht um so mehr leuchten, obwohl dieses durch die in das noch nasse Inkarnat getupften, einen Schleier andeutenden Blautöne seine eigene Farbkraft gar nicht voll entwickeln kann. Entscheidend für die impressionistische Haltung ist nicht mehr die exakte Zeichnung, sondern allein die Wirkung von Farbe und Licht. Ba

586 Bildnis des Malers Lyonel Feininger, 1915. Karl Schmidt-Rottluff; Rottluff b. Chemnitz 1884-1976 Berlin. Gemälde auf Leinwand; 90:76 cm. Gm 1691. Leihgabe aus Privatbesitz.
Um 1914/15 findet der zur Dresdner Künstlergruppe »Die Brücke« gehörende Schmidt-Rottluff zu einer Porträtgestaltung, die die Funktion der Körperpartien und Glieder konstruktiv überbetont, den Kopf überproportioniert und die Farbe zurücktreten läßt. Köpfe und Körper nehmen den Charakter des Holzgeschnitzten an, betont durch die Umrisse. Die Umgebung wird nur angedeutet. Trotz der darin liegenden Ansätze zur Abstraktion kann der Maler, konzentriert auf den Dargestellten, dessen Individualität, die straffe Haltung und die nervöse Sensibilität deutlich erfassen. So bringt er die Expression seiner subjektiven Empfindung in eine beruhigte Form, die den am Anfang seiner Entwicklung liegenden Zug zur Kunst der Primitiven vergeistigt. Ba

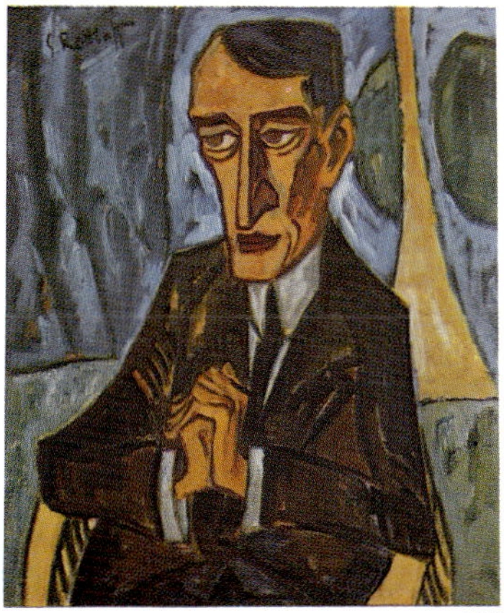

586

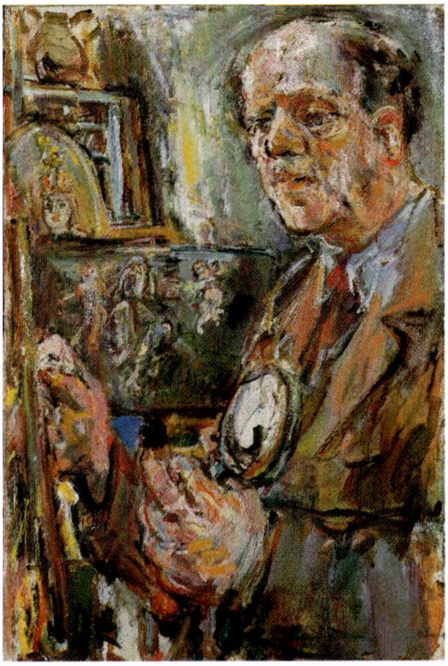

587

587 Bildnis Sebastian Isepp, 1951. Oskar Kokoschka; Pöchlarn 1886-1980 Villeneuve; Gemälde auf Leinwand; 91,5:61 cm; Gm 1874. Leihgabe aus Privatbesitz.
Der Porträtierte, ein enger Freund Kokoschkas, war Maler und Restaurator, worauf die Kunstgegenstände im Atelier sowie das Vergrößerungsglas in der Hand Isepps hinweisen. Der Bildaufbau ist ganz aus der Farbe heraus gestaltet. Die expressionistische Symbolkraft der Farbe tritt dabei zurück zugunsten materieller und struktureller Ausdrucksqualitäten, die an Elemente des Tachismus oder Informel denken lassen. Das Gemälde belegt die späte Stilphase des Künstlers und dokumentiert Kokoschka als wichtigen Porträtisten des 20. Jahrhunderts. Seine Bildnisse zeichnen sich durch distanzierte Erfassung der Persönlichkeit und psychologisierende Interpretation aus. S Th

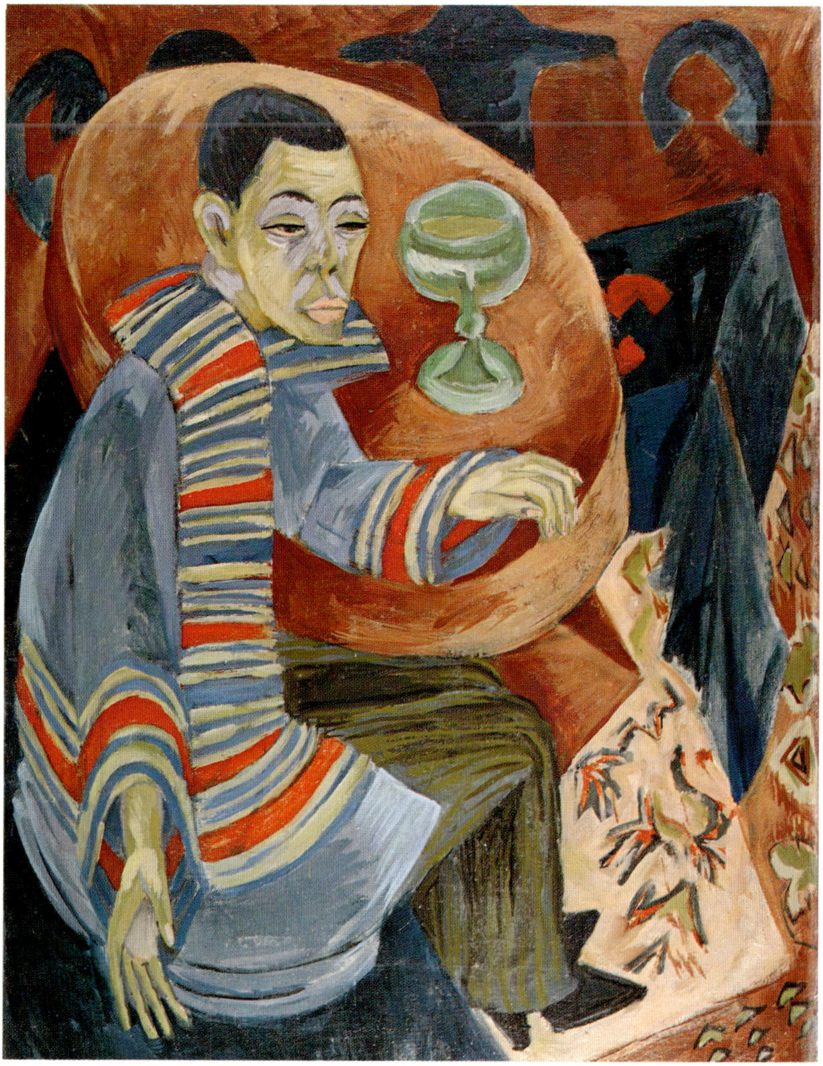

588

588 Der Trinker (Selbstbildnis), 1914/15. Ernst Ludwig Kirchner; Aschaffenburg 1880-1938 Davos. Gemälde auf Leinwand; 119,5 : 90,5 cm. Gm 1667.
Kopf und Glas als Zentrum der Komposition werden wie von einem Nimbus durch die Tischplatte hinterfangen, deren Oval mit der Eckigkeit von Bank und Teppich kontrastiert. Die bildsprengende, sich den Gesetzen der Perspektive nicht mehr unterordnende Dynamik der Formen, deren expressive Linienführung die Künstler der »Brücke« aus vielfältigen Anregungen zu einer neuartigen Sprache entwickelt haben, wird unterstrichen durch eine fast grelle Farbigkeit. Aus dieser Bewegtheit von Formen und Farben erwächst der Eindruck des Chaotischen, das – am Anfang des Krieges – eine Welt widerspiegelt, der der Künstler sich nur im Trunk entziehen kann. Ursprünglich als Ausdruck der Lebensfreude verstanden, wird das Thema des Trinkers, noch betont durch die hilflose Geste des Dargestellten, zum Sinnbild der Vanitas. Ba

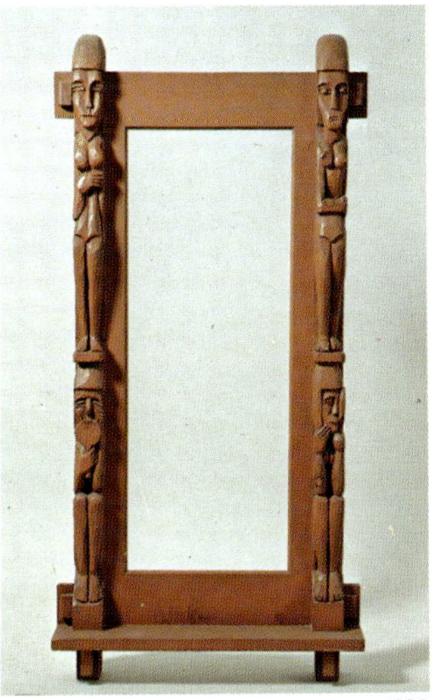

589

589 Spiegelrahmen, um 1923. Ernst Ludwig Kirchner; Aschaffenburg 1880-1938 Davos. Arvenholz, rot bemalt; 172 cm. HG 11616.
Nach seiner Übersiedlung in die Schweiz, 1918, begann Kirchner, skulpierte Möbel für sich zu arbeiten, zu denen dieses Stück gehört. Vor einem glatten Rahmen stehen zwei Figurensäulen, Zeugnis für die schon anderthalb Jahrzehnte währende Auseinandersetzung der Künstler der »Brücke« mit der Kunst der Primitiven, besonders Afrikas. – Es handelt sich nicht um einen Bilder-, sondern um einen Spiegelrahmen, was, abgesehen vom gestreckten Format, deutlich daran wird, daß die beiden Frauen unten Handspiegel halten. Sie lassen sich darüber hinaus aus ihren halb bzw. ganz geöffneten Augen als Abend und Morgen deuten, während die beiden oberen Frauen wohl Nacht und Tag darstellen, so daß sich insgesamt ein Tageszeitenzyklus ergibt. Ba

590 Dreiklang, 1919. Rudolf Belling; Berlin 1886-1972 München. Bronzeguß, dunkel patiniert; 89 cm. Pl 3037.
In dem Bemühen, der Plastik nicht nur Masse, sondern auch Raumhaltigkeit zu geben, hat Belling die gerade noch vorhandenen Anklänge an tanzende Gestalten unter dem Einfluß der französischen Kunst durch eine kubistische Formgebung zum Ausdruck reiner Bewegungsenergien umgewandelt, die den eingeschlossenen Luftraum in ihren Rhythmus einbeziehen. Mit diesem Werk schuf er die erste bewußt nichtfigurative Skulptur Europas. – Es handelt sich um einen jüngeren Guß nach dem originalen Werkmodell von 1918/19. Ba

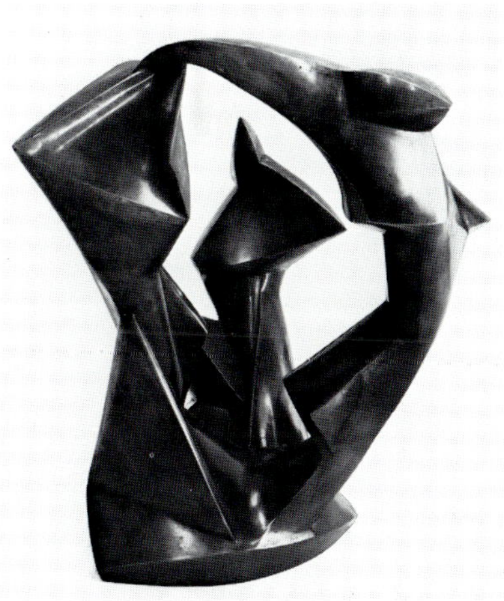

590

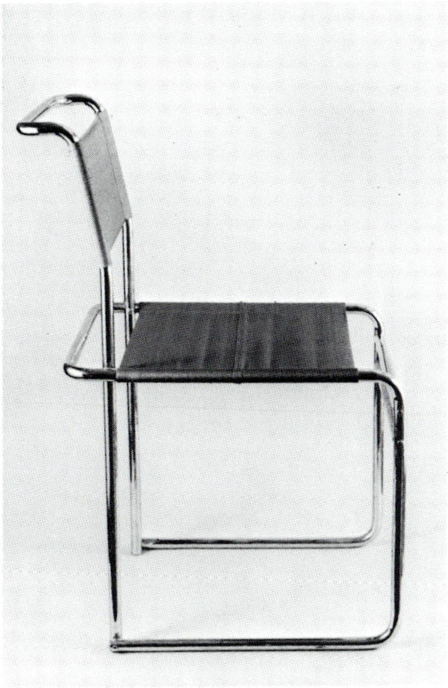

591

591 Stuhl, 1926. Marcel Breuer; Pécs/Ungarn 1902, lebt in New York. Stahlrohr und Segeltuch; 86,5 cm. HG 11653.
Breuer, Schüler und Mitarbeiter des Bauhauses in Weimar, wollte einfache, zweckmäßige Möbel machen, deren »Stil« im Ausdruck des Zwecks und der dazu notwendigen Konstruktion liegen sollte. Metall schien ihm dabei am besten mit dem Zeitgeschmack übereinzustimmen. Es ermöglichte zudem am einfachsten die Standardisierung für eine industrielle Produktion, für die in Deutschland – trotz der Entwürfe schon von Jugendstilkünstlern für die Massenfertigung – erst das Bauhaus konsequent den Weg des »industrial design« betrat. Produktion und Vertrieb dieses Stuhles übernahm die Firma Standard-Möbel Lengyel & Co., Berlin. Ba

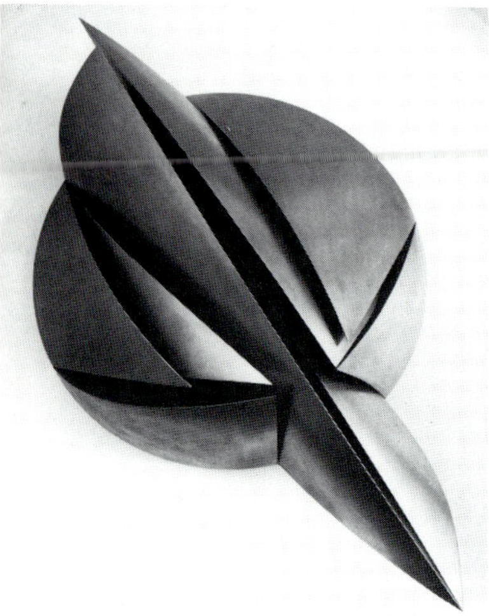

592

592 Stahlplastik 2/79, 1979. Erich Hauser; geb. 1930 Rietheim/Tuttlingen, lebt in Rottweil. Rostfreier Edelstahl; 250 : 180 : 60 cm. Pl. 3134. Leihgabe des Künstlers.
Das Relief beschreibt ein Kreissegment aus acht aneinandergeschweißten Formen. Diese sind dreieckig bzw. rautenförmig und in schwungvoller Rundung nach innen gebogen. Zwei Rautenformen durchbrechen den Kreisrand und bilden eine Diagonalachse, die einer Stahlfeder gleicht. Durch Fächerung und Überschneidung entstehen Zwischenräume, die zugleich ein bewegtes Spiel von Licht und Schatten auf den Oberflächen verursachen. Das Volumen der Plastik scheint sich aus der Statik des Kreises dynamisch in den Raum zu öffnen. S. Th.

593 Wand »Adamah«, 1981/82. Werner Knaupp; geb. Nürnberg 1936, lebt in Ernhofen. 12 Gouachen auf Papier; je 80 : 120 cm. GM 1893; erworben mit Unterstützung des Förderkreises.
Zwölf querformatige Bilder sind zu einer monumentalen Wand zusammengebunden. Zentrales Motiv ist der verbrennende Leichnam, der zu Asche und Staub zerfällt. Fast bis zur Unkenntlichkeit aufgelöst und nur noch am Schädel identifizierbar, verbindet sich das schwarzbraune Fragment mit dem erdigen Grauocker des Grundes. In diesen Kompositionen ereignet sich die Verschmelzung des Körpers mit der Erde als Metamorphose menschlichen Seins; die Urform allen Lebens scheint erreicht. Auch der Titel »Adamah« (hebräisch: Ackerboden) weist auf diese Interpretation des Todes hin. S Th

593

594 Golgatha, 1982/83. Martin und Brigitte Matschinsky-Denninghoff. Chrom-Nikkel-Stahl. H. 410 cm. Pl. 3140.
Drei baumartige Strukturen scheinen, himmelwärts gerichtet, ihre Kraft zu verlieren. Sich windend, ist die Skulpturengruppe im dramatischen Moment des umbrechenden Auseinanderfallens gegeben. Dieser Eindruck von todesnaher Kraftlosigkeit wird noch durch Tücher verstärkt, die lange und glatt von den Ästen hängen. Benennung und Dreiteiligkeit spielen auf die Schädelstätte im biblischen Jerusalem an, wo Christus und die beiden ungleichen Schächer ihr Leben verloren. Das polierte Material, parallel auf ein Gerüst geschweißte Chrom-Nickel-Stahlröhren, bündelt Licht und Schatten in weichen Übergängen und läßt sie entlang der Oberflächenstruktur fließen. Jede atmosphärische Veränderung verändert die Skulptur, belebt und bewegt sie. Kühle Farbwerte von Graublau bis Stahlweiß wechseln mit Licht- und Wetterverhältnissen. US

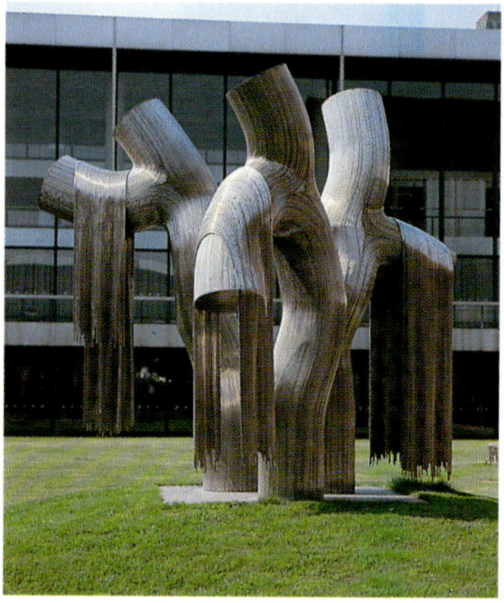

594

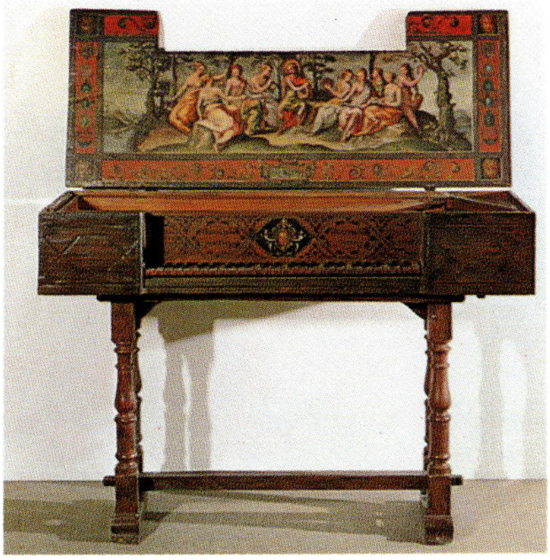

595

595 Spinett, 1566. Dominicus Venetus; tätig in Venedig 1556-66. MIR 1086. Sammlung historischer Musikinstrumente Dr. Dr. h.c. Ulrich Rück.
Wie im allgemeinen die italienischen Kielklaviere, wird auch dieses Spinett in einem äußeren Kasten aufbewahrt, der hier rechteckig ist. Die Deckelmalerei stellt Apoll und die neun Musen dar. Italienische Spinette sind meistens asymmetrisch mehreckig. Das vorliegende ist fünfeckig und zum größten Teil aus Zypressenholz gebaut, einem im italienischen Cembalobau sehr beliebten Werkstoff. Das Vorsatzbrett trägt im mittleren Sechskant das gemalte, von zwei Putten getragene Wappen der Familie Bentivoglio. Schaut man von oben auf das Instrument, bilden die beiden auf dem Resonanzboden befindlichen Stege einen harfenartigen Umriß, was den italienischen Ausdruck »arpicordo« für diese Instrumentengattung erklärt. vdM

596 Große Baß-Viola da Gamba, 1563. Hanns Vogel; tätig in Nürnberg 1563-80. MI 5.
Im 16. Jahrhundert wurde, zuerst in Norditalien und Süddeutschland, die Viola da Gamba zu einer ganzen Familie ausgebaut. In den genannten Gebieten bevorzugte man die großmensurierten, tiefen Mitglieder der Familie. Von den allergrößten Instrumenten mit tiefster Saite auf D_1 oder E_1 sind nur zwei Exemplare erhalten geblieben: eines aus Venedig und dieses als das am größten mensurierte und zugleich älteste. Im 16. Jahrhundert ist die Viola da Gamba keineswegs normalisiert. Unsere hat den Oberbügelansatz quer zum Hals, einen gewölbten Boden, Randüberstand von Decke und Boden, f-Löcher und eine Schnecke. Mit Einschnitten im Ober- und Unterbügel ist es das früheste Stück von dieser Eigenart. vdM

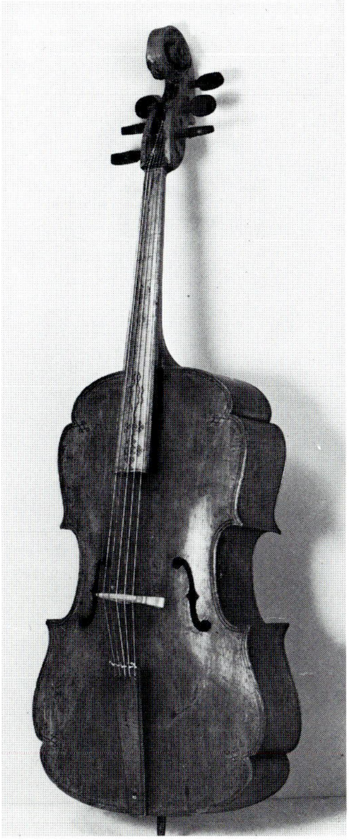

596

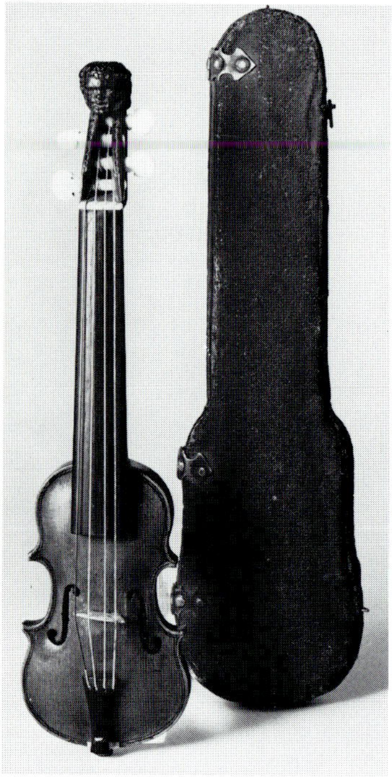

597

597 Tanzmeistergeige mit Etui, 1698. Matthias Hummel; gest. 1716, Nürnberg. MIR 765. Sammlung historischer Musikinstrumente Dr. Dr. h.c. Ulrich Rück.
Im Mittelalter wurden zwei sehr verschiedene Streichinstrumente verwendet: das Rebec mit einem birnenförmigen Korpus, das mit dem Hals in einem Stück angefertigt war, mit einem sichelförmigen Wirbelkasten und Flankenwirbel, und die Fidel mit einem ovalen, später meist eingezogenen Korpus, abgesetztem Hals, Wirbelplatte und hinterständigen Wirbeln. Aus der Vermischung der beiden Typen entstanden, teilweise unter Aufnahme von Lautenelementen, die Streichinstrumente der Renaissance, Viola da Gamba und da Braccio. Das Rebec lebte aber noch in etwas abgeänderter Form, allerdings mit separatem angesetzten Hals, zuerst wie das Ursprungsinstrument mit drei, später mit vier Saiten bis in das 19. Jahrhundert weiter als Tanzmeistergeige. vdM

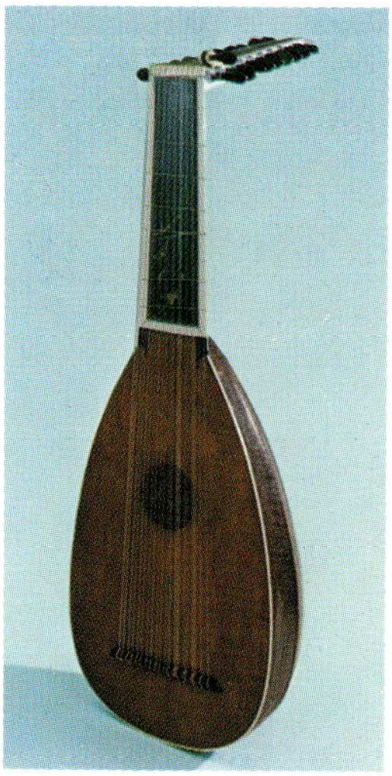

598

598 Laute, 1696. Joachim Tielke; Hamburg 1641-1719. MI 394.
Das Instrument ist eine typische Barocklaute mit zwei einzelnen höchsten Saiten und neun doppelten Saitenchören. Stimmung etwa C-D-E-F-G-A-d-f-a-d'-f'. Auf der Rückseite des Halses finden sich in Intarsienarbeiten aus Elfenbein und Schildpatt mit Gravur Venus und Amor. Das Mittelfeld des Griffbretts ist aus okkerunterlegtem Schildpatt. Die Rückseite des Wirbelkastens wird durch ein à jour gearbeitetes Rankenornament in Elfenbein verziert. Joachim Tielke, aus einer aus Königsberg eingewanderten Familie stammend, war von 1669 bis zu seinem Tode als Lauten- und Geigenmacher in Hamburg tätig. Vor allem seine für Fürstenhöfe (München, Kopenhagen) angefertigten Instrumente sind Prunkstücke. vdM

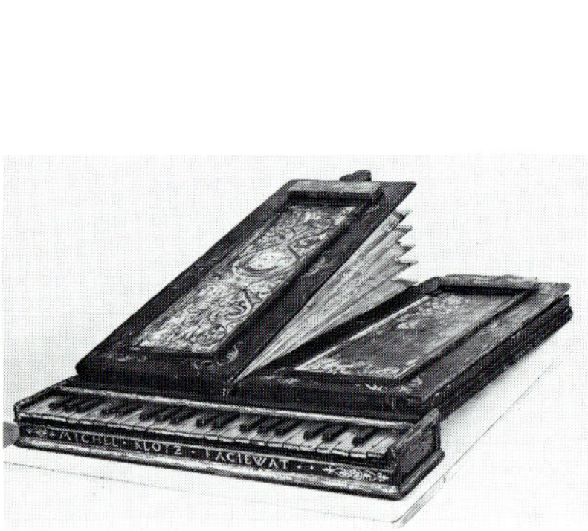

599

599 Regal, um 1600. Michael Klotz. MI 80.
Ein Regal ist eine Kleinorgel, die aus einem Vorderblock mit der Klaviatur und mit einer Reihe Zungenpfeifen sowie aus zwei Keilbälgen besteht. Im vorliegenden Instrument befindet sich an den Balgunterseiten ein Fach, in das der Vorderblock zum Transport gelegt werden kann. Michael Praetorius schreibt 1619 in seinem »Syntagma Musicum« II, S. 73: »Die kleine Regall Wercklin/so man in die Blasbälge legen/vnd zu Nürnberg und Augspurg erstlich erfunden worden/sind zwar sehr behende vnd bequem zu tragen und fortzubringen; allein die Regall Pfeifflin sind wegen deß/daß sie in dem kleinen Corpore, wegen des engen Raums/nicht groß/sondern kaum einen Zoll hoch gemacht werden können/gar zu Schnarrhafftig.« Über Michael Klotz konnte bisher nichts ausfindig gemacht werden. Die Datierung stützt sich auf den Klaviaturumfang C/E-g^2, a^2. vdM

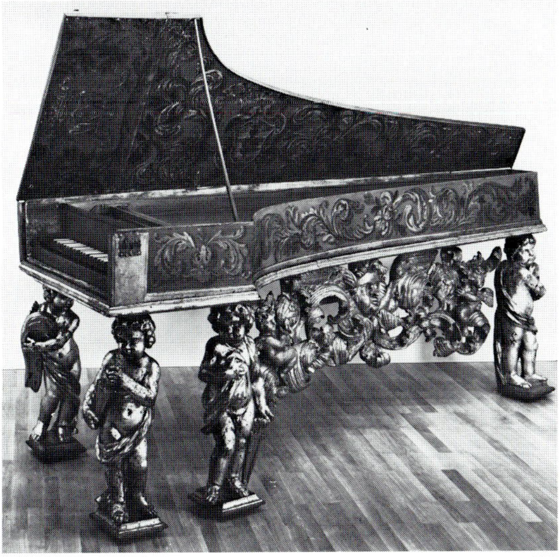

600

600 Cembalo. Italien, 2. Hälfte 17. Jahrhundert. MINe 83. Klavierhistorische Sammlung Neupert.
Das Cembalo wird in einem dekorativen äußeren Kasten aufbewahrt, der auf einem vergoldeten Gestell steht. Den profilierten Rahmen tragen vier stehende Putten. Das Cembalo selbst ist zum größten Teil aus dem von den italienischen Kielklaviermachern so bevorzugten Zypressenholz gearbeitet. Offensichtlich ging das Instrument durch das Geschäft des Florentiner Fälschers Leopoldo Franciolini (1844-1920); nach einer von diesem angebrachten Signatur soll es aus der Werkstatt des venezianischen Cembalobauers Antonio Baffo (nachgewiesen 1570-81) stammen. In Wirklichkeit handelt es sich aber um ein sehr schönes italienisches Cembalo mit dem Umfang G_1, A_1-c^3, wie er für die Zeit 1660-1700 typisch ist. vdM

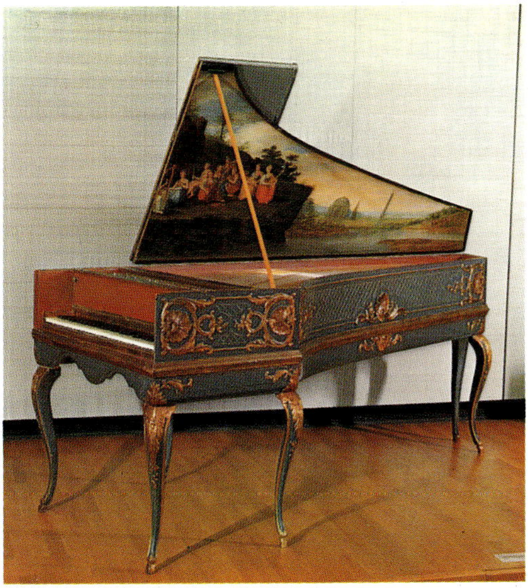

601

601 Cembalo, um 1750. Joannes Daniel Dulcken; Antwerpen um 1710-nach 1769 Brüssel. MINe 87. Klavierhistorische Sammlung Neupert.
Dieses Beispiel des flämischen Cembalobaus des 18. Jahrhunderts hat ein Gehäuse mit geschnitzten und vergoldeten Rocaille- und Rankenmotiven auf blauem Grund und ein siebenbeiniges Gestell. Die Deckenmalerei zeigt ein bei Kielklavieren besonders beliebtes Motiv: Apoll, Pegasus und die neun Musen. Der Resonanzboden ist in flämisch-französischer Art mit Streublumen in Tempera geschmückt. Da auf der Dockenleiste außer der Signatur die Jahreszahl 1689 zu lesen ist, die mit Dulckens Lebenszeit nicht in Einklang gebracht werden kann, das vorliegende Instrument aber doch wohl aus der Dulckschen Werkstatt stammt, scheint es für den französischen Markt gefertigt zu sein, wo Dulcken nicht oder kaum bekannt war, für flämische Cembali des 17. Jahrhunderts aber viel bezahlt wurde.
Das Instrument hat den späten Fünfoktavumfang F_1-f^3 und die Disposition 8′8′4′ Laute. vdM

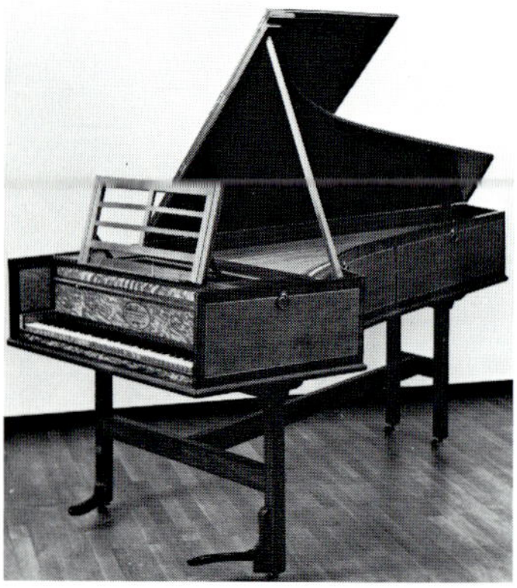

602

602 Hammerflügel, um 1808. John Broadwood (1732-1812) & Sons, London. MINe 501. Klavierhistorische Sammlung Neupert.
Das vornehme Möbel mit Furnieren hauptsächlich aus hellem sowie dunklem Mahagoni und aus Satinholz besitzt ein Gestell mit vier Beinen. An jedem der beiden vorderen ist eines der Pedale befestigt (links Verschiebung, rechts Dämpferhebung). Das Instrument hat die in der Werkstatt von John Broadwood entwickelte »englische Mechanik« (Stoßmechanik mit Einzelauslösung). Der Schotte John Broadwood war zuerst Gehilfe in der Klavierbauwerkstatt des nach London ausgewanderten Schweizers Burkat Shudi, wurde 1760 Teilhaber der Firma und 1782 Alleininhaber. 1795 nahm er seinen Sohn James (»& Son«), 1807 seinen zweiten Sohn Thomas (»& Sons«) in das Geschäft auf. Das vorliegende Instrument ist wohl nicht lange nach 1808 gebaut worden, da dann der Sechsoktavenumfang normal wurde, während dieses nur den Umfang F_1-c^4 besitzt. vdM

603 Naturtrompete, um 1700. Johann Carl Kodisch; Nürnberg 1654-1721. MI 162.
Eine Naturtrompete ist eine Trompete ohne Klappen oder Ventile, auf der nur die Naturtonreihe etwa vom 3. bis zum 16. Naturton möglich ist, wobei die einzelnen Töne ausschließlich durch den Lippenansatz des Spielers erzeugt werden. Man beachte das zeitgenössische Mundstück mit ziemlich breitem, flachem Rand, relativ flachem Kessel und scharf abgesetztem Schafteingang. Die schweren Partien, welche die Komponisten des 17. und 18. Jahrhunderts für das Instrument vorschrieben, geben einen Eindruck von der Perfektion der Technik der damaligen Bläser. Ihre privilegierte Stellung erklärt die manchmal besondere kunsthandwerkliche Ausstattung der Trompeten, wie im Fall unseres Instruments die Teilversilberung und der mit Engelsköpfen verzierte Kranz der jäh ausladenden Stürze. vdM

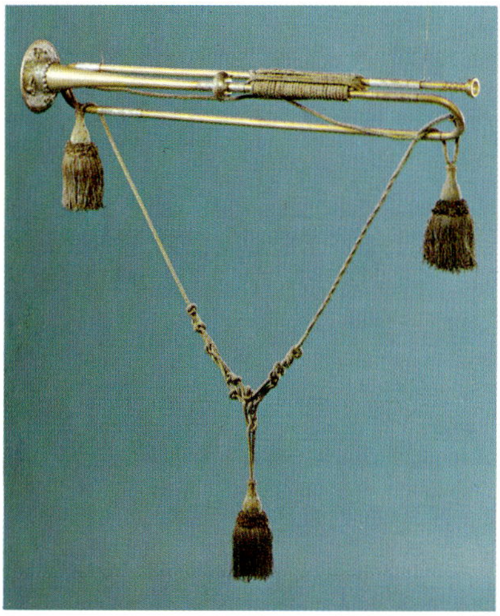

603

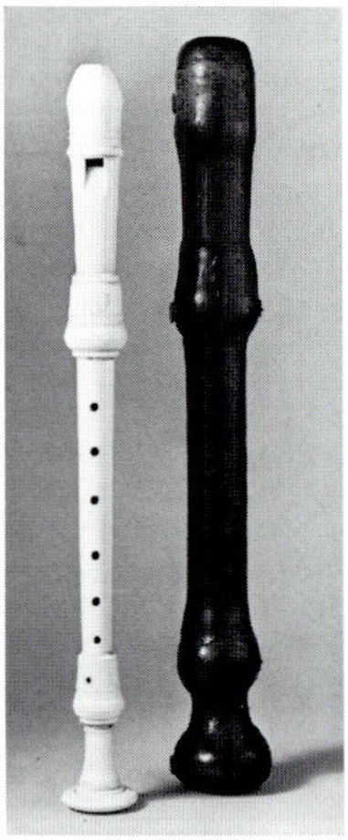

604

604 Altblockflöte mit Etui, um 1710. Johann Benedikt Gahn; Nürnberg 1674-1711. MIR 204. Sammlung historischer Musikinstrumente Dr. Dr. h.c. Ulrich Rück.
Aus der Werkstatt des seit 1698 als Meister etablierten J. B. Gahn sind außer Oboen hauptsächlich Blockflöten erhalten, die zum größten Teil aus dem von ihm offensichtlich bevorzugten Elfenbein hergestellt sind. Wie jede Barockblockflöte ist auch dieses Instrument dreiteilig mit Wülsten an den Zusammensetzstellen. In der besonders reichen Ausformung der gedrehten Wülste weicht es von anderen erhaltenen Flöten Gahns ab. Auch der Fuß mit dem breiten, aber dünn gedrechselten, radförmigen Rand ist im Rahmen des deutschen Instrumentenbaus einzigartig und erinnert vielmehr an den Fuß der Spielpfeife bei französischen Musetten. Der tiefste Ton f′ steht etwa einen Halbton unter der heutigen Normalstimmung. vdM

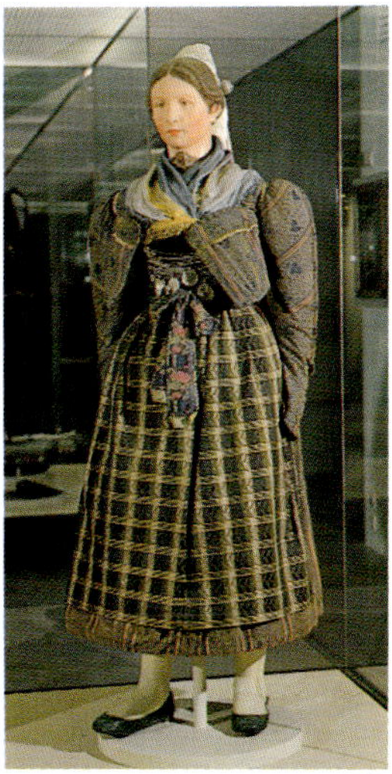

605

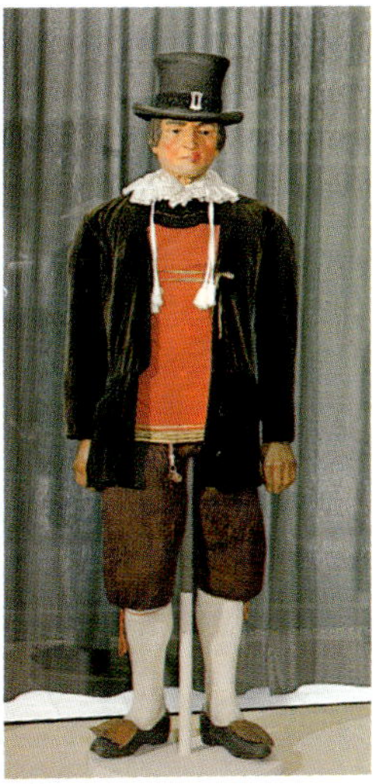

606

605 Frauentracht. Niederbayern, Mitte 19. Jahrhundert. Jacke und Rock Mischgewebe aus Wolle, Seide, Leinen bzw. Wolle und Seide; Schürze Halbseide. Kling K 297.
Nach einer älteren, bis in das 19. Jahrhundert wirksamen Auffassung hatten alle Stände, insbesondere die niederen Sozialschichten, sich in ihren Ausstattungen an ihre materiellen Verhältnisse zu halten. Solche Anschauungen über den Luxus prägten das Sachgut der Landbevölkerung und schränkten die Auswahl des Materials für die Kleiderherstellung auf die einfacheren, aus heimischer Produktion stammenden Stoffe und Zutaten ein, förderten zugleich aber die Bewahrung älterer Formen, wie sie bei Trachten Niederbayerns vor allem das in das 18. Jahrhundert zurückweisende Mieder mit dem Geschnür zeigt. Andererseits ergeben sich häufig auch enge Beziehungen zur Mode, die hier besonders die Vorliebe für Halstücher und den Schnitt der Jacke mit den biedermeierlichen Keulenärmeln beeinflußte. D

606 Männertracht. Grafschaft Hauenstein/Südbaden, 1. Hälfte 19. Jahrhundert. Wams Baumwollsamt, Brustfleck Tuch, Beinkleider Wolle mit Leinen. Kling K 251.
In unterschiedlicher Art hat die ländliche Tracht bis in das 19. Jahrhundert vergangene Ausstattungsgewohnheiten beibehalten. Die Männerkleidung der Grafschaft Hauenstein ist mit Wamsformen der Zeit um 1650, dem Faltenkragen aus Leinen, dem im späten 18. Jahrhundert allgemein durch die Weste verdrängten Brustfleck und den faltigen, an die Pluderhose erinnernden Beinkleidern dem 17. Jahrhundert verhaftet. Die bis um 1800 bestehende Selbstverwaltungsorganisation dürfte ebenso wie die Festlegung der Tracht durch Augsburger Kupferstiche von 1742 konservierend gewirkt haben, bis dann nach 1800, beginnend mit der Aufnahme des aus Stroh gearbeiteten Zylinders, Angleichungen an die damalige Mode eingeleitet wurden. D

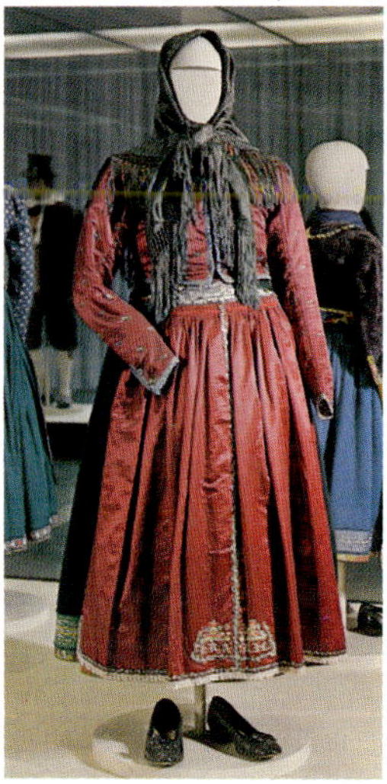

607

607 Festtracht. Mardorf, Kr. Marburg/Lahn, um 1935. Jacke, Schürze Halbseidenatlas, Rock Wolle, Kopftuch Kunstseide. TSb 1180.
In den einzelnen Gemeinden gliederte die Tracht durch ihre Zusammensetzung und Farbe die Bevölkerung nach Altersklassen und Lebensstufen und war der jeweiligen Zweckbestimmung angepaßt. Von der nur selten erhaltenen Arbeitskleidung und dem gewöhnlichen Sonntagsstaat sondert sich die Festtracht durch Verwendung von Stoffen größerer Kostbarkeit ab. Als Merkmal für die Spätformen der Tracht gilt das modeabhängige Streben nach Übereinstimmung der Einzelteile, hier der Gebrauch von violettem Atlas für das Mieder wie für die mit Posamenten und mit Stickerei von Perlen und Pailletten geschmückte Schürze. Auch die Ablösung der Haube durch das Kopftuch ist eine solche Spätform. D

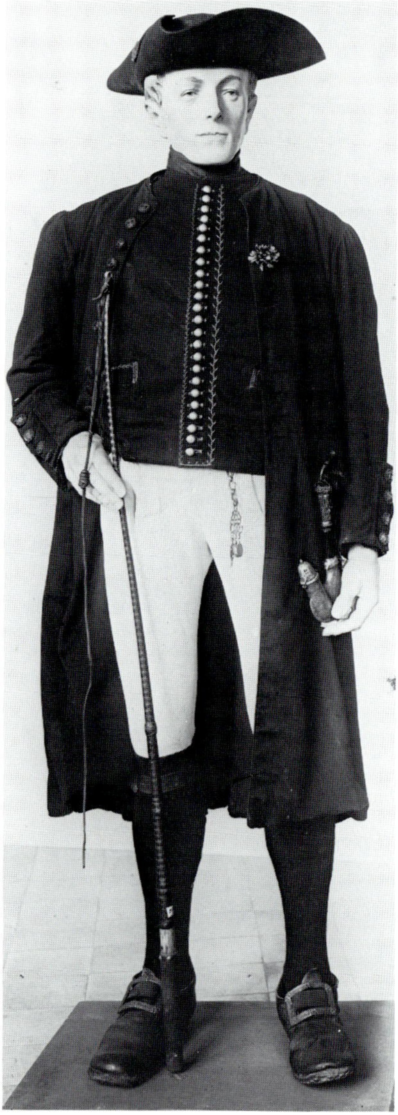

608

608 Männertracht. Spessart, Mitte 19. Jahrhundert. Rock, Weste Tuch, Beinkleider Hirschleder. Kling K 157.
Als Ergebnis guter Agrarkonjunkturen setzte vor der Mitte des 18. Jahrhunderts auf dem Lande eine Neuerungswelle ein, die als erstes die Kleidung völlig veränderte. Wie in anderen Landschaften wurden auch im Spessart der Dreispitz und die Kniehose heimisch. Letztere wurde in der Tracht, besonders auch in der ländlichen Festkleidung, beibehalten, als für den bürgerlichen Männeranzug der Pantalon, die röhrenförmige Männerhose, modisch wurde. Städtischem Vorbild folgte besonders die Weste bis hin zu ihren dicht mit Knöpfen besetzten, hochgeschlossenen Formen der Biedermeierzeit. Wie den niederdeutschen ist vielen fränkischen und württembergischen Männertrachten die Beeinflussung durch die Uniform in Material und Farbzusammenstellung gemeinsam. D

609 Beiderwand. Schleswig, 18. Jahrhundert. Leinen und Wolle; Webbr. 95,5 cm. Kling 6994.
Das in Schleswig und Nordfriesland als Vorhang für die wandfesten Betten und als festlicher Wandbehang verwendete Gewebe hat seine Bezeichnung erst bei den musealen Bestandsaufnahmen erhalten. Beiderwand wird ein leinenbindiges Hohlgewebe genannt, bei dem der Grund in Wolle, das Muster in naturfarbenem Leinen gearbeitet ist. Aus dem begrenzten Mustervorrat wurden hier die Erdteile, ein dank der wachsenden geographischen Kenntnisse vom 16. bis 18. Jahrhundert beliebtes Motiv, aufgenommen. Zur Charakterisierung der vier damals bekannten Kontinente dienen Eingeborene und Tiere. Wie im 18. Jahrhundert üblich repräsentiert ein Pferd Europa, ein Elefant Amerika, ein Löwe Afrika und ein Kamel Asien. D

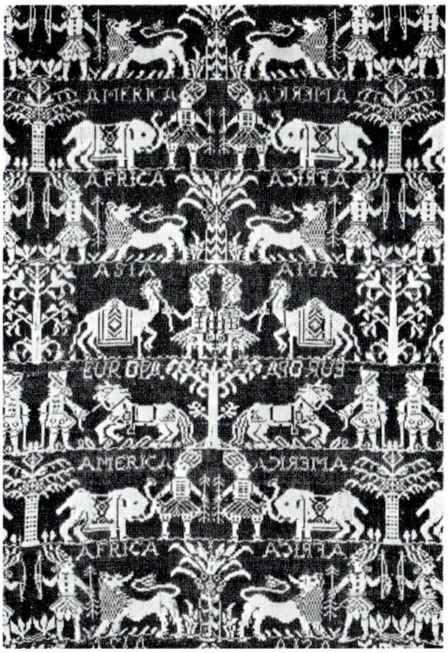

609

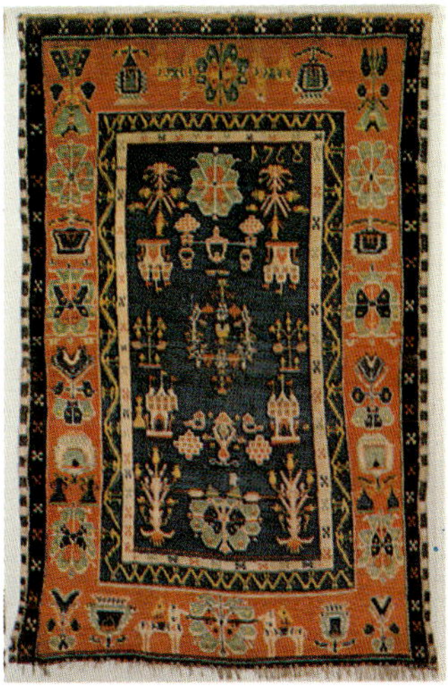
610

610 Teppich. Sudauen/Masuren, 1768. Knüpfarbeit mit Wolle; 237 : 147 cm. Gew 4003.
Muster und Herstellungsart der in ihrem ostpreußischen Verbreitungsgebiet als Einzelstücke aufgefundenen Teppiche machen deren Zusammenhang mit gleichartigen Erzeugnissen Finnlands und Skandinaviens wahrscheinlich. In ein Gerüst von Flachs- und scharf gezwirnten Wollfäden sind kurze mit Pflanzenfarbstoffen gefärbte Wollfäden so eingearbeitet, daß sie einen niedrigen, dichten Flor bilden. Zur ursprünglichen Funktion der Teppiche, deren Produktion um 1850 erlosch, fanden sich keine sicheren Nachrichten. Daß sie vielleicht bei der häuslichen Trauung benutzt wurden, ergibt sich zwar nicht, wie bisweilen angenommen, aus dem symmetrisch angeordneten Mustervorrat, sondern eher aus Vergleichsbeispielen. D

611 Stickmustertuch. Unterelbgebiet, 1709. Leinen, mit Seidenstickerei; 40 : 34 cm. Kling 3101.
Die zur Bewahrung und Aneignung eines Mustervorrats wie zum Unterricht in den Handarbeiten angelegten Stickmustertücher haben sich seit dem Beginn des 18. Jahrhunderts in großer Zahl erhalten. Wie unser Beispiel beginnen viele an der Oberkante mit in unterschiedlichen Buchstabenformen ausgeführten Alphabeten und mit Zahlenfolgen, während den größeren Teil der Fläche Ziermotive einnehmen. Wiewohl manche der Vorlagen, etwa Adam und Eva unter dem Paradiesbaum oder Josua und Kaleb mit der Traube, volkstümlichen Bildvorstellungen angehören, hat man Wäschestücke nach solchen keineswegs häufig bestickt. So dürfte manches in sich bildlich geschlossene Modeltuch nur um seiner selbst willen gearbeitet sein. D

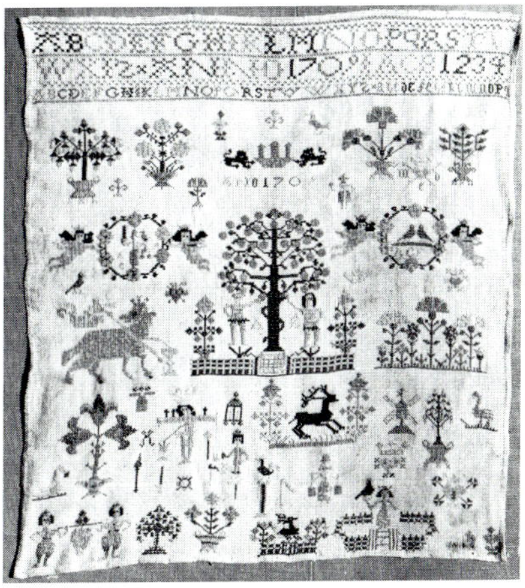
611

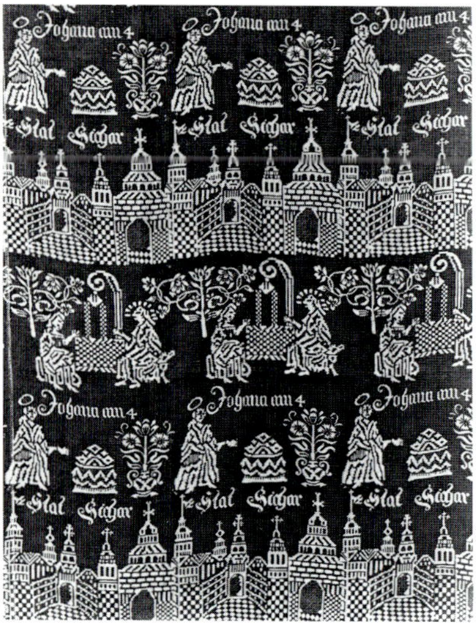

612

612 Decke. Hessen (?), 3. Viertel 18. Jahrhundert. Leinen, mit Blaudruck. Kling 10304.
Der Blaudruck gehört zu den volkstümlichen Techniken, durch die sich Gebrauchsgüter der höheren Schichten einfacheren Verhältnissen anpassen ließen. Mit dem Reserveverfahren, das die Muster vor dem Färben mit Indigo mittels Holzmodeln in einer farbabstoßenden Masse, dem »Papp«, auf das Leinen aufträgt, entstanden Imitationen des Porzellandrucks auf dem damals hochbewerteten Kattun und der geschätzten blau-weißen Damaste. In den Jahrzehnten um 1800 zeigt der Blaudruck in Übereinstimmung mit älteren Damasten häufig religiöse Themen, wie hier das Gespräch Jesu mit der Samariterin in Sichar nach dem Johannesevangelium (4,1-42). D

613 Prunkhandtuch. Winsener Elbmarsch, 1783. Leinen, mit Seidenstickerei; Musterkanten 56,5 : 91 cm. Kling 2740.
Wie bei vielen volkstümlichen Stickereien muß es auch bei dem weitgehend übereinstimmenden Nadelwerk auf Prunkhandtüchern, Kissenbezügen, Taufdecken und Trachtenteilen der Winsener Elbmarsch unentschieden bleiben, ob es sich um Arbeiten von Laien oder um gewerblich geübte Herstellung handelt. Die Vielfalt der angewandten Stiche – Flach-, Ketten-, Überfang-, Languettenstich – und ebenso die starke Akzentuierung der dekorativen Buchstaben bei den Monogrammen und Texten, die wahrscheinlich auf Schreibmeistervorlagen zurückgehen, deuten auf die Verwendung von Vorbildern aus dem Gut der führenden Schicht für die Auszier des überall vorhandenen Grundbestands an textiler Ausstattung. Dazu gehörte allenthalben das an Festtagen oder im Zimmer der Wöchnerin aufgehängte Prunkhandtuch. D

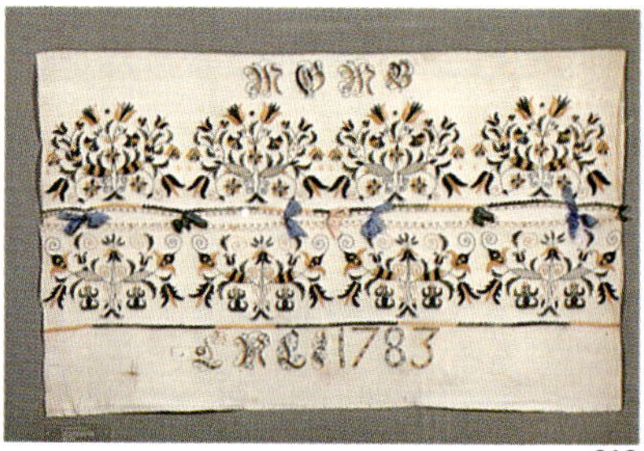

613

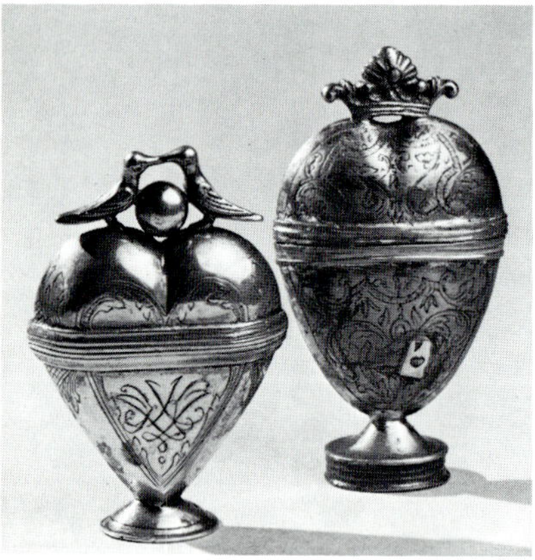

614

614 Zwei Riechbüchsen. Insel Röm/Dänemark, um 1781-1800. Silber, gegossen, graviert, teilvergoldet; 6,7 bzw. 7,8 cm. Kling 2378, 3483.
Zu dem vielfältigen silbernen Trachtenzubehör und -schmuck Niederdeutschlands gehören die Riechbüchsen. Sie kommen in mannigfacher Ausgestaltung als Vasen, Dosen, Miniaturmöbel, Tiere vor. Herstellermarken belegen den im norddeutschen Küstengebiet wirksamen Einfluß der Niederlande, aber ebenso den Anteil der Goldschmiede Kopenhagens und Nordschleswigs. Die von den Frauen beim Kirchgang getragenen Büchsen enthielten einen Schwamm mit wohlriechenden Essenzen. Besonders verbreitet waren herzförmige Behälter, die als beziehungsreiche Geschenke zu Verlobung und Hochzeit auch noch mit schnäbelnden Tauben oder – der bei höheren Gesellschaftsschichten üblichen Herzemblematik folgend – mit einer Krone versehen sein konnten. D

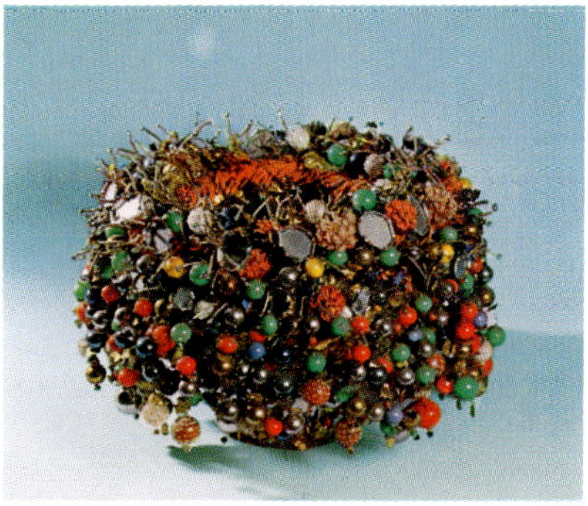

615

615 Brautkrone. Umkreis St. Georgen/ Schwarzwald, Ende 19.-Anfang 20. Jahrhundert. Vorwiegend Goldfolie, Glasperlen; 26 cm. TSb 957.
Als Bestandteil ländlicher Trachten sind die Jungfern- und Brautkronen, die im Schwarzwald nach älterem Sprachgebrauch Schäpel heißen, Ausläufer einer in das Mittelalter zurückreichenden, ursprünglich den höheren Gesellschaftsschichten verbundenen Tradition und der jungfräulichen Braut als Attribut zugeordnet. Bei aller Variationsbreite dominiert auch in Baden die übliche zylindrische Grundform. Die kostspielige Ausstattung von Kronen der gehobenen Schichten in älterer Zeit wurde erheblich vereinfacht. So überziehen den Schäpel Goldpapier, Goldflitter, Glaskugeln, Spiegel, künstliche Blumen, Drahtspiralen mit Perlen und Pailletten. D

616 Halsschmuck. Mittelfranken, 1. Hälfte 19. Jahrhundert. Silber, teilvergoldet, Filigran; Mittelstück mit Anhänger; L. 11 cm. Kling 1486.
Als Folge einer gewandelten Einstellung zum Luxus wurde seit dem 18. Jahrhundert immer mehr Trachtenschmuck verwendet, den häufig die Produzenten der in Süddeutschland traditionellen Devotionalien herstellten. Auch bei diesen neuen Erzeugnissen nutzte man besonders das Filigran in der Verarbeitungsweise, die den religiösen Artikeln eigentümlich war. Die Einzelteile wurden oft ohne die übliche Metallunterlage in teilweise plastischen Ausformungen aus unterschiedlich gebogenen Drähten gebildet. Unsicher bleibt, ob die für Teilgebiete Frankens typischen Traubenanhänger mit großer Schleife zu der in Schwäbisch Gmünd hergestellten Massenware gehören oder dort ihre Vorbilder haben. D

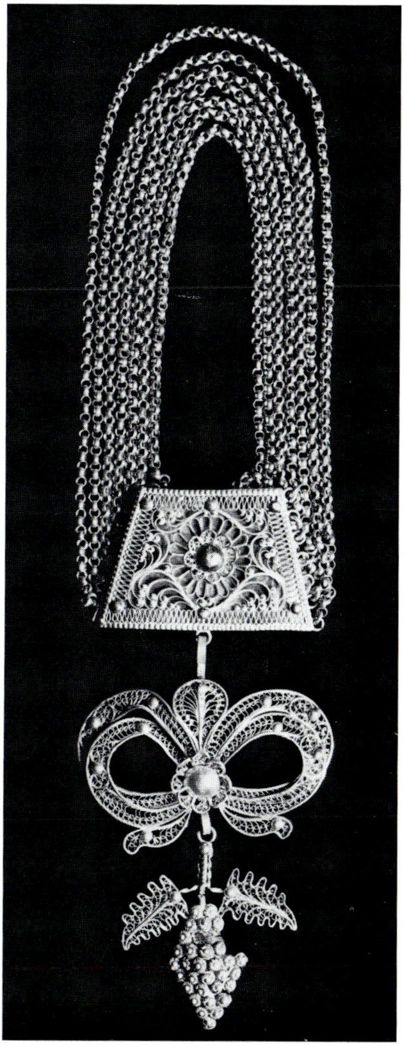

616

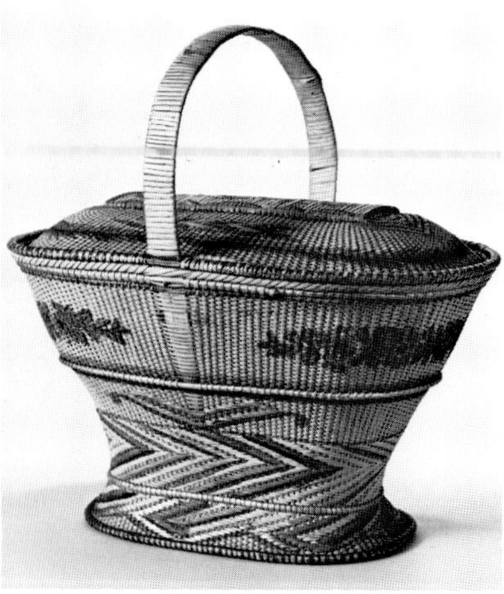

617

617 Armkorb. Buchloe, Kr. Kaufbeuren, 2. Hälfte 19. Jahrhundert. Weide, mit Leimfarbe bemalt; 39 : 39 : 28 cm. Kling 237.
Dem großen Bedarf an Korbwagen in den Haushalten, der Landwirtschaft und den Gewerben entsprach die Formenvielfalt der Produktion, die seit dem Anfang des 19. Jahrhunderts ein Zentrum in den oberfränkischen Landkreisen Lichtenfels, Kronach und Coburg besaß. Dort wurden Körbe in Hausindustrie gefertigt und über den Handel abgesetzt. Auf diese Weise fanden sich auch fern vom Herstellungsort Armkörbe in der für Michelau, Kr. Coburg typischen Ausprägung mit ovalem Querschnitt des Behälters, abgesetztem Stand, gewölbtem Deckel sowie teilweise köperartig geflochtener Wandung. Durch ihre Blumenmalerei mit regional eigentümlichen Dekorationsweisen unterschieden sich die Armkörbe einzelner schwäbischer Gebiete von den sonst in Süddeutschland üblichen Flechtwaren mit ihrem vom heimischen Sattler angebrachten Lederbesatz. D

618 Truhe. Umkreis Oldenburg, 1583. Eichenholz, beschnitzt; 81,5 : 153 : 66 cm. BA 1287.
Die mittelalterliche Form der Stollentruhe blieb in manchen Gegenden Norddeutschlands bis in das 18. Jahrhundert üblich, weil die Stollen als kürzere oder längere Stützen die im Kasten verwahrte Habe vor der aus dem Lehm- oder Steinboden der Häuser aufsteigenden Feuchtigkeit schützten. Das die Vorderwand überziehende dichte Schnitzwerk niedersächsischer spätmittelalterlicher Stollentruhen (vgl. Nr. 162) reduziert sich bei Exemplaren des 16. Jahrhunderts auf einzelne Ornamente, doch wurden die lange bevorzugten Tiermotive beibehalten. Daneben finden sich das damals beliebte, mit dem Hobel gearbeitete Faltwerk, Ranken, in dem für den Dekor ländlicher Eichenholzmöbel charakteristischen Flachschnitt, und eine Kerbschnittrosette. Zur Hervorhebung des Schnitzwerkes sind die vertieften Felder mennigrot gestrichen. D

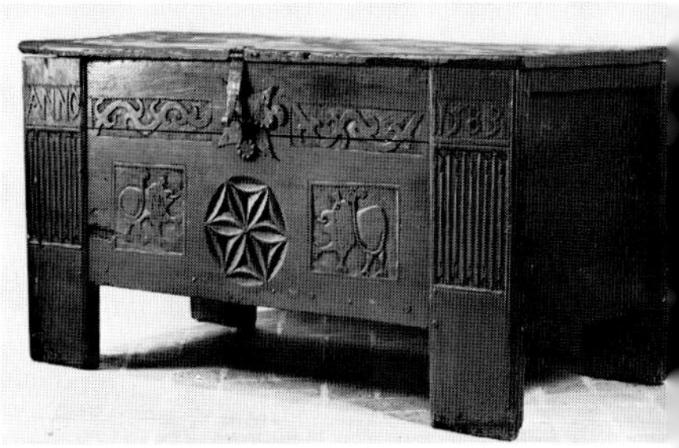

6

619 Garnhaspel, Spinnrad. Geilsheim b. Wassertrüdingen, Kr. Dinkelsbühl, 2. Hälfte 19. Jahrhundert. Eichenholz, Porzellan bzw. Buchen-, Birkenholz; 69 bzw. 78 cm. BA 1514, 1512.
Rockenständer, Spinnrad und Garnhaspel bilden ein Geräte-Ensemble zur Herstellung des Textilfadens. Der Rockenständer diente zur Befestigung des zu verspinnenden Flachses. Einem jüngeren Typ gehört das hier gezeigte Spinnrad an, bei dem Schnurrad und Spindel übereinander angeordnet sind (Bockspinnrad). Das Zählwerk der über eine Bleuelstange handbetriebenen Haspel mißt, über die Umdrehungen, die Fadenlänge. Nach der aufwendigeren Ausführung der vom Drechsler gefertigten Werkzeuge dürfte es sich um Hochzeitsgut handeln. Als Bestandteil der Brautausstattungen deuteten noch im späten 19. Jahrhundert die Gerätschaften, trotz der sich vordrängenden Maschinenspinnerei, als Attribute der Hausfrau deren Aufgaben an. D

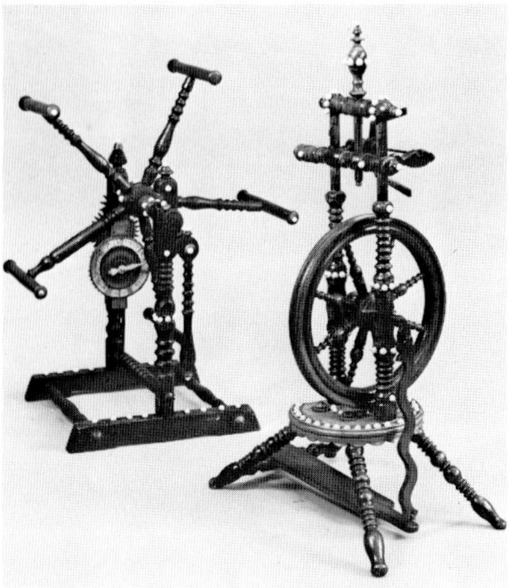

619

620 Stövchen. Ostfriesland, 1773. Eichenholz, tordierter Messinggriff; 20,5 : 21,5 : 18 cm. Kling 11875.
Das auch Feuerkieke genannte Gerät, das ein Tongefäß mit glühenden Holzkohlen oder Torf umschloß, wurde vor allem beim Kirchgang benutzt. Der die Wände mit der Tür und den durchbrochenen Deckel überziehende Kerbschnitt diente im niederdeutschen Küstengebiet seit dem 17. Jahrhundert zunehmend zur Dekoration von hölzernem Kleingerät und wurde oft von Laien mit dem Schnitzmesser ausgeführt. Auf den Seitenwänden läßt sich noch die Vorzeichnung mit Zirkel und Lineal erkennen als Grundlage für die Anwendung eines begrenzten Repertoires an Schnittarten wie Furchenschnitte, mandelförmige Zweischnitte, rhombische Vierschnitte. Wie häufig bei Laienarbeiten nannte der Hersteller seinen Namen und schnitzte »Wemke Jans« neben die Jahreszahl in die Innenseite der Tür ein. D

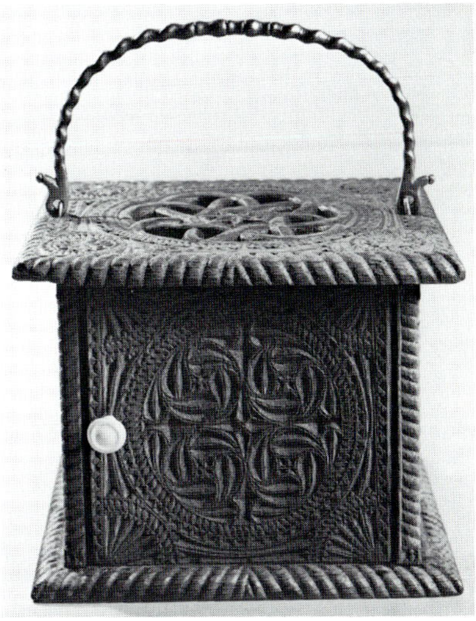

620

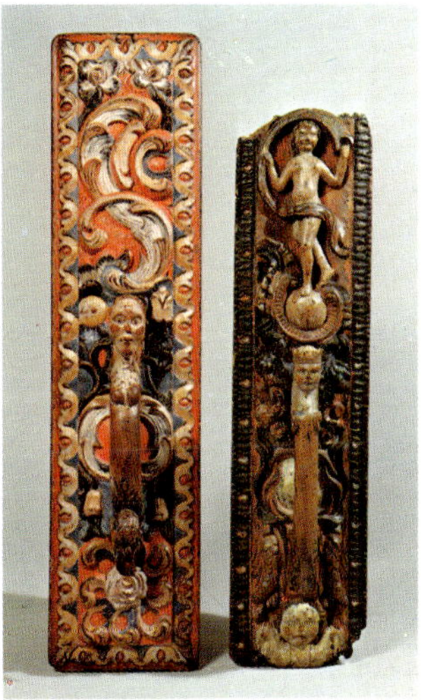

621

621 Zwei Mangelbretter. Wilstermarsch/ Schleswig-Holstein, 1790 bzw. Ende 18. Jahrhundert. Apfel- bzw. Buchenholz, bemalt; 71,5 : 17 bzw. 63 : 15,5 cm. BA 1346, 1347.
Mit Hilfe der Bretter wurden jeweils zugehörige Holzwalzen, um die Wäsche zum Glätten gewickelt war, hin und her gerollt. Während die für den täglichen Bedarf bestimmten Exemplare einfach beschaffen waren, sind diese als Hochzeitsgut aufwendig geschnitzt und farbig gefaßt. Mit der Vielfalt ihrer Ziermotive und aufgrund der Unterschiede in der Technik bilden die Mangelhölzer »Leitfossilien« für die wechselnden Dekorationsgewohnheiten in den Kleinlandschaften Niederdeutschlands. Typisch für die Wilstermarsch ist die von Hamburg beeinflußte kräftige Reliefschnitzerei mit figürlichen Darstellungen, unter denen die Fortuna auf das Wappen von Glückstadt deuten könnte. D

622 Zwei Engel als Kerzenträger. Oberammergau, 19. Jahrhundert. Nadelholz, farbig gefaßt; 15,4 cm. BA 354, 355.
In waldreichen Gebirgsgegenden entstanden, häufig unter dem Druck ungünstiger wirtschaftlicher Verhältnisse, im 16. und 17. Jahrhundert Zentren hausindustrieller Holzverarbeitung. Die Produktion konzentrierte sich, bei wechselndem Repertoire im einzelnen, besonders auf kleines Hausgerät, auf Einzelfigürchen, die zu den Nippessachen zu zählen sind, auf Spielzeug und – ganz besonders in Oberammergau – auf Gegenstände religiösen Brauchtums, z. B. zur Ausstattung des Herrgottswinkels, der auch die beiden Engel dienten. Die schematische Vereinfachung der Gesichter, der stets gleichbleibende Verlauf der Gewandfalten, die wenig differenzierte Art der Fassung weisen auch hier auf die zur Massenfertigung notwendige Rationalisierung der Arbeit, die für Hausindustrien charakteristisch ist. D

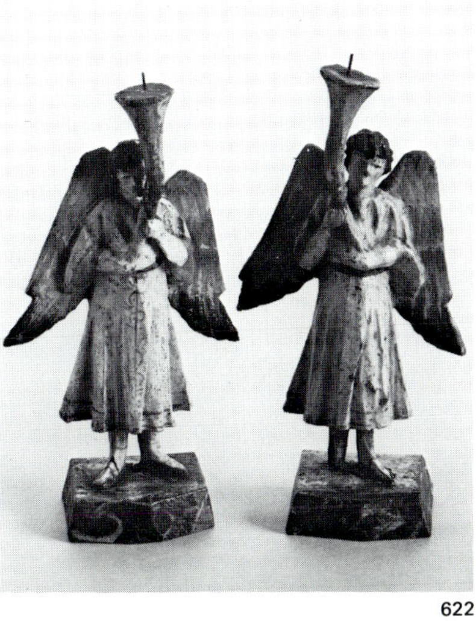

622

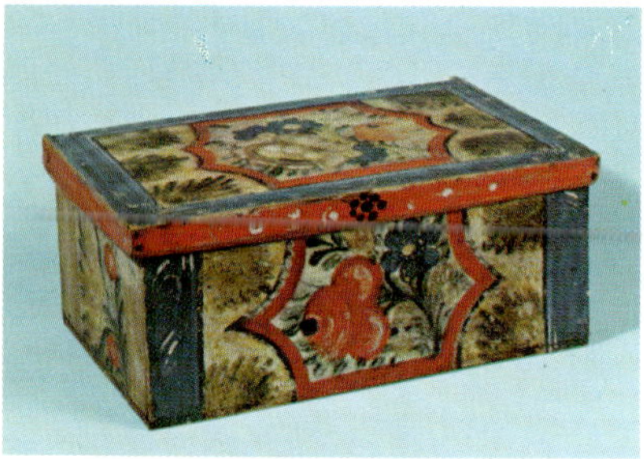

623

623 Kästchen. Schwarzwald, Anfang 19. Jahrhundert. Buchenholz, bemalt; 15 : 34,5 : 22 cm. Kling 14514.
Bei der farbigen Ausstattung von süddeutschen Kästchen des 18. und frühen 19. Jahrhunderts bestehen Parallelen zu den regionalgebundenen Zierweisen in der Möbelmalerei, zugleich wirkt die ältere, damals nicht mehr übliche städtische Gewohnheit fort, kleine Behälter mit Malerei, vor allem Wismutmalerei zu schmücken, bei der die dünne Metallschicht der Farbe einen silbrigen Glanz verleiht. Im Unterschied zu der naturalistischen Wismutmalerei ist der Dekor der ländlichen Kästchen vereinfacht. Diese für volkstümliches Gestalten kennzeichnenden Reduktionen sind – wie z. B. bei der Tölzer Möbelherstellung – häufig als Ergebnis von Vereinfachungen in der Produktion anzusehen. D

624 Nähkästchen. Hallig Hooge, Kr. Husum/Nordfriesland, 1745. Eichenholz, beschnitzt, bemalt; 15,5 : 25 : 14,7 cm. BA 7.
Das damals modische Nähkästchen gehört zusammen mit einem weiteren hier ausgestellten Behälter zu den Ausstattungsstücken, die ein halligsässig gewordener, durch Walfang reicher Grönlandfahrer seit 1745 für seine damals zwölfjährige Tochter selbst zur Aussteuer fertigte und mit deren Namen bezeichnete. Er arbeitete in einem Lokalstil, der sich seit ungefähr 1740 von den älteren, durch den Kerbschnitt bestimmten Zierweisen Nordfrieslands löste. Rankenwerk und figürliche Darstellungen – z. B. die durch den Anker gekennzeichnete Hoffnung – brachten, in Verbindung mit intensiverer, möglicherweise von den Niederlanden abhängiger Farbigkeit, neue Elemente in das heimische Hauswerk. D

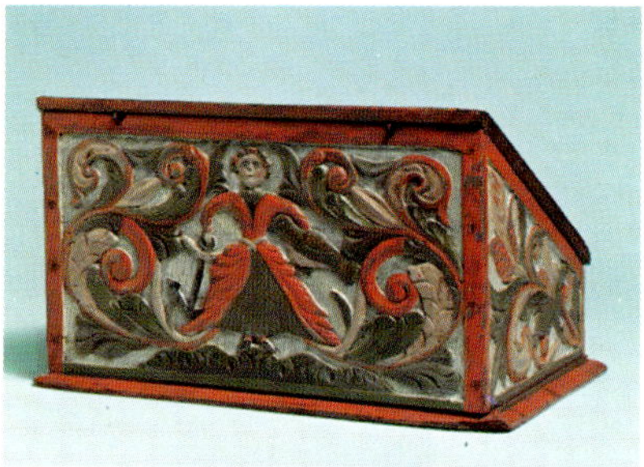

624

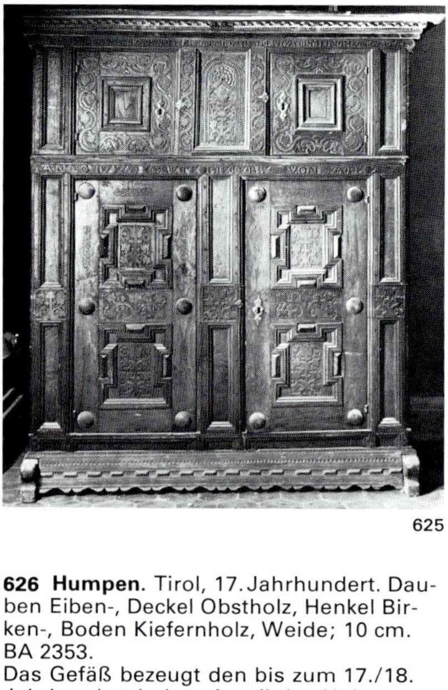

625

625 Schrank. Gegend Oldenburg, 1729. Eichenholz, beschnitzt; 205 : 161,5 : 49 cm. BA 1283.
Seit der zweiten Hälfte des 17. Jahrhunderts, verstärkt nach 1700, drang der Schrank in das Bauernhaus ein und löste die bis dahin als Verwahrmöbel benutzte Truhe ab. Die einzelnen Phasen in der Entwicklung des städtischen Schrankes werden, wenn auch mit erheblichen Abweichungen, auf dem Lande nachvollzogen. So scheint der im Umkreis von Oldenburg seit dem frühen 18. Jahrhundert bezeugte zweigeschossige Schrank, der damals einen älteren dreigeschossigen Typ ersetzte, in den bremischen Meisterrissen seit um 1670 vorweggenommen. Parallel zu der modernisierten Gestaltung wurden neue Dekorationselemente aufgenommen, wie etwa die in Flachschnitt ausgeführte, als Modeblume vor allem im 17. Jahrhundert geschätzte Tulpe (vgl. Nr. 431). D

626 Humpen. Tirol, 17. Jahrhundert. Dauben Eiben-, Deckel Obstholz, Henkel Birken-, Boden Kiefernholz, Weide; 10 cm. BA 2353.
Das Gefäß bezeugt den bis zum 17./18. Jahrhundert hohen Anteil des Holzes am Haushaltsgeschirr. Seit dem 16. Jahrhundert und zunehmend seit dem Dreißigjährigen Krieg drängten das Hafner- und Zinngießerhandwerk die aus hausgewerblicher Fertigkeit sowie aus Drechsler- und Böttcher-(Schäffler-, Büttner-)Arbeit hervorgehende Herstellung von Gefäßen zurück. Bei der Form der aus den konkurrierenden Materialien gebildeten Geschirrarten ergeben sich häufig Parallelen. So besitzt der aus Dauben zusammengesetzte, mit Weide gebundene Humpen in seiner geringen Höhe und mit der Wölbung seiner Wandung Gegenstücke in Keramik und Metall. Für kleinere Geräte verwendete man gern Reste verschiedener Holzarten. D

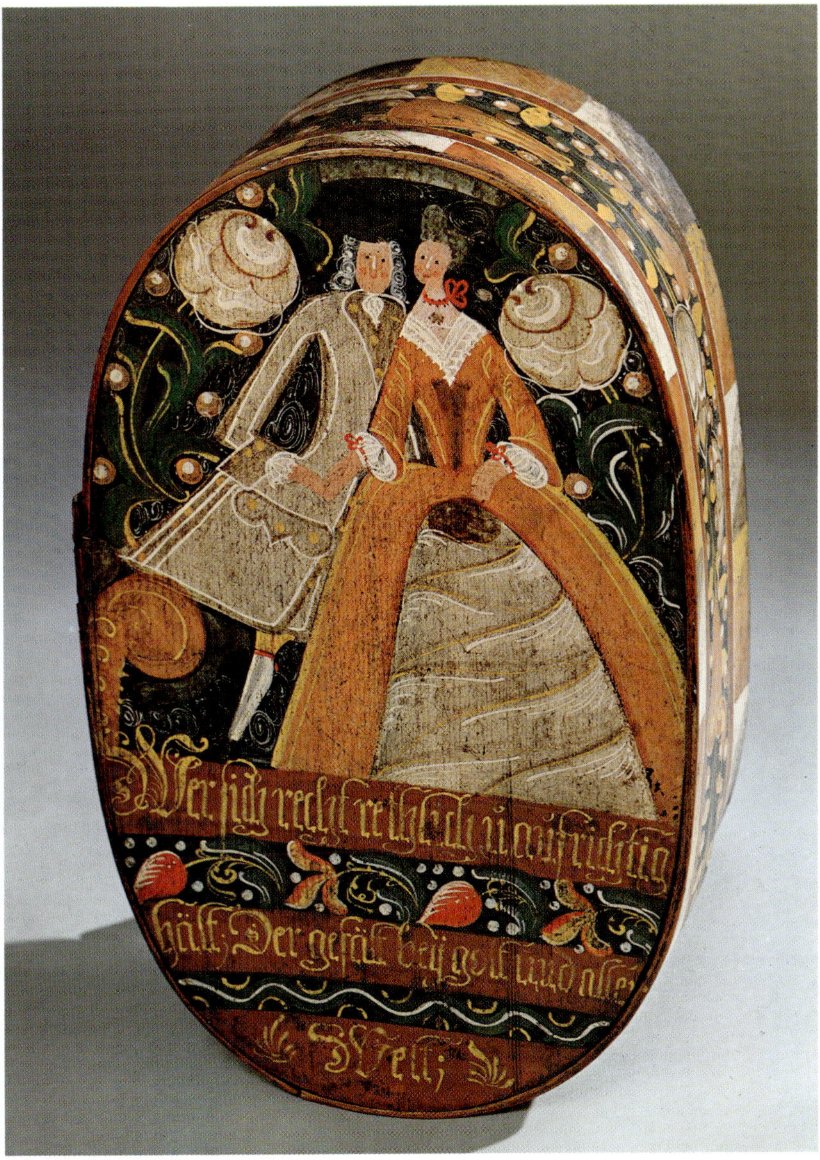

627

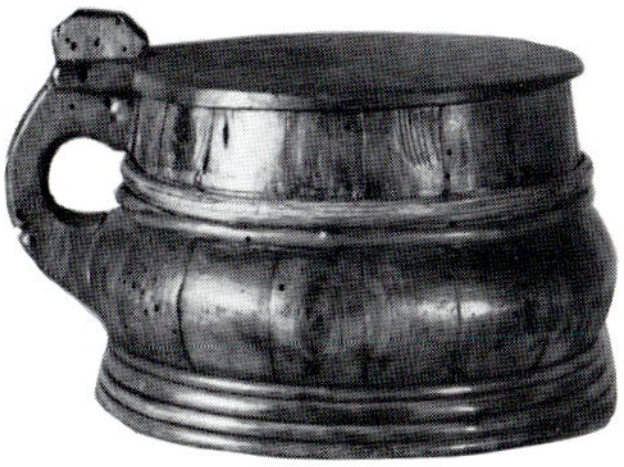

626

627 Schachtel. Thüringen, 2. Hälfte 18. Jahrhundert. Nadelholz, bemalt; 47,3 : 29 : 14 cm. Kling 3029.
Die Wandungen der seit dem 17. Jahrhundert zumeist mit ovalem Grundriß gefertigten Behälter bestehen aus gespaltenem Holz, das dafür in frischem Zustand über einem Stock gebogen wurde. Außer in Berchtesgaden, das Ulmer Vorbilder beeinflußten, dürfte die Schachtelmalerei in den Mittelgebirgen geübt worden sein. Der Dekor, z. B. ein von einem Spruch begleitetes Paar, deutet vielfach auf die Verwendung als Liebesgabe. Bis in das 19. Jahrhundert wurden Mann und Frau in modischer Kleidung, seltener in Tracht, dargeboten. Kennzeichnend ist auch, daß freie Flächen mit Rankenwerk und Blumenzweigen gefüllt wurden. Spanschachteln dienten zur Aufbewahrung von Hauben, Tüchern und Bändern. D

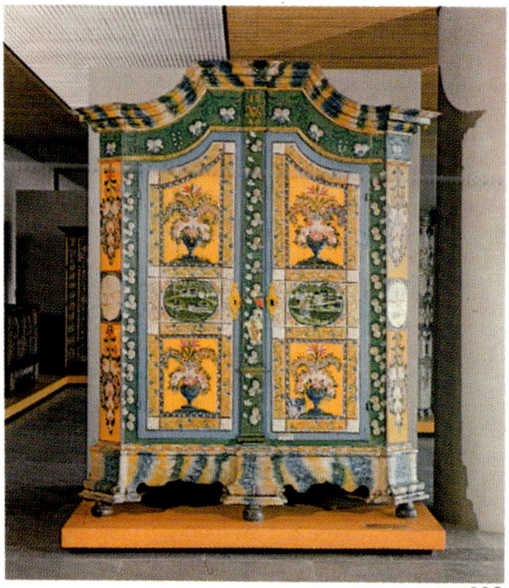

628

628 Schrank. Umkreis Linz a. d. D., um 1790; Bemalung 1840. Fichtenholz, bemalt; 217 : 152,5 : 53,5 cm. BA 1339.
Der Schrank gehört zu den Möbeln, an denen der Wandel in der ästhetischen Auffassung der Benutzer unmittelbar abzulesen ist. In seiner Anlage weist er alle Merkmale der in der Zeit des Rokoko voll entfalteten Wohnkultur im Umkreis von Linz auf. Die Sonderformen dieser Region zeigen sich an der Breite des Schrankkörpers, den reich gegliederten Gesims- und Sockelzonen, insbesondere aber an der Verwendung von Kupferstichen, die, im Zusammenhang mit der Bemalung, an einigen freigelegten Stellen sichtbar werden. Rund fünfzig Jahre später erhielt der Schrank eine neue Ausstattung mit damals in steigendem Maße benutzten Ölfarben, die ihm durch ihre Farbigkeit und einzelne Motive – z. B. die ovalen Bilder von Gebäuden –biedermeierliches Gepräge verleiht. D

629 Truhe. Umkreis Miesbach/Oberbayern, 1667. Fichtenholz, bemalt; 86,5 : 156 : 63 cm. BA 379.
Diese für Süddeutschland typische Ausprägung der Truhe mit getrennt gearbeitetem Sockel zeigt eine frühe Phase der Möbelmalerei, bei der die wenigen anfangs für die neue Zierweise benutzten Leimfarben das Holz nicht – wie zunehmend seit dem 18. Jahrhundert – völlig überziehen. Das auf der in zwei Felder aufgeteilten Frontseite erscheinende Motiv des Torbogens mit Kuppelarchitekturen weist auf intarsierte Dekorationen bei Ausstattungen des 16. Jahrhunderts zurück und macht einen Anstoß für das Aufkommen der Möbelmalerei deutlich. Sie entsprang dem Bedürfnis, sich hochschichtliche Dekorationsformen anzueignen und deren Ausführung in einfachere und preisgünstigere Techniken umzusetzen. Die farbige Behandlung bot zugleich die Möglichkeit, minderwertiges Holz zu verwenden. D

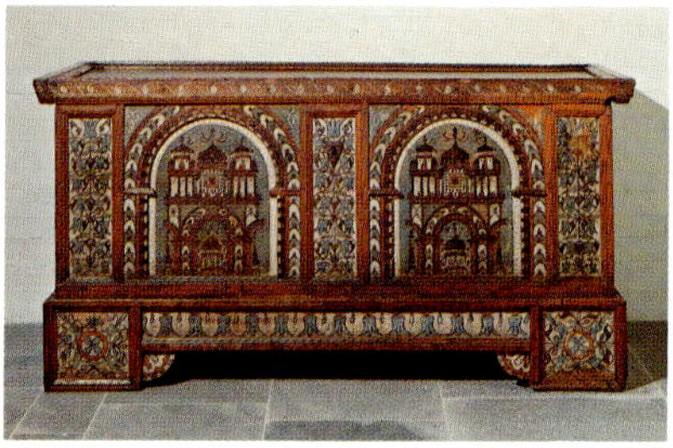

629

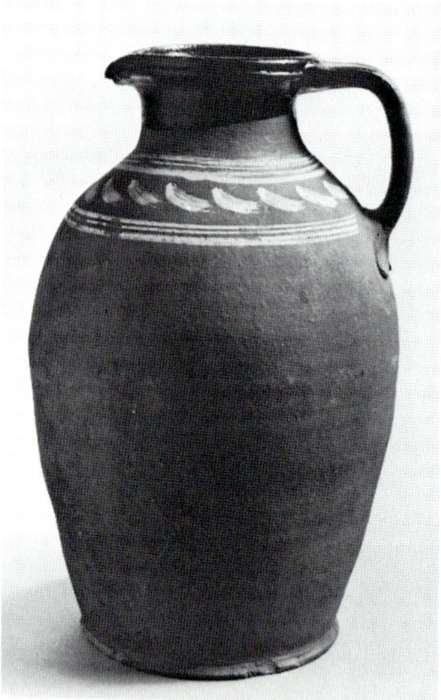

630

630 Kanne. Oberthulba, Kr. Hammelburg, 2. Hälfte 19. Jahrhundert. Hafnerkeramik; 34,5 cm. BA 2238.
Unter der von landsässigen Hafnern bei Brenntemperaturen von ca. 800 bis 900 Grad hergestellten Irdenware blieb das Geschirr aus Oberthulba bis auf die Partien um den Rand ohne Glasur; dementsprechend ist der Scherben leicht wasserdurchlässig, so daß durch Verdunsten der Flüssigkeit Kühlung des Inhalts bewirkt wird. Besonders die Trinkwasserkannen sind oft ohne Überzug, also »rauh«. Die Wandung der Kanne, deren Beschaffenheit auf eine wenig sorgsame Aufbereitung des Materials schließen läßt, zeigt auf der Schulter den charakteristischen weißen, aus Pfeifenton gefertigten Dekor, der mit dem bei Hafnern üblichen wie ein Schreibgerät benützten Malhorn aufgetragen ist. D

631 Kränchenkanne. Varel/Ostfriesland, 1847. Zinn, gegossen, graviert; Zapfhahn Messing; 38,5 cm. Kling 11857.
Zu den vor allem in ländlichen Gegenden des westlichen Niederdeutschlands verbreiteten Zinngeräten gehören mit Zapfhähnen ausgestattete Kannen, deren bauchiger, in den profilierten Deckel übergehender Körper auf drei geschweiften Füßen ruht und zwei geschwungene Griffe besitzt. Da es sich um eine Kanne für Kaffee, nicht für Tee handelt, läßt sich die Kränchenkanne, die Mitte des 18. Jahrhunderts aufkam, kaum von russischen oder japanischen Vorbildern ableiten; neuerlich ist an holländischen Ursprung gedacht worden. Die bei volkstümlichen Gefäßen als Zierat beliebte Gravierung mit Hilfe eines Stichels zeigt in einem ornamentalen Rahmen den Namen des Besitzers Gerhard Gellerman und die Jahreszahl. D

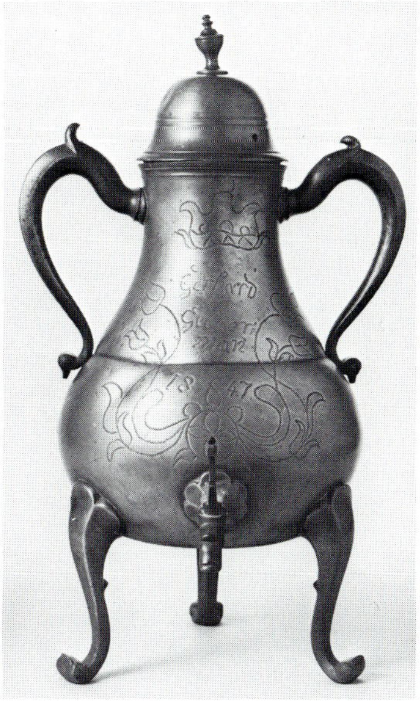

631

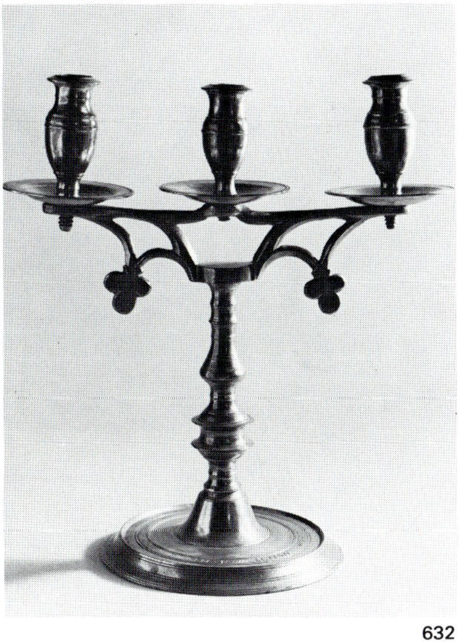

632

632 Leuchter. Bardowick, Kr. Lüneburg, 1677. Messing; 31 cm. Kling 11919.
Die Verarbeitung des Messings, einer Legierung aus Kupfer und Zinn, breitete sich von ihrem Zentrum im Maastal über Niederdeutschland aus und wurde in ländlichen Gegenden heimisch, wo sich die Gewerbe von Gelb- und Zinngießern verbanden. In Konkurrenz zu eisernen Gegenständen entstand eine Vielzahl von Geräten für Feuer und Licht. Das Verlangen nach Repräsentation und nach besseren Lichtquellen bewirkte, daß sich zweiarmige Leuchter mit zwei oder drei Tüllen auch für private Verwendung einbürgerten. Als Gerät für hochzeitlichen Brauch entwickelten sie feste Formen. Unser frühes Beispiel eines Hochzeitsleuchters besitzt als charakteristische Merkmale einen breiten, mit Namen und Jahreszahl bezeichneten Stand und auf dem Balusterschaft Arme mit Blattformen im Umriß. D

633 Schüssel. Tönisberg, Kr. Kempen-Krefeld, 1713. Hafnerkeramik; Dm. 49 cm. Kling 13829.
Seit dem 17. Jahrhundert wurden am Niederrhein große Schauschüsseln mit braunem oder weißem Anguß, einem Überzug des Scherbens mit feinbrennendem Ton, und einem mit dem Malhorn aufgetragenen meist figürlichen Dekor hergestellt. Figuren und Binnenzeichnung sind in Ritztechnik umrissen. Diese gibt der Schlickermalerei klarere Konturen, bewirkt aber zugleich, daß die Farben nicht ineinanderlaufen. Das vielverehrte Gnadenbild von Kevelaer, eines der bevorzugten religiösen Themen, wurde oft wiederholt und ist hier von der kennzeichnenden Gebetsformel »S. Maria Ora pro nobus« (nobis) begleitet. Der Aufwendigkeit des Dekors entspricht das Bestreben der Handwerker, hier des allein durch dieses Stück bezeugten W. Bosmans', ihren Namen auf der Schauseite zu nennen. D

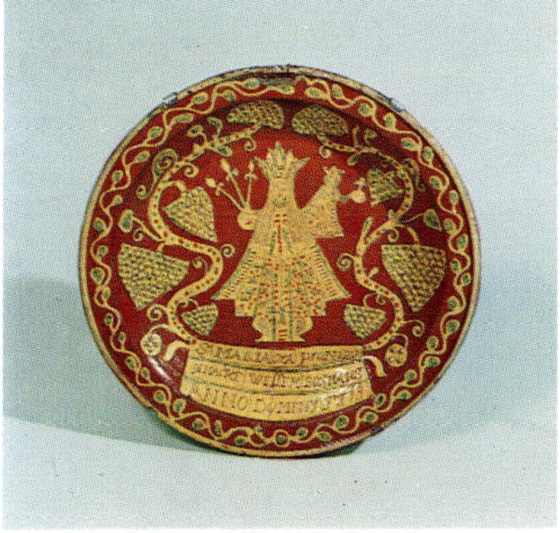

633

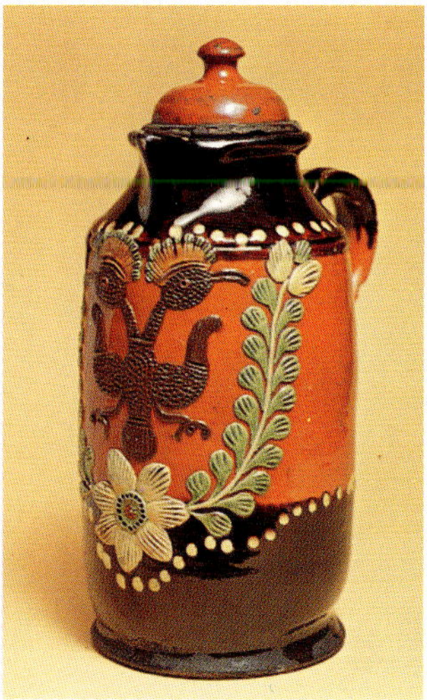

634

634 Kaffeekanne. Umkreis Marburg/Lahn, 2. Hälfte 19. Jahrhundert. Hafnerkeramik; 27 cm. BA 1005.
In der zweiten Hälfte des 18. Jahrhunderts wurde mit dem allgemeinen Wandel der Nahrungsgewohnheiten das Kaffeetrinken auch für die Dorfbevölkerung üblich und somit der traditionelle Typenvorrat der ländlichen Hafnerprodukte um die zu dem neuen Genuß benötigten Geschirrstücke erweitert. Die Formen der Kannen folgten – wenn auch mit zeitlichem Abstand – jeweils den Erzeugnissen des maßgebenden Porzellans, wobei es indessen im Zeitalter des Historismus auch auf dem Lande zu einem Nebeneinander der verschiedenen Typen kam. Besonders bei Marburg und im östlichen Oberhessen verzierte man die Kannen mit »aufgelegtem Dekor«, d. h. mit kleinen, mit Stempeln oder Griffeln modellierten Tonklumpen. In dieser Technik wurde u. a. das für volkstümliche Gestaltungen sehr geschätzte heraldische Motiv des doppelköpfigen Adlers gebildet. D

635 Schüssel. Gmunden/Oberösterreich, Mitte 19. Jahrhundert. Fayence; Dm. 46,2 cm. BA 1466.
Die sich durch einen Überzug aus Zinnglasur als Malgrund von der sogenannten Hafnerkeramik unterscheidende Fayence entstand zumeist in arbeitsteiligen Manufakturen, nur selten, wie in einzelnen Gebieten Österreichs, im Bereich des Handwerks. Die flache, zweihenkelige Schüssel in der für das 18. und beginnende 19. Jahrhundert typischen Form, zu der es nahe Parallelen in Zinn gibt, zeigt auf dem Spiegel das der sogenannten schlichten Ware Gmundens eigene gebänderte Muster, das durch die Dekorationsweise des Marmorierens angeregt sein dürfte. Die strenge Beschaffenheit und intensive Farbigkeit der mit dem Malhorn aufgetragenen Bänderung kennzeichnet die Spätphase der Gmundener Produktion. D

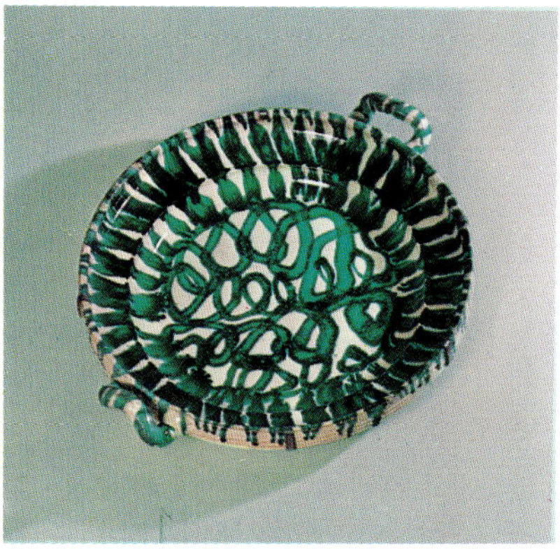

635

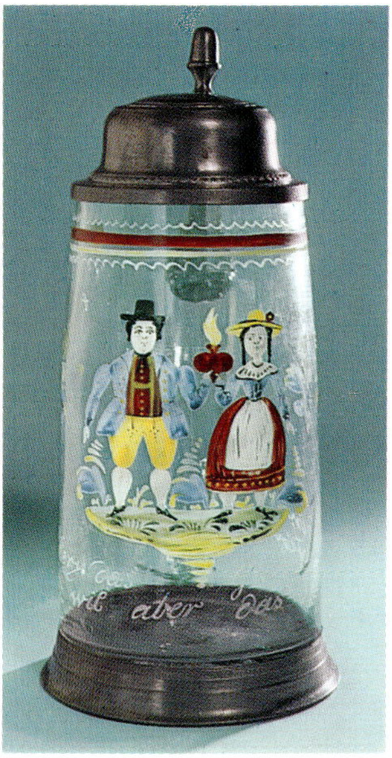

636

636 Humpen. Süddeutschland, um 1840. Glas, mit Emailmalerei; Zinnmontierung; 23 cm. Kling 11467.
Die seit dem 16. Jahrhundert bekannte Verzierung der Gläser durch aufgeschmolzene Emailmalerei mit volkstümlichen Motiven fand in Süddeutschland und Österreich eine letzte Blüte bei Humpen und Schnapsflaschen der Biedermeierzeit. Die Bilder – Paare, die ihren Bund durch Zutrinken besiegeln oder brennende Herzen in den Händen halten – kennzeichnen diese Glaswaren als Gaben der Liebe und Freundschaft, die auch der Spruch andeutet: »Mein Herz das gib ich dir, ich wil aber das dein dafir«. Die ländliche Kleidung des Paares bezeugt die Anpassung des figürlichen Dekors an den anzusprechenden Kundenkreis. D

637 Krug. Bunzlau/Schlesien, Ende 18. Jahrhundert. Hochgebrannte Irdenware; 24,5 cm. Kling 11400.
Die Erzeugnisse volkstümlicher Keramik aus Bunzlau fanden zeitweise weite Verbreitung. Die Fülle des erhaltenen Materials, namentlich des 19. Jahrhunderts, macht es wahrscheinlich, daß in benachbarten Gegenden Sachsens und der Mark Brandenburg ähnliche Geschirrsorten entstanden und Bunzlauer Braungeschirr als Gattungsbegriff für die mit der charakteristischen glänzenden Lehmglasur ausgestattete Ware zu betrachten ist. Bereits im 18. Jahrhundert einsetzende Bemühungen, die Bunzlauer Produkte marktgerecht zu machen, scheiterten zunächst. Unter dem Einfluß der bei Porzellan verwendeten Applikationen wurden damals weiße Reliefauflagen angebracht, vor allem Wappen und religiöse Symbole wie hier das Lamm Gottes. D

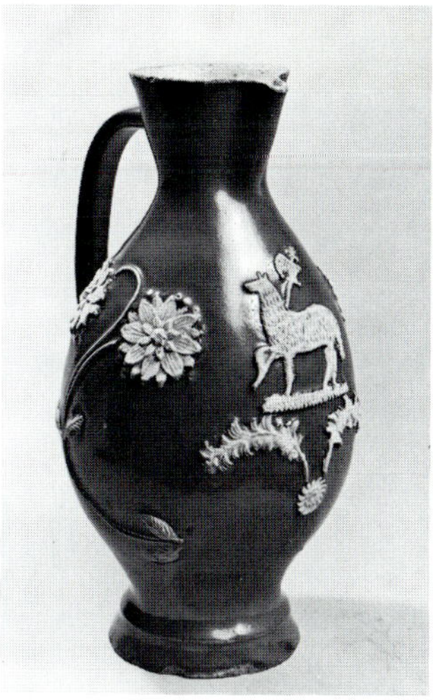

637

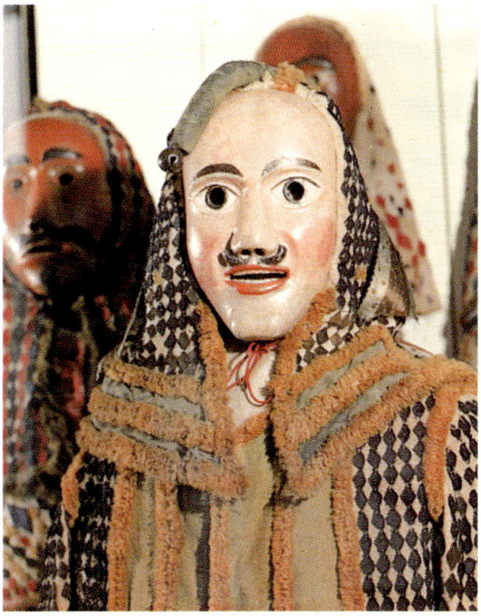

638

638 Fastnachtskleider. Altmühltal/Mittelfranken, 2. Hälfte 19. Jahrhundert. Kleider Sackleinen und Tuch; Maske Lindenholz; 172 cm. TSb 636. Leihgabe Stadt Nürnberg.
Das seit dem Spätmittelalter in allen Landschaften des deutschen Sprachgebietes als Fastnachtsverkleidung verbreitete Fleckengewand mag seiner ursprünglichen Bedeutung nach mit der Vorstellung von der mit Sünden befleckten Seele zusammenhängen. Die bei einfachen Exemplaren übliche willkürliche Zusammensetzung aus Stoffresten wurde auch in Franken im Laufe der Zeit abgelöst durch einen Anzug aus Sackleinen mit regelmäßig angeordneten, rhombisch ausgeschnittenen bunten Tuchstükken. In einzelnen Rückzugsgebieten Mittelfrankens, vor allem im Altmühltal im weiteren Umkreis von Eichstätt, gehörte zu dem mit einer Kapuze versehenen Kleid eine Scheberer genannte Holzmaske, die einer Vielzahl von Typen, darunter auch Exoten, Ausdruck verlieh. D

639 Anrichte. Westfalen, 2. Hälfte 18. Jahrhundert. Eichenholz, z. T. beschnitzt, furniert; 217 : 184,5 : 49 cm. BA 1136.
Als sich im 18. Jahrhundert als Folge günstiger Agrarkonjunkturen reicher dekoriertes Geschirr vor allem aus Keramik und Zinn ausbreitete, entwickelten sich Möbel zur Aufbewahrung und Schaustellung dieses Teils des Hausrats. Die niederdeutsche, oft Anrichte, Richtebank, Kannenstock genannte Spielart besitzt unter den bürgerlichen Möbeln kein Vorbild, sondern läßt sich wohl vom üblichen Küchenschrank, der hier eine aufwendigere Ausgestaltung erfuhr, ableiten. Besonders die als Stützen des bordartigen Aufsatzes angebrachten gedrehten Säulen, das Schnitzwerk, die mit Nußbaum furnierten, intarsiengeschmückten Felder, die Wellenprofile der Rahmen heben die Anrichten aus der Gruppe der üblichen Gebrauchsmöbel heraus. D

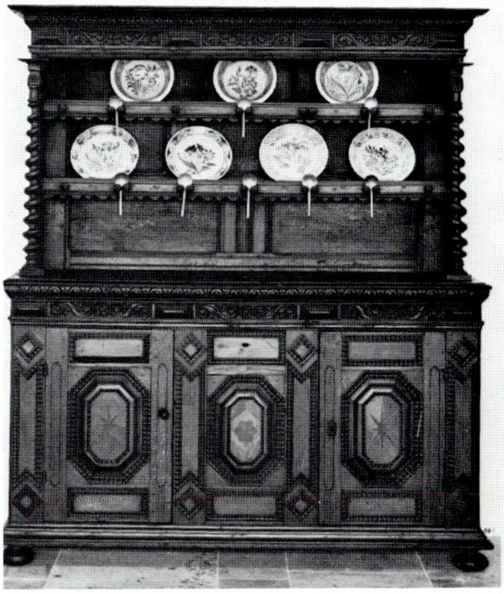

639

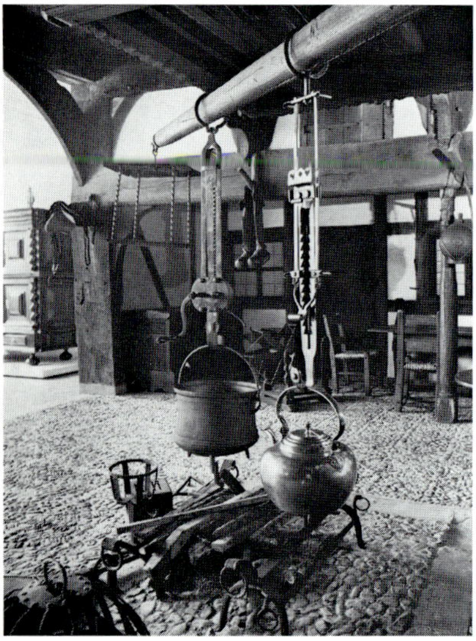

640

640 Flett eines niederdeutschen Hallenhauses (Ausschnitt). Ausstattung Kreise Diepholz/Vechta, 18. Jahrhundert.
Der Blick führt durch die Seitentür zur offenen, bodennahen Feuerstelle als dem Mittelpunkt des Herdraums, der im niederdeutschen Hallenhaus von der landwirtschaftlicher Arbeit dienenden Diele und der Stallzone nicht abgeteilt war. Diese Gegebenheiten, namentlich das Fehlen des Schornsteins, deuten auf Lebensformen, für die wirtschaftliche Vorteile, wie sie die Nutzung des Rauchs zur Konservierung der Ernte bot, gegenüber dem Wohnkomfort vorrangig waren. Bis in das 19. Jahrhundert waren die traditionellen eisernen Herdgeräte üblich: der bei der Hofübergabe als Symbol des Besitzes fungierende Kesselhaken, der Feuerbock, auf dem die Holzscheite zwecks Luftzufuhr auflagen, und die obrigkeitlich zur Sicherung des Feuers verordnete korbähnliche Stülpe. D

641 Stube. Thurgau, 1666. Kiefern- und Nußbaumholz.
Im 17. Jahrhundert erfuhren die bis dahin einfacheren Holzverkleidungen der Stuben in den Alpenländern eine reichere Durchbildung. Während nach italienischem Vorbild die Decken Kassetten erhielten, gliederten Rundbogen und Pilaster die Wandvertäfelungen architektonisch. Das für Schweizer Innenausstattungen seit dem 16. Jahrhundert charakteristische Buffet nebst einem leicht zurückgesetzten Waschkasten mit Nische für den Wasserbehälter aus Zinn wurde der Wandverkleidung einbezogen. In drei Geschossen aufgebaut, ist das Buffet, in dessen mittlerem Teil Geschirr zur Schau gestellt wird, im Knorpelstil verziert, teilweise in der damals charakteristischen aufgelegten Dekorationsweise. Bei dem Ofen befindet sich die gekachelte Sitzgelegenheit, die Kunst genannt wird. D

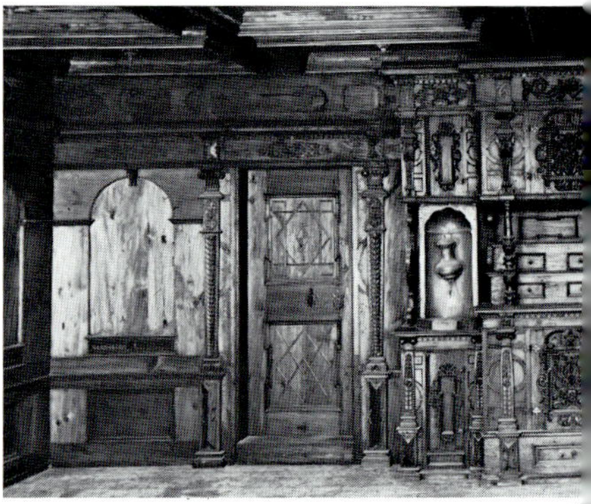

6

642 Reliquienbüste der Hl. Barbara. Mitteldeutschland oder Böhmen, 1610. Kupfer, vergoldet, und Silber; Sockel Holz; 53,5 cm. KG 798.
Für die in sehr differenzierter Form dem Anschaulich-Konkreten zugewandte Volksfrömmigkeit wurden die materiellen Überreste vom Erdenwandel der Heiligen zu einem der Kristallisationspunkte der Verehrung. Um die Heiligtümer, die den Schutz der Überwelt verhießen, angemessen darzubieten, bediente man sich seit dem Mittelalter redender Reliquiare. Ähnlich wie die Büste der Hl. Barbara durch die Attribute von Turm und Palme gekennzeichnet wird, machen diese Behältnisse den Inhalt kund und stellen ihn zur Schau. Oberhalb des Sockels sind in einer mit Glas verschlossenen ovalen Öffnung Reliquien der vor allem bei Gewitter und Feuersnot, bei Pest und Fieber, aber ebenso als Patronin einer Anzahl von Berufen bewährten Märtyrerin sichtbar. D

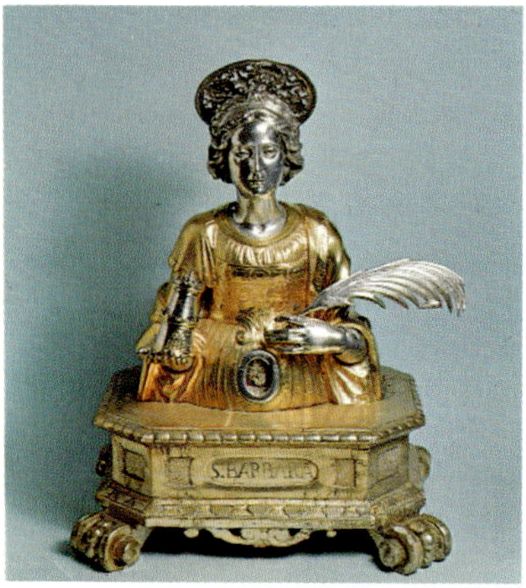

642

643 Votivbild des Stephan Praun. 1511. Paul Lautensack d. Ä.; Bamberg 1478-1558 Nürnberg. Gemälde auf Holz; 84 : 52 cm. Gm 196.
Unter den Votivtafeln, die seit dem 15. Jahrhundert Gebetserhörungen im Bild offenkundig machten, gehört die von Stephan I Praun in die Kapelle des Mendelschen Zwölfbrüderhauses in Nürnberg gestiftete zu den ältesten Zeugnissen des deutschen Sprachgebietes. Das Bild enthält alle Bestandteile solcher Votivtafeln. Die angerufene helfende Macht ist durch die auf dem Altar der Kapelle aufgestellte Tonplastik der Geburt Christi gegenwärtig. Auf den Anlaß des Verlöbnisses, die Gefährdung durch Seenot auf dem Gardasee sowie durch venezianische Söldner, deuten die Darstellung in der Mitte und die erneuerte Inschrift. Den Akt des Verlöbnisses veranschaulicht der durch Wappen gekennzeichnete Votant. D

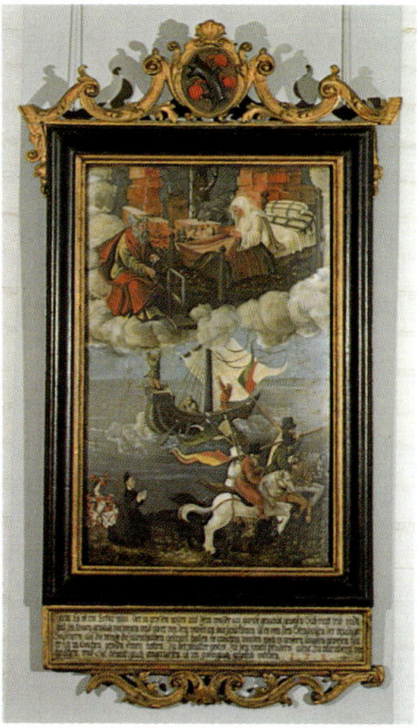

643

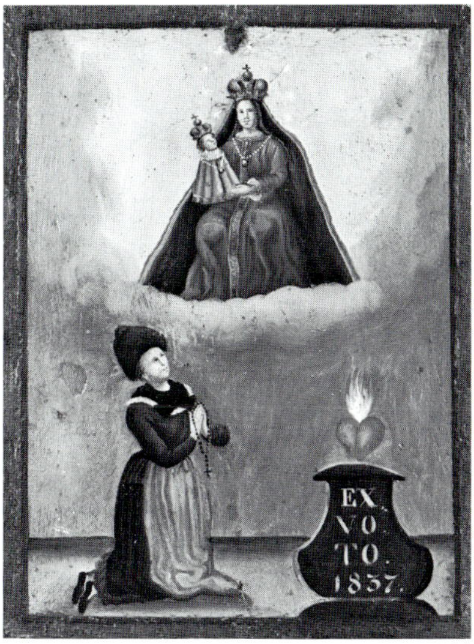

644

644 Votivbild. Heiligwasser b. Igls/Tirol, 1837. Gemälde auf Holz; 27,3 : 20,9 cm. Sammlung Richter VB 60.
Der im 19. Jahrhundert bevorzugte dreiteilige Typ des Votivbildes zeigt die Heiligengestalt, den Votanten und die lateinische Gelübdeformel »Ex voto«. Diese bezeugt, daß die Tafel aufgrund eines Versprechens angefertigt und dargebracht wurde. Die Heiligengestalt vertritt meist ein als wundertätig verehrtes Gnadenbild mit der Darstellung Gottes oder eines Heiligen, unter denen die Gottesmutter durch den Brauch, ihre Statuen zu bekleiden, eine stereotype Form erhielt. Durch wenige Kennzeichen, Lichtloch, Wolkenbank, Wolkengirlande, erscheint der Heilige als Angehöriger der Überwelt. Der Votant kniet zumeist und hält einen Rosenkranz in den betend gefalteten Händen. Die besondere Devotion gegenüber dem Gnadenbild wird hier durch das auf einem Sockel stehende brennende Herz zeichenhaft hervorgehoben. D

645 Die Darbietung von Votiv- und Weihegaben, 1483. Hans Mair von Landshut; Freising (?) um 1450 – nach 1514 Landshut (?). Gemälde auf Holz; 158 : 137 cm. Gm 898. Leihgabe B. Staatsgemäldesammlungen.
Das Gemälde aus Kloster Neustift in Freising gehört zu den frühen Bildquellen für die Darbringung von Votiv- und Weihegaben. Es zeigt die der Legende nach im Kloster Neustift als Glaubensboten und Einsiedler lebenden Wandermönche Anianus und Marinus. Ihnen naht sich eine Schar von Gläubigen, um sie zu verehren oder ihre Hilfe zu suchen. Hinweise auf spezielle Anliegen sind die Votivgaben, die zeichenhaft auf Notlagen, wie Erkrankungen, hindeuten; so bringt der an einem Augenleiden Erkrankte ein Augenpaar dar. Gemäß einer dem 15. und 16. Jahrhundert geläufigen Bildformel hängen an einer Stange weitere Votivgaben, die nach einer lange nachwirkenden mittelalterlichen Gepflogenheit überwiegend aus Wachs geformt sind. D

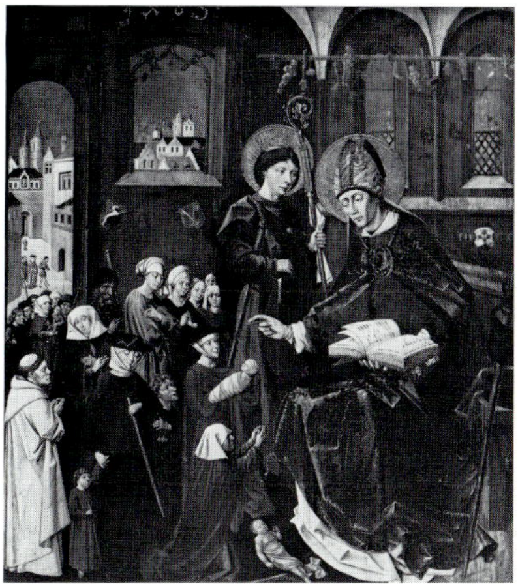

645

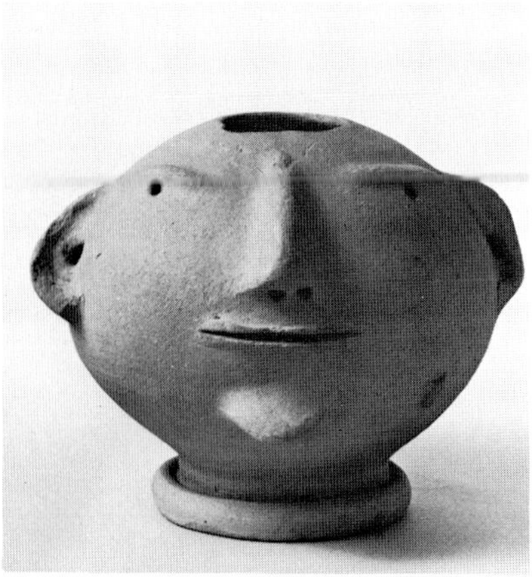
646

646 Votivgabe: Kopfurne. Niederbayern, 19. Jahrhundert. Irdenware; 10,5 cm. Sammlung Richter VGT 5.
Wie die Votivbilder war auch das Brauchtum um die Votivgaben dem Wallfahrtswesen verbunden. Mannigfach wurden Gegenstände aus der Umwelt des Menschen sowie Körperteile und -organe, die dem Schutz und der Hilfe der Heiligen empfohlen werden sollten, nachgebildet und an den Altären niedergelegt. Neben diesen unmittelbar auf den Anlaß der Votation verweisenden, universal verbreiteten Weihegaben gibt es solche, die in ihrer traditionellen Prägung das Anliegen verschlüsselt ausdrücken. Dazu gehören die vor allem im südöstlichen Bayern und im Innviertel vorkommenden Tongefäße mit als Gesichter geformten Wandungen. Mit Getreide gefüllt, sollten sie als Opfergaben eine glückliche Ehe, Fruchtbarkeit, Befreiung von Kopfschmerzen bewirken.
D

647 Votivgabe: Pferd. Oberbayern, 1779. Silber, gepreßt; auf schwarzen Samt montiert; 30,3 : 27,3 cm. Sammlung Richter VGS 6.
Silber ist erst im 17./18. Jahrhundert als Material für Votivgaben zu den traditionell üblichen, vor allem Wachs und Holz, hinzugekommen. Wie hier an den, allerdings nicht identifizierten, Marken erkennbar, entstanden Silbervotive häufig in den Werkstätten der Goldschmiede. Wegen der besseren Wirkung wurden Einzelteile, wie hier das Pferd und das mit einem Monogramm des Votanten und der Jahreszahl versehene Ex-Voto-Schild, auf schwarzen Grund montiert und häufig zu einer den Votivbildern entsprechenden Aussage gruppiert. D

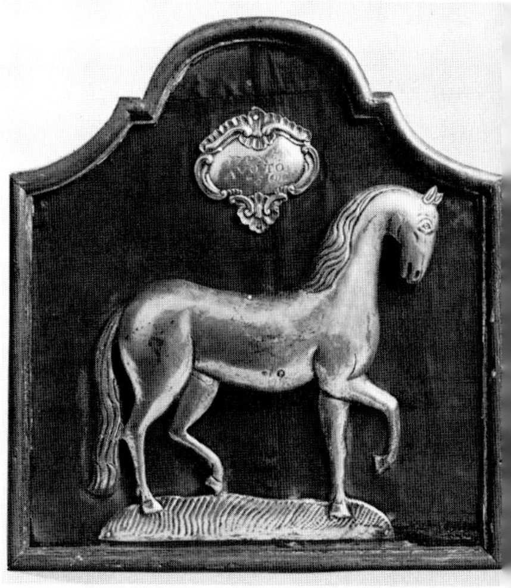
64

648 Votivbild. Wallfahrtskirche Sammarei, Gem. Wolfachau, Kr. Passau, 1866. Öl auf Holz; 23,4 : 29,5 cm. Sammlung Richter VB 39.
Auf Votivbildern bezeichnen gelegentlich Wiedergaben von Körperteilen oder Organen, die sich in ihrer Form eng an entsprechende Votivgaben anlehnen, den Votationsgrund. So ist hier eine Augenerkrankung durch das in der Bildmitte auf schwarzen Samtgrund montierte Silbervotiv kenntlich gemacht. Solche Bilder dokumentieren das aus den Mirakelbüchern mit ihren Aufzeichnungen der Gnadenerweise an Wallfahrtsorten bekannte Verfahren, durch Opfergaben den Schutz des Heiligen in speziellen Anliegen zu erflehen und später die erfolgte Rettung durch die Darbringung einer gemalten Tafel zum Ruhme des Heiligen und des Wallfahrtsortes bekanntzugeben. Die Bilder können auch für die Medizingeschichte aufschlußreich sein. D

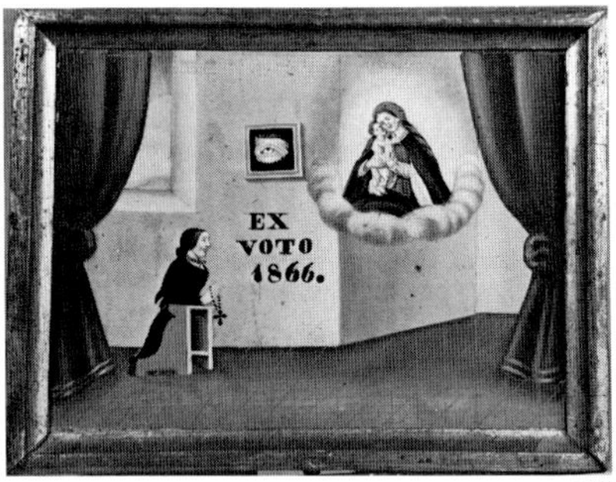

648

649 Votivbild. Wallfahrtskirche Frauentödling, Gem. Egglham, Kr. Rottal-Inn/ Niederbayern. 1830. Tempera auf Holz; 31,5 : 24,7 cm. Sammlung Richter VB 57. Durch Besonderheiten in der Gestaltung lassen sich aus der Vielfalt der zumeist anonymen Produktion von Votivtafeln einzelne Gruppen zusammenstellen, so das Werk eines in der Sammlung durch mehrere Beispiele vertretenen, unbekannten Meisters zwischen Rott und Vils. Der Maler wies hier auf den Votationsanlaß durch die Darstellung der ärztlichen Fürsorge um das am Fuße verletzte Kind und zeigte damit an, daß die dem Menschen gegebenen Möglichkeiten des Heilens durch die Votanten ausgeschöpft wurden. Die Anrufung der Gottesmutter und ihre Hilfe fanden in der Inschrift mit ihren formelhaften, den Akt des Sich-Verlobens kennzeichnenden Wendungen und durch die von Maria zu dem Kinde hinführenden Strahlen ihren Ausdruck. D

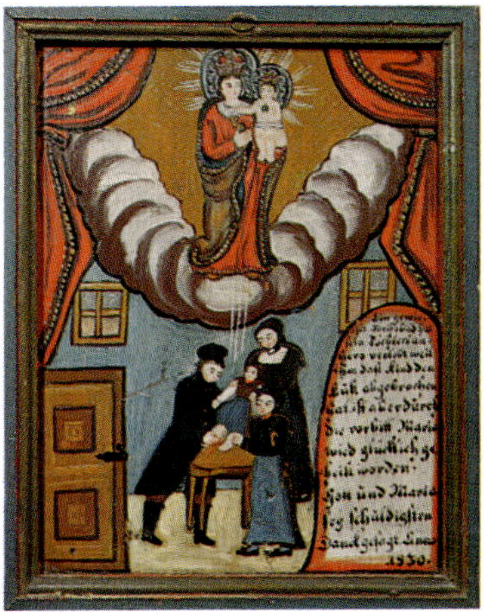

649

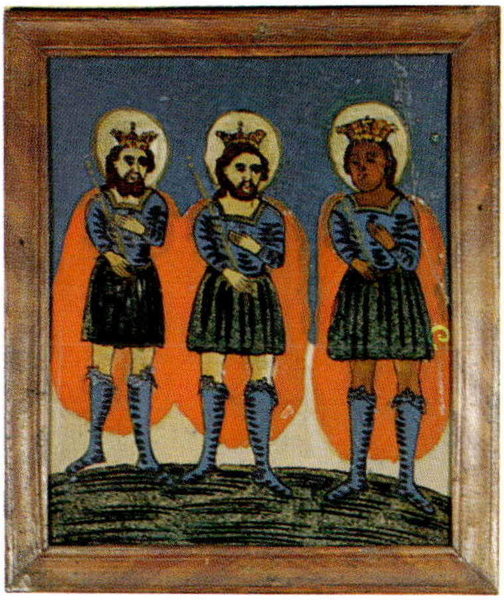

650

650 Die Hll. Drei Könige. Raimundsreut, Gem. Schönbrunn, Kr. Freyung-Grafenau. Hinterglasmalerei; 42 : 36 cm. BA 1895. Hinterglasmalereien waren in vielen Gegenden wesentliche Bestandteile des religiösen Wandschmucks. Auf die Rückseite eines mundgeblasenen Tafelglases wurden die Darstellungen in umgekehrter Folge wie bei der Malerei üblich, nämlich mit dem deckenden Hintergrund als Abschluß, aufgetragen. Weil ihre Produktion für den überregionalen Markt bestimmt war, konzentrierten sich die besonders im Umkreis von Glashütten tätigen Erzeuger auf die allgemein bekannten Themen volkstümlicher Religiosität. Hier erscheinen die mit einer Vielzahl von Patronaten ausgestatteten Hll. Drei Weisen als drei frontal nebeneinandergestellte Könige, eine Darbietung, die den Tendenzen der Hinterglasmalerei zur Schematisierung und Unräumlichkeit entspricht. D

651 Votivbild. Wallfahrtskirche Weihenlinden, Gem. Bruckmühl, Kr. Rosenheim, 1756. Kasein-Tempera auf Holz; 35 : 25,9 cm. Sammlung Richter VB 1.
In ihren Darstellungen Gottes und der Heiligen sind die Votivtafeln vielfach Quellen für die Erkenntnis der volkstümlichen religiösen Bilderwelt, die nicht immer mit der kirchlich-offiziell geförderten übereinstimmt. So ist die Veranschaulichung der Hl. Dreifaltigkeit durch drei gleichgeformte Gestalten auf der Tafel zwar durch eine entsprechende Figuration am barocken Hochaltar ihres Bezugsortes mit seinen drei mächtigen, die Trinität verkörpernden Skulpturen motiviert, doch hatte gegenüber dieser in das frühe Mittelalter zurückreichenden Deutung nun die neue Bilderfindung des Gnadenstuhls stärkere Geltung erlangt. Dazu warnte Papst Benedikt XIV. in einem Breve von 1745 davor, die Trinität als drei gleichgekleidete Männer darzustellen. D

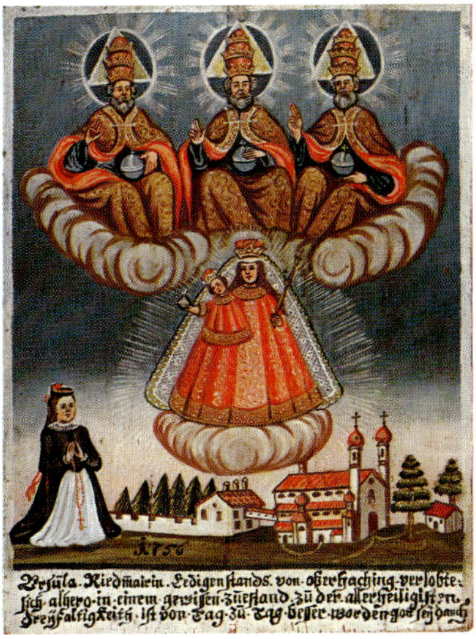

651

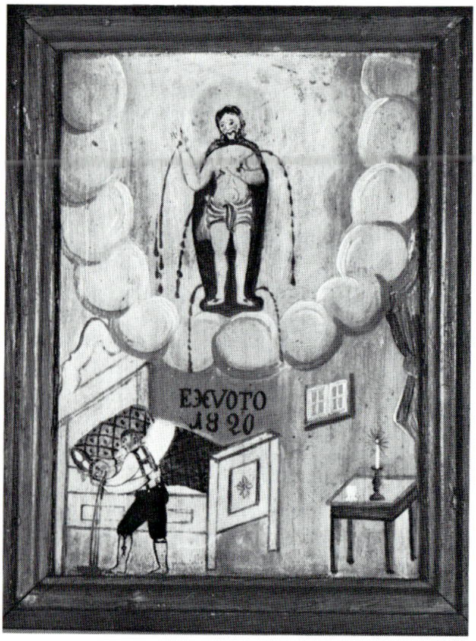

652

652 Votivbild. Hl.-Blut-Kapelle Eitting, Gem. Dietersburg, Kr. Rottal-Inn/Niederbayern, 1820. Tempera auf Holz; 27,4 : 21,3 cm. Sammlung Richter VB 15.
Das Christusbild der volkstümlichen Devotion, wie es sich in den Votivbildern spiegelt, erwuchs aus den Berichten der Bibel, aus Liturgie und privaten Offenbarungen und wurde von den verschiedenen Phasen der Frömmigkeitsgeschichte geformt. Die besondere Verehrung des Heilands der Passion fand eines ihrer Themen im Kult der fünf Wunden, auf die wiederum die umfassende Figuration der Leidenswerkzeuge des Herrn hindeutet, seine heilswirkenden »Waffen« als Gegenstand der Passionsmeditation. Den Wunden widmen sich Andachten, aber auch Bilder, auf denen Christus als Brunnenfigur sein Blut vergießt. Über das Motiv »Christus als Lebensbrunnen« bezieht das Votivbild die Krankheit des von einem Blutsturz getroffenen Votanten auf die Schmerzen des Herrn. D

653 Weihnachtskrippe. Tirol, 2. Hälfte 18. bis Anfang 19. Jahrhundert. Wachs und Holz. KG 1178.
An der Entwicklung der Weihnachtskrippe, die im 16. Jahrhundert volkstümlich wurde, haben Andachtsübungen, Brauchtumsspiele und Darstellungen der Geburt Christi in Malerei und Plastik Anteil. Im 18. und frühen 19. Jahrhundert entstanden in Tirol die »gekleideten« Krippen, für deren Ausstattung die Fertigkeiten des Wachsbossierers und des Holzschnitzers ebenso wirksam wurden wie das Geschick von Laien beim Bekleiden der Figuren mit Stoffresten. Um die zentralen Gestalten des Festes gruppierte volkstümliche Erzählfreude die Verkündigung an die Hirten und die Anbetung durch die Könige, aber auch andere biblische Szenen wie die Hochzeit zu Kana, deren Figurinen das Geschehen in der Umwelt des Betrachters heimisch werden ließen.
D

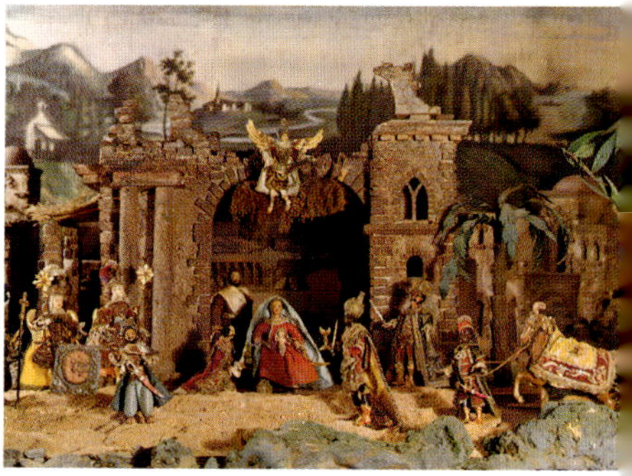

653

654 Votivbild. Umkreis Mühldorf/Oberbayern, 1820. Eitempera auf Holz, Marmorierung; 30,6 : 29,9 cm. Sammlung Richter VB 142.
Wallfahrtsbrauch und Votivwesen zeigen vielfach an, daß im Unterschied zu Christus und Maria, die als Universalpatrone angerufen wurden, die volkstümlichen Heiligen auf bestimmte Anlässe spezialisiert waren. Diese Sonderpatronate hängen häufig mit der jeweiligen Legende zusammen und können im Attribut des Heiligen ihren sinnfälligen Ausdruck finden. Der vor allem im fränkisch-alemannischen Raum als Viehpatron verehrte Hl. Wendelin wird durch Tasche und Hirtenstab gekennzeichnet. Beim Hl. Abt Leonhard weist die Kette auf seine ältere Zuständigkeit als Helfer der Gefangenen; seine für den bäuerlichen Lebenskreis wichtige Rolle als Schutzherr über das Vieh erhielt Leonhard erst später durch Patronatserweiterung. D

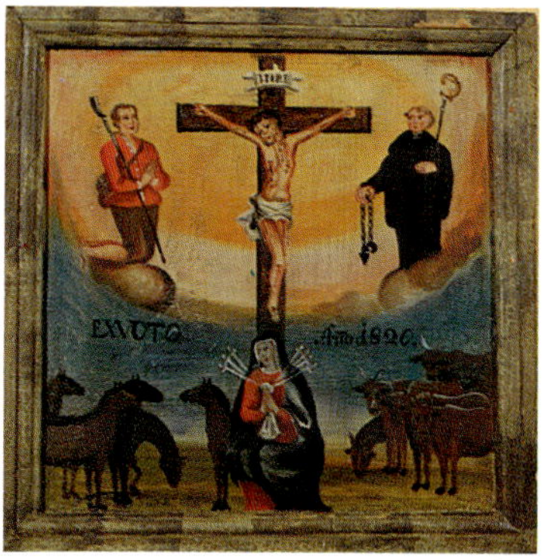

654

Bei der Gründung des Germanischen Nationalmuseums im Jahre 1852 wurde ein Archiv ins Leben gerufen, das die Aufgabe hatte, »archivalische Schätze, die verlorenzugehen oder dem allgemeinen Gebrauch entzogen zu werden drohten«, für die historische Forschung zu sammeln und zu erhalten. Der Verlust von Archivalien war damals besonders akut, zumal mit der Aufhebung des Heiligen Römischen Reiches, der Ablösung der Grundherrschaft und der Liquidierung des Lehenwesens viele Archivalien ihre rechtliche Bedeutung verloren hatten, häufig an Sammler verschenkt oder verkauft oder gar in den Papiermühlen oder unter dem Hammer der Schwabacher Goldschläger vernichtet wurden.

Neben dem Historischen Archiv besteht als Sonderabteilung das 1964 gegründete Archiv für Bildende Kunst. Es hat die Aufgabe, Nachlässe und Autographen von Malern, Bildhauern, Architekten, Kunsthandwerkern, Kunstgelehrten, Kunstsammlern sowie von Organisationen und Institutionen der bildenden Kunst, soweit sie im deutschen Sprachgebiet gelebt bzw. gewirkt haben, zu sammeln, zu inventarisieren und der kunstgeschichtlichen Forschung zur Verfügung zu stellen. Dabei wird alles schriftliche Quellenmaterial einbezogen, das die Geschichte der bildenden Kunst dokumentiert, vor allem Korrespondenzen, Tagebücher, Dokumente über persönliche Verhältnisse, Beruf und Werk.

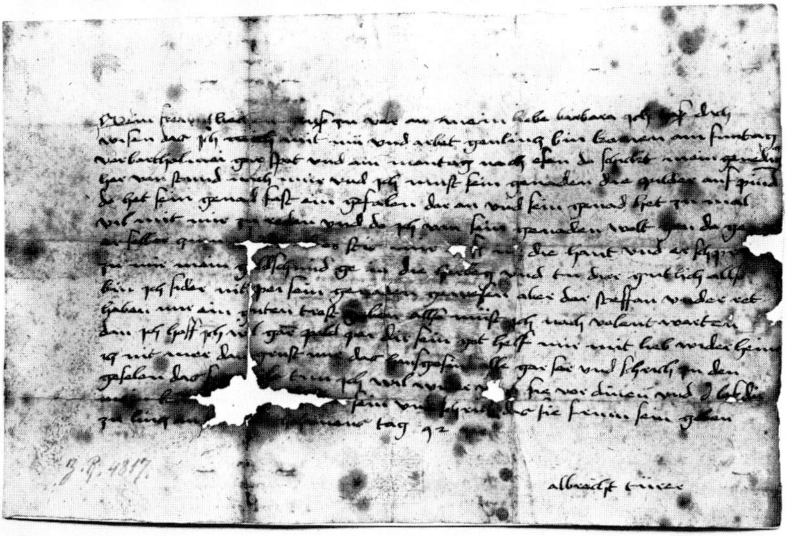

Brief Albrecht Dürers d. Ä. an seine Frau Barbara vom Hof Kaiser Friedrichs III. in Linz am 24. August 1492

Damals gelangten zahlreiche wertvolle Urkunden aus dem privaten, dem kommunalen und dem staatlichen Bereich in das Museum, die zumeist aus einem zum Teil nicht mehr fetstellbaren Registraturzusammenhang herausgelöst worden waren. Dazu kamen ganze Archive, vor allem Adelsarchive, hauptsächlich aus dem Nürnberger Raum, darunter die Familien- und Herrschaftsarchive der Behaim, Kreß von Kressenstein, Imhoff und Loeffelholz. Aus Südtirol stammt das große Adelsarchiv der Wolkenstein zu Rodenegg mit wichtigen kunst- und kulturgeschichtlichen Quellen.

Heute umfaßt das Historische Archiv etwa 500 Regalmeter an Archivalien, darunter etwa 15 000 Pergamenturkunden vom 10. bis zum 20. Jahrhundert und eine umfangreiche Siegelsammlung mit etwa 16 000 Stück.

Das Archiv verwaltet heute über 1000 Nachlässe und Nachlaßteile, wobei zahlreiche berühmte Namen vertreten sind wie etwa Lovis Corinth, Otto Dix, Karl Hartung, Erich Heckel, Karl Hofer, Franz Marc, Gerhard Marcks, Ernst May und Max Raphael.

Das Bibliotheksgut, das in den Museumsräumen ausgestellt ist, könnte den Eindruck erwecken, die Bibliothek bestehe ausschließlich aus Kostbarkeiten wie Frühdrucken, illustrierten Büchern oder künstlerisch wertvollen Einbänden. Diese besitzt sie zwar mit fast 1000 Inkunabeln, 3000 Drucken des 16. Jahrhunderts und 3000 Handschriften in erfreulich reichlichem Maße, doch hat sie darüber hinaus eine Doppelfunktion, da sie auch die wissenschaftliche Literatur für alle Sammlungsgebiete des Museums erwirbt, wobei sie durch die Neuerscheinungen der internationalen Buchproduktion ständig ergänzt wird. Diese charakteristische Zweigleisigkeit besaß schon die Bibliothek des Freiherrn von und zu Aufseß, die mit rund 7000 Bänden den Grundstock für die Museumsbibliothek bildete. Inzwischen ist sie auf nahezu eine halbe Million Bände gewachsen und rangiert damit nächst der Bibliothek des Deutschen Museums in München umfangmäßig an zweiter Stelle unter den deutschen Museumsbibliotheken.

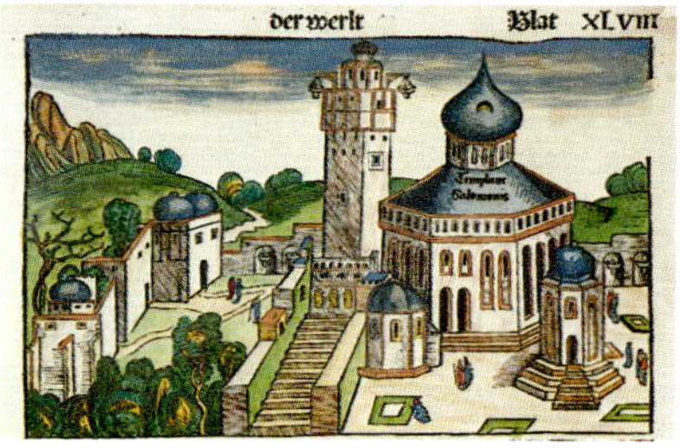

H. Schedel, Weltchronik 1493, Blatt 48ʳ

Die Bibliothek des Germanischen Nationalmuseums ist heute eine wissenschaftliche Spezialbibliothek für Kunst- und Kulturgeschichte der deutschen Sprachgebiete einschließlich der Sprachinseln und der ehemals deutschsprachigen Regionen. Der Begriff Kulturgeschichte ist hauptsächlich auf Realien bezogen, für Sprache und Brauchtum werden nur Nachschlagewerke erworben. Kulturgeschichte impliziert danach die Sachgüter der Volkskunde, die Orts- und Landesgeschichte sowie die historischen Hilfswissenschaften, wobei Genealogie und Heraldik besonders gut vertreten sind.

Der Lesesaal, der nach dem Erwerb einer Leserkarte gegen Vorlage des Personalausweises uneingeschränkt für jedermann zugänglich ist, bietet jedoch inhaltlich weit mehr. Er enthält im Grundgeschoß nicht nur die mehrbändigen Hauptwerke der Kunstgeschichte, sondern darüber hinaus gut sortierte Abteilungen derjenigen geisteswissenschaftlichen Disziplinen, die für kulturgeschichtliche Studien benötigt werden, also Literaturwissenschaft, Geographie, Musikwissenschaft, Theologie, Ikonographie, Geschichte des Buchwesens und – lokal bedingt – eine Sparte Norica.

Selbstverständlich sind einige Universallexika aufgestellt vom 18. Jahrhundert bis zu den aktuellen Editionen von Brockhaus und Meyer. Unter den biographischen Nachschlagewerken bilden die Künstlerlexika eine eigene Rubrik. Besonders informativ ist die Auslage der Zeitschriften, denn von den 1400 laufend gehaltenen Periodica, über deren Auflistung ein Ständer mit den fachlich gegliederten Titeln Auskunft gibt, ist von rund 250 Titeln jeweils das neueste Heft zur Einsicht ausgelegt. Auch die Bereitstellung der Kataloge von laufenden Ausstellungen wird viele Leser interessieren.

Auf der Galerie des Lesesaals finden sich Haupt- und Nachschlagewerke zur Erforschung des Kunsthandwerks – nach Materialien gegliedert – weiterhin zusammenfassende Darstellungen zu den Fachgebieten Frühgeschichte, Architektur, Plastik, Malerei, Glasmalerei sowie zur Geschichte und Kulturgeschichte im engeren Sinne des Wortes. Außerdem stehen auf der Galerie sämtliche Kunstinventarbände des In- und angrenzenden Auslandes.

Noch mehr Möglichkeiten zur Orientierung in einem geisteswissenschaftlichen Fach bietet mit seiner umfangreichen Handbibliothek der Katalogsaal, der sich an den Lesesaal anschließt und in dem ständig ein Bibliothekar zur Auskunft für den Benutzer zur Verfügung steht. Hier gibt es nicht nur den alphabetischen Hauptkatalog, der jedes in der Bibliothek vorhandene Buch nach seinem Verfasser oder – bei anonymen Veröffentlichungen – nach seinem Ordnungswort in einem einzigen Alphabet nachweist, sondern auch zwei Sachkataloge. Diese helfen dem Benutzer, Literatur über ein bestimmtes Gebiet zu finden, wenn ihm keine Autoren bekannt sind. Da die Sachkataloge systematisch angelegt sind, existiert ein alphabetisches Schlagwortregister, damit man sich für sehr spezielle Fragen leichter und schneller in den Sachkatalogen zurechtfinden kann. – Außerdem helfen die Deutsche Nationalbibliographie, der Katalog der British Library, Zeitschriftenregister und ältere Allgemeinbibliographien bei der Identifizierung von Büchern. Darüber

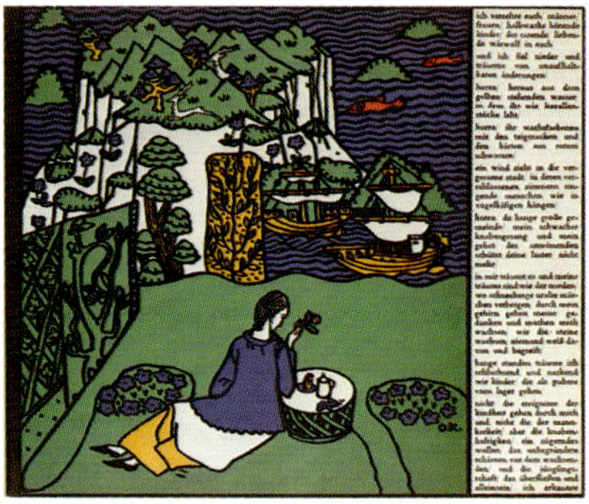

Oskar Kokoschka, Die träumenden Knaben, 1908

hinaus dienen für Literaturzusammenstellungen – auch über die Bestände der Bibliothek hinausgehend – eine Fülle von Spezialbibliographien.

Da die Bibliothek nicht ausleiht, also alle Bücher und Zeitschriften nur im Lesesaal eingesehen werden können, besteht die Möglichkeit, sich Fotokopien oder Mikrofilme gegen Gebühr anfertigen zu lassen. Für wissenschaftliche Forschungszwecke kann der Benutzer auch mit den Zimelien der Museumsbibliothek arbeiten, dazu gehören nicht nur die oben erwähnten Frühdrucke, sondern auch die zahlreichen illustrierten Werke späterer Zeit, die sich auf die Gebiete Architektur, Malerei, Ornamentvorlagen, Trachten- und Kostümkunde, Botanik, Zoologie, Topographie u.a. erstrecken. Gut vertreten ist auch die deutsche Literatur in älteren Ausgaben, und auch Atlanten des 18. und 19. Jahrhunderts, die Musikinstrumentenkunde und fast komplett die Literatur über Albrecht Dürer, für die obendrein ein Spezialkatalog geführt wird.

Elisabeth Rücker

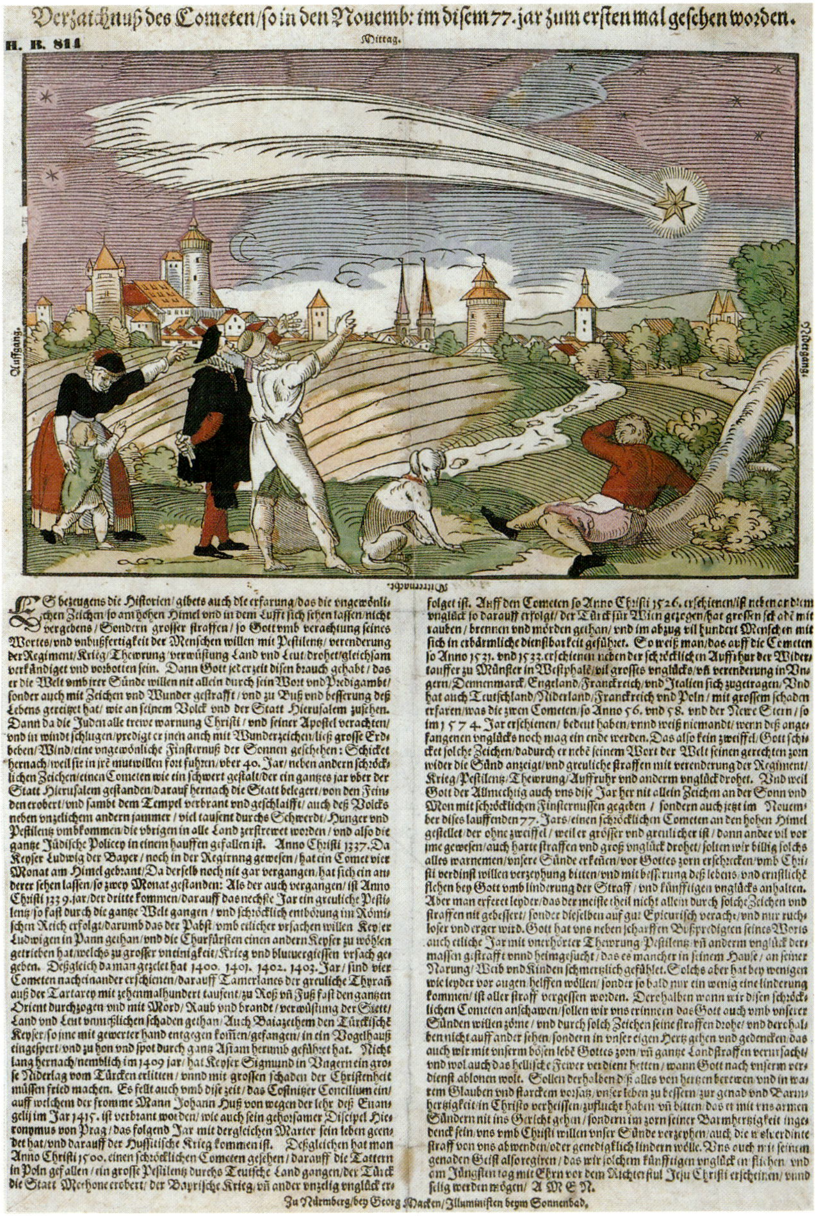
Verzaichnuß des Cometen/so in den Nouemb: im disem 77. jar zum ersten mal gesehen worden.
H. B. 811
Mittag.
Auffgang.
Nidergang.
Mitternacht.
Zu Nürnberg/bey Georg Macken/Illuministen beym Sonnenbad.

Ein Komet über Nürnberg, 1577, Holzschnitt

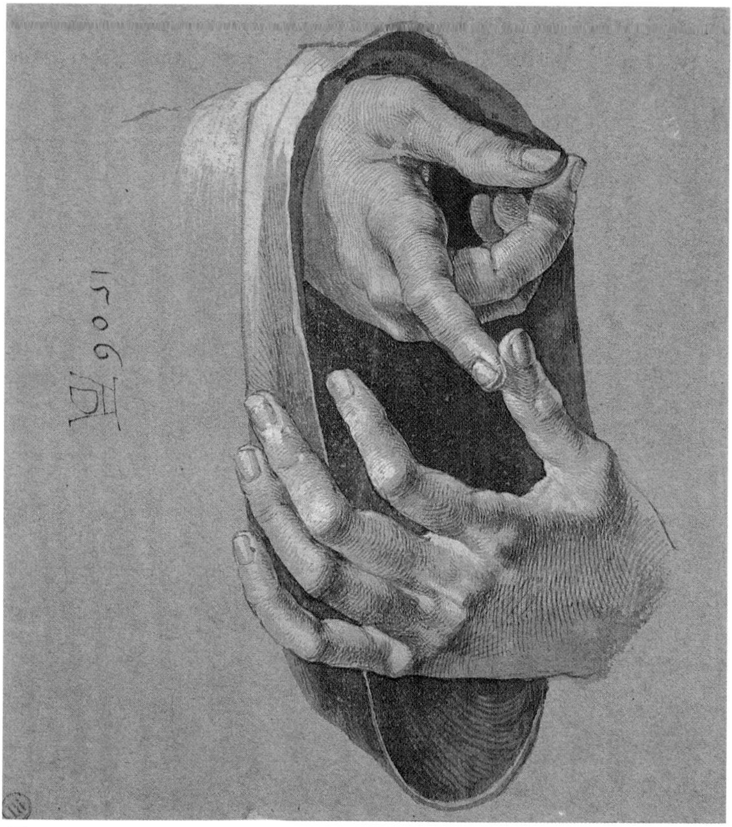

Albrecht Dürer, Die Hände des zwölfjährigen Christus

Der Gesamtbestand des Kupferstichkabinetts umfaßt ca. 300000 Blätter, die chronologisch nach Techniken, Schulen und Künstlern oder nach Sachgebieten geordnet sind. Alphabetische Karteien geben Auskunft über die vertretenen Künstler und die Zahl ihrer Werke, über die durch Porträts erfaßten Personen und über die Örtlichkeiten, von denen Ansichten vorliegen. Eine in steter Erweiterung begriffene Schlagwortkartei ist bei der thematischen Aufschlüsselung der übrigen Bestände behilflich. Durch gedruckte Kataloge von 1968/69 sind die Handzeichnungen bis zur Mitte des 16. Jahrhunderts und die des 18. Jahrhunderts wissenschaftlich erschlossen. Der Besucher kann sich im Studienraum die ihn interessierenden Blätter vorlegen lassen. Wechselausstellungen aus eigenem Besitz, zu denen Informationsschriften ausliegen, finden in ca. viermonatlichem Turnus im Obergeschoß des Galeriebaus statt. Außerdem sind Einzelobjekte im Rahmen des allgemeinen Museumsrundgangs an geeigneter Stelle eingefügt. – Die einzigartige Stellung des Kupferstichkabinetts beruht in erster Linie auf seinen reichhaltigen kulturgeschichtlichen Sammlungen, aber auch die übrigen Abteilungen haben zu seinem Rang beigetragen. Neben etwa 430 vorwiegend mittelalterlichen Einzelminiaturen bewahrt die Handzeichnungsabteilung Werke der namhaftesten Meister von der Wende zur Neuzeit bis zum Expressionismus auf. Außer 25 Zeichnungen (einschließlich Deposita) von Albrecht Dürer, dessen druckgraphisches Oeuvre fast vollständig vorhanden ist, sind Israhel van Meckenem, Wolf Huber, Lucas Cranach, Hans Leu d. J., Jörg Breu, Peter Vischer d. J. und Wenzel Jamnitzer, um nur einige Namen zu nennen, mit Arbeiten vertreten. Aus dem 18. Jahrhundert sind 22 Entwürfe des Rokokobildhauers Ignaz Günther und aus dem 19. Jahrhundert Zeichnungen und Aquarelle von Caspar David Friedrich, Ferdinand und Friedrich Olivier, Joseph Anton Koch, Wilhelm von Kobell, Ludwig Richter, Rudolf von Alt und Adolf Menzel hervorzuheben. Das 20. Jahrhundert ist wie bei der Druckgraphik nur exemplarisch belegt. Die Holzschnittabteilung wird durch eine Sammlung frühester Einblattdrucke (168 Stück), z. T. Unica, eingeleitet. Auch die Frühzeit des deutschen Kupferstichs und der Radierung ist ausgezeichnet zu studieren. Wichtigster Bestandteil der Lithographieabteilung ist die umfangreiche Sammlung an Inkunabeln, d. h. der vor 1821 gedruckten Lithographien. Eine reizvolle Spezialabteilung stellen die über 600 Spitzenbilder – meist Klosterarbeiten – und die Scherenschnitte von der Mitte des 17. Jahrhunderts bis zur Neuzeit dar. Die Porträtsammlung weist etwa 56 000 druckgraphische Bildnisse in- und ausländischer Persönlichkeiten auf. In der Abteilung Stadtpläne und Prospekte sind 11 300 Gesamt- und Detailansichten deutscher und ausländischer Städte zusammengefaßt. Zu den frühesten Zeugnissen der nach Ländern, Staaten und Erdteilen gegliederten Landkartensammlung (ca. 4300 Nummern) zählen eine Portolankarte von 1464 und die sog. Cusanus-Karte von 1491. Mit 7500 Spielkarten des 16. bis 19. Jahrhunderts gehört die Spielkartensammlung zu den größten ihrer Art. Die etwa 27 000 nach Sachgebieten von »Alchemie« bis »Zimmereinrichtungen« geordneten Historischen Blätter vermitteln ein anschauliches Bild deutscher Geschichte und Kultur der Vergangenheit. Zu erwähnen ist schließlich die Abteilung Schrift und Druck, die u. a. Einzelseiten aus Inkunabeln, Schreibmeisterblätter, Buntpapiere und Exlibris enthält.

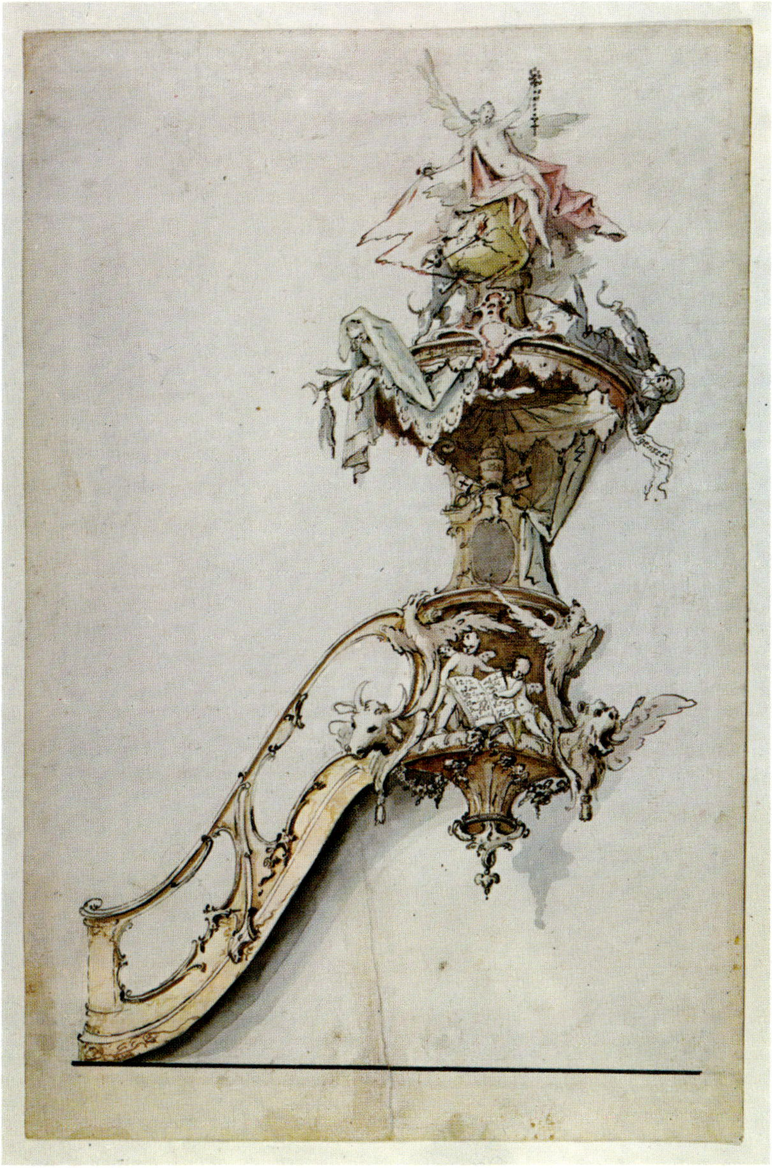

Entwurf für eine Kanzel. Ignaz Günther, um 1765. Aquarellierte Federzeichnung

Münzkabinett

Das Münzkabinett zählt zu den bedeutendsten deutschen Sammlungen ihrer Art. Es beinhaltet etwa 60000 Münzen und 20000 Medaillen, 50000 Banknoten und Notgeldscheine, sowie gegen 2000 Marken, Zeichen und Jetons (Rechenpfennige), ferner eine Sammlung von über 5500 Siegel- und Prägestempeln, eine der größten Spezialsammlungen in Europa.

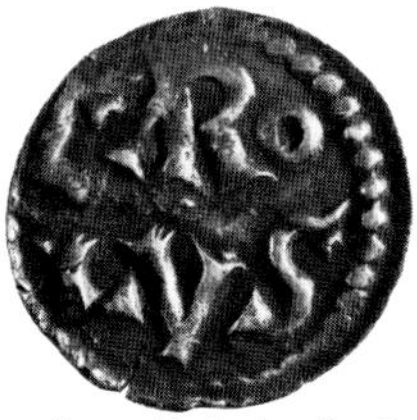

Denar Karls des Großen

Primitivgeld, Urformen unserer Zahlungsmittel, sowie die griechischen und römischen Münzen dokumentieren die Entstehung des Geldes und der Münze sowie deren Entwicklung zu der noch heute gültigen Form. Die geld- und münzgeschichtlich bedeutsamen Perioden des Mittelalters und der Neuzeit sind vielfältig repräsentiert. So ist die Zeit der Völkerwanderung, in der die germanischen Reiche zunächst römische Vorbilder übernehmen und erst allmählich eigenständige Münzbilder hervorbringen, durch Goldprägungen (Triens und Solidus), die Münzreform der Karolingerzeit und die allmähliche Territorialisierung des Münzrechtes unter den Ottonen und Saliern durch viele Varianten des frühmittelalterlichen Pfennigs vertreten. Besonders reich ist die Sammlung an Brakteaten der Stauferzeit, hohl geprägten einseitigen Silberpfennigen, die zu den schönsten Zeugnissen hochmittelalterlicher Kleinplastik zählen.

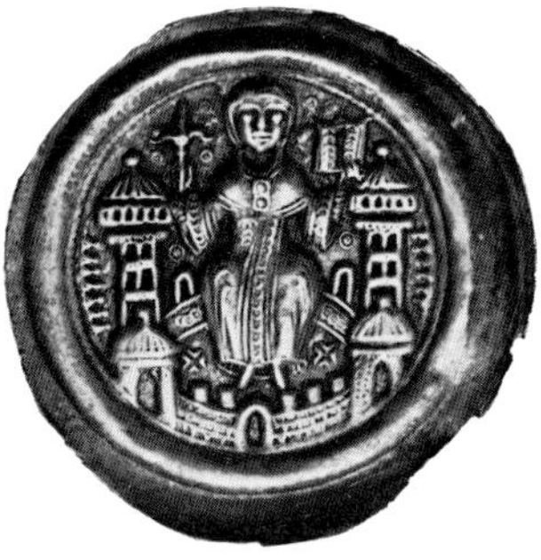

Brakteat der Äbtissin Beatrix von Quedlinburg, um 1170

Für das ausgehende Mittelalter, in dem auch bei uns Gold- und Großsilbermünzen entstehen (Groschen, Gulden, Taler), sind alle bedeutenden Münzstände gleichmäßig belegt, die geld- und währungspolitischen Probleme auch durch außerdeutsche Leitstücke sowie durch typische Münzfunde. Bei den Münzen der Neuzeit dominiert Franken, vor allem mit den Goldgulden, Talern und Dukaten der Reichsstadt Nürnberg, die zu den schönsten Geprägen in Deutschland gehören. Die als Legat erworbene norddeutsche Spezialsammlung Johannes Kahlbaum enthält eine Reihe der seltenen vielfachen Talergepräge Braunschweigs (Juliuslöser). Gedenkmünzen, die vor allem geschichtlich und kulturgeschichtlich von Interesse sind, gehören zu den speziellen Sammelgebieten des Kabinetts. Die Münzsammlung ist fortgeführt bis in die moderne Zeit.

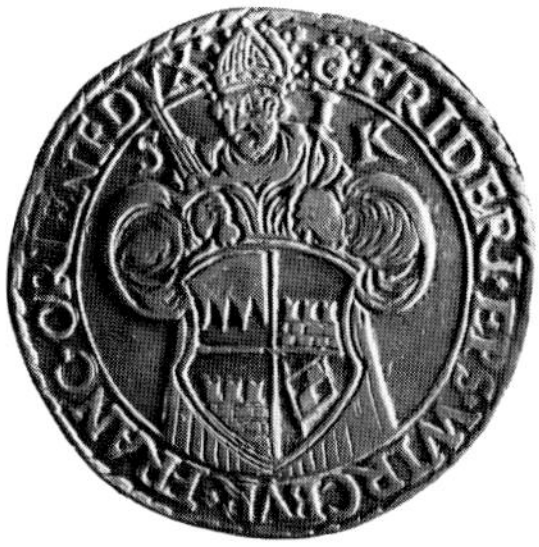

Guldiner. Würzburg 1572

Die wertvollsten der etwa 20000 Bildnis- und Ereignismedaillen entstammen dem frühen 16. Jahrhundert: Erzeugnisse der Vischerschen Gießhütte in Nürnberg, Medaillen der großen Medailleure Hans Schwarz, Friedrich Hagenauer, Hans Daucher und Matthes Gebel, kostbare Holz- und Steinmodelle und eine einzigartige Reihe von originalen Gußformen einer Nürnberger Werkstatt. Reich vertreten sind die erzgebirgischen Prägemedaillen aus der Zeit um 1550 mit meist religiös-reformatorischem Inhalt. Es schließen sich umfängliche Reihen von Medaillen der Spätrenaissance, des Barock, des Rokoko sowie des 19. und 20. Jahrhunderts an.

Den wichtigsten Bestand bei den Zeichen und Jetons bilden die für Nürnberg charakteristischen Rechenpfennige, die zunächst zum »Rechnen auf der Linie«, später als Spielpfennige Verwendung fanden. Dazu kommen die Marken und Zeichen sowie die Siegel- und Prägestempel mit zahlreichen Stücken aus dem 13. und 14. Jahrhundert.

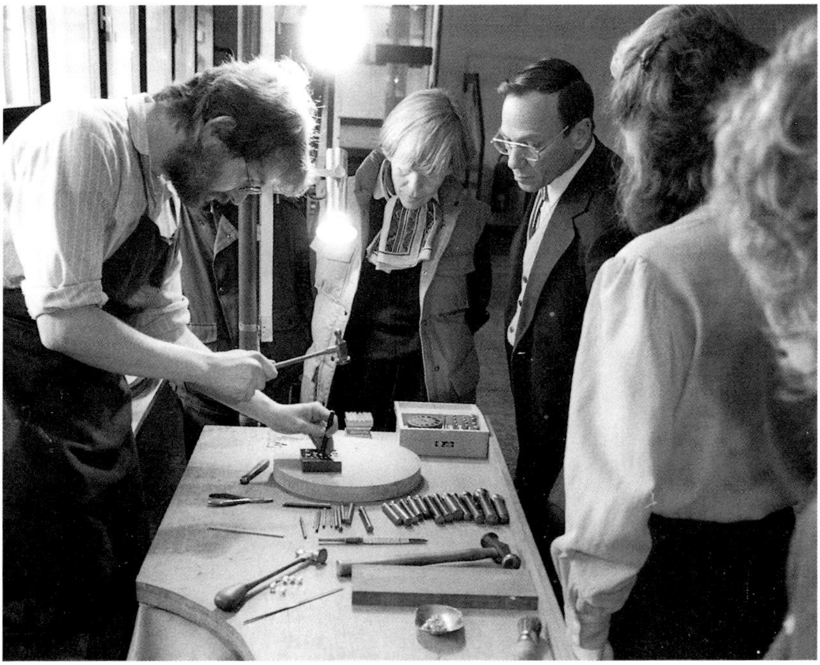

Das Kunstpädagogische Zentrum im Germanischen Nationalmuseum Nürnberg (KpZ) ist eine gemeinsame Einrichtung des Museums und der Stadt Nürnberg. Seit 1964 geplant, 1968 gegründet, arbeitet es seit 1969 für die Schulen, Jugendgruppen und alle Bereiche der Ausbildung (Abteilung I Schulen/Jugendliche), seit 1983 auch für erwachsene Besucher sowie für Kinder und ihre Eltern (Abteilung II Erwachsenenbildung/Familien).
Das KpZ hat den Auftrag, die Museen, Sammlungen und Ausstellungen in Nürnberg für die Bildungsarbeit der Schulen, Jugendgruppen im Freizeitbereich sowie für die Erwachsenenbildung und Familien zu erschließen. Das erfolgt in zielgruppenorientierten Vermittlungsformen wie Unterricht, Führungen, Vorträgen, Kursen und Lehrveranstaltungen sowie durch Publikationen zur Museumspädagogik und -didaktik.
Die Arbeitsorte des KpZ sind Germanisches Nationalmuseum, Fembohaus, Albrecht-Dürer-Haus, Spielzeugmuseum, Museum Industriekultur, Schulmuseum, Patrizierschloß Neunhof, Heimatmuseum Neunhof, Kunsthalle Nürnberg, Norishalle, Lorenzkirche, Sebalduskirche, Michaelskirche, Museum der Naturhistorischen Gesellschaft, Altstadtgebiet und ehemaliges Reichsparteitagsgelände. Die vielfältigen Veranstaltungsprogramme werden von pädagogisch und künstlerisch bzw. fachwissenschaftlich ausgebildeten Mitarbeiter(inne)n, Museumspädagogen, professionell durchgeführt.

I. Abteilung Schulen/Jugendliche

Wichtig für die Arbeit des KpZ I ist die personale Vermittlung durch 35 Museumspädagog(inn)en, die in durchschnittlich 10 Veranstaltungen pro Tag mit Schulklassen und Gruppen von Jugendlichen, Lehrer(inne)n und Seminaren zu ca. 60 Themen arbeiten. Die Angebote sind differenziert nach Altersstufen, Lehrfächern, Schularten und Interessenschwerpunkten. Jährlich werden in durchschnittlich 2 500 Veranstaltungen ca. 60 000 Besucher persönlich betreut. Dabei wird das Museum als Ort des anschauenden, forschenden und entdeckenden Lernens, der sinnlichen Erfahrung und Reflexion begriffen. Es bietet die Möglichkeit, in Ergänzung, Begleitung bzw. Vertiefung der Arbeit der Schule erweiterte Lernziele und -methoden zu erproben: Aktivierung der Wahrnehmungsfähigkeit; Vermittlung von Kenntnissen, Erkenntnissen und Erfahrungen im Umgang mit Kunstwerken und dinglichen Resten als Zeugnissen vergangenen Lebens; Analyse und Interpretation früherer und rezenter künstlerischer und kultureller Ausdrucksformen und Wertvorstellungen, um Maßstäbe für eigenes gestaltendes Handeln im Rahmen individueller kultureller Identität zu erwerben.
Die museumspädagogische Arbeit verfolgt Ziele historischer und ästhetischer Bildung; sie ergänzt mit spezifischen Methoden die Schulfächer Geschichte,

Sachunterricht, Religion, Sozialkunde, Kunst, Werken, textiles Gestalten, Musik, Deutsch sowie den Fachunterricht der Beruflichen Bildung. Führungen werden auch in englischer und französischer Sprache angeboten; für multikulturelle Klassen/Gruppen werden Sonderprogramme veranstaltet. Zeitlich begrenzt finden Projektarbeit und Aktionen mit theatralischen Methodenelementen statt, ferner in der Reihe »Literatur im Museum« Autorenlesungen in Verbindung mit zeitgenössischer Musik vor historischen Objekten. Fallweise werden Hilfsmittel für arbeitsteilige Kleingruppenarbeit entwickelt und zu wichtigen Themen didaktische Ausstellungen veranstaltet. Publikationen erscheinen zu Fragen der Museumspädagogik und -didaktik in der »Schriftenreihe des Kunstpädagogischen Zentrums«.

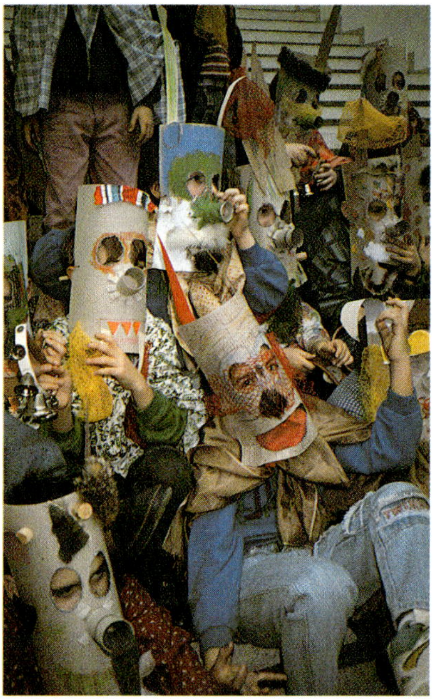

Zu Sonderausstellungen gibt das KpZ I Lehrerinformationen mit didaktischen Hinweisen und Darstellung der KpZ-Angebote heraus; für Lehrkräfte werden Einführungen veranstaltet. Vertiefende Veranstaltungen zur Museumspädagogik, Tagungen, in Sonderheit Seminare zur Lehrerausbildung und -fortbildung mit Hospitation bei Unterricht im Museum führt das KpZ I in Zusammenarbeit mit den Pädagogischen Instituten, den städtischen und staatlichen Schulämtern, Studienseminaren, den Universitäten und mit den Fachverbänden durch. Im Winterhalbjahr finden sonntags Kindermalstunden für Kinder ab 4 Jahren statt, ganzjährig für ältere Schüler und Interessierte praktische Kurse für Aktzeichnen und offene Werkstätten für bildnerisches Gestalten.

II. Abteilung Erwachsenenbildung/ Familien

Neben dem Angebot schriftlicher Information favorisiert die Abteilung mit ihren ca. 50 freien Mitarbeiter(inne)n gleichfalls das Prinzip der personalen Vermittlung durch Museumspädagogen zwischen Ausstellungsobjekt und Besucher. Zielgruppenorientierte, oft mehrteilige Führungs-, Vortrags- und Gesprächsprogramme, Aktionen und Demonstrationen werden an in- und ausländische Besucher(innen) sowie Besuchergruppen in deutscher, englischer, französischer, polnischer oder tschechischer Sprache vermittelt. Die Aktivitäten, jährlich etwa 2400 Veranstaltungen, finden in den Schausammlungen und Sonderausstellungen des Germanischen Nationalmuseums statt, in dessen Dependance Schloß Neunhof, in den Ausstellungen der Kunsthalle Nürnberg und fallweise in anderen Nürnberger Museen.

Das Erwachsenenprogramm umfaßt folgende Grundangebote:
– Die Führungen zum Kennenlernen des Museums sind einstündige Rundgänge durch die Sammlungen. Sie werden dem Einzelbesucher täglich kostenlos und Gruppen gegen Honorar nach Vereinbarung angeboten. Sie stellen das Museum in der Vielfalt seines kunst- und kulturgeschichtlichen Sammlungsauftrags, in seiner wechselvollen baugeschichtlichen Entwicklung sowie in ausgewählten Hauptwerken vor.
– Thematische Führungen zu Teilbereichen der Sammlungen bieten dem einzelnen Besucher sowie Gruppen Möglichkeiten zu spezieller Information bzw. Wissensvertiefung.
– 10.00 Uhr-Gespräch vor einem Kunstwerk jeweils mittwochs ermöglicht die intensive Auseinandersetzung mit einem einzigen Exponat in Form der Diskussion. Diese Programme für Einzelbesucher werden im Turnus auch in englischer Sprache angeboten, bzw. können nach individueller Vereinbarung auch fremdsprachig gebucht werden. Weitere didaktische Aktivitäten am Tag der offenen Tür der Stadt Nürnberg, am Open House for English-speaking People des Museums sowie kunstpraktische und kunsttheoretische Kurse, Exkursionen etc. verzeichnen aktuell die Halbjahresprogramme, der »monatsanzeiger«, die »Hot Line« (der Telefonische Beratungsdienst: Telefon (0911) 1331-284) sowie die Nürnberger Tagespresse. Für Kinder und ihre Eltern besteht ein thematisch breit gefächertes, ständiges Angebot an Führungsgesprächen, Aktionen und Kursen meist in Verbindung mit eigenen praktischen Arbeiten.

Anmeldungen:
Kunstpädagogisches Zentrum im Germanischen Nationalmuseum
Kartäusergasse 1, Postfach 119580, 90105 Nürnberg
Abteilung I Schulen/Jugendliche
Telefon: (0911) 1331-241
Abteilung II Erwachsenenbildung/ Familien
Telefon: (0911) 1331-238
Telefax: (0911) 1331-200

Künstler-Register der Werke

Werden Sie Mitglied des Germanischen Nationalmuseums

Das Germanische Nationalmuseum ist eine selbständige Stiftung des öffentlichen Rechts. Die Kosten des Verwaltungsetats teilen sich die Bundesrepublik Deutschland, der Freistaat Bayern und die Stadt Nürnberg. Über diese Mittel hinaus bittet das Museum um Ihre Unterstützung für den Ausbau der Sammlungen, für Sonderausstellungen und Publikationen sowie für Forschungstätigkeit und Öffentlichkeitsarbeit. Als Mitglied dieser Stiftung können Sie einen wichtigen Beitrag zur Erhaltung und lebendigen Gestaltung dieses größten Museums deutscher Kunst und Kultur leisten.

Für Ihren Jahresbeitrag ab DM 50,– erhalten Sie:

- freien Eintritt in die Sammlungen
- Ermäßigungen bei Sonderausstellungen, Konzerten und Vorträgen
- das Jahrbuch »Anzeiger des Germanischen Nationalmuseums und Berichte aus dem Forschungsinstitut für Realienkunde«
- das halbjährlich erscheinende Veranstaltungsprogramm.

Anmeldung und nähere Information:
Germanisches Nationalmuseum,
Mitgliederbetreuung, Kornmarkt 1,
90402 Nürnberg,
Telefon 09 11/13 31-1 08